発達障害の作業療法

基礎編

第3版

岩﨑 清隆・鴨下 賢一 著

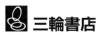
三輪書店

第3版 まえがき

　本書『発達障害の作業療法』第3版は，第2版から4年を経て出版される運びとなった．第2版が大幅な改訂であったことに比べると，今回の改訂では修正，補足した部分は量的にそれほど多くはない．しかしその修正・補足は，ほぼ内容の全領域にわたっており，著者としては第2版の内容のすべてに手を入れ，それを深化させたつもりである．

　しかし本書第3版の特徴は，（それが改訂の主要な動機にもなったのであるが）教科書を作り上げていくうえでの大きな方法論的な転換をした点にある．第2版までは，『基礎編』単著，『実践編』2著者でなんとか教科書に盛り込むべき内容をこなしてきた．それを今回は3著者で記述することにした．

　本出版社の教科書シリーズの一つの特徴は，特定の治療領域を1人ないし2名くらいの著者で記述する点にあった．多著者による疾患別，項目別記述式教科書の弱点は，内容の重複，記述スタイルや視点の不統一感，全体の流れの一貫性の欠如などがあり，それを補うためにこの単著あるいは限られた人数による教科書作成が企画されたと聞いている．

　しかしこの後者にも弱点がある．独りよがりになったり，書くべき内容のバランスに偏重が出てきたりする可能性があるからである．それをカバーするためであろう本教科書シリーズでは，3編者によるチェックがかなり厳格に実施されているようである．本書の場合も，初版上梓時に学位論文審査のときのように，事前に原稿を精読した3編者と対面して，そのフィードバックを受けたことを筆者はよく記憶している．その修正・検討すべき箇所が数ページにもなったこともあった．「臨床に役立つと思われる技法，情報，知識のすべてを網羅する」「著者が実践したことを具体的に記述する」「初心者が理解できるような記述にする」，これらが，本書の初版からのコンセプトであるが，これも編者とのやりとりの中から定まったものである．

　この10年で発達障害領域の作業療法士が扱う領域も多岐にわたり，必要とされる知識や技術の量も，とても一人の著者が経験する範囲を大きく超えるようになってきている．今回著者を1名増やした理由はそこにある．共著による不統一感を生まないため，著者3名は何度も会議を重ね，内容はもちろん，その形式，記述のスタイルについても統一感を持たせるべく，意見をつぶさに交換した．そしてそのうえで書き上げた原稿をさらに相互にチェックするという段階を踏んだ．コンセプトの共有，視点と記述方法の統一性が保障されるためには，このくらいの編集上の踏み込みが必要と感じられたからである．

　本『基礎編』での大きな変更点は，まず「発達検査」に関する記述が実践編から基礎編に移ったことである（基礎編「IX. 発達検査から学ぶこと」）．『実践編』の技術内容が増え，『基礎編』とのバランスをとる必要があったこともあるが，発達検査の解説は「発達」の記述に沿って記したほうが，基礎知識としての位置づけが明確になると思われたからでもある．2014年以降，改訂になった発達検査やより使い勝手がよいと思われる検査なども新たに追加した．

基礎編「Ⅱ．発達障害児の処遇の歴史と作業療法」の章で，命に対する考え方（出生前診断）を新たにつけ加えた．「Ⅲ．作業療法というアプローチ」「Ⅳ．子育ての援助としての作業療法」の項目では，その限界についても触れた．「Ⅴ．発達障害児の子育て支援の法的・制度的環境」の章では，当然のことながら，2014年以降の法的整備の記述を追加した．「Ⅵ．作業療法士としての成長と学習過程」の章では，治療におけるユーモアについて記述したが，自らのはたらきかけに対して，少し距離を置いて客観視する必要性を作業療法の臨床現場に感じていたからだと思う．

　第3版においても，作業療法を学ぶ学生だけではなく，臨床4，5年くらいまでの作業療法士を読者として想定したことは第2版と変わりない．あるいは第3版は重心がさらにそちらにシフトされているかもしれない．

　発達障害領域に進まれた方が，本書を臨床でも活用し，手助けとしての機能を果たすことがあるように願っている．

　　2019年（令和元年）7月

　　　　　　　　　　　　　　　　　　　　　　　　　　　著者を代表して
　　　　　　　　　　　　　　　　　　　　　　　　　　岩　﨑　清　隆

第2版 まえがき

　2001年に本書『発達障害と作業療法』を上梓して以来，14年ぶりに改訂版出版の運びとなった．14年といえば，当時の作業療法学科の学生であった読者も，臨床に入って10年くらいの年月である．10年といえば，その道一筋であれば，どの業界においても中堅どころ，サラリーマンであれば係長クラス，はやければ課長にも昇進していようかという年月である．20代の若い層が圧倒的に多く，裾野が広い典型的ピラミッド型組織である作業療法士の業界では，10年のキャリアを持つ30代はもう押すに押されぬれっきとした中堅どころである．中堅どころの役目は，野球でいえばピッチャー，攻めの先陣，守りの要ということであろう．いろいろな研修会で学び，発表するというように，臨床に，研究に全エネルギーを投入し自己をアピールしつつ，一方では実習などで後輩の学生の指導にも心をくだかなければならない．まことに貴重で，期待の大きい世代であり，またそれが可能な世代でもある．

　本書改訂版は，そのタイトルを『発達障害と作業療法』から『発達障害の作業療法』へと変えた．これは作業療法からのアプローチを一歩踏み込んだ形で提示したいとする筆者の心意気のあらわれでもある．初版のまえがきには，本書が発達障害の作業療法の教科書として使われることを念頭においたと書かれている．第2版の本書も基本的には作業療法学の教科書として書かれたことには変わりない．ただ実践学においては，本当の困難に出会い，本当の疑問を抱き，本当の学習の意欲がかき立てられるのは，臨床に出てからのことである．そういうことを，何人もの卒業生から聞いたことがある．そういうわけで第2版では，作業療法を学ぶ学生だけではなく，臨床4，5年くらいの作業療法士までを読者として想定している．臨床の中で，困難に出会ったとき，現象の意味を把握し切れないとき，いつでもそこへ戻って参照する参考書として使っていただけるように中身を吟味したつもりである．10年のキャリアを持つ作業療法士の想いを代弁したい気持ちもここにはたらいている．実習のためにやってこられた学生にこんなことを伝えたい，あんなことを考えていただきたいと思っているようなことを，なるべく平易な言葉で表現したつもりである．そういうわけであるから，実習の指導書としても使っていただければ幸いである．

　わが国に作業療法が導入されてから，ほぼ半世紀が経過している．そして日本の作業療法は，筆者個人の生活史とほぼ同時代的に，発展し，育ってきている．技術と学問は常に発展・変化するものである．作業療法学もその例外ではない．作業療法の開花期にあったものの一人として，自分たちがやってきたことを残さなければという責任もある．「私たちはこう考え，こう取り組もうとした」ことをありのまま，次世代に伝え，それが，また彼らの作業療法の発展の地ならしになれば望外の喜びである．

そういうわけで，初版と比べ，本書はその分量を大幅に増やしている．特に基礎編第Ⅱ章，発達障害児の処遇に関する歴史の部分では，発達障害領域における戦後の流れ，作業療法からの取り組みなどを加え，その内容を充実させたつもりである．わが国においても発達障害を持つ子どもの療育は，作業療法からの取り組み以前に，それなりの歴史を持っている．作業療法からのかかわりも，そういう伝統に回帰することによって人々の期待によりよく応えるものとなるものと思っている．第Ⅳ章，障害の理解と受容に関する部分も，初版で触れた内容を，意味論という視点からさらに深化させたつもりである．障害者と健常者の共生社会の実現という福祉の向かうべき方向にぶれが出てきたわけではないが，具体的な法制度は 2001 年度より大きく変化してきている．第Ⅴ章では，発達障害児をめぐる社会状況，法・制度について新たに書き加えている．第Ⅶ章，典型的発達過程についての記述は，"発達の筒"のように，臨床で応用できるような体裁に整えてみた．本書が読者の発達障害の臨床に役立つことがあるならば，同慶の至りである．

　　　2014 年 12 月 12 日

岩　﨑　清　隆

初版 編者の序

　作業療法はどの領域を取り上げてみてもそれなりの難しさをそなえているが，しかし発達障害領域の作業療法ほど，広範囲の知識と見識を要求される領域はないだろうと思う．疾患についての知識は言うに及ばず，神経学，神経発達学，発達心理学，人間発達学のほか，教育学，育児学についてもひとわたりの見識をそなえていなければならない．これに加えて，子どもの未来を見通す力と，その子の現在を最良にするための技が求められる．子どもが好きだからとこの領域に入り，続く2, 3年をほとんど棒立ち状態のまま過ごした作業療法士は決して少なくない．

　発達障害作業療法は初め，肢体不自由児をおもな対象としたために，セラピストの意識が身体機能，とりわけ運動面に集中してしまった時代があった．新たな手技が発表されると，関係者一同がそれになびき，その眼鏡だけを使ってものを見てしまうような時代もあった．しかしいま発達障害の作業療法の対象となっているのは，重度脳性麻痺と重度精神遅滞をあわせもつ重症心身障害児・者から，脳性麻痺児，精神遅滞児，自閉症児，いわゆる学習障害児，不特定の発達障害児にいたるきわめて多様な子どもたちである．特定の治療手技をきわめただけで太刀打ちできる世界ではない．

　本書の主たる著者は岩崎清隆先生であるが，先生は岸本光夫先生と力を合わせ，発達障害の作業療法の基本的な理念，知識，技術のひとつひとつを丹念に書いて下さった．読者はきっと引用されている文献の多さとその領域の広さに目を瞠ることと思う．それも単なる引き写しではなく，完全に自分の血肉としたうえで書かれているので説得力がある．人間発達の解説ひとつをとってみても，岩崎先生らしい奥行きの深さが随所に感じられる．対象児を疾患の種類ではなく問題の質によって類別する視点や，アプローチの内容をその問題別に組み立てていく視点はたいへん示唆に富んでいる．

　書くべきことがあまりに多いので，本書はこのシリーズ始まって以来の上下二冊構成になった．基礎編と実践編の一組である．実践編には，生活や遊びのひとつひとつを組み立てていくための技術やヒントが述べられている．かっちりした記述は，豊かな臨床経験に支えられている．植物の名前を機関銃のようにならべ立て，一瞬たりともじっと坐っていない多動のSちゃんが，セラピストの，それらをすかさずホワイトボードに書き取っていくという咄嗟のアイデアに誘われて，やがて二人の間にやりとりの関係が始まっていった，というようなエピソードの挿入がとても興味深い．問題行動はきちんと止めなければならない，という主張には一種の気迫がある．

　岩崎先生は大学で哲学を専攻した方であるが，その後ゆえあって作業療法の途に転進され，発達障害領域ひとすじに臨床や教育を続けてこられた．障害児を育てることや親子関係を援助することについて，これまでにもきらりと光る文を書いてこられた．療育にかける思いの深さは並ではない．本書はその岩崎先生の思いが遺憾なく発揮された一冊であり，これから発達障害を手がけようという方にぜひとも読んでほしい一冊である．

　　2001 年 5 月

3 名の編者を代表して　鎌　倉　矩　子

初版 まえがき

　本書は発達障害の作業療法の教科書として使われることを念頭においている．いうまでもなく発達障害の作業療法とは，障害を持つ子どもの生活上，適応上の困難を改善することを意図した取り組みである．作業療法学は実践に向けられた学問であり，その内容も実践とともに追求されるべきものである．実践に向けられた学問にとって，知識と実践とはいずれも欠くことのできない車の両輪であり，両者は相互に作用し合ってはじめて真価を発揮する．学んだことが実践の中で確かめられ，実践で体験したことが知識として整理されることが理想といえる．そういう意味では多くの臨床家が「子どもから学べ」というのはまことに当を得ている．しかしそうはいうものの，子どもから学ぶためにも，学習者の側にそれなりの準備が整う必要があることもまた事実である．ここにそのための道すじを示す案内が求められるようになるが，本書の目的もそこにある．

　料理や観葉植物の育て方をはじめとして，いろいろなガイドブックがある．趣味とはいえアイザック・ウォルトンの『釣魚大全』くらいになると，その道の極意にまで到達した感がある．趣味や技術だけでなく，洋の東西を問わず魂や心を高めるためのガイドブックすらあることに驚かされる．禅の方法を説いた『碧巌録』（圜悟）やキリスト教の黙想指導書『霊操』（イグナチウス・ロヨラ）などもそのよい例である．その道の先達が初心者に歩むべき道筋を示すというのは，案外合理的な学習の方法かも知れない．

　発達障害領域における作業療法も半世紀をこす歴史を持ち，それがアメリカからわが国に導入されてからでも，はや30年が経とうとしている．ここら辺で自前の教科書を持ちたいという関係者の気持ちもよく理解できるが，わが国では発達障害の作業療法は学問的成熟と独自性という点ではまだ手放しで喜べる所まできているとは思えないし，本書もその道の先達者による道案内といい切れないところが辛いところである．しかし視点を変えれば，正念場を迎えている今だからこそ，この学問の持つ地平と進むべき方向をしっかり見すえておく必要があるともいえる．教科書には，その学問領域における現時点までの知識の体系化が期待される側面がある．しかし教科書にはまた学習者の学習過程を促進・援助するという水先案内人としての役割もある．本書は手本にすべき見本というよりは，本書が学習者に臨床的な思考を促す触媒として作用することを望んでいる．本書は「私たちはこう考え，こう取り組もうとしている」ことをそのまま読者の食卓に供するつもりである．その味付けはむしろ読者の課題であるといってもよい．その点で本書は時に多分に推論的にもなるが，やや開き直っていえば，そこを避けては実践学の教科書の使命を果たし得ないとも考えている．いずれにせよ本書では徹頭徹尾，実際の臨床につながるような具体的な記述をこころがけている．

発達を阻害する因子はさまざまある．障害が重くなればなるほど，それらが複雑に絡み合っ
てくるが，評価・治療とはその糸を一本ずつ解きほぐしていく作業に他ならない．著者らは問
題を解きほぐしていくための手がかりを示すこと，それが教科書に求められる最も重要な課題
だと考えている．本書は基礎編と実践編とに分けられ，基礎編では文字通り作業療法を実践す
る上で基礎となる知識を，実践編では問題を分析し，治療プログラムを立案し，それを実践す
る上での問題について記述する．基礎編の第1章では発達障害の概念，その対象，作業療法が
発達障害に関わってきた歴史について述べ，第2章では作業療法が持つ方法論とその独自性に
ついて述べる．第3章では治療上の重要な視点となる正常発達を各機能間の相互作用に着目し，
臨床的にとらえ直して紹介する．子どもの遊びも発達的経過の中でとらえることができるが，
子どもにとっての特別な意味を考慮し，第4章に章を改めてその発達と構造について記述する．
第5章では，発達障害児の療育を支援する上で参考になる発達障害児の家族が抱える問題や障
害児の療育を支援する社会制度についてそれぞれ記述する．

　実践編では第1章に治療的取り組みの基本的な考え方を述べると同時に，作業療法を実施し
ていく上での臨床上の留意点についても触れる．第2章から第4章までは，機能領域別に作業
療法の実際について記述する．第2章では，嚥下・呼吸，食事，覚醒・生活リズム，姿勢保持・
移動の援助など生存と健康な生活の維持に関わる問題について述べる．第3章では排泄や更衣
の問題など日常生活活動の評価と指導について述べ，第4章では遊び，学業の支援，第5章で
は問題行動への対処，第6章では発達障害の今後の課題についてそれぞれ述べる．

　本書では各疾患の原因や診断的な基準については多く触れないが，それは他の専門書に当た
ることを意図したものであって，いささかも治療における疾患の意義を軽視するものではない．
職業前指導や作業療法の管理・運営的な問題も特別に章立ててはいないが，本書の各所でそれ
らについて触れたつもりである．本書が読者の学習過程を促進し，寄与するものとなれば幸い
である．
　　　　2001年5月吉日

　　　　　　　　　　　　　　　　　　　　　　　　　　　　岩　﨑　清　隆

発達障害の作業療法 第3版「基礎編」目次

第3版 まえがき ……………………………………………………………………… ii
第2版 まえがき ……………………………………………………………………… iv
初版 編者の序 ……………………………………………………………………… vi
初版 まえがき ……………………………………………………………………… vii

第Ⅰ章　発達障害が意味するもの ……………………………………… 1

Ⅰ-A　発達障害の概念の定義 …………………………………………… 2
Ⅰ-B　トータル・アプローチの示唆 …………………………………… 3
Ⅰ-C　教育・治療を促す視点の提供 …………………………………… 4
Ⅰ-D　障害構造の理解への示唆 ………………………………………… 6
Ⅰ-E　人権思想としての「発達障害」の概念 ………………………… 7

第Ⅱ章　発達障害児の処遇の歴史と作業療法 ……………………… 9

Ⅱ-A　学問にとっての歴史の意味 ……………………………………… 10
　Ⅱ-A-a　人文科学の発展における歴史の意義 ………………………… 10
　Ⅱ-A-b　医学における歴史の意味 ……………………………………… 10
　Ⅱ-A-c　作業療法学にとっての歴史の意味 ………………………… 11
Ⅱ-B　発達障害児の処遇の歴史 ………………………………………… 13
　Ⅱ-B-a　遺棄・撲滅の時代 ……………………………………………… 13
　Ⅱ-B-b　虐待・嘲笑の時代 ……………………………………………… 14
　Ⅱ-B-c　身体的保護の時代 ……………………………………………… 15
　Ⅱ-B-d　教育・治療の時代 ……………………………………………… 16
　Ⅱ-B-e　参加の時代（昭和60年代以降） ……………………………… 34
Ⅱ-C　作業療法からの発達障害児への関わり ………………………… 40
　Ⅱ-C-a　アメリカにおける作業療法の発展 …………………………… 40
　Ⅱ-C-b　日本における作業療法の導入・発展の経過 ………………… 46
Ⅱ-D　発達障害児への処遇の歴史からみえてくるもの─結びにかえて …… 56
　Ⅱ-D-a　歴史における必然と偶然 ……………………………………… 56
　Ⅱ-D-b　引き継がれる先覚者の精神 …………………………………… 59
　Ⅱ-D-c　理想と現実のギャップ ………………………………………… 61
　Ⅱ-D-d　作業療法士が受け継ぐもの …………………………………… 62
　Ⅱ-D-e　引き継ぐべき命に対する考え方─出生前診断についての考察 …… 63

第Ⅲ章　作業療法というアプローチ ……………………………… 67

Ⅲ-A　発達―いる場所に，人に適応する過程 …………………… 68
Ⅲ-B　不適応への二つのアプローチ ………………………………… 69
Ⅲ-C　作業療法の目的 ……………………………………………………… 71
Ⅲ-D　治療手段としての作業―方法論としての作業療法の独自性 ……… 73
Ⅲ-E　作業療法の対象となる疾患 ………………………………………… 76
Ⅲ-E-a　治療の対象となる疾患とその社会的認知 ………………… 76
Ⅲ-E-b　多様化する疾患と限られた職場 ………………………………… 76
Ⅲ-E-c　特別支援教育への作業療法士の参加状況と課題 ……………… 77
Ⅲ-E-d　作業療法士へのその他の期待 …………………………………… 78
Ⅲ-E-e　臨床的視点からの疾患分類 ……………………………………… 80
Ⅲ-F　チームワークによる子どもの支援 ……………………………… 84
Ⅲ-F-a　チームワークの利点と必要性 …………………………………… 84
Ⅲ-F-b　医療，福祉チームのあり方 ……………………………………… 84
Ⅲ-F-c　固有の視点と共有すべきもの …………………………………… 85
Ⅲ-F-d　職員のチームとしての意思決定過程における問題点 ………… 86
Ⅲ-F-e　発達障害児の臨床におけるチームワークのあり方 …………… 87
Ⅲ-F-f　チーム医療の中の作業療法士の役割 …………………………… 87
Ⅲ-F-g　チームワーク―気づきの学習 …………………………………… 87

第Ⅳ章　子育ての援助としての作業療法 ………………………… 89

Ⅳ-A　養育するものとされるものにとっての子育ての意味 ………… 90
Ⅳ-B　子育てが問われるとき …………………………………………… 92
Ⅳ-C　個別的なものとしての親子関係 ………………………………… 93
Ⅳ-D　親子関係を規定するもの ………………………………………… 94
Ⅳ-E　親と子の自立の過程 ……………………………………………… 97
Ⅳ-F　父性原理と母性原理 ……………………………………………… 100
Ⅳ-G　親による子どもの障害理解の過程 …………………………… 101
Ⅳ-G-a　ショック期 ………………………………………………………… 101
Ⅳ-G-b　否認期 ……………………………………………………………… 101
Ⅳ-G-c　混乱期 ……………………………………………………………… 102
Ⅳ-G-d　再起期 ……………………………………………………………… 102
Ⅳ-H　当事者の問題である親の初期の悩み …………………………… 104
Ⅳ-I　親の初期の悩みの内容 …………………………………………… 105
Ⅳ-J　悩みの構造 ………………………………………………………… 106

Ⅳ-K　社会の価値観に根を持つ不幸感···107
　Ⅳ-K-a　人間─動物でありつつ，動物を超える存在性··················107
　Ⅳ-K-b　人の個別性と共同性···108
　Ⅳ-K-c　生得的な他者の視点の取り入れ··································109
　Ⅳ-K-d　羞恥心の基盤となる「内なる他者」······························110
　Ⅳ-K-e　社会の中で形成される価値観······································110
　Ⅳ-K-f　美意識が成立する基盤としての「人の共同性」················111
　Ⅳ-K-g　人間の動物性に根ざす偏見······································112
Ⅳ-L　二つの障害受容論の限界···114
　Ⅳ-L-a　社会受容論の限界···114
　Ⅳ-L-b　価値転換論の限界···114
Ⅳ-M　再起への契機···116
Ⅳ-N　再起期における親の気づき···118
Ⅳ-O　支援者としての作業療法士の役割···120
Ⅳ-P　障害児のきょうだいに対する配慮の重要性·································122

第Ⅴ章　発達障害児の子育て支援の法的・制度的環境·····125

Ⅴ-A　障害者総合支援法に至るまでの制度の推移·································126
Ⅴ-B　障害者総合支援法の理念···128
Ⅴ-C　児童福祉法に一元化された児童の支援·····································129
Ⅴ-D　発達障害児・者福祉のサービスの内容·····································130
Ⅴ-E　障害支援区分と対象の拡大···133
Ⅴ-F　障害者の自立と共生社会の実現を目指すその他の試み··················134
Ⅴ-G　障害児福祉の法的整備に関わる基本的問題·································135
　Ⅴ-G-a　現金給付方式と応益負担···135
　Ⅴ-G-b　報酬体系─日額制···136
　Ⅴ-G-c　社会保険化する障害児福祉···136
Ⅴ-H　障害者総合支援法と作業療法···138

第Ⅵ章　作業療法士としての成長と学習過程·············139

Ⅵ-A　発達障害領域の作業療法士の資質─優しい人より有能な人···········140
Ⅵ-B　能力を培う勤勉さ···142
Ⅵ-C　学習を可能にするぶれないおとな···144
Ⅵ-D　良い臨床に接すること─自己変革のきっかけ···························146
Ⅵ-E　自己変革を支えるもの···147
Ⅵ-F　自己変革の構造─影響を受け，影響を与える····························149
Ⅵ-G　ユーモアのススメ···150

第Ⅶ章　発達障害の作業療法の基礎となる知識 ················ 151

Ⅶ-A　治療指針としての典型的発達指標 ················ 152
Ⅶ-A-a　典型と非典型 ················ 152
Ⅶ-B　治療を助ける発達の理解 ················ 154
Ⅶ-C　発達の知識の学習の仕方 ················ 155
Ⅶ-D　発達区分と領域 ················ 160
Ⅶ-E　発達段階 ················ 162
Ⅶ-E-a　第Ⅰ期第1段階（0〜4カ月） ················ 162
Ⅶ-E-b　第Ⅰ期第2段階（5〜7カ月） ················ 167
Ⅶ-E-c　第Ⅰ期第3段階（8〜10カ月） ················ 173
Ⅶ-E-d　第Ⅰ期第4段階（11カ月〜1歳6カ月） ················ 179
Ⅶ-E-e　第Ⅱ期第1段階（1歳7カ月〜2歳6カ月） ················ 185
Ⅶ-E-f　第Ⅱ期第2段階（2歳7カ月〜3歳） ················ 190
Ⅶ-E-g　第Ⅲ期第1段階（3歳1カ月〜3歳6カ月） ················ 195
Ⅶ-E-h　第Ⅲ期第2段階（3歳7カ月〜5歳） ················ 200
Ⅶ-E-i　第Ⅳ期第1段階（5歳1カ月〜5歳6カ月） ················ 205
Ⅶ-E-j　第Ⅳ期第2段階（5歳7カ月〜7歳） ················ 209

第Ⅷ章　発達障害の作業療法の基礎となる手段—遊び ···· 215

Ⅷ-A　子どもにとっての遊びとは ················ 216
Ⅷ-A-a　遊びの3要素 ················ 216
Ⅷ-A-b　自発的で自由な活動 ················ 216
Ⅷ-A-c　非実利性・非現実性 ················ 217
Ⅷ-A-d　快の追求とその経験 ················ 218
Ⅷ-B　遊びの発達的意義 ················ 219
Ⅷ-B-a　カタルシスとしての遊び ················ 219
Ⅷ-B-b　生活の準備としての遊び ················ 220
Ⅷ-C　遊びの楽しさの分析 ················ 223
Ⅷ-C-a　＜感じる＞楽しさ ················ 223
Ⅷ-C-b　＜演じる＞楽しさ ················ 226
Ⅷ-C-c　＜競う＞楽しさ ················ 229
Ⅷ-D　遊びの発達 ················ 232
Ⅷ-D-a　感覚・運動遊び ················ 234
Ⅷ-D-b　構成遊び ················ 234
Ⅷ-D-c　社会的遊び ················ 237

Ⅷ-E　遊びの種類と遊具 ·· 238

Ⅷ-E-a　遊びにみられる普遍的形式 ································· 238
Ⅷ-E-b　固有な文化を背景とした遊び ····························· 238
Ⅷ-E-c　おもちゃと遊具 ··· 241
Ⅷ-E-d　おもちゃとの関わり方の変化 ····························· 242
Ⅷ-E-e　遊びの種類とその育てる能力 ····························· 243
Ⅷ-E-f　それぞれの発達段階で遊ばれる主なおもちゃ ············· 248

第Ⅸ章　発達検査から学ぶこと ······································ 255

Ⅸ-A　発達検査とは ··· 256

Ⅸ-A-a　情報収集の道具としての発達検査 ························· 256

Ⅸ-B　発達検査の種類と内容 ··· 257

Ⅸ-B-a　発達検査の概念 ··· 257
Ⅸ-B-b　検査目的に応じた検査 ····································· 258
Ⅸ-B-c　知能検査の開発の経過とその種類 ························· 258
Ⅸ-B-d　領域別による発達検査の分類 ····························· 262
Ⅸ-B-e　知能検査の分類の基準 ····································· 262

Ⅸ-C　発達検査の構成に関する神経心理学的知識 ···················· 265

Ⅸ-C-a　行動の五因子と感覚処理過程 ····························· 265
Ⅸ-C-b　感覚処理過程の神経心理学的解説 ························· 266

Ⅸ-D　発達検査の実施に関わる問題 ···································· 269

Ⅸ-D-a　発達検査の実施に求められる技能 ························· 269
Ⅸ-D-b　臨床推論の基盤としての検査情報 ························· 270
Ⅸ-D-c　発達検査の実施者 ··· 270
Ⅸ-D-d　検査実施の時期 ··· 271
Ⅸ-D-e　スクリーニング・テスト ··································· 271
Ⅸ-D-f　子どもの主要な問題に沿った検査の選択 ················· 272

Ⅸ-E　発達学習の道具としての知能検査・発達検査 ·················· 274

Ⅸ-E-a　知能検査・発達検査の特徴を知る意義 ··················· 274
Ⅸ-E-b　各検査項目の内容の理解 ··································· 276
Ⅸ-E-c　＜病態像＞を測定する検査の意義 ························· 277
Ⅸ-E-d　医療，教育からみた知能検査，発達検査 ················· 277

Ⅸ-F　発達検査の紹介 ··· 280

Ⅸ-F-a　K-ABCⅡ心理・教育アセスメントバッテリー ··········· 280
Ⅸ-F-b　WISC-Ⅳ知能検査 ·· 282
Ⅸ-F-c　WPPSI-Ⅲ知能検査 ··· 283
Ⅸ-F-d　DN-CAS（Das-Naglieri Cognitive Assessment System）··············· 283

Ⅸ- F - e JMAP〔Japanese version of Miller Assessment for
Preschoolers（日本版ミラー幼児発達スクリーニング検査）〕 ············ 284

Ⅸ- F - f 感覚プロファイル（Sensory Profile：SP） ································· 285

Ⅸ- F - g JPAN 感覚処理・行為機能検査（Japanese Playful Assessment
for Neuropsychological Abilities） ································· 286

Ⅸ- F - h MCC 乳幼児発達検査 ·· 288

Ⅸ- F - i 田中ビネー知能検査Ⅴ ··· 292

Ⅸ- F - j 新版 K 式発達検査 2001 ··· 292

Ⅸ- F - k 日本版デンバーⅡ（Denver Ⅱ） ·· 293

Ⅸ- F - l KIDS 乳幼児発達スケール（Kinder Infant Development Scale） ········· 294

Ⅸ- F - m 日本語版 SDQ（Strength and Difficulties Questionnaire） ················· 296

Ⅸ- F - n 日本版 Vineland-Ⅱ（Vineland Adaptive Behavior Scales,
Second Edition） ·· 296

Ⅸ- F - o 適応行動尺度 ABS（Adaptive Behavior Scale） ······························ 297

Ⅸ- F - p 日本語版 M-CHAT（Modified Checklist for Autism in Toddlers） ········ 298

Ⅸ-G 発達検査からの学びの応用 ·· 300

Ⅸ- G - a 評価表作成のための基本情報 ·· 300

Ⅸ- G - b 発達の道すじの学習 ·· 303

Ⅸ- G - c 治療的アイデアの創出 ··· 305

別表Ⅸ-Ⅰ〜Ⅸ-Ⅻ「検査項目一覧」 ··· 314

索 引 ··· 352

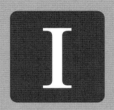

発達障害が意味するもの

Ⅰ-A　発達障害の概念の定義
Ⅰ-B　トータル・アプローチの示唆
Ⅰ-C　教育・治療を促す視点の提供
Ⅰ-D　障害構造の理解への示唆
Ⅰ-E　人権思想としての「発達障害」の概念

I-A
発達障害の概念の定義

発達障害（Developmental Disabilities）という用語は，最初 1960 年代に米国の法律に使われるようになり[1]*1，それが 1970 年代初頭にわが国に紹介されたものである[2]．公益法人日本発達障害連盟が指摘するように，この用語はわが国ではそれまでの精神薄弱（知的障害）をイメージして作り出されたようであるが，次第にいろいろな臨床像を包含して用いられるようになり，現在では「乳・幼児期，児童期，青年期初期に障害の原因が存在し，同時にその時期に症状が顕現し，そのことによってその後の発達が阻害されるようなすべての疾患とその後遺症」を意味する概念として使われるようになっている．したがって，その原因が先天的なものであれ，後天的なものであれ，あるいは器質的なものであれ，環境的なものであれ，18 歳くらいまでの発達期にあって子どもの成長・発達を妨げるような疾患であれば，それらはすべて発達障害といって差し支えない[3]．反対に発達期における重篤な病気やけがであっても，それらが発達を妨げるものでなければ，それは発達障害とは呼ばれない．

障害の原因としては，染色体異常や遺伝病による先天異常，胎生期におけるウイルス感染による諸器官の形成不全，周産期では仮死*2，乳・幼児期では脳炎など出生後の病気の後遺症*3，頭部外傷などの事故，劣悪な養育環境の影響などが挙げられる．

疾患の種類としては，鑑別診断の手引きとしてよく使用される DSM-IV，DSM-IV-TR（Text Revision of Diagnostic and Statistical Manual of Mental Disorders）の 16 障害の中での第 1 番目，「通常，幼児期，小児期，または青年期に初めて診断される」診断カテゴリーの疾患に，脳性まひなどの姿勢・運動障害を加えたものと考えてよい*4．

ただ近年，発達障害者支援法が施行（2004 年）されて以来，教育や行政の分野では，発達障害の一部，自閉症とその近縁の発達障害に学習障害などを加えた疾患に対して*5，この用語が特定的に使用されていることが多い．この場合は，それら軽度発達障害以外の発達障害に対しては，「知的障害」「肢体不自由」などの用語が当てられ，それらと並立的に使用されることになる．

---

*1　合衆国法典 2670（The Developmental Disabilities Act of 1970，PL91-517）．合衆国法典 6000（Developmental Disabilities Act Amendments of 1978，PL91-517）

*2　新生児医療の進歩により，出生時体重が 1,000 g 未満の超未熟児の救命率は上がったが，超未熟児は脳損傷をもたらす合併症を持つことが多い．この超未熟児のインタクト・サバイバル率（障害を残さない生存率）を高めるのが，今後の新生児医療の中心的課題といえる．

*3　この中には心疾患の手術中の低酸素脳症など，治療過程での不備に関連した原因による脳障害も含まれる．

*4　同じく鑑別診断基準として WHO の ICD-10 があるが，こちらのほうは臓器・機能系列ごとにカテゴリー化されているので，ここから発達障害だけを抜き出すことは困難である．

*5　発達障害者支援法第二条第一項「『発達障害』とは，自閉症，アスペルガー症候群，その他の広汎性発達障害，学習障害，注意欠陥多動性障害その他これに類する脳機能の障害であって，その症状が通常低年齢において発現するものとして政令で定めるものをいう」．発達障害者支援法施行令第一条「発達障害者支援法第二条第一項の政令で定める障害は，脳機能の障害であってその症状が通常低年齢において発現するもののうち，言語の障害，協調運動の障害その他厚生労働省令で定める障害とする」．

I-B
トータル・アプローチの示唆

発達障害の対極の概念としては，成人期に発症する中途障害が想定されている．脳卒中などは同じく脳に起因する障害であるが，それは一度獲得された機能の喪失であり，その喪失の程度は，おおむね脳の損傷部位とその程度が症状に直接的に反映されている．一方で発達障害の臨床像は，脳損傷の直接的な症状に加え，その部位での機能低下が発達過程全般に与える影響もあり，発達障害の臨床像はそれらの総合として捉える必要がある．中途障害とは異なり，もともと発達期間内においては機能間の相互作用性が高い．したがって，作業療法からの治療的取り組みも，子どもの発達のあらゆる側面に目を向けたアプローチであることが期待される．

発達障害は，脳の何らかの損傷・欠陥によってもたらされた障害が多い．そして脳の神経細胞の再生は困難である．通常その障害は生涯にわたる場合が多いため，障害を持ったままどう生きていけばよいか（あるいは育てていけばよいか）という発想が出てくるのも自然である．

このように発達障害という概念には，基本的障害の改善だけに注目するのではなく，子どもの育つ過程そのものを全体的にみていこうとする視点が含まれている．例えば脳性まひは姿勢と運動の不全を主訴とする障害であるが，作業療法からの取り組みは，運動という単一な機能に対する取り組みに尽きるものであってはならない．姿勢・運動の制限によってもたらされる能力低下の全容を視野に置いた援助である必要がある．自閉症児はものの認識やコミュニケーション技能だけが低下しているわけではない．道具の使い方など，感覚や全身を使った身体の使い方にも注目する必要がある．

発達障害の代表的な疾患である脳性まひも，かつては作業療法において身体障害の一部として教えられていたこともあった[*6]．発達障害が一つの独立した治療領域として考えられるようになったことは，このような発達領域の独自性を考えると極めて妥当なことと考えられる[4]．

発達障害児の治療に携わる理学療法士，作業療法士，言語聴覚士，臨床心理士は，それぞれ主な役割の分担はあるにしても，子どもの諸側面をトータルにみなければならないことは，すべての職員が共有すべき認識である．

[*6] 1990年の理学療法士，作業療法士養成施設指定規則改定によって，正式に「発達障害作業療法」がカリキュラムの中で独立した位置づけがなされるようになった．

I-C
教育・治療を促す視点の提供

医学的鑑別診断の判断基準には，① 原因，② 臨床像，③ 原因と症状とのメカニズム，④ 発症の時期，⑤ 予後の五つの要因があり，診断には通常それらについての記述が付帯していることになっている[*7]．1950 年代まで使われていた「精神薄弱」という概念には，これら五つの要因に関する記述があるが，DSM-IV，DSM-IV-TR の「精神遅滞」という概念では，② 臨床像，④ 発症の時期に触れているだけで，① 原因，③ 原因と症状とのメカニズム，⑤ 予後についてはまったく触れていない[5]*8．

「精神薄弱」の概念が予後に触れているとはいえ，それは「症状の改善は望みにくい」というような否定的内容を表明するものであり，予後に触れることでかえって治療や教育に対する積極的な姿勢を生みにくくしていたこともまた事実である．明治時代以降 2，3 の例を除いて日本の医学が知的障害に関与せず，教育や福祉にその処遇を委ねてきた理由は，知的障害に対するこのような医学的解釈と関係がある．医学では，変えられないことは敗北を意味していたため，はたらきかけても何の変化も期待できない

ならば，撤退したほうが無難と考えたのであろうか．しかし実際には，知的障害の予後は，はたらきかけの内容や程度によって大きく変わり得ることが，戦前の限られた実践の中においてもすでに明らかにされている．したがって，当時の「精神薄弱」流の解釈は，単に悲観的であるばかりでなく，正確さを欠くものでもあった．予後に対する柔軟な考え方は，教育・福祉・家庭での実際の取り組みの中で生まれ，それらの実績に裏打ちされて形成された認識といえる．発達障害の医学的診断である「精神遅滞」とは，障害の本態を発達の遅滞と捉えている点では，「精神薄弱」と同じであるが，その定義で臨床像にしか触れないことで，かえって障害に対する治療的取り組みの余地を残したものである．

もともと発達という概念には二つの意味合いがある．一つは出発点から到達点へ至るまでに時間的経過が存立するという意味であり，その二つはもともと存在していたものが，時間的経過の中で徐々に顕現化してくるという意味である[6]*9．つまり，発達という概念は，白紙に外から何かを書き込むことではなく，能力の高低はあったとしても，すでにそこに存在している萌芽を，余すところなく開花させるという着想にひとを誘うニュアンスを含蓄している．知的障害者といえども，持てる能力はすべて発揮される権利を持つ「発達保障」という考えを糸賀一雄[*10]は提唱した．重症心身障害児が，持てる能力を全開して，与えられた生を生き切るための医学からの支援を，小林提樹[*11]は「天寿を全う

[*7] この五つの要因の中，いくつかが明確になっていない場合，○○症候群（シンドローム）と呼ばれる．インフルエンザは五つの要因がすべて明らかになっているので鑑別診断といえるが，自閉症の場合は，① 原因や③ 原因と症状とのメカニズムが明らかになっていないので，正確には自閉症症候群となる．

[*8] 「精神遅滞」の概念：A. IQ が 70 以下であること，B. コミュニケーション，自己管理，家庭生活，社会的・対人的技能，地域社会資源の利用，自律性，発揮される学習能力，仕事，余暇，健康，安全の領域で，不適応の領域が 2 つ以上あること，C. 18 歳以前の発症であること．

[*9] 発達を意味する英語 Development には写真の現像という意味もある．語源はラテン語の de-velare〈ベールを取り払う〉である．感光したフィルムを現像液の中に浸すと，そこに感光された像が徐々に浮かび上がってくることが現像である．

[*10] 糸賀一雄：戦後の障害児福祉に指導的な役割を果たした人物であり，障害児の父といわれる．

[*11] 小林提樹：日本最初の重症心身障害児施設，島田療育園の初代園長．小林は，日赤産院小児科部長時代，入院していた重症心身障害児が不治を理由に健康保険の取り扱いが廃止され，医療扶助停止になったのを見かね，1961

する医学」と言った．両者はそれぞれ知的障害児，重症心身障害児療育の草創期を形作った人物である．

このように発達障害という概念には，一見，

重篤で変化が望めそうに見えない状態像にも変化の可能性を信じ，そこに教育・治療的はたらきかけを試みようとする視点が存在する．

年島田伊三郎と協力して島田療育園を開園．全国重症心身障害児（者）を守る会の結成にも尽力．生涯のほとんどを重症心身障害児の療育とその理解への啓発に捧げる．

I-D
障害構造の理解への示唆

　子どもは生まれてからいろいろな能力を順次獲得していくが，その獲得の過程とメカニズムとに驚異的な調和と合理性が見出せる．子どもの発達過程では，常に必要とされる時期に，必要とされる分だけかれらに過不足なく能力が与えられている．そして，その能力の行使がまた新しい適応上のニーズを生み，子どもにはそのための準備を整えるシステムが発達のどの断面においてもみられる．例えば，新生児を見てみよう．生まれたばかりの新生児でも目は見えるが，それは 20 cm くらいのところにしか焦点が合わず，一種の近視状態であるといってもよい．母親の顔が識別できるようになるのは首がすわる 3 カ月頃のことである．しかし移動もできず，手や声を使って外界へのはたらきかけができない状態では，むしろ周りがよく見えないことのほうが生存上の意義が高いのかもしれない．それは感情を表現する動作や言語（出力）が育っていないのに，見るものの理解（入力）が過剰になれば，そういう状態が子どもにとってストレスになるとも考えられるからである．もう一つの例として 1 歳の誕生日を迎える前後の子どもの歩行状態を見てみよう．子どもはこの頃ようやく歩けるようになるが，この時期には歩行・探索の動機となる外界への興味が最高潮に達している．歩けるようになったから歩くというより，あそこへそこへ移動したいという動機があるので歩行が開始されると考えたほうが正確である．目的のところまで移動しても，そこにあるものを調べるためには，それなりの上肢

の協調性，巧緻性が備わっている必要がある．それ以前の段階で十分上肢の練習をしているので，歩いていった先で何かに遭遇しても，それを調べることができるのである．つまり，座位の姿勢の時期に，手で物遊びを十分に経験しているので，1 歳前後になると片手で物を押さえ，もう一方の手で物を操作したり，指を細かく動かしたりすることができているのである．

　行動範囲が広がると，当然危険も増えていき，怖い思いや痛い経験をすることになる．そういうとき，逃げ込み，エネルギーを補給するシェルターになるものが必要になるが，その役割を果たすものが母親との親密な関係である．この愛着関係の中で，子どもは他者のサインを受信し自らの思いを発信する能力を育てていく．1 歳前後には，このような対人関係，コミュニケーション能力がすでに備わっているのである．このような能力の獲得過程の順序とその構造は，発達障害の治療的なはたらきかけを考える場合に，有益な示唆を提供する．つまり，うまくできないことを繰り返し行わせるのではなく，それができるようになるための基盤を整備するという発想を提供してくれるのである．能力の獲得過程はその喪失過程を予想させる．子どもが生まれて最初に学習することは（生得的ではあるが）呼吸と摂食である．次に遊び，食事動作，排泄動作，着衣動作と学習していき，やがて他者のまなざしを自らの行動指針とし，自己の行動を社会化していくことができるようになる．高齢者が認知症などを患うと，まず喪失するのがこの最後に獲得した社会性である．人が自分をどう見ているのかという視点が飛んでしまう．次に衣類が一人で着られなくなり，おむつが必要になり，最後には食事も介助される必要が出てくる．

　以上のように発達的な視点は，機能の獲得過程と喪失過程の両方で障害構造の理解を助けるようにはたらくと考えてよい．

I-E

人権思想としての「発達障害」の概念

先に述べたように，発達障害という用語はまず法律用語として使われ始めたものである．同一の子どもが複数の異なる障害を持つ場合も多いため，サービスを実施する側から考えると，すべてを包括するような概念があると便利である．発達障害という概念が，そういう具体的行政的な求めに応じて生まれた経緯はよく理解できる．しかしそうした運用面での理由もさることながら，発達障害という概念には，障害が正当に理解されるための主張が込められていることにも留意する必要がある．

障害を意味するかつての名称の多くに，人格の低下を示唆するようなニュアンスが認められる．知的障害を例にとれば，Mental Deficiency，Abnormal Child などの呼び方には何か人間として欠けていたり，劣っていたりするという響きがあることは否めない．全米知的障害者協会

（AAMR：American Academy of Mental Retardation）は，人権尊重の見地から 1973 年にその名称を Mental Retardation と改めたが，わが国でも障害の名称変遷はほぼアメリカの動向に追従している．戦前には低能児，異常児，不具・廃疾など，口にするのもはばかられそうな名称が学術書の中にすら散見できる[7]〜[10] *12．これらが「精神薄弱」となり，さらに「精神遅滞」とその名称を変えてきた．1980 年代に入って人権擁護の視点はさらに強調され，マスメディアでは「精神遅滞」に代わって「知的障害」という名称が使われるようになった[11] *13．このように発達障害という概念が生まれてきた背景には，正当な障害観を求める当事者とその家族の要望があり，そのことが人々の障害観を修正してきたという側面がある．

人間関係では，一方通行というような関係はありえず，それがどんな形であれ相互に影響を与え合うものであることを指摘したのは現象学者エマニュエル・レヴィナス（Lévinas E）であったが[12]，日本の小説家大江健三郎もそのことが障害者と健常者との関係の核であることを述べている．大江氏によると障害者を理解することとは，「障害者が生きる現実の中に，人間としてもっとも大切なことを健常者自身が学ぶこと」であるという[13]．つまり障害者の理解とは，健常者の善意のはたらきかけというよりは，健常

---

*12 劣等児，白痴児，精神低格児，不良児，不具児童などの名称が戦前の学術書などにみられる．しかし田代義徳（東京帝国大学整形外科教授）は柏学園の設立書（1923 年）の趣意書に〈不具児童〉ではなく，〈手足の不自由な児童〉という用語を使用しており，人権に対する配慮が大正年間にすでにみられることに注目する必要がある．〈不具〉を肢体不自由という用語に変えたのは，高木憲次（初代整肢療護園園長）であった．高木は元厚生大臣橋本竜伍氏が子どもの頃に感じたという「自分は外見や動作を批判されるような名称で呼ばれたくない．自分はただ不自由に感じているだけであって…（後略）」（1928 年）との言葉にその名称のヒントを得たという．
総理府，厚生省などによる法律からの不快語放逐運動の際，1981 年時点でも「不具，廃疾」は約 140 の法律，「白痴」は二つの法律に使われていることがわかった．「精神薄弱の用語の整理のための関係法律の一部を改正する法律案」（平成 10 年 9 月 28 日公布，平成 11 年 4 月 1 日施行）により精神薄弱という用語はすべて知的障害に変更されている．

*13 知的障害者フランス大会で知的障害者自身が「知的障害」という名称を採択した．1982 年，国連広報部は「マスメディアと障害者に関するセミナー」の提言を受けて，「障害者についての報道の改善」を発表した．日本では，ある新聞の社説がこの問題を取り上げてから「知的障害」という名称が定着してきたといわれている．しかし，診断名としての〈精神発達遅滞〉の意味するところを〈知的障害〉という用語がすべてあらわすかどうかは議論の余地がある．診断名として，他の疾患と区別する場合には，今後も広く〈精神発達遅滞〉が用いられるものと考えられる．

I．発達障害が意味するもの

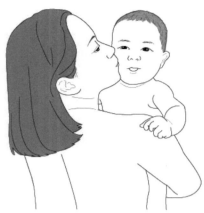

図I-E-1　障害児が生きる現実の中に人間として最も大切なことを学ぶ

者が逆に障害者から力を与えられている側面に気づくことに他ならないというのである*14．

　人間関係のあり方の模索が障害に対する見方を変えたともいえるが，障害の意味を考えることによって人間関係の理解が深められるともいえる．発達障害は人間の所業の結果起こることではなく，偶然に，事故のようなものとして起こることが多い．発達障害とはそのようなものであり，人生にはその出現の理由を問うても仕方がないこと，その現実の中に意味を見出せないこともある．いずれにしても発達障害という用語は，21世紀初頭における人々の障害観を代表する概念といえる（図I-E-1）．

文献

1) 根ヶ山俊介, 他：アメリカの発達障害法をめぐって. 発達障害研究　1：57-61，1979
2) 日本発達障害福祉連盟（編）：発達障害白書2010年版．日本文化科学社, p11, 2009
3) 山本多喜司（監）：発達心理学用語辞典．北大路書房, p252, 1991
4) 杉原素子：小児領域作業療法の30年と今後．OTジャーナル　30：305-312, 1996
5) 山崎晃資, 他：精神遅滞と幼児自閉症．臨床精神医学　13：635-644, 1984
6) 岩崎清隆：人間発達学総論．奈良　勲, 他（監）, 岩﨑清隆, 他（著）：人間発達学．医学書院, p6, 2010
7) 東京大学医学部整形外科学教室, 他：田代義徳先生：人と業績．東京大学医学部整形外科学教室開講70周年記念会, p951, 1975
8) 村田　茂：日本の肢体不自由教育．慶応通信, p43, 1977
9) 高木正幸：差別用語の基礎知識．土曜美術社出版販売, p330, 1996
10) 再掲9), pp120-123, 1996
11) 武田幸司, 他：知的障害者の就労と社会参加．光生館, p3, 1991
12) エマニュエル・レヴィナス（合田正人, 他訳）：われわれのあいだで—「他者に向けて思考すること」をめぐる試論．法政大学出版局, p415, 1993
13) 大江健三郎：自立ということの意味．東京都精神薄弱者育成会（編）：自立ということの意味．大揚社, p61, 1993

---

*14 群馬県民200万人突破を記念して作られた映画『眠る男』（小栗康平監督，1996年公開）は異色の映画であった．知的障害者の青年ワタルは，山で遭難して昏睡状態にあった男を発見した．その男はその後も昏睡から覚めず，ただ生かされているだけだと思われていた．しかしその男が死んだとき，周りの人は実はその男に支えられていたことに気づく．ラストの女子高生の「ワタルくん，おはようございます」というさわやかな挨拶にそのことが暗示されていた．1995年の阪神・淡路大震災でも，多くのボランティアが「自分たちのほうこそ被災者からいっぱい宝をもらった」というような感想をもらしている．

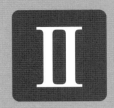

発達障害児の処遇の歴史と作業療法

Ⅱ-A　学問にとっての歴史の意味
Ⅱ-B　発達障害児の処遇の歴史
Ⅱ-C　作業療法からの発達障害児への関わり
Ⅱ-D　発達障害児への処遇の歴史からみえてくるもの
　　　─結びにかえて

Ⅱ-A
学問にとっての
歴史の意味

　21世紀を迎えた現在，わが国ではどんなに障害の重い子どもでも就学できるようになっており，卒業後の指導やケアの場としてもさまざまな施設・機関が整備されている．また1960年代，欧州に始まった「ノーマライゼーション」という障害者の人権尊重を求める啓発運動は，障害者に留まらず高齢者，子ども，貧困にあえぐ人々も含めた社会的弱者すべてに向けられ，今や世界の福祉施策の基調になろうとしている．こうしてみると国によって，地域によって，その歩みの速度，浸透の度合いは多少違っていても，世界は確実に社会と福祉の向かうべき方向を見据えたように思える．

　しかしこれらは，ほんのここ半世紀の社会・経済的発展の中で加速された動向にすぎないことも忘れてはならない．今後の発達障害児への医療・教育・福祉への取り組みがその方向を見誤らないためにも，過去の障害児の処遇の歴史を振り返り，それぞれの段階で課題であったことを再度確認し，それがどのように克服されてきたか，つぶさにみておく必要がある．

Ⅱ-A-a
人文科学の発展における歴史の意義

　学問にはそれが学問として発展してきたそれぞれの歴史がある．しかし学問における歴史の意義は，学問が扱う対象や方法論によってその意味づけが異なる．例えば哲学は，人間の存在を全体的に扱う学問であり，紀元前のギリシャ社会においては，現代でも関心を集めそうな愛，幸福，平和，正義といった主題がすでに余すと

ころなく議論されている．しかし学問としての哲学は，プラトンやアリストテレスの到達した結論をそのまま受け継ぎ，そこから出発することを許さない．むしろかれらが立脚した基盤そのものを批判的に吟味することから，その後の学問的探求が始まるといっていい．つまりものごとの意味や価値を問う学問の発展とは，後の時代のものが前の時代の価値を問い，前の時代にみられなかった新しい地平を示し得たときに，初めて学説あるいは思想として認められるのである．それゆえ古典と呼ばれるものも常に意味を失わない反面，過去の業績を鵜呑みにできない点で，学問の発展は必ずしも単純に上昇的・直線的軌跡とはならない．

　以上の点からこのような学問領域においては，学問的真理は常に反芻しながら追求されており，その過程の考察としての歴史は，その学問の中心的な部分に位置づけられることになる．

Ⅱ-A-b
医学における歴史の意味

　それでは科学における歴史の位置づけはどうであろう．

　科学においては数理的・実験的な検証を経て，妥当性を得たものしか学問的成果として残らないことになっている．つまり客観性が得られた内容だけしか学問的な所産にならないため，研究者は前の時代の成果を踏まえ，そこから出発することが許される．新しい飛行物の開発を志すものは，新しい発見にはひらめきや想像力が必要であっても，わざわざレオナルド・ダ・ビンチの人力飛行機やライト兄弟が初めて飛ばした飛行機の原理から研究する必要はなく，現代の航空力学が示す地平を入念に吟味することからその研究を始めて差し支えない．それはこの種の学問においては，先人の成果はその時点での学問の中に包含されるはずになっているからである．その意味では，科学では過去は新しい成果に栄光を譲り，学問の発展も検証された事

実の連続の上に成り立つ上昇的・直線的なものとなる．こういう学問領域における歴史の位置づけは，哲学などとはやや異なり，必ずしもその学問の中心に位置づけられてはいない．科学の歴史は，その学問の目標や方向性が問われるときにのみ浮上し，そのあり方に何らかの手がかりを与えるものとして，常に控えめに位置づけられている．

医学は科学の持つ方法論を中心に据えることにより科学の一分野になり得た．学問としての医学も人間を対象にしているが，それは健康・病気という観点からのみ人間を扱うのであって，必ずしも人間の生を全体的に問うものではない．医学が他の諸科学と同様，人類の幸福に貢献することをその出発点としていることは明らかである．しかしその価値は医療に携わる人々の暗黙の了解ではあっても，学問それ自体から問える性質のものではない．むしろその動機，目標を問わないことによって学問として成立してきたともいえる．

ここに医学が文化そのものの中に，その目標を求めなければいけない側面がある．1972 年，20 世紀後半の世界の福祉をリードしてきた北欧諸国にも，かつて優生学思想による知的障害者への不妊手術が強制された事実があったことが報じられ[1]，人々を驚かせた．また先の大戦中ナチス・ドイツや大日本帝国陸軍によって行われた民間人への人体実験，アメリカ，イギリスを中心に核兵器の開発・製造が進められたマンハッタン計画なども異常事態における偶発的なものとして片づけることはできない[2]～[4]*1．これらは，医学が倫理のコントロールを失った場合に，今後も起り得る例証として捉えられるべき事例である．

■II-A-c
作業療法学にとっての歴史の意味

作業療法の歴史の意味も，基本的には医学のそれに類するものである．それゆえ，ここでの障害児の養育と処遇の歴史を振り返る意義は，治療上の技術的な示唆を得るというよりは，発達障害の作業療法への現在と今後の目標や課題を考えるうえでの何らかの示唆を得ることにある．作業療法の技術や知識に関しては，医学がそうであったように有効でなかったものは淘汰され，有益なもののみが累積されているはずなので，基本的には作業療法学の歴史に対する楽観が許される．しかし楽観が許されるといいつつも，作業療法学には，扱う対象と学問を進める方法において，医学とは異なる事情があることもまた事実である．

作業療法学が対象とする人間の作業活動は諸能力の総合である．それゆえそれが多元的であり，質的な問題を含んでいる分だけ作業療法で用いられる方法論も医学モデルに限定されるものではなく，多様なはずである．作業療法の流れの中には，その科学性を問うあまり，定量的な測定に耐え得る技法に固執したり脳機能からの分析のみを珍重したりして，この職業の主要な治療手段である「作業」から逸脱した動きも過去になくはなかった．そしてそのような事態は今後も起こり得ることでもある．その意味では現在，発達障害領域の作業療法学に引き継がれてきたものの中に，検証を要するものが混在している可能性があると同時に，過去に紛れてしまった技術や知識に再評価の可能性がないともいい切れない[5]*2．

また医療自体が，病気だけではなく「病人を

---

*1 ナチス・ドイツ下のアウシュビッツ収容所や大日本帝国陸軍下の 731 部隊では捕虜の人体実験が行われた．またアメリカでもプルトニウムの影響を調べる人体実験があったことが暴露された．

*2 例えば，大正時代に開発された川田貞治郎による家事や運動を取り入れた知的障害児教育方法「心練」には，現在の作業療法が治療手段としている作業活動が多く使われている．その多くが再評価に値する魅力に満ちている．また田村一二の『百二十三本の草』（北大路書房，1966 年），『ぜんざいには塩がいる』（柏樹社，1980 年）などに描かれている伸びやかで明るい療育指導の技術は，現在の自閉症療育などで再評価される内容を多く含んでいる．

Ⅱ. 発達障害児の処遇の歴史と作業療法

診る」というように変化してきたように，科学としての医学一点張りの医療から，血も涙もある医療学に装いを変えつつある昨今である．特に後遺症患者を多くみている作業療法士にとっては，現状の改善もさることながら，これからの残された人生をどう生きるかということが主要な関心事でもあるはずである．そのような視点からみると，科学が吟味すべき領域から外してしまった意味や価値を，注意深く再び取り入れなければいけない事態も起きている．作業療法にとって発達障害児の処遇の歴史を振り返ることの意義は，作業療法の内容の吟味も多少含むものであり，自然科学と人文科学との間にやや折衷的に存在するものということができる．

Ⅱ-B

発達障害児の処遇の歴史

障害児（者）に対する人々の意識と処遇の歴史を，1950年代にヘック（Heck AO）は，① 遺棄・撲滅の時代，② 虐待・嘲笑の時代，③ 身体的保護の時代，④ 教育・治療の時代，と端的に要約している[6]．しかしそれからすでに半世紀が経ち，それ以降に新しい段階を付け加えなければならない事態も起こっている．それゆえここでは，ヘックの4段階に，新たに ⑤ 参加の時代を加え，この5段階で障害者の処遇の歴史を概観してみたい．

この枠組みは具体的に歴史上の何時代がどの段階に当たるという特定化を意図するものではないが，障害児福祉進展の全体の流れを包括的に把握するうえでは，簡便な枠組みと思える．最後の ④ 教育・治療の時代の戦後編，⑤ 参加の時代は，2018年現在の，発達障害児に対する医療・教育・福祉的なはたらきかけの理解を深める上でも，そのプロセスをつぶさにみる必要がある．それゆえ，最終部分の頁数が多く，歴史の最近接部分は拡大鏡で眺める趣があることをご了承いただきたい．

■ Ⅱ-B-a
遺棄・撲滅の時代

限られた文献をみるだけでも，18世紀以前の障害者に対する処遇がいかに偏見と差別に満ちたものであったかが容易に想像される．戦前まで使われていた idiot（白痴）の語源はギリシャ語の Ιδιοσ にあり，それには「分離されるもの」の意味がある．事実，紀元前のギリシャ社会では，障害児は社会に貢献しないとの理由から実際に家族から引き離され，山に遺棄された事実があったらしい[7]．障害児の外見や能力は，ギリシャ社会のいわゆる「真・善・美」の理想の姿からはいかにも遠いものとみえたのであろう[8][9]*3．紀元前後の古代ユダヤ社会においても，障害者は悪魔つきあるいは何らかの罪過の報いと考えられていたような表現が散見する[10]*4．わが国においても『古事記』『日本書紀』（8世紀）に「水蛭子（ひるこ），此の子はあし船に入れて流し去（う）てき」とあるように*5，最も古い歴史書の中でさえ肢体不自由児の存在意義が否定されている[11][12]．平安時代に書かれた仏教説話集『日本霊異記』（8世紀）にも，重度の痙直型四肢まひ児と思われる障害児を抱えた母親が，僧からその原因が前世にあると断罪され，障害児を溺死させてしまう悲惨な話が挿入されている[13]．いずれもその事実を確かめようがない逸話ではあるが，このような逸話が存在していること自体が，障害児がいわれのない理由によって遺棄・撲滅の対象とされていた事実が数多く存在していたことを想定させるものである．

---

*3 プラトンの『国家』第5巻460Cに医学についての議論があり，病者や障害児に関する差別的な記述がみられる．またアリストテレス『政治学』第7巻，b20，1335bにも障害者を育てることを禁止する法律の制定を擁護する記述がみられる．

*4 〈キリスト教は過去二千年の歴史の中で，聖書の「文字」によって異民族，異教徒，奴隷の支配，病人，障害者，子ども，女性の差別を正当化する誤りを犯し続けてきた．私たちはこのようなキリスト教的「貴・賤」「浄・穢」から自由になるべきではないか〉と荒井献は，その著作『聖書のなかの差別と共生』（岩波書店，1999年）で指摘している．

*5 岩波文庫の注釈では，〈ひるこ〉は，ひるのような骨なし子としているが，新生児医療の第一人者山内逸郎氏は蛭の体のように透き通った肌を持った「超未熟児」のことだとしている．『日本書紀』には「三歳になるまで足立たず」とあるので，未熟児で脳性まひになったケースと考えられる．

洋の東西を問わず，文明の黎明期の人々のものの考え方の特徴には，天変地異を偶然として受け取る発想が乏しく，人知を超える自然，社会現象の生起とその意味を無理やり因果論的に解釈したがる傾向がある．とりわけ非日常的で，社会生活の遂行に著しい困難・苦痛を生じるような災害，病気，けが，災難などは，自らの悪行の報い，かれらが信じる超越者からの罰や警告のサイン，あるいは悪霊の介入として理解される場合が多かった．これは食べものの選択から政治的な決めごとまですべての習俗，行動様式を宗教・儀礼によって定めるメンタリティーと表裏一体の関係をなすものでもある．早い話が，障害も彼らにとっては災害の一種に他ならなかったのである．個々人の自然な感情としては，当然，障害者に対する憐憫，同情などを持ち合わせていた人も少なくなかったと思われるが，時代の価値認識としてはあくまで罰や悪霊の所業であり，その存在そのものが否定されるべきものであったことは疑いをまぬがれない．

■II-B-b
虐待・嘲笑の時代

西洋の中世社会においては，キリスト教の慈善的な立場から障害者が保護されることもあったらしいが，基本的には憐れみの対象であり，障害者が見せものに供せられていた事実も少なくなかった[14]*6．特に精神障害者は魔女狩りの対象とされることも多く，一般には障害者が社会に害悪をもたらすものと考えられていたふしがある．これらの時代では，発達障害を持つ子どもも，軽度のものしか生存し得なかったものと思われる．生存できたものは，障害が軽度であって，しかも経済的に余裕のある家族が，社会の目から隠すような形で養育してきた場合のみであろうと推測される．

もともと近代以前には，子どもの特性はあまり顧みられることがなく，子どもは常に戦争や貧困の犠牲になっていたともいえる．ルネサンス期のイタリア，フランス革命期のパリでは，いわゆる人間性の解放に伴う私生児の捨て子が絶えなかったらしい．またやっと生きながらえたとしても，学童期に当たる年齢から労働を強いられ，しばしばそれに耐えかねた子どもたちが，洋の東西を問わず集団的ヒステリー行動や打ち壊しを起こしたエピソードが歴史に幾度も出てくる[15]*7．「ハーメルンの笛吹き男」やグリム童話の中の森をさまよう「ヘンゼルとグレーテル」の話は伝承民話であるが，実際そのような逸話の原型ともなるべき子どもの集団失踪事件が13世紀には頻発したようである[16]．

欧州の近世，特に宗教改革以降では，信仰における個人の自由は尊重されたものの，その個人の尊重は逆に社会における責務を要求するプロテスタンティズム倫理を生み，そういう要求が果たせない障害者は，しばしば「鞭と鎖」の対象となったといわれている[17]*8．特に近世の日本では子どもの「間引き」が一般化しており*9，日本では明治の末頃までの子どもの生存

---

*6 ハーバード大学医学部博物館にフィネアス・ゲイジという人の頭蓋と1.5mの鉄の棒が陳列されているが，それはダイナマイト事故で前頭葉に突き刺さった鉄棒とその作業員の頭蓋ということである．この事故以来かれは職を失い，それからこの鉄棒と自分自身を見せものにして生計を立てたといわれている．また『エレファント・マン』は，19世紀においても障害者が見せものに供せられていたことを題材にした実話に基づく映画である（日本公開1981年）．前世紀においても，障害者が自活するにはこのような方法しかなかったのかもしれない．

*7 江戸時代には周期的に「おかげ参り」があったという．『元禄宝永珍話』によると，これらの参加者のうち，圧倒的に多かったのが7，8〜14，15歳の児童であったという．西欧でも13世紀初頭においては，フランスのオルレアン，ドイツのケルン，ハーメルンで少年少女の集団失踪事件があったという．

*8 プロテスタントの召命観に裏打ちされて，労働の価値と近代資本主義が育てられたとウェーバーMは指摘する．

*9 日本の妖怪のほとんどは，何らかの形で人が恐れたり忌み嫌ったりしたものの名残といわれている．河童，座敷童子はこの間引きされた水子という説がある．河童の好物として胡瓜が描かれるが，これは水子供養で胡瓜を供えた名残かもしれない（柳田國男『妖怪談義』p131，修道社，1957年）．

率は5割程度でしかなかったという報告もある[18]. 健常な子どもでもこのような過酷な状況に置かれていたことを思うと, 障害を持つ子どもが十分に保護されなかったであろうことは容易に想像できる.

発達障害児にとって, これらの時代はまさに虐待・嘲笑の時代といえるものであった. ギリシャ社会の理想, 中世社会の正統性の主張, プロテスタンティズム倫理の確立, 近代国家にみられる優生学的思想[19]*10, 先のわが国での戦時下での「産めよ, 増やせよ運動」*11, 戦後の高度経済成長下における期待される人間像[20]*12など, 時代や場所を越え, それが何であれ, 人が作為的に理想を掲げるときに, そのことによって, 障害者をはじめとする社会的弱者が虐げられる危険性があることを常に忘れてはならない*13.

■ II-B-c
身体的保護の時代

虐待・嘲笑の時代にあっても, 近世になると宗教家の中から病人や障害者に対する慈善活動が起こってきたことは特筆すべきことである. とりわけ世界宗教となったキリスト教, イスラム教, 仏教では, それぞれ隣人愛, ザカート*14, 慈悲など, 他者への奉仕, いたわりをそれぞれの信仰実践の本質的内実としているので, それらの宗教が伝搬していく土地土地で慈善活動も盛んになっていった*15. わが国の明治維新以降の社会福祉の発展にも大きく寄与したのが, キリスト教の宣教師, 信者らによる医療や社会的弱者支援活動であった*16.

障害者が保護の対象と考えられるようになったのは, ようやく18世紀に入ってからのことであったが, そのことは西欧のこの時代の精神と深く関わっている. 「理性によってのみ人間は幸福になり得る」と考えた啓蒙の精神は, 社会の構造だけではなく人間性の追求にも向けられるようになった[21]*17. 作業療法の先駆的役割を果たした道徳療法(traitement moral)は, まさにそういう時代の精神のあらわれともいえる. 道徳療法とは患者を人道的に扱うことによって, 患者の持つ健康的な面を促進できると

---

*10 ニーチェFWが記した『道徳の系譜』の優れた人間の資質についての考察には, 障害者の劣等性が示唆されている.

*11 国のために戦える壮健な子どもを育成するために, 政府が音頭をとって出産を奨励した. 脳性まひの障害を持って詩人として活躍した花田春兆は, 太平洋戦争のとき, 徴兵検査に行ったところ, 担当の軍人が彼に侮蔑的な視線を向けて「もう用はない」という顔をしたという. 結果は甲乙丙丁の丁である. 花田はそのとき「自分が, なんか人間じゃないような気がした」と述べている. NHK教育テレビ「こころの時代」(2009年5月3日放映).

*12 1965年1月, 中央教育審議会が「期待される人間像」草案を発表している. これも国の発展に資する人材になるように提示された生徒, 学生の理想像である. これには戦前の愛国教育への傾斜を指摘する論評が多い.

*13 その理想に見合わない人は, 当然軽視される傾向がある.

*14 イスラム社会における同胞への援助としての喜捨であり, 人生の苦しみを回避するための手段でもある.

*15 仏教では, 13世紀鎌倉時代に明恵・重源・叡尊・忍性など, 特に南都六宗の僧侶が, 菩薩業として慈善活動をした記録がある. キリスト教では安土桃山時代, イエズス会士ルイス・デ・アルメーダが, 孤児院, 病院を開設した. 特に大分において「コンフラリア・デ・ミゼリコルディア(慈悲の信心会)」といわれる信者の互助組織を発足させた.

*16 まず明治10年代には, カトリックの活動が主であったが, 20年代から徐々にプロテスタントの活動も増えていった. カトリックは1872, 1877(明治5, 10)年, フランスから来た修道女らが横浜と神戸に孤児院を建てる. 1874(明治7)年, 修道女岩永マキが養護施設浦上養育院を設立. パリ外国宣教会のテストヴィドが神山復生病院, 同じくジャン・マリー・コールが熊本琵琶崎待労病院(両者はハンセン病療育施設). プロテスタントでは1887(明治20)年, 石井十次が岡山孤児院を設立. 1891(明治24)年, 石井亮一が聖三一孤女学院(後の滝乃川学園)設立. 1899(明治32)年, 留岡幸助が巣鴨に東京家庭学校(少年自立支援施設)を設立. 1897(明治30)年, 片山潜がセツルメント事業として「キングスレー館」を設立. 1903(明治36)年, 渡辺代吉が富士育児院を設立. 1895(明治28)年, リデルらによる熊本回春病院, 群馬草津湯の沢(ともにハンセン病), 聖バルナバ病院. ヴォーリズにより1918(大正7)年に近江療育院, 1920年(大正9)年に近江兄弟社が, 長谷川保による聖隷福祉事業団, また訓盲院が東京, 岐阜, 函館にそれぞれ設立されている.

Ⅱ．発達障害児の処遇の歴史と作業療法

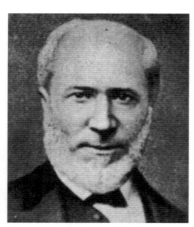

図Ⅱ-B-1　セガン EO
（文献 23 より）

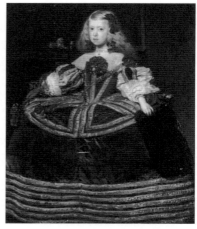

図Ⅱ-B-2　ベラスケス「青い衣装の女王マルガリータ」
8歳の幼女がおとなと同じような8頭身に描かれ，コルセットをつけ，当時の女性の正装をしている．

考えるものであり，精神障害者の処遇の中から提唱されるようになった理念である[22]．その後，そうした流れの中から精神障害者と発達障害児が次第に区別されるようになり，ピネル（Pinel P），エスキロル（Esquirol D），イタール（Itard JM）[*18]などの医師・教育者を経てセガン〔Séguin EO，（図Ⅱ-B-1）〕により，初めてフランス社会の中で発達障害児の固有な教育論が結実することになる[23]．

こうした動向の背景には，人道主義とともに18世紀における子どもに対する見方の画期的な変化を挙げなければならない．それ以前では，子どもは単なるおとなの縮小版としてしかみられておらず[24]，子どもの人格や固有の価値が顧みられることはなかった[25]（図Ⅱ-B-2）．このような子ども観に対して，おとなとは異なるその固有の能力を明らかにし，発達障害児の療育の着手にはずみをつけたのがロック（Locke J）やルソー（Rousseau JJ）であった[26)27)][*19]．

Ⅱ-B-d
教育・治療の時代

1）　草創期

発達障害児が教育・治療の時代を迎えるようになったのは，実質的にはセガン EO 以降のことといえる（19世紀）．この時代，自由であるべきとする人間性の追求のもとに建国されたアメリカはまさに啓蒙精神の実験場でもあった．セガンは母国フランスの2月革命（1848年）後の政治的混沌を嫌ってアメリカへ移住し，知的障害児の教育に携わり，アメリカでの発達障害児

[*17] コンディヤック EB ら「百科全書派」と呼ばれる人々は，ロック J の認識論をさらに発展させて，人間の精神は感覚から発生するとした．「人間はもともと白紙であるから教育によって変化し得る」とした考えが実質的に発達障害児の教育の契機にもなった．
[*18] イタール JM：18世紀後半の医師．アヴェロンの野生児を育て，その多年にわたる授業と教育の試みを詳細に記録している．知的障害児の教育の原型として，後のセガン，モンテッソーリなどに大きな影響力を与えている．トリュフォー F 監督『野性の少年』はその生育記録である．作業療法士必見の映画．
[*19] ルソー JJ：18世紀後半のフランスの思想家．百科全書派の一人．フランス革命の理念，主権在民の概念の主唱者．カント，トルストイなどに大きな影響を与える．その著書『エミール』『告白』は，子どもの教育に携わる者の必携の書である．

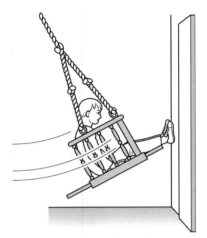

図Ⅱ-B-3　ブランコ盤
〔タルボット ME（中野善達, 他訳）：エドゥアール・セガンの教育学―精神遅滞児教育の理論. 福村出版, p185, 1994 より〕
ブルヌヴィーユ TM：重度精神遅滞児および障害児の援護, 治療, 教育. 1895 に示されたセガンによって開発された訓練器具. 足底に圧力を感じるように揺らす.

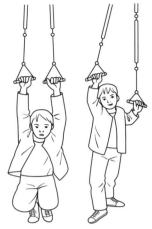

図Ⅱ-B-4　腕と身体の動きを教える際, 補助具として使われた吊り輪
〔タルボット ME（中野善達, 他訳）：エドゥアール・セガンの教育学―精神遅滞児教育の理論. 福村出版, p187, 1994 より〕
ブルヌヴィーユ TM：重度精神遅滞児および障害児の援護, 治療, 教育. 1895 に示されたセガンによって開発された訓練器具.

の教育の発展に貢献している（**図Ⅱ-B-3, 図Ⅱ-B-4**）[*20].

　わが国の発達障害児の養育はアメリカに半世紀遅れて出発しているが, その始まりからアメリカと密接な関係を持っている[28)*21]. わが国における障害者の処遇は, 文明開化とともにまず貧困に対する施策の中から始まっている. 救貧施設に収容された精神障害者に特別の処遇が考えられ, その中からさらに発達障害児が区別されてきた経過は欧米のそれとほぼ同じである[29)*22]. ただし洋の東西を問わず, こういう救貧施策は障害者の側に立ったものというより, 障害者が社会の害悪にならないように社会から隠蔽しようとする発想があったことは否めない[30)*23]. 1877 年の米国知的障害者協会での決議

[*20] セガンはウィルバー（Wilber HB）のニューヨーク州立学校に招かれ, そこを拠点に多くの州立白痴学校の設立とその教育に関わる. 1933（昭和 8）年, AAMD（米国知的障害者協会）の前身アメリカ白痴および精神薄弱者施設医務職員協会（現在 AAIDD：American Association on Intellectual and Developmental Disabilities）の初代会長となる.

[*21] アメリカで知的障害児の最初の寄宿制白痴学校が建てられたのが,「滝乃川学園」に先立つこと約 50 年前である. 知的障害児の療育施設関係者の団体である精神薄弱児愛護協会設立（1934 年）も AAMD に遅れること約 50 年である. 1884（明治 17）年, 内村鑑三は 8 カ月間カーリン IN の下でマサチューセッツ州精神薄弱児施設に寄宿し, その見聞を『流竄録』に著している.

[*22] 1874（明治 7）年,「恤救規則」が制定されてから救貧施設が建てられ, その中から精神障害者のために 1875（明治 8）年京都府癲狂院, 1882（明治 15）年東京府癲狂院が建てられた. この東京府癲狂院の中から「白痴」が分離され, 1909（明治 42）年巣鴨病院内に「修養学院」という学級が設けられた.

[*23] 特にイギリス, アメリカで巨大施設化, 隔離収容化する傾向があったが, セガンは 1880 年にすでにその隔離の危険性に警告を発している. 19 世紀末, 20 世紀初頭の欧米の児童の救貧院の様子を, 映画〈米国映画『奇跡の人』アーサー・ペン監督〉〈英国映画『チャーリー』リチャード・アッテンボロー監督〉からうかがうことができる.

事項の中に，① 発達障害児は恤救施設で精神病者と一緒にされるべきではないこと，② 刑務所に投獄されるべきではないこと，③ 救貧院で貧民と混合収容されるべきではないことなどが掲げられている[31]．わが国の明治期の発達障害児の置かれた状況もほぼこれと同様とみることができるだろう[*24]．

この時期のわが国の発達障害児への社会的取り組みは，学校教育と福祉的保護の両方の中にその萌芽をみることができる．学校教育においては，明治中期から後期にかけて現在でいう学業不振児に対して特別支援学級のようなものが各地で試みられたようである[32)][*25]．しかしこの時期の特別教育とは，基本的には聴覚・視覚障害児を除く発達障害児を教育の対象とは考えておらず，知的障害児への教育は法的保護のない状態の中で少数の教師の情熱でかろうじて支えられている状態であった．こうした試みも制度的基盤を欠いた状況の中では，その多くがやがて消滅していくことになる[*26]．しかし医学界をはじめ，教育分野の有識者などからの支援を得て，昭和に入ってから，肢体不自由，知的障害

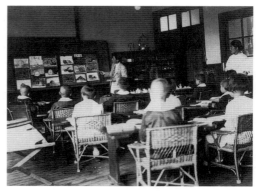

図Ⅱ-B-5　光明学校における授業風景
（文献 67 より）

児の養護学校が東京と大阪にそれぞれ開校している．東京市立光明学校〔1932（昭和 7）年〕[33)][*27]（図Ⅱ-B-5），大阪市立思斉学校〔1940（昭和 15）年〕がわが国での最初の養護学校である[33)][*28]．1941（昭和 16）年の国民学校令施行の際，養護学校，学級の必要性が謳われ[*29]，各地に編成されたようであるが，戦局の進行に伴いそれらは次第に閉鎖されていくことになる．

一方，福祉施設の歩みはもう少し力強い．明

[*24] 恤救施設は後に救護法（1929 年）となったが，民間に救済の措置を講ずべきことを説くものであり，わが国には第 2 次世界大戦以前に国が貧困に対して公的責任を負うことを宣言した法律はない．

[*25] 1890（明治 23）年，長野県松本尋常小学校の「落第生学級」（4 年間で廃止）．1896（明治 29）年，長野尋常小学校の「晩熟生学級」のちに低能児学級と改名（24 年間継続）．1901（明治 34）年，群馬県館林尋常小学校の劣等児教育．東京高等師範学校附属小学校（現筑波大学附属大塚特別支援学校）の特別学級を除いて，これらのほとんどが大正半ばまでに消滅した．

[*26] 1900（明治 33）年の第 3 次小学校令 33 条には「瘋癲白痴又ハ不具廃疾」は就学免除，「病弱又ハ発育不完全」は就学猶予とあるが，基本的には，この法律は 1979（昭和 54）年の発達障害児の養護学校義務制まで 79 年間続くことになる．

[*27] 光明学校の創立には，東京大学整形外科教授田代義徳が関わっている．

[*28] 大阪市では大正から昭和初期にかけて，大阪府天王寺師範学校教諭・天王寺師範学校附属小学校訓導や大阪市視学を歴任した鈴木治太郎を中心に「学業不振児」に関する研究が行われた．この研究成果をもとに，1940（昭和 15）年に教育勅語発布 50 周年記念事業の一環として，知的障害児を対象とした大阪市立思斉学校が設立されることになった．校長の田村肇は戦争中，校舎が兵舎として徴用されそうになったとき，軍部からの圧力に対して体を張って学校を守ったといわれている．
東京都立青鳥養護学校〔小杉長平校長，1952（昭和 27）年〕は戦後まもなく建てられた養護学校の一つである．小杉は上級生に強制されて鶏を万引きしてしまった知的障害児に，「なぜそんな鳴くものとったの．鶏なんか盗んだら騒ぐに決まってるでしょ」とたしなめたという[33)]．お決まりの説教ではなく，いつも本当のコミュニケーションを実践した人であった．1956（昭和 31）年に「公立養護学校整備特別措置法」が施行されてから，公立養護学校は国庫補助の対象となり全国に整備されていった．

[*29] 国民学校令施行規則に「身体虚弱，精神薄弱，其ノ他心身ニ異常アル児童ニシテ特別養護ノ必要アリト認ムルモノノ為ニ学級又ハ学校ヲ編制スルコトヲ得」とある．

治中期から昭和の初めの約半世紀の間に，十指をかろうじて超す数ではあったが，知的障害児の施設が間断なく開設されている[*30]．法的保護・支援を受けないままの施設運営には，財政面も含め多くの困難が想像されるが，創立者の強い信念によって日中戦争，太平洋戦争を持ちこたえ，現在も知的障害児施設として現存しているところが多い[34)*31]．数において多くはなかったが，これらの先駆者らが残した遺産は決して小さくない．戦後，知的障害児の福祉を復活させ発展させた立役者は，その多くがこれらの施設あるいはここで育った人たちといえる．

日本における発達障害児の処遇は，アメリカと日本の精神医学の先駆者らが留学したドイツから影響を大きく受けたといわれている[*32]．後者が主に知的障害の分類や原因論的究明，整形外科的治療に寄与したのに対して，前者は実際の知的障害に対する療育技術の面で影響を与えたといわれている．日本で最初の知的障害児の

施設「滝乃川学園」の創立者石井亮一（**図Ⅱ-B-6**）はアメリカに学び，そこで学んだセガンの生理学的教育法を彼の知的障害児教育の中心に据えている[*33]．川田貞治郎（藤倉学園）の「心練」[35]と呼ばれる訓練法も，社会適応の基盤を心の通い合いや労働に置くものであり，セガンの療育思想に多くの影響を受けている[*34]．そのような意味では日本の知的障害児の療育は，その草創期からアメリカ経由で欧州の道徳療法家に始まる障害児療育の本流に直結していたともいえる．知的障害児の処遇は社会的救済から始まった場合が多いが，わが国ではその出発から単なる保護・収容ではなく，指導・教育がその中心に据えられていたことは注目に値する．

一方，肢体不自由児の処遇においては，1903（明治36）年に富士育児院（渡辺代吉創立）にその保護の記録があるが，最初の肢体不自由児施設の設立は，1921（大正10）年の柏学園（柏倉松蔵創立）[*35]であり，知的障害児の施設に約20

[*30] 1899（明治32）年　白痴教育施設滝乃川学園（石井亮一，筆子夫妻）．東京滝野川
1909（明治42）年　白川学園（脇田良吉）．京都，現存．現在，福祉型・医療型障害児施設の両方を持つ
1916（大正5）年　桃花塾（岩崎佐一）．大阪，現存．現在，児童・成人福祉型施設を持つ
1919（大正8）年　藤倉学園（川田貞治郎）．東京八王子，大島．現存
1923（大正12）年　筑波学園（現　筑峯学園）（岡野豊四郎）．現茨城県つくば市，現存．福祉型児童施設
1925（大正14）年　島村学園（大阪治療教育院）（島村保穂）．大阪，現存しているかどうか不明
1927（昭和2）年　三田谷治療教育院（三田谷啓）．兵庫県芦屋市，児童施設として現存
1928（昭和3）年　八幡学園（久保寺保久）．千葉県市川市，福祉型施設として現存
1930（昭和5）年　小金井治療教育所（児玉昌）．東京都小金井市，現存しているかどうか不明
1931（昭和6）年　広島教育治療学園（現　六方学園）（田中正雄）．福山市，福祉型施設として現存
1933（昭和8）年　江北農園（現　久美愛園）（笠井福松）．埼玉県浦和市，福祉型施設として現存
　　　　　　　　　浅草寺カルナ学園（林蘇東）．東京，1945年閉園
1937（昭和12）年　八事少年寮（杉田直樹）．愛知県名古屋市，障害児福祉型施設，高齢者施設として現存
[*31] 草創期の知的障害児施設の創立に関わった人の多くにキリスト教の信仰を持つものが多かった．石井亮一，筆子（滝乃川学園），脇田良吉，悦三（白川学園），渡辺代吉（富士育児院），川田貞治郎（藤倉学園），笠井福松（久美愛園），久保寺保久（八幡学園），三田谷啓（三田谷治療教育院）らがそうであった．明治初期のヘボンらのキリスト教医療伝道活動，キリスト教の慈善団体楽善会訓盲院の活動などからの直接的な影響もあるが，主にプロテスタントの宣教師が日本の知識人に焦点を合わせ，多くのキリスト教精神に基づく大学を設立したこと，明治期の内村鑑三，中村正直らのキリスト教知識人の影響も大きかった．明治の6大教育家といわれた人々の中で（明六社），森有礼，中村正直，新島襄の3人までがクリスチャンであった．また渡辺代吉，渡辺政太郎，原子基（富士育児院）など社会主義的理想を同時に持つものも多かった．戦後では糸賀一雄（近江学園），小林提樹（島田療育園），草野熊吉（秋津療育園），岩村昇（ネパール，タンセンで診療活動），福井達雨（止揚学園），十亀史郎（あすなろ学園），近藤益雄（のぎく寮）らがキリスト教の信仰を持っていた．
[*32] 明治政府下の医学教育では，医学全般をドイツの医学教育を模倣している．
[*33] 石井亮一：アメリカ初期の精神薄弱児施設であるマサチューセッツ州精神薄弱児施設ファーナルド校に学ぶ．ミネソタ州立精神薄弱児教育学校では，セガン未亡人からセガンの生理学的教育法を学ぶ．

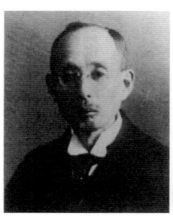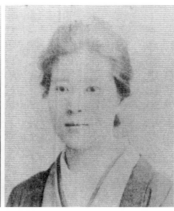

図Ⅱ-B-6　石井亮一・筆子夫妻
（上笙一郎：日本児童史の開拓．小峰書店，p481，1989より）

年遅れて出発している[*36]（図Ⅱ-B-7）[36]．そして医学からのはたらきかけを持つ総合的な肢体不自由児施設ができたのは，日本が太平洋戦争に突入してからのことであった．肢体不自由児の教育は，その障害の性格上，はじめから医療との関わりが強かったが，ドイツでのモデルにならって日本の肢体不自由児の療育の必要性を訴え，行政機関にも積極的にはたらきかけたのは高木憲次であった[*37]（図Ⅱ-B-8）．

　高木は子どもの回復能力，残存能力，代償能力の三つを統合し，自活ができるように育成することを「療育」と呼んだ．整形外科的な治療に加え，肢体不自由児への治療的はたらきかけの中心にはじめから社会への適応，自立といった理念を据えたことは彼の慧眼といえる．家族および多くの関係者の長年の悲願の実現でもあった整肢療護園が設立されたのは，戦局の差し迫った1942（昭和17）年，敗戦の3年前のことであった．それは高木がドイツの肢体不自由児施設「クリュッペルハイムに就いて」を著し，施設の必要性を訴えてから18年後のことであった．

　しかしこれら多くの児童福祉施設は，日中，太平洋戦争の戦渦が全国に及ぶ中，徐々に活動を縮小したり，閉園を余儀なくされたりする状況に追い込まれていった．わが国最初の知的障害児施設，「滝乃川学園」でさえも，戦時下，「国の役にたたん馬鹿に喰わせるものはない」と食

[*34] 川田貞治郎：1911（明治44）年，茨城県渡里村に低能児教育施設「私立日本心育園」を創設．1916（大正5）年，ニュージャージー州ヴァインランド訓練学校で学び，1919（大正8）年，藤倉電線（当時）の中内春吉の援助で藤倉学園を開く．

[*35] 柏学園，光明学校の創立には東京帝国大学整形外科教授田代義徳が関わった．

[*36] 1921（大正10）年5月1日，東京市小石川区大塚仲町，建坪16坪，庭6坪の民家で，わが国最初の肢体不自由児施設「柏学園」が開所した．園主柏倉松蔵のその日の園誌によると，「入園希望者，ついに唯一名なりしが予定の如く開園式を挙行す」とある．開所式の出席者は園主柏倉松蔵，その妻とく，入園者である9歳の女の子，その父親，顧問東京帝国大学整形外科教授田代義徳，来賓として陸軍軍医少佐，園医の他，参観者1名の合計8名であった．午前10時半，6畳3畳を一間にした日本間で，とくの弾くオルガンに合わせ，皆で「君が代」を斉唱した後，教育勅語を奉読し，園主松蔵の挨拶，田代義徳の祝辞でつつましやかに式が終了したとある．日本で肢体不自由児の組織的な療育が出発したときの情景である．

[*37] 高木憲次：「クリュッペルハイムに就いて」（國家医学雑誌　449：292-298，1924）を著し，全国に肢体不自由児施設開設の必要性を説くと同時に（障害児を）「隠すなかれ運動」を展開した．戦後設立された肢体不自由児協会（1948年設立）の初代会長となる．

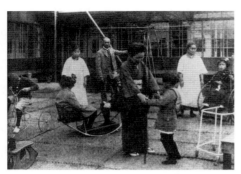

図Ⅱ-B-7　柏学園での訓練風景
（文献67より）
手前の女性が妻とく，後ろの男性が柏倉松蔵．

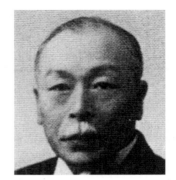

図Ⅱ-B-8　高木憲次
（文献32より）

料の配給を後回しにされ[37]，その運営は筆舌に尽くしがたい困難に遭遇する．世の中が戦争に向かって統制されていくうねりの中で，1937（昭和12）年，園長石井亮一は過労のため心臓発作を起こし，71歳で生涯を閉じることになる．その後，妻の筆子が学園の運営を引き継ぐことになるが，彼女も脳溢血を患い，半身不随のまま12年間，園の運営に心血を注ぎ，終戦目前の1944（昭和19）年に83歳で他界することになる．滝乃川学園は，最も食糧事情が厳しかった1940～1945年の間に，管理者2名を過労で，園生3名を戦場で，31名の園生を栄養不良のために失うという辛酸をなめたが，おそらく他の知的障害児施設もほぼ同様の阿鼻叫喚を味わったことが推測される[38]．

設立したばかりの肢体不自由児施設「整肢療護園」も創設3年足らずで，爆撃のためその建物の大半を失うことになる．園長ならびに職員一同は，終戦の前年から始まったアメリカ軍の無差別空襲を恐れ，整肢療護園の屋根に登り白と赤のペンキで大きく赤十字を描くなどして，爆撃を避けるためのあらゆる手立てを試みた．しかしB29による爆弾投下量1,783トンにも上る絨毯爆撃である．10万人以上の死亡，行方不明者を出した1945年3月9日深夜の東京大空襲で，整肢療護園もその建物の大半が灰燼に帰してしまうのである．

2）再出発期─施設・制度の創設期（戦後～昭和30年代）

戦闘員174万，民間人40万の死者を出して，1945（昭和20）年8月15日太平洋戦争は終結した．日本の都会のほとんどは焦土と化し，瓦礫に覆われた巷には家族を亡くした浮浪者，戦災孤児が溢れていた（図Ⅱ-B-9）．飢餓は死に直結する．したがって，戦後日本の福祉政策の最優先課題はまず飢餓対策であった．占領軍（GHQ）[*38]はすぐさま「社会救済計画に関する覚書」を発表し（1946年2月），この施策は，①国民すべてに平等に行われるべきこと（無差別平等），②どこが，誰が，何を，行うのか施策の実施責任主体を明確にすること（公的責任原則），③金に糸目をつけず最優先に行うこと（救済費非制限）とする3原則のもとに有無をいわせず開始された[39]．

終戦直後，かろうじて生き残った障害児施設は，おそらく戦前からの十数施設であったと思われる．しかもそれらも閉鎖されていたか，ほとんど壊滅状態であったに違いない．児童福祉法の制定（1947年）[*39]で法的根拠と財政支援を

---

*38　GHQ：General Headquarters（連合国軍最高司令官総司令部）
*39　普通児保護対策，特別児童保護対策の2本立てで，障害児福祉対策は後者に位置づけられている．しかしその内訳は児童教護院，矯正院，児童療護施設の順であり，この児童福祉法は障害児福祉というより，浮浪児対策的な

Ⅱ．発達障害児の処遇の歴史と作業療法

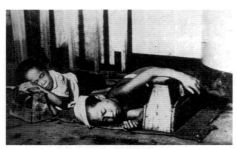

図Ⅱ-B-9 靴磨きの戦災孤児
〔西井一夫（編）：毎日ムック 戦後50年．毎日新聞社，p21，1995より〕
名古屋駅前 8/2．

得て，息を吹き返したこれらの施設と新設の施設で，まず戦災孤児の間に紛れ，巷に放置されていた障害児を収容することから，戦後の障害児福祉が始まることになる．

戦後の障害児福祉は，国家がそれを公的責任のもとで行うという点で，戦前のものとはまったく異なるものであった．戦前にも恤救規則，救護法，傷痍軍人に対する施策など，貧困，障害に対する救済措置を講ずべきことを説く法律はあった．しかし傷痍軍人に対する救護以外，国が公的責任を負うことを宣言したものは一つも存在しなかった．また明治の文明開化以来，手島精一[*40]など障害児の教育が近代国家としての責務であることを主張した識者もいたが[40]，時の政府にその意見が取り上げられることは一度もなかった．官民そろって富国強兵を目指す社会においては，おそらく障害児の教育を社会の中に正当に位置づける余地など存在し

なかったのであろう．そのような意味では，国民の生存権とそれに対する国家の公的責任を明記した日本国憲法第25条によって，障害児の教育，保護，育成は，初めて実質的なスタートを切ることができたといえる[*41]．戦後の障害児福祉の推移は，「戦後日本の福祉と作業療法関連のできごとの推移」（表Ⅱ-B-1）を参照しつつ考えると，その社会的背景も理解しやすい．

3） 戦後日本の障害児福祉・教育の先覚者たち

新憲法制定を基盤に，児童福祉法（1947年），学校教育法（1947年），身体障害者福祉法（1949年），精神衛生法（1950年），社会福祉事業法，福祉三法（児童福祉法，身体障害者福祉法，生活保護法）（1951年），精神薄弱者福祉法（1960年）と知的，身体，精神の障害児（者）援護の法律が矢継ぎ早に制定され，ほぼ10年で曲がりなりにも基本的な法的，制度的な整備が整うことになる．そして障害者自立支援法（2005年）まで戦後日本の障害者福祉施設の区分の基準となった4因子，すなわち①障害別区分（知的障害，身体障害，精神障害），②年齢による区分（18歳以前と以後），③目的による区分（更生，授産など），④障害の程度（重度か中等度か）もこの時期に採用されている[*42]．

施設の法制度的位置づけを得て，日本の各地で障害児の生活の場としての入居施設が次々に建てられていくが，この時期，障害児福祉・教育において障害児福祉の動向をリードするとと

意味が強かった．1955（昭和30）年になっても，精神薄弱児施設（4,382人），肢体不自由児施設（1,029人）と比べると，養護施設が525カ所（3万2,944人）もあり6倍以上多い．児童養護施設は2010（平成22）年においても582カ所と60年前とさほど変わらない．

*40 手島精一：1870（明治3）年に渡米．建築学および物理学を学ぶ．岩倉遣外使節団の訪米時に通訳を務め，さらにイギリスに随行．翌年東京開成学校（東大の前身）監事に就任．東京職工学校校長として日本における工業教育の発展に貢献した．1879年，イタールやセガンの感覚教育の方法を紹介するとともに「開明諸国ではすでに久しく障害児教育が行われており，わが国では全国に推定4万人内外の痴者を数えるにもかかわらず，いまだその施設がない」と「痴者」を対象とした学校の設立を主張した．

*41 日本国憲法第25条．すべて国民は，健康で文化的な最低限度の生活を営む権利を有する．国は，すべての生活部面について，社会福祉，社会保障及び公衆衛生の向上及び増進に努めなければならない．

*42 例えば，知的障害児援護施設，知的障害児更正施設，知的障害者援護施設，知的障害者更生施設などと区分される．

Ⅱ-B　発達障害児の処遇の歴史

表Ⅱ-B-1　戦後日本の福祉と作業療法関連のできごとの推移

西暦	和暦	社会福祉・教育・リハ	OT 関連	社会状況
1945	昭和20	東京大空襲で整肢療護園灰燼に帰す 厚生省「救済福祉に関する件」について計画書を GHQ に提出		東京大空襲 太平洋戦争終戦 街頭に闇市氾濫 上野地下道の"浮浪者"2,500名（うち児童495名）一斉収容
1946	21	日本国憲法発布 GHQ「社会救済に関する覚書」 生活保護法施行 近江学園開設（糸賀一雄）		極東軍事裁判始まる 農地改革，公職追放，吉田内閣
1947	22	日本国憲法施行　日本国法25条 児童福祉法制定 光明養護学校卒業生が同人雑誌『東雲（しののめ）』創刊	ウィラード，スパックマン著「作業療法」出版 九州労災病院設立	総選挙 農地改革 食糧メーデー ララ（アジア救援公認団体）の援助で学校給食開始
1948	23	児童福祉法施行（肢体不自由児，知的障害児施設制度化） ヘレン・ケラー再来日	「肢体不自由児協会」設立	新制高等学校発足 ロンドン五輪開催 第1次中東戦争勃発
1949	24	身体障害者福祉法制定 特殊教育連盟発足 精神薄弱児愛護協会再建	高木憲次，全国巡回講演療育相談会を開始 国立身体障害者更生指導所設立	ソ連からの引き上げ開始 中華人民共和国成立 湯川秀樹氏ノーベル物理学賞受賞
1950	25	精神衛生法制定 新・生活保護法制定 肢体不自由児養護学校青鳥中学校開設 多摩緑成会整育園，旭出学園創立	整形外科，内科医の海外視察が50年代半ばくらいまで続く	朝鮮戦争　特需景気 労働争議頻発 警察予備隊発足
1951	26	社会福祉事業法，福祉三法（児童福祉法，身体障害者福祉法，生活保護法）制定 中央社会福祉協議会（中社協）結成	WHO 加盟→リハビリの遅れを指摘される． 整肢療護園再建	サンフランシスコ講和条約，安全保障条約締結 プロレスラー力道山デビュー
1952	27	知的障害者育成会（全日本手をつなぐ育成会）設立 全国結核患者292万に達する 信楽寮開設（池田太郎）	WFOT 世界作業療法士連盟設立 大阪府身体障害者更生指導所設立	GHQ 廃止 ビキニ環礁アメリカ水爆実験 血のメーデー事件発生
1953	28	政府次官会議「精神薄弱児対策基本要綱」を決定		NHK テレビ放送開始
1954	29	一般障害者に対する更生医療の給付開始 国立療養所への重度障害者の入所開始		第五福竜丸放射能汚染 洞爺丸事故 映画ゴジラ公開
1955	30	米国ソーク博士が小児まひのワクチンを完成		自由党と日本民主党が合併し自由民主党が誕生→この体制は38年間続く 森永ヒ素ミルク中毒事件が発覚
1956	31	大阪府立堺養護学校，愛知県立養護学校創設（戦後最初の公立肢体不自由養護学校），小金井児童学園設立（知的障害児通園施設）（東京）		メルボルン五輪開催 大卒初任給12,000円 東海道本線全線電化
1957	32	知的障害児通園施設制度化 文部省知的障害中・重度児の就学猶予・免除を指示 青い芝の会結成		東海村原子炉点火 ホッピング流行
1958	33	国民健康保険法改正（国民皆保険） 知的障害重度対策として秩父学園開設	日本心身障害児協会創設	東京タワー完成 粉末ジュース発売 スバル360発売
1959	34	国民年金法制定 国連「児童の権利に関する条約」採択		皇太子ご成婚 伊勢湾台風襲来 水俣病問題発生 少年マガジン，サンデー創刊

Ⅱ．発達障害児の処遇の歴史と作業療法

（表Ⅱ-B-1　つづき）

西暦	和暦	社会福祉・教育・リハ	OT 関連	社会状況
1960	35	「精神薄弱者福祉法」制定→公立援護施設 身体障害者雇用促進法制定 国民所得倍増計画		安保阻止国会デモ発生 ローマ五輪開催 映画館，映画本数ピークに達する
1961	36	肢体不自由児施設全県設置完了 小児まひ大流行，生ワクチン緊急輸入 重症心身障害児施設「島田療育園」開設 全国肢体不自由児父母の会発足	WFOT よりウィラード，スパックマン女史来日	ソ連有人宇宙船打ち上げ ベルリンの壁建設 「シャボン玉ホリデー」放映 NHK 朝ドラ「娘と私」開始
1962	37	サリドマイド児問題発生 学校教育法施行令改定（盲・聾・養護学校の対象となる障害の程度を規定）	整肢療護園で機能療法士，職能療法士の講習会開催	キューバ危機発生 堀江青年太平洋ヨット横断成功 「てなもんや三度笠」放映
1963	38	老人福祉法制定 国連人種差別撤廃宣言 精神衛生実態調査実施→知的障害 40万 水上勉「拝啓池田総理大臣殿」（『中央公論』6 月号）発表	リハ医学会創立総会開催・発足 東京病院付属リハ学院創立 東大リハビリテーション部発足	ケネディ大統領暗殺 初の原子力発電開始 名神高速道路開通 集団就職列車ピーク 高度経済成長
1964	39	母子保健法制定 全国肢体不自由児施設運営協議会発会 知的障害施設に重度棟敷設 全国重症心身障害児を守る会結成 特別児童扶養手当等支給制度開始	WHO より OT のアドバイザー（教員）が派遣される 厚生省認定国家試験受験資格取得講習会始まる 第 1 回リハビリテーション医学会開催	東京オリンピック，パラリンピック開催 東海道新幹線開業 新潟地震発生 「ひょっこりひょうたん島」放映
1965	40	精神衛生法改正（治療から社会復帰まで） 環太平洋リハビリテーション会議（東京） 筋ジス児国立療養所専門病床開設	理学療法士作業療法士法施行	日韓条約成立 朝永振一郎氏ノーベル物理学賞受賞 スモッグ警報
1966	41	国立高崎コロニー建設を決定 東京教育大学大学院に特殊教育専攻開設	第 1 回国家試験実施，合格 20 名 九州リハビリテーション大学校開校 日本作業療法士協会設立 OT 協会ニュース発刊 第 1 回全国研修会開催	日韓国交正常化 大学紛争広がる ビートルズ来日 中国の文化大革命 「笑点」放送開始
1967	42	身体障害児・者，知的障害児・者に年齢での弾力的な福祉的措置実施 援護施設→更生，授産 2 施設に分化 重症心身障害児施設法制化	『理学療法と作業療法』創刊（医学書院） 第 1 回日本作業療法士協会学会・総会開催（東京）	GNP 世界 3 位 人口 1 億人突破 吉田茂元首相死去 グループサウンズ大旋風
1968	43	第 1 回自閉症親の会開催 愛知県春日井コロニー開設 「知的障害者権利宣言」採択（エルサレム宣言）	OT 協会厚生省へ 4 年制大学への陳情 第 2 回 OT 協会学会・総会開催（東京）	メキシコ五輪開催 大気汚染が広がる 川端康成ノーベル文学賞受賞 3 億円強奪事件
1969	44	肢体不自由児通園施設制度化・発足 中央児童福祉審議会に統一 心身障害者扶養共済制度開始（親亡き後の年金支給制度）	府中リハビリテーション学院創立 第 3 回 OT 協会学会・総会開催（東京）	アポロ 11 号月面着陸 東大紛争，入試中止 赤軍派日航機ハイジャック事件 「男はつらいよ」第 1 作上映 反体制フォークソング流行
1970	45	心身障害者対策基本法制定 「社会福祉施設緊急整備 5 カ年計画」発表	OT 指定講習会たけなわ OT 協会特例延長反対声明 東京リハ学院教育改革紛争 第 4 回 OT 協会学会開催（小倉）	大阪万博開催 日航よど号事件 光化学スモッグ発生 歩行者天国始まる
1971	46	国連「知的障害者権利宣言」採択 国立コロニーのぞみの園開設 知的障害者通勤寮設置開始 厚生省「社会福祉施設整備緊急 5 カ年計画」実施（75 年度末までに 3 万 9,150 人の定員増）	特例延長 3 年衆・参で可決 第 5 回 OT 協会学会・総会開催（東京）	沖縄返還協定締結 ドルショック起こる ホットパンツ流行 カップヌードル発売

Ⅱ-B　発達障害児の処遇の歴史

（表Ⅱ-B-1　つづき）

西暦	和暦	社会福祉・教育・リハ	OT 関連	社会状況
1972	47	身体障害者福祉工場，身体障害者福祉センター創設 米国バークレーに最初の自立生活センター（CIL）発足	WFOT 加盟 OT 協会が学校を認可 法人化委員会発足 2 年制サティフィケート案に反対 第 6 回 OT 協会学会・総会開催（舞子ビラ）	ミュンヘン五輪開催 日中国交樹立 札幌五輪開催 あさま山荘事件 ベトナム戦争激化
1973	48	知的障害児者へ療育手帳交付 障害児保育事業開始 福祉元年（一般会計 14 兆 2,800 億円，伸び率空前の 24.6%，福祉関係も初の 2 兆円）	OT 教育基準設置委員会発足 第 7 回 OT 協会学会・総会開催（横浜）	ウォーターゲート事件 中東戦争でのオイルショック 金大中氏東京で拉致される
1974	49	「今後推進すべき児童福祉対策について（答申）」3 目標（1. 発生予防，早期療育，2. 在宅福祉，3. 施設対策）	診療報酬点数の新設（簡単 40，複雑 80，精神科 30，デイケア 60） 第 8 回 OT 協会学会・総会開催（札幌）	田中内閣→三木内閣誕生 戦後初のマイナス成長 大学進学率 25% 小野田氏ルバング島から帰国
1975	50	国連　障害者の権利宣言 福祉手当の支給制度 国際障害者年行動計画（リハビリの向上と完全参加と平等，当事者主体，地域福祉）	第 1 回長期講習会 「臨床教育手引き」発行 10 周年記念式典，第 9 回 OT 協会学会・総会が東京で開催 PT，OT 教員養成海外留学生募集	エリザベス女王来日 沖縄海洋博開幕 ベトナム戦争終結 新幹線博多まで延長 学習塾ブーム
1976	51	国連総会で 1981 年を国際障害者年とすることを決定	厚生省の OT の需給計画（1985 をめどに 4,000 名算定） 診療報酬改正（簡単 60，複雑 120，精神科 30，デイケア 70） 第 10 回 OT 協会学会・総会（山梨）	田中角栄首相金脈問題 モントリオール五輪開催 「ゆとり教育」提言
1977	52	日本人の平均寿命が世界一になる 共同作業所全国連絡会発足	第 11 回 OT 協会学会・総会（名古屋）	「プリントゴッコ」発売 王貞治 HR 世界記録達成 日本赤軍ダッカ日航機ハイジャック
1978	53	厚生省保育所への障害児受け入れについて通知	診療報酬改正（簡単 80，複雑 160，精神科 40，デイケア 100） 保健大学設置東京都へ請願 学校教育法による OT 教育を請願 第 12 回 OT 協会学会・総会（仙台）	成田空港開港 英で試験管ベビー誕生 マルちゃん「赤いきつね」誕生 キャンディーズ解散 日中平和友好条約調印
1979	54	国際児童年宣言 養護学校義務教育制開始 知的障害者通勤寮福祉ホーム設置 心身障害児総合通園センターの整備始まる 国立身体障害者リハビリテーションセンター（所沢）開設	国家試験筆記のみとなる 金沢大学医療技術短期大学部開校 第 13 回 OT 協会学会・総会（東京）	スリーマイル島原発事故 サッチャー首相誕生 ウォークマン発売 インベーダーゲーム加熱
1980	55	WHO；国際障害分類 ICIDH	社団法人日本作業療法士協会設立 総会開催 第 14 回 OT 協会学会・総会（大阪）	イラン・イラク戦争勃発 モスクワ五輪ボイコット 校内暴力・いじめ，不登校が社会問題化
1981	56	国連　国際障害者年　「完全参加と平等」 内閣府に障害者対策推進本部	診療報酬改正（簡単 120，複雑 300，精神科 40 据え置き）→精神科作業療法保険点数大幅引き上げ決議案採択 第 15 回 OT 協会学会・総会（松本）	ローマ法王来日 日米自動車摩擦 中国残留孤児初来日
1982	57	国連「障害者に関する世界行動計画」採択⇒障害者対策に関する長期計画の策定	「作業療法」創刊 OT 協会会員 1,000 名を超す 第 16 回 OT 協会学会・総会（岡山）	ホテルニュージャパン火災 飛行機事故あいつぐ 上越・東北新幹線開業
1983	58	国連・障害者の十年	第 17 回 OT 協会学会・総会（修善寺）	ソ連，大韓航空機を撃墜 戸塚ヨットスクール事件 NHK 朝ドラ「おしん」放映

Ⅱ．発達障害児の処遇の歴史と作業療法

（表Ⅱ-B-1　つづき）

西暦	和暦	社会福祉・教育・リハ	OT 関連	社会状況
1984	59	身体障害者福祉法改正 　理念を「更生の努力」⇒「自立への努力」へ変更 身体障害者福祉ホーム創設	第 18 回 OT 協会学会・総会（戸畑）	世界一の長寿国へ ロサンゼルス五輪開催 グリコ森永事件
1985	60	男女雇用機会均等法制定 知的障害者福祉工場創設 横浜市，知的障害者のグループホーム事業を始める	作業療法白書（機関誌 Vol. 4 No. 2 として発刊） 診療報酬改正（簡単 130，複雑 320，精神科 70，デイケア 240，老人デイケア 140） 第 19 回 OT 協会学会・総会（厚木） 作業療法の定義承認される	日航機御巣鷹山墜落 関越自動車道全線開通 ショルダーフォン登場
1986	61	障害基礎年金創設 特別障害者手当創設	20 周年記念誌発行 第 20 回 OT 協会学会・総会（東京）シンポジウムテーマ「作業療法その核を問う」，OT 倫理綱領承認 会員 2,000 人を超す	バブル経済始まる チェルノブイリ事故 三原山大噴火発生
1987	62	障害者の雇用の促進等に関する法律 社会福祉士及び介護福祉士法制定 介護保険法（医療と福祉の選別）	作業療法学の構造に関する答申発表 第 21 回 OT 協会学会・総会（石川）テーマ「作業療法その核を問う」継続	国鉄民営化される 携帯電話開始 「いちご大福」流行
1988	63	精神衛生法⇒精神保健法へ改正	新作業療法カリキュラム発表 第 22 回 OT 協会学会・総会（兵庫） 第 16 回 RI 会議（東京）	ソウル五輪開催 青函トンネル，瀬戸大橋開通 ソ連でペレストロイカ運動起こる リクルート事件発覚
1989	平成元	高齢者福祉推進十カ年戦略（ゴールドプラン） 重症心身障害児通園モデル事業全国 5 カ所でスタート	第 23 回 OT 協会学会・総会（松山） 機関誌「作業療法」学術刊行物として認可される	天安門事件発生 昭和天皇崩御 消費税 3% 開始 BS 放送開始
1990	2	身体障害者福祉法（身体障害者の自立と社会経済活動への参加促進）⇒在宅福祉サービスと入所措置事務などの町村への委譲 ホームヘルプサービス，通勤寮，福祉ホーム，グループホーム，短期入所事業法定化 米国障害者法 ADA 採択	OT 養成校 33 校 第 24 回 OT 協会学会・総会（愛知） 4 年制大学実現への要望書提出	東西ドイツ統一 大学入試センター試験導入 国民医療費 20 兆円 最後のやま，夕張炭坑閉鎖 「ちびまる子ちゃん」高視聴率
1991	3	国連「精神疾患を有する者の保護及びメンタルヘルスケアの改善のための諸原則」採択 知的障害者グループホーム創設	第 25 回 OT 協会・総会 「作業療法白書 1990」発刊 OT 需給計画 1999 年をめどに OT 15,800 人 第 25 回 OT 協会学会・総会 「作業療法の核を問う」発行	バブル崩壊 湾岸戦争勃発 ソ連邦崩壊 雲仙普賢岳噴火 ミニスカート流行
1992	4	心身障害児通園事業（デイサービス）開始 ゆうあいピック創設	国立広島大学 4 年制養成 「作業療法マニュアルシリーズ」作成開始 第 26 回 OT 協会学会・総会（大阪）	バルセロナ五輪開催 価格破壊が起こる 産業の空洞化が起こる 超氷河期の就職状況
1993	5	障害者対策に関する新長期計画（完全参加，平等） 心身障害者対策基本法⇒障害者基本法に改正 アジア太平洋障害者の十年の行動計画発表	第 27 回 OT 協会学会・総会（千葉） OT 協会が日本学術会議の登録学術研究団体となる.	細川連立内閣発足 18 歳人口 180 万をピーク，これ以降減少 皇太子徳仁親王結婚の儀 EU 発足
1994	6	新ゴールドプラン 総理府「障害者白書」発表 エンゼルプランの策定「今後の子育て支援施策の基本的方向について」 ユネスコ「サマランカ宣言」採択（インクルーシヴ教育の原則）	第 28 回 OT 協会学会・総会（秋田） 東北大学大学院に障害学研究科設置	自・社・さ連立の村山内閣発足 タイ米緊急輸入 大江健三郎ノーベル文学賞受賞

Ⅱ-B　発達障害児の処遇の歴史

（表Ⅱ-B-1　つづき）

西暦	和暦	社会福祉・教育・リハ	OT 関連	社会状況
1995	7	「市町村障害者計画策定指針」策定 精神保健法⇒精神保健および精神障害者福祉に関する法律へ改正 一般病院における社会的入院の排除 ボランティア元年	第 29 回 OT 協会学会・総会（熊本） 第 1 回アジア太平洋 OT 学会（マレーシア）開催	阪神・淡路大震災発生 高齢化社会が問題視される 規制緩和推進政策 オウム真理教事件 公立学校第 2，4 土休み
1996	8	「障害者プラン～ノーマライゼーション 7 カ年戦略～」決定 障害者対策推進本部→障害者施策推進本部と改称 「重症心身障害児通園事業」事業化	広島大学修士課程開始 協会員 7,000 名を超す. 第 30 回 OT 協会学会・総会（東京） 協会設立 30 周年記念式典開催	リストラが社会問題 親の介護，養育費，ローンの返済 アトランタ五輪開催 ペルーの日本大使館襲撃される 英で狂牛病問題発生
1997	9	介護保険法成立 保健医療制度改革 東京都，新たな都外施設は作らないと発表	第 31 回 OT 協会学会・総会（新潟） 協会員 8,000 名を超す.	羊からクローンを作成 東京アクアライン開通 消費税 5％になる
1998	10	社会福祉基礎構造改革（障害者プランの中間のまとめ）発表 児童福祉施設最低基準改定施行（虐待防止）	広島大学博士課程開始 第 32 回 OT 協会学会・総会（栃木） OT 有資格者 1 万人，協会員 9,000 名を超す.	規制緩和推進計画 3 カ年計画 長野冬期五輪開催 明石海峡大橋開通 小渕内閣発足
1999	11	「精神遅滞」という言葉が廃止され，「知的障害」に置き換えられた.	指定規則の改正 教育内容の大綱化 第 33 回 OT 協会学会・総会（弘前） 広報誌「OPERA」創刊	台湾大地震 国民医療費 30 兆円 歌「だんご 3 兄弟」人気 65 歳以上 2 千万人突破
2000	12	介護保険制度→身体障害者福祉法，知的障害者福祉法，児童福祉法の改正（ノーマライゼイション，自己決定の理念） 社会福祉法　措置→契約 小規模通所授産施設認可	OT 需給計画 2004 年をめどに OT 33,000 人 養成校新設に関する規則の緩和（原則 1 県 1 校）→急増 第 34 回 OT 協会学会・総会（横浜）	規制緩和推進計画 3 カ年計画（自己責任と市場原理） シドニー五輪開催 国立大初 OA 入試 不登校の小中学生全国で 13 万人
2001	13	WHO：国際生活分類 ICF 発表	「作業療法白書 2000」発行 第 35 回 OT 協会学会・総会（石川） OT 学会演題インターネット登録開始	第一次小泉内閣発足 米国同時多発テロ事件発生 池田小学校事件発生 iPod 発売
2002	14	内閣府，新障害者基本計画，重点施策実施 5 カ年計画決定 基本理念；リハとノーマライゼーションと活動と参加	電子英文機関誌発刊 作業療法ガイドラインでも ICF の枠組み 第 36 回 OT 協会学会・総会（広島）	欧州通貨統一なる サッカー W 杯日韓共催 ハンセン病訴訟和解 北朝鮮拉致被害者 5 人帰国
2003	15	支援費制度制定 在宅サービス契約制度 特別支援教育体制推進事業開始	第 37 回 OT 協会学会・総会（福岡） 協会員 2 万名を超す.	不良債権問題片がつく 税収 43.3 兆円になる ヒトゲノム解読完了 イラク戦争　自爆テロ相次ぐ
2004	16	浅野史郎「みやぎ知的障害者施設解体宣言」発表	第 38 回 OT 協会学会・総会（長野） 第 1 回認定作業療法士認定 職場が病院から福祉・保健（地域）へ拡充	アテネ五輪開催 スマトラ沖地震発生 新潟県中越地震発生
2005	17	障害者自立支援法制定 軽度発達障害の障害としての認知 介護保険での要介護認定者 428 万人 施設サービス契約制度	OT 養成状況；養成校 156 校（179 課程）定員 6,575 人 第 39 回 OT 協会学会・総会（茨城） 40 周年記念式典開催 「作業療法白書 2005（40 周年記念誌）」発刊	第二次小泉内閣発足 郵政民営化 ＪＲ宝塚線脱線事故 人口 1 億 2775 万人
2006	18	国連障害者の権利に関する条約　国連で採択⇒翌年署名	第 40 回 OT 協会学会・総会（京都）	第三次小泉内閣発足 トリノ五輪開催 侍ジャパン WBC 世界一になる

Ⅱ．発達障害児の処遇の歴史と作業療法

（表Ⅱ-B-1　つづき）

西暦	和暦	社会福祉・教育・リハ	OT 関連	社会状況
2007	19	特別支援教育制度開始	第 41 回 OT 協会学会・総会（鹿児島）	サブプライムローン問題で世界金融危機発生 郵政民営化行われる 宮崎で鳥インフルエンザ発生
2008	20	児童福祉法改正 児童虐待防止に関する法律制定	第 42 回 OT 協会学会・総会（長崎） 作業療法 5 カ年計画（2008-2012）5 割を地域に	北京五輪開催 中国四川省大地震 リーマンショック発生 麻生内閣発足
2009	21	障がい者制度改革推進本部	第 43 回 OT 協会学会・総会（福島） 定員割れの OT 養成校（専門学校 80％）増える 第 45 回全国研修会（群馬）	米国にオバマ大統領就任 裁判員制度スタート 民主党へ政権交代
2010	22	障害者基本法の一部を改正する法律 特別支援教育士　資格取得 2,064 人 障害種別→障害児入所施設，児童発達支援センター（通所）に一元化	第 44 回 OT 協会学会・総会（宮城） 資格者数：53,080 人 「作業療法白書 2010」発刊	宮崎県で口蹄疫発生 小惑星探査機はやぶさ任務終了 菅内閣発足
2011	23		第 45 回 OT 協会学会・協会（大宮） OT 養成状況；養成校 183 校 7,040 人，資格者 6 万人，毎年 6 千人ずつ増加 第 45 回 OT 協会学会・総会	東日本大震災起こる アラブの春 ギリシャ債務不履行 欧州債務問題
2012	24	障害者虐待防止法制定 障害者総合支援法制定	第 46 回 OT 協会学会・総会（宮崎）	iPS 細胞で山中伸弥教授ノーベル賞受賞 スカイツリー開業 ロンドンオリンピック開催 自民党へ政権交代
2013	25	障害者の権利に関する条約の批准が国会で承認される	第 47 回 OT 協会学会・総会（大阪） 第 2 次作業療法 5 ヵ年計画策定 災害対策室新設	日本人技術者のアルジェリア人質事件 イラン，中国で大規模地震 オリンピック東京開催決定
2014	26		第 48 回 OT 協会学会・総会（横浜） 第 1 回専門作業療法士，認定作業療法士の資格認定審査実施 第 16 回世界作業療法士連盟大会，横浜で開催	米国でオバマケア開始 アメリカ，キューバ国交正常化 ウクライナ騒乱 タイでクーデター勃発
2015	27	障害者総合支援法の施行 3 年後の見直しに向けた議論始まる	OT 協会会長の常勤化 第 49 回 OT 協会学会・総会（兵庫）	世界中で過激派イスラム組織によるテロ相次ぐ 中東から欧州へ流入する難民増大 TPP の政府間の大筋合意 安全保障関連法国会通過
2016	28	障害者差別解消法の施行	第 50 回 OT 協会学会・総会（札幌）	中国による南沙諸島の人工島開発が東アジア緊張の種に 新リーダーの誕生．テリーザ・メイ（英），ロドリゴ・ドゥテルテ（フィリピン），蔡英文（台湾）など リオオリンピック開催
2017	29	改正社会福祉法の施行	第 51 回 OT 協会学会・総会（東京）	ドナルド・トランプ米大統領就任 ミサイル発射実験や核実験をめぐる北朝鮮問題緊張増す ロヒンギャ族問題勃発

参考図書
杉本　章：戦前戦後障害者運動史年表―戦前戦後障害者運動と関係法制．N プランニング，2001
厚生省大臣官房企画室（編）：厚生白書．昭和 31～平成 24 年
財団法人厚生労働統計協会：国民福祉の動向．昭和 28 年（1953）～平成 18 年（2006）版
日本作業療法士協会五十年史．2016
日本精神薄弱者福祉連盟：発達障害白書．1997-2012
西井一夫（編）：毎日ムック　戦後 50 年．毎日新聞社，1995

もに，その進むべき方向を提示した福祉，医療，教育界の3人の先覚者がいる．糸賀一雄，高木憲次，三木安正である．

糸賀一雄（**図Ⅱ-B-10**）は，終戦の翌年には早くも滋賀県の琵琶湖湖畔に知的障害児援護施設「近江学園」（1946年）を開園し，田村一二，池田太郎らとともに，「落穂寮」「あざみ寮」「信楽寮」，重症心身障害児施設「びわこ学園」を次々に加え，関西の地に障害児福祉を根づかせた．「あざみ寮」は仕事を通して社会での役割を位置づける施設と社会との接点の構築を意図した施設であり，「信楽寮」は現在のグループホーム，授産施設ともいうべき機能を持った施設である．このように昭和20年代後半に，すでに現在のノーマライゼーションの先駆ともいえる啓発運動を展開し，知的障害児の保護に留まらず，社会の一員として積極的に定着させようと試み，成人した後の処遇や重症児療育の先駆け的なはたらきもしている[41]．「この子たちに世の光を」ではなく，「この子たちを世の光に」という彼のことばには，彼の「発達保障」という思想が端的にあらわされている[42]*43．それは「自己の持てる力を出し切って生きている知的障害児のあり方こそが，われわれの生き方のあるべき姿を示すものであり，何人も持って生まれた能力を最大限に生かされるべきである」とする彼の人に対する希望と信頼が余りなく表明されたことばともいえる．54年間の彼の生涯は，今からみると短命といえなくもないが，わが国の福祉行政のみならず，障害児福祉への社会の意識を喚起したという点で，戦後の障害児福祉の経過とゆく末に比類のない影響を与えた人物といえる．

肢体不自由児の領域では，高木憲次が東京都板橋区に肢体不自由児施設「整肢療護園」を再建するとともに，同様の施設を全都道府県に設置すべく，全国巡回講演・療育相談会を1949（昭

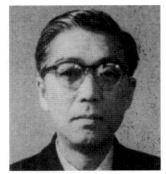

図Ⅱ-B-10　糸賀一雄
（文献32より）

和24）年から開始することになる．整肢療護園は，機能療法士・職能療法士*44のための講習会を開催するなど作業療法・理学療法が日本に導入される以前の，医学からの肢体不自由児への取り組みの中心であったといえる[43]．知的障害児施設では，そのはたらきかけに対して「援護」という用語が用いられたが，そこには子どもの持てる能力を最大限に発揮させ，自立の道を図ると同時に，教育的はたらきかけが不可欠であるという思いが込められている．それと同様，身体障害児領域では「療育」ということばが使われ，医学的取り組みと教育的取り組みは不可分のものであることが強調された．高木も一施設の建設ということに留まらず，肢体不自由児協会を作り，肢体不自由児を社会でみていくシステムそのものの構築を目指していたのである．知的・身体障害児福祉領域の両リーダーが，ともに最初から保護だけではなく更生という視点を持っていたことは，戦前からの福祉実績が余すところなく生かされた結果とみてよい．

教育においては，学校教育法施行（1947年）を待って，現場と文部省，さらには全国をかけめぐり，戦後の特殊教育部門において尽力し，特殊学級（**図Ⅱ-B-11**）の復活*45・設置促進のために主導的役割を果たしたのは三木安正*46

---

*43 糸賀一雄の生涯とその思想に関しては，高谷清：異質の光（大月書店，2005）がある．作業療法士必読の書である．
*44 機能療法士が現在の理学療法士，職能療法士が作業療法士のことか．

Ⅱ. 発達障害児の処遇の歴史と作業療法

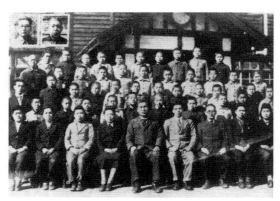

図Ⅱ-B-11　日本で最初の中学校特殊学級
（文献67より）
東京都立青鳥中学校の生徒と教師.

であった．彼の作った障害児教育に関する研究所，旭出学園教育研究所はさまざまな知能検査の紹介・開発，教科教育法，生活技能教育，進路指導教育など障害児教育実践を支える研究を行い，戦後の障害児療育において実践と学問の連携を定着させた立役者ともいえる．

このように10年足らずの短期間で法的整備と施設建設のスムーズなスタートがきれたのは，もちろんGHQによる社会福祉政策の指導もあったが，戦前の発達障害福祉に関わった人々の実績，戦後に有能・希有な人材が整っていたこと，それに加えてこれら福祉施策を可能にした終戦直後の日本の急激な経済的[*47]，政治的回復[*48]があったことが挙げられよう．

4) 発展・拡充期―制度の改正と施設の充実期（昭和40，50年代）

1960年以降1980年頃までの次の20年間も，先の社会の復興期に続いて，さらに経済の高度成長期に重なったことは，わが国の障害児福祉が進展するうえでもたいへん幸運なことであった．1960（昭和35）年頃から，日本は高度経済成長期に入り，池田内閣が経済優先，所得倍増政策を掲げて登場するが，1954（昭和29）年12月〜1973（昭和48）年11月まで19年間，この国はほぼ年平均10％の驚異的な経済成長を続けた[*49]．この結果の税収増が，数次にわたる福祉関連法の改正と制度改善を後押ししたといえる．そしてその高度経済成長期に増大した財源は，施設の量的拡大という形で再分配されていったのである．

[*45] 1946年，戦後最初の特殊学級の復興は大和田国民学校の養護学級である．1956年，大阪と愛知県に初めての公立精神薄弱養護学校ができる．
[*46] 三木安正：全日本特殊教育研究連盟（現在の全日本特別支援教育研究連盟）の設置の他，特に知的障害教育の研究の促進にも力を注いだ．また「手をつなぐ親の会」の結成にも参加し，知的障害児のための各種学校「旭出学園」も設立した．後に知的障害養護学校となる．旭出学園教育研究所も敷設される．
[*47] 朝鮮戦争（1950〜1953年）に伴い，米軍から必要物資が日本に発注され，1955年までに36億円が買い付けられた．これで戦後経済に復興のはずみがついた．
[*48] 1951年，米国サンフランシスコで51カ国が参加し，講和条約を締結し国際復帰．これにより日本は独立国として扱われることになった．
[*49] 1968年には国民総生産が西ドイツを抜いて世界第2位となる．戦後焼け野原から世界第2位の経済大国に上りつめた例はなく「東洋の奇跡」といわれた．

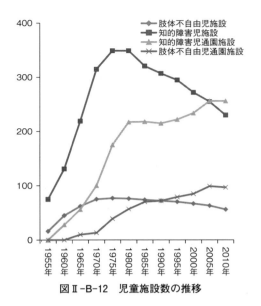

図Ⅱ-B-12　児童施設数の推移

　図Ⅱ-B-12はそれぞれ肢体不自由児，知的障害児施設の数の推移をみたものである．肢体不自由児施設では，1955（昭和30）年に16施設（定員1,029人）だったものが，1965年までの10年で施設数では3.75倍，定員では6.5倍の増加を示している．肢体不自由児施設の全県設置は，日本肢体不自由児協会の悲願であったが，1961（昭和36）年，最初の施設，整肢療護園が設立されてから14年で早くもそれが達成されている．さらに1975（昭和50）年，終戦後30年で施設数がそのピーク（77施設，9,660人）に達している．

　知的障害児領域でも戦後わずか十数カ所であった施設が，昭和30年代（1955～1965年）の10年で75施設（定員4,281人）になり施設数で7倍の増加である．このように非常に短い期間で一気に施設が増加していったのである．10年も経つと子どももおとなになる．そのため18歳超過児への対処として，1960（昭和35）年，精神薄弱者福祉法制定により成人施設が作られた．これら入居型施設の創設が可能であった理由としては，以下のようなことが考えられる．

　まず敗戦直後の日本には，保護者のいない戦災孤児が巷に溢れていた．そのような子どもの中に，自力でのサバイバルも困難な知的障害児も少なからず紛れていたのである．そういう時代では，何より，住む家と食べ物，清潔な衣服が待ったなしに求められる．したがって戦後の10年は，この入居施設と保護者の代理者の存在が最も緊急性の高いニーズであったと考えられる[*50]．

　昭和30年代に入ると，施設にはそのような子どもたちばかりではなく，一般家庭内の児童も徐々に増え始めていったが，それにはまたそれなりの理由がある．高度成長期に突入したということは，地方から多くの労働人口が都市へ集中するようになったことを意味する．その結果として，都市の狭い住環境，夫婦共稼ぎ，核家族化などが起こり，戦後は家族の扶養・介護能力が相対的に低下する現象が起きたのである．当時は，学校がまだ重度の知的障害児を受け入れてはいない時代である．とりわけ重度障害児などは，家庭で養育されることが困難であったろうと思われる．そのようなことから，この時代は一人でも多く施設に入居させ，家族の負担を軽くすることが，とりあえず障害児福祉施策の第一義と考えられていたようである．この時代の障害児福祉とは，悪く言えば入居さ

[*50] あるとき福井達雨は，牛小屋の中の穴に知的障害の少年が入れられていることを知った．「まるで家畜だ．なんてことを」と血気盛んな福井は，この子への扱いに怒り心頭に達する．しかしその母親は「自分は野良仕事があるので，一日中ついていられないが，表に出しておくと近所の子どもにいじめられ道路に出れば車に引かれる危険性がある．奴が生きていくには，昼間は穴に入ってるしかねえ．これがこいつの生きる道だ」と涙ながらに答えたという．そのとき，福井ははっとして，「それは俺だ，この子を穴の中に閉じ込めているのは，この俺たちだ」と気がついたという．1961（昭和36）年のことである．福井がやむにやまれぬ気持ちで，同志社大学神学部緒方ゼミの仲間とともに止揚学園の設立を思い立ち，それができたのが翌年の1962（昭和37）年である．終戦後，曲がりなりにも制度が整い，施設も全国に順次建てられてきたが，戦後から20年近く経ってもこういう事例は後を絶たなかったのである．

せる施設を見つけることであり，案件が施設入所につながれば一件落着ということになっていたのである[44]．

　昭和40年代（1965～1975年）は，重度の知的障害児のための施設が整い始めた時期でもあった．それまでにも肢体不自由，知的障害児の入居施設は年々増えてはきていた．増えてはいたものの，肢体不自由，知的障害がともに重度な重症心身障害児は，肢体不自由児施設，知的障害児施設のどちらにも保護されないままであった．重度の障害児のための福祉施策は非常に手薄であったといえる．またそのような子どもをみていくためのマンパワー，技術，知識のいずれもが整っていなかったのであろう．対策として，まず知的障害児施設に重度棟が設置される〔1964（昭和39）年〕と同時に，昭和40年代半ばには特に重度の利用者に特化して，国立コロニー〔1971（昭和46）年〕をはじめ，全国に地方コロニーといわれる大規模施設が多数設置されていくことになった[*51]．1958（昭和33）年に創設された職員研修施設を併設した国立秩父学園も重度の知的障害児のための研究・収容施設といえる．

　重症心身障害児施設[*52]「秋津療育園」「島田療育園」「びわこ学園」は，この時点で施設自体はすでにスタートしていたが，法的・財政的支援がないままに，その運営は困窮を極めていた．1963（昭和38）年，国も世論に応えて[*53]，これ

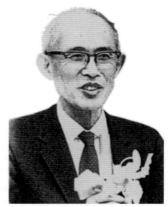

図Ⅱ-B-13　重症心身障害児の父といわれる小林提樹
（文献67より）

らの施設に経済的な補助をようやく開始することになった．こうして施策としての重症児の施設療育は，島田療育園（東京）の開設で本格的に始まっていくのである．島田療育園の開設には，その初代園長小林提樹のはたらきが大きかったが（図Ⅱ-B-13），その保護者団体である「重症児を守る会」の結束も強く，最初の施設開設以来30年で，世界にも例をみない医療と福祉の合体した重症児の療育システムを発展させたことは福祉の歴史においても驚異といえる[45][*54]．最初の3施設は民間であったが，その3年後，国立結核療養所の空きベッド[*55]を重症児病棟として開放するなど，これ以降，年々重

[*51] 1968（昭和43）年，愛知県心身障害者コロニー，1971（昭和46）年，国立コロニーのぞみの園（群馬県高崎市），1972年，秋田県心身障害者コロニー設置．重度の知的障害者に対しては，コロニーと呼ばれる巨大な施設（国立コロニーのぞみの園では550人収容）が全国で順次開設されていき，1960年代後半から70年代の前半にかけての最盛期では，その数は全国に40に上るようになった．

[*52] 秋津療育園，島田療育園，びわこ学園それぞれの創立者である草野熊吉，小林提樹，糸賀一雄，それに「重症心身障害児（者）を守る会」の北浦雅子は，重症児の父母ともいえる人たちである．

[*53] 1963年3月，着流しに兵児帯をした男が秋津療育園にやってきて施設を見せてほしいと言った．男は2時間立ち尽くしてじっと見ていた．その男が帰った後に地面が濡れていた．その男が小便をもらしていったと職員たちは苦情をもらしたが，これは涙であった．小説家の水上勉氏はその数カ月後「拝啓池田総理大臣殿」を中央公論に発表し，日本の国がこういった子らを放置していることを訴えた．水上氏の訴えによって世論が動き政府に大きな影響を与えた．献金も集まり，政府は重症児指導費と療育指導費を支給することになった．同年，厚生省事務次官通達「重症心身障害児療育実施要綱」が示され，初めて国の経済的な補助がなされることになった．高谷清：「重い障害を生きるということ」岩波書店，2011より表現を変えて引用．

[*54] 欧米では重症児だけを収容する施設は存在せず，知的あるいは身体障害者の施設の重症棟などに収容されていることが多い．

症児施設が開設され，2012年では，その数は218カ所（1万2,000床）になっている．さらに終末期においては，家庭での介護が困難になる進行性筋ジストロフィー症を持つ子どもも，1967（昭和42）年より国は同じく国立療養所病棟で支援することを決めている．

巷に障害児が放置されていた時代には，それなりの意義のあった居住型施設療育も，こうして種類や数が充足してくると，施設が元来持っている限界が目につくようになる．糸賀であれ，高木であれ，もともと彼らの理想の中には，障害児が健常児とともに育つ社会の実現があった．そのような社会が一足飛びに実現するものとは思われなかったので，眼前の非常事態に対応するために入居施設が必要であったにすぎない．障害児の施設への収容は，そこで子どもがいかに大切に扱われようが，それが障害児を一般人の日常から遠ざけ，没交渉のまま，彼らを人々の意識の外に置くことを固定化する側面を持っていることに変わりない．確かに施設には親に代わり社会の差別や偏見から守るという役割があるが，同時に結果として閉鎖的，隔離的になる潜在的な危険性を常に持っているのである．そこで社会や家族との接点を失わない通所という形の施設が，この時期になってようやく考えられるようになってくる．1956（昭和31）年に最初の知的障害児通園施設がスタートし，図Ⅱ-B-12のようにそれ以降年々通所施設は増え続けていく[*56]．この通園施設は，1982（昭和

57）年の全員就学，養護学校教育の義務設置まで教育と福祉の接点として大きな役割を果たすことになる．

よく考えてみれば，生活の基盤を家庭に置きながら，近隣に必要な教育，医療，生活技能の指導など必要なサービスを受けられるところがあれば，それに越したことはないのである．現在のような家庭での介護支援サービスはまだ登場していないが，特別児童手当の創設，装具，機器類の補助，療育手帳交付など，施設入所一辺倒ではなく，家庭での障害児の療育を可能にする条件を高めるための経済的，制度的な施策がこの時期から徐々に行われるようになっている．

1980年代以降のような本格的な動きではないが，1960年代は障害児福祉の焦点が，施設福祉から在宅・地域福祉へシフトし出す萌芽期といえるであろう．1974（昭和49）年，児童福祉に関するさまざまな提言をまとめ，政府に諮問する機関である中央児童福祉審議会は，1975（昭和50）年代以降の焦点をはっきりと在宅福祉と定めている．成人の障害者にとっても，社会復帰のための施設として1971（昭和46）年に知的障害者通勤寮が，1981（昭和56）年には知的障害者福祉ホームなどができた[*57]．これらも在宅と入居施設との橋渡しをする中間施設といってもいい[*58]．またこの時期は就労に向けたさまざまな支援制度・職場[*59]も徐々に整えられていった時期でもある[*60]．図Ⅱ-B-12からわか

[*55] 1952年では全国で結核患者292万に達し死亡原因のトップであったが，その後ストレプトマイシンなどの抗生物質，抗結核薬の発明のおかげで劇的に減少し，1960年代では結核患者のための療養所に空きベッドが目立つようになっていた．

[*56] 肢体不自由児通園施設は1969（昭和44）年に制度化される．

[*57] これ以前1967（昭和42）年より知的障害者援護施設は，知的障害者更生施設と知的障害者授産施設に分けられる．後者は社会復帰への準備施設として位置づけられていた．

[*58] この時点ではまだ知的障害者援護施設として認められてはいなかった．1990（平成2）年，知的障害者福祉法が改正されたときに，知的障害者通勤寮，知的障害者福祉ホームが知的障害者援護施設として認められ，知的障害者地域生活援助事業，知的障害者相談員が法制化した．

[*59] 1989（平成元）年，働ける能力はあるが，対人関係上の理由などによって非雇用状態の知的障害者を対象として知的障害者福祉工場が創設される．1990（平成2）年，知的障害者通勤寮，知的障害者福祉ホームが知的障害者援護施設として位置づけられる．さらに翌年，知的障害者通勤寮などに知的障害者生活支援センターを設け，知的障害者生活援助事業が行われる．

るように，肢体不自由児施設のほうがそのカーブは緩やかであるが，児童福祉施設は，1980（昭和55）年くらいを頂点に入居型施設が減少し通所施設がそれにとって代わるようになる．

　1971（昭和46）年，筆者の住むG県のT市郊外にある約232万m²（約70万坪）の広大な敷地に国立コロニーが設立された．時の県知事は「これでわが県も福祉先進県になった」と鬼の首をとったかのような喜びようであったと聞いている．しかし官僚主導の機会均等という発想で，北は北海道から南は沖縄まで，各県にベッド数を配分してその入所を募ったのである．当然のこととして遠隔地からの入所が多数を占めたため，家族の面会も次第に遠のき，結果的には利用者と社会との結びつきがより希薄になってしまったというようなことがあった．

　日本のこのコロニー全盛期の1960年代に，世界ではすでに社会福祉をめぐる新しい社会理念*61の一つが北欧諸国から始まり，全世界に広まりつつあった．その理念とは次のようなものである．社会とはもともと多元的な要素に満ちたものである．社会には男性がいれば女性もいる．高齢者がいれば子どももいる．宗教も価値観もさまざまである．そうであるならば，当然健康な人がいれば病人もいることになる．健常者がいれば，障害者もいていいことになる．そのように多様であるあり方のほうが社会の健康な姿であるとするなら，そこに住む人々にとっても，障害者と社会生活を共にすることが健全なことになる．そうするとこれまでのように障害者が健常者から区別されることは，障害者にとってのみならず，大多数の健常者にとって有害になるのではないかというのが，この新しい理念の骨子である[46]．わが国では，国の施策は1970年代もまだ施設中心の障害児福祉であったが，そのように社会が本来あるべき，その望ましい姿に戻ろうとする考え方，運動が，世界では大きな広がりをみせつつあったのである*62．

■ II -B-e
参加の時代（昭和60年代以降）

　20世紀は，よく女性の世紀，子どもの世紀といわれる．女性の権利，子どもの権利の復権が叫ばれ，教育を受ける権利，職業選択の権利，政治に参加する権利などが，いろいろな国でその都度，制度・施策の中で具体化された時代だったからである．そういう意味では，1970年代は，最後に残された弱者，障害者自身が，自らの要望を訴え，その権利を宣言し始めるようになった時期といってもよい*63．そういうわけで21世紀は障害者の世紀と呼んでもいい．権利擁護運動は常に当事者による発言と行動によって推進されてきたように，当事者の思いが運動の中心に位置づけられていることが鍵である．どれだけお金と汗を流した事業であっても，その内容が当事者の要求に応えられていないならば，当然有効ではないからである．色は目に，味は舌に聞く必要がある．子どもや知的障害者の場合はそれが正確に代弁される必要がある．

　おおまかにいって1980年代〜2000年くらいまでに，障害者の権利や運動が国連の権利宣言などに集約され，それが各国の国内法に法制化

---

*60　身体障害者雇用促進法自体は1960（昭和35）年にすでに制定されている．

*61　この新しい社会理念がノーマライゼーションであり，「可能な限り文化的に通常である身体的な行動や特徴を維持したり，確立するために，可能な限り文化的に通常となっている手段を利用すること」とされる（ヴォルフェンスベルガー，1982年）

*62　アメリカではメインストリームという表現も用いられる．学校教育では統合（インテグレーション）とも呼ばれる．さらにその延長線上の考えとして，ただ同じクラスにいるだけでなく，一人ひとりの子どもの違いを認め，それぞれのニーズに応えることを，つまりそれぞれのニーズを包括して包み込むという意味でインクルージョンという．

*63　1971（昭和46）年，知的障害者の権利宣言が国連にて採択．

されていくという動向がみて取れる．そして2000年以降が，それらの理念が実際に具体化し，その細部を整えていく過程とみることができる．その具体化の過程は，障害児福祉においても支援費制度（2003年）→障害者自立支援法（2006年）→障害者総合支援法（2012年）と10年足らずの間に目まぐるしく改正を重ねている．しかしこういう具体化は，本来このように試行錯誤の中での検討・吟味が重ねられていくものなのだろう．

1) 障害者の権利宣言—ノーマライゼーションに向けて

1981（昭和56）年，障害の種別を超えた障害者当事者の団体であるDPI（Disabled Peoples' International）が結成され[64]，人権の問題として障害者問題を提起し「恩恵」より「権利」，「保護」より「自立」をスローガンに，すべての障害者の社会参加の機会均等を求めた（完全参加と平等）．国連はそれを受けて翌年，「障害者に関する世界行動計画」（1982年）を採択し，各国に障害者対策に関する長期計画の策定を提唱した．さらに国連は1983〜1992年の10年を国際障害者年[65]と定め，障害者がそれぞれの地域の中で生き生きと暮らしていけるために必要な措置が講じられるように，世界各国に要請したのである．

このような「人権としての障害者問題」をみる視点は，この時期に行われたWHOの国際障害分類，国際障害者の生活分類という二つの障害者に関連する定義分類の枠組みの中にも反映されている．1980年の国際障害分類ICIDH[66]では，ひとことで障害といわれる内容を，機能障害，能力低下，社会的不利益に分け，何かがうまくできない状態（Disability；能力低下）の

原因や理由として（Impairment；機能障害）を，能力低下の結果として（Handicap；社会的不利益）を位置づけることによって，障害構造を理解するときの枠組みを示した．社会的不利益という視点を示しているとおり，1980年のこの時点でも障害者問題が，個人と環境との関係として捉えられるべきであることは認識されているが，その視点は20年後の国際生活分類ICF[67]でさらに一歩深められることになる．

ICIDHでも，障害者と社会との接点は十分視野に入れられているものの，そこでは依然として社会的不利益の原因は能力低下としか理解されていない．したがって，社会的不利益の解消は，本人とその家族の努力にかかっているというような結論にならざるを得ない．ICIDHでは「リハビリは大切です．だからリハビリに一所懸命励みましょう」というように，リハビリテーションの重要性を喚起し人々をリハビリテーションに誘ううえで大きなはたらきをした．しかしそれだけで障害者の社会への「参加」が実現するわけではない．ICFでは，障害者が社会に参加できていないこと，その事実を問題にする．そうすることによって，障害者が参加できていない理由が，当事者側の能力の他に，環境や制度など社会の側にもあることが自ずと明らかになってくるのである．ICFの新しさとは，リハビリテーションの重要性に加えて，障害者の不参加の理由を社会の側の問題としても捉えたところにあるといってよい．

1990（平成2）年頃から，さらに障害者の社会，経済，文化のあらゆる分野へ参加する機会が増えるように促進する運動が一段と加速されていく．1993（平成5）年に国連では，機会均等化に関する標準規則を発表したが，わが国でも，1980年代後半からそれに同調する動きが見ら

---

[64] 世界レベルの執行機関として，世界評議会がある評議員は各ブロック6名（アフリカ，北米・カリブ，アジア太平洋，ラテンアメリカ，ヨーロッパの各ブロック）．現在，日本はアジア太平洋ブロック議長国．

[65] 「完全参加と平等」を実現するためのキーワードとして，国連は「予防」「リハビリテーション」「機会均等化」を考えていた．

[66] International Classification of Impairment, Disabilities, and Handicaps. 1980

[67] International Classification of Functioning, Disability and Health. 2001

れていた．（身体障害者福祉法改正 1984 年，同年身体障害者福祉ホーム*68，知的障害者グループホーム*69事業の法制化 1988 年）．こうした障害者の自立と参加の理念のもとでは，戦後 40 年，かつてはそうすることが障害児（者）の福祉と安寧に資するものと信じられてきた施設建設とそこへの入所措置とは正反対の方向への施策ということになってきたのである．発達障害領域でも，この時期から脱施設・病院化，脱特殊学校化，それと並行して推進されるインクルージョン*70へと施策が大きく転換されていくことになる．アメリカはこの運動を積極的に推進することで，1967〜1987 年の 20 年間で施設収容者人口を半分以下にしたといわれている．

　そして，2004（平成 16）年，時代の流れを象徴するかのような宣言が，当時宮城県知事であった浅野史郎により発せられた．「みやぎ知的障害者施設解体宣言」*71である．県内にある知的障害者入居型施設の解体と，知的障害者が地域の中で生活できるための条件を整備する*72ことを，具体的な数値目標をもって実施す

ると宣言したのである．

　施設数の推移を見てみると，1970 年代後半には肢体不自由，知的障害の両方とも施設数，入居数が最大になり，それ以降徐々に減少し 2011（平成 23）年現在では，それぞれ最盛時の 72％，65％くらいになっている*73（**図Ⅱ-B-12**）．両施設とも戦後，復興期からほぼ 30 年の年月をかけてそのピークに達している．通園施設では，その第 1 号は知的障害児の場合は 1950 年代，肢体不自由児の場合は 1960 年代に始まり，当然のことながら入居型施設が減少していくのに反比例して順調にその数を伸ばしている*74．障害児福祉の施策が在宅志向に移った時期が，この入居と通所型の施設の推移からわかる*75．

　1990 年代になると，障害者が地域の中で生き生きと暮らせるための在宅でのサービスを提供する施策が矢継ぎ早に打ち出されていくことになる*76．障害者プラン（1996 年）*77が作成され，福祉関係八法*78も在宅福祉サービス促進の目的のもとに改正される．さらに 6 年後には，それを実現するための最重点項目に的を絞った施策新障害者プラン（2002 年）が発表される．

---

*68 単独で生活する力はあるが，家庭環境や住宅事情などで住宅が確保しにくい障害者のための住居．原則として居室は個室，食事は自炊であるが管理人が配置されている．

*69 専門スタッフなどの援助を受けながら地域社会に溶け込むことを目指した，小人数制の障害者のための一般の住宅．

*70 障害を持った子どもが大半の時間を通常学級で教育を受けられるような教育システム．

*71 解体という言葉を聞いて，県の福祉課に「解体ならうちに任せて」という解体業者からの申し出の電話が殺到したそうである．ノーマライゼーションの理念の世間一般の理解はその程度だったのかもしれない．

*72 グループホームの増加，就労・授産・デイサービス施設の整備，段階を踏んだ利用者の生活自立訓練など．

*73 肢体不自由児施設 77 カ所（定員 9,660 人）（1975；昭和 50 年），知的障害児施設 351 カ所（定員 2 万 6,659 人）（1976；昭和 51 年）．

*74 肢体不自由児通園施設，最初 10 カ所，400 人（1964；昭和 39 年），現在，97 カ所（3,620 人）．知的障害児通園施設最初 1 カ所，（1956；昭和 31 年）→現在，256 カ所（9,541 人）．

*75 肢体不自由児施設の場合は，この間にポリオワクチンの普及により脊髄性小児まひの数が激減したことの影響もある．

*76 1990 年，精神薄弱者福祉法，児童福祉法の改正によりホームヘルプサービス，精神薄弱者通勤寮，精神薄弱者福祉ホーム，グループホームが法定化された．
社会福祉事業法の改正⇒居宅介護事業（ホームヘルプサービス），短期入所事業（ショートステイ），1992 年心身障害児通園事業（デイサービス）運営．

*77 1. 地域での共生，2. 社会的自立，3. バリアフリー，4. QOL 向上，5. 安全な暮らしの確保，6. 心のバリアフリー，7. 国際協力・国際交流という七つの目的をもってノーマライゼーションを 5 年以内に実現する計画が立てられた．

*78 児童福祉法，身体障害者福祉法，知的障害者福祉法，老人福祉法，母子及び寡婦福祉法，社会福祉事業法，老人保健法，社会福祉・医療事業団法

2) 機会均等と参加の具体化過程─自立支援と特別支援教育

2000 年以降, 現在まで障害者の社会における「機会均等と参加」の具体策は, 継続的に模索されている. この過程の二つの代表例が, 発達障害者支援法 (2005 年), 特別支援教育 (2006 年) と自立支援法 (2012 年) の成立とそれに続く福祉行政改革, 教育改革にみて取れる.

発達障害者支援法は, 従来からの知的障害, 肢体不自由児に加え, いわゆる軽度発達障害を持つ子どもたちも支援の対象として位置づけた点で画期的な法律といえる. 従来, 医学では自閉症, アスペルガー症候群その他の広汎性発達障害, 学習障害, 注意欠陥・多動性障害は診断として確立しており, 家庭や教育現場でも, 学校への適応を著しく困難にしている臨床像として認識されてはいた. しかし法律上, 発達障害としての認定がなされていなかったので, 教育上, 福祉上の支援の対象にはなっておらず, したがって, 彼らとその家族はそれらの恩恵にもあずかれていなかった. しかし発達障害児の社会福祉法制における位置づけがこの法律によって明確になり, 発達障害者の福祉的援助に道が開かれることになる. これと同調して, 特別支援教育という学校における新しい対応が始まることになった (特別支援教育法, 2006 年).

特別支援教育は, 単に教育の対象を広げたということに留まらず, ある意味では教育システムそのものの改革といえる. つまり従来の特殊教育が障害を持った児童, 生徒を対象にしていたのに対して, この特別支援教育という概念は場所や義務教育の期間を超えて, すべての子どもを対象に, 一人ひとりが個別に必要とする教育[*79]を国が責任を持って保障しなければならないとするものである. したがって発達障害だけでなく, 神経症性, 精神病性など心の健康や家庭での問題を含め, すべての種類のニーズ[*80]に応えようというものである.

初等中等教育の場で, ① 同じ場で共に学ぶという権利が保障されること, ② 個別なニーズを持つ子どもが必要としている「配慮」が, ともに提供されなければならないという二つの条件を内包している点で, これは教育改革といえるほどの包括的変化である. これら発達障害者支援法, 特別支援教育法が目指すものは, 障害者の権利に関する条約第 24 条に謳われている自立と社会参加, 共生社会の実現[*81]に他ならない.

社会生活における自立を促すことを目的とした施策の法的基盤が, 障害者自立支援法 (2005 年) といえる. この法律では, 以下の四つの点を重点的に推進することによって, 障害者の自立と社会参加を推進しようとするものである. ① 福祉サービスの提供の仕方を明確化・簡素化し[*82], アクセスしやすくすること, ② 責任主体を明確にして実現の可能性を高めること[*83], ③ 就労支援の抜本的強化[*84], ④ 地域資源を活用

[*79] 特別支援教育は, 幼稚園から高等学校まで, 特別支援学校・特別支援学級・普通学級すべての場所で子どもの個別のニーズに応えるものとされた.

[*80] 発達障害 (精神遅滞, 自閉症, 特異的発達障害など), 神経症性障害 (拒食・過食などを含む心身症的障害・いじめ・暴力・学級崩壊・自殺・薬物乱用を含む情緒・行動障害など), 器質性障害 (器質性行動障害, 注意欠陥・多動障害など), 精神病性障害 (感情障害, 統合失調症など), パーソナリティ障害 (性格傾向の偏り, ボーダーライン・チャイルドなど), 家庭生活における諸問題 (乳幼児の虐待, 養育拒否, 家庭崩壊など).

[*81] すべての人の固有性と人格が尊重され, ともに学び合う社会.

[*82] 利用者が市町村に申請→「市町村審査会」の審査と判断に基づき, 障害程度区分 (6 段階) の認定→福祉サービスの支給決定というようにサービスの提供ルートを明確にした. 障害者福祉サービスの利用の仕方が, 3 障害 (身体障害, 知的障害, 精神障害) で統一された.

[*83] 一番小さい単位の社会である市町村が一元的に責任を持つ (都道府県はバックアップ). サービス受給者も受けるサービスの 1 割を負担する. これまで国が補助する仕組みであった在宅サービスも含め, 国が義務的に負担する仕組みに改める.

しやすくする*85.

おおまかにいって福祉サービスの内容は二つに大別できる. 一つは自立を促すようなサービスであり, もう一つは地域で暮らすことを推進するサービスや事業である. 自立を支援するサービスの中には, 本人が主体的に行う訓練的な事業・サービス*86の他に, 介護的なサービスも含まれている*87. つまり何が何でも自力でというのではなく, 他者の介護があればできることも, 自立を促す経験として位置づけられているのである. グループホームなども, 居住支援というよりは, 当事者が属している社会に適応するための訓練として位置づけられている点にこの法律の意図が端的にあらわれている. 地域生活支援の具体的なサービス内容は, 相談事業, 貸与事業, 移動支援, 福祉ホームなどの居住支援を含む*88.

障害者自立支援法におけるサービスの授受は,「契約」という理解によって成り立っている. つまり「契約」とは, あるサービスが供与者, 受給者の双方の主体的な合意のもとに授受が行われることである. 早い話が物品の購買と同様のシステムである. 当然, いいものはそれなりに値が張るので, それ相応の代価は支払わなければいけない. それが契約ということである. 契約という概念のもとでは, それだけのお金を出すのは嫌だというなら, 買わないか, あるいはもう少し安いのを買えばいいだけになる. つまり提供されるサービスがまず提示されること, そこに「選ぶ」という主体的な活動が介在すること, 選ぶためにはサービスが複数存在し選択の余地があること, サービスを受けるものはそのサービスの種類と量によって一定の代価を支払うこと, という一連の行為の総合である.

居住型施設におけるサービスの場合も同様である. 具体的には従来と同じサービス内容であっても, 基本的にまず ① 日中活動サービスと, ② 居住支援事業に分けて, それぞれのサービスの中に, 介護給付と訓練等給付を明確にして, 施設側と利用者 (あるいは当事者に代わって家族) が合意のもとで, 居住型施設におけるサービスが授受されるのである. この場合, 提供するサービスの内容を決めるのは基本的には施設・病院などの事業者である. サービスの選択をするのは利用者なので, 「それならいらない」ということもできるが, 極端な話, 事業者側も「うちはこれだけしか提供できないから, 嫌ならよそへいってくれ」ということもできるのである. 市町村 (国ではない) の役割は, その福祉サービスの内容を保障することではなく, 事業所と利用者双方に, それにかかる費用を補完・支援することなのである. 改正前の障害者自立支援法では, 利用者の負担率は費用の 1 割 (全額の上限もある) であった. サービスの売買であるから当然出来高払いになる. 事業者側も利用者に欠席されるとサービスを売ったことにならないから, 利用者が休むと収入が減ることになる. そういうわけで, この法律の施行直後から, 従来からのサービスが受給できなくなる事態が続発して, 事業者, 利用者双方から苦情が絶えないものになった.

契約という発想が成立するためには, サービ

---

*84 障害者就労支援モデル事業など施設での就労に向けた取り組み, 一般就労移行を容易にするためのジョブコーチ助成金制度など.

*85 規制緩和により小規模作業所や NPO 法人を作りやすくしたり, 空き教室, 空き店舗, 民間住宅を利用しやすくしたりする.

*86 障害程度区分にかかわらず次のサービスが提供される. 自立訓練 (機能訓練・生活訓練), 就労移行支援, 就労継続支援 (雇用型・非雇用型), 共同生活援助 (グループホーム).

*87 障害程度区分に応じて次のサービスが提供される. 居宅介護 (ホームヘルプ), 重度訪問介護, 行動援護, 同行援護, 重度障害者等包括支援, 短期入所 (ショートステイ), 療養介護 (通所), 生活介護 (通所), 児童デイサービス, 施設入所支援 (療養介護・生活介護), 共同生活介護 (ケアホーム).

*88 相談支援, コミュニケーション支援, 日常生活用具の給付または貸与, 移動支援, 地域活動支援センター, 福祉ホーム, 居住支援, その他の日常生活または社会生活支援などである.

ス内容，提供者がともに複数存在し，選択が可能になっていなければならない．また市町村によってサービス内容が違うとなると，それも公共性，平等性という点から問題である．金銭面の議論だけではなく，障害児福祉のあり方の理解という根源的な問題もある．障害者自立支援法のコンセプトになっている応益主義（提供されたものに応じた支払いをする）が，「すべて国民は，健康で文化的な最低限度の生活を営む権利を有する．国は，すべての生活部面について，社会福祉，社会保障及び公衆衛生の向上及び増進に努めなければならない」とする憲法25条に反してはいないかという議論である．

　従来の障害者福祉では，応能主義（所得に応じた支払い）に立つので，所得の低い人であっても提供されるサービスは保障されている．し

かし障害者自立支援法では，経済的支援はあっても，基本的に買えなければ，サービスは提供されないのである．つまり福祉サービスは商品と同じであるかという根本的な議論がそこに含まれている．

　障害者自立支援法は，① 障害者の平等と完全参加を求めた権利宣言を具体化した（地域福祉支援，自立支援），② 障害者福祉の推進の責任主体（市町村）を明確にした，③ 障害度別，障害種類別という枠組みを壊したという点で障害児福祉に新しい地平を拓いた．しかし福祉のあり方を根本的に問う問題も提起している．これらの限界が，2012年の障害者総合福祉法の成立につながっていくのであるが，これに関しては次章にてその内容を紹介する．

II-C 作業療法からの発達障害児への関わり

II-C-a アメリカにおける作業療法の発展

1) 草創期—第1次世界大戦前後

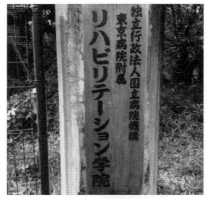

図II-C-1 国立療養所東京病院附属リハビリテーション学院正門の看板

1966（昭和41）年9月25日，東京都下，清瀬市にあった国立療養所東京病院附属リハビリテーション学院[47)*89]の（図II-C-1）第一教室において，関係者数十名が一堂に集い，日本作業療法士協会が発足した（図II-C-2）．その日は未明から関東地方に雨交じりの強い風が終日吹き荒れていた．富士山山頂では観測史上最高の風速91mの最大瞬間風速を記録するなど静岡，山梨を台風26号が急ぎ足で駆け抜けていった．この台風のおかげで，それより2年前にすでに開業していた新幹線もダイヤが大幅に乱れ，名古屋から西の会員は発会式に間にあわず懇親会にすべり込むのがやっとというありさまであった．今からおよそ50年前のことである．

それよりさらに50年前，世界で最初の作業療法士協会を発足させたグループがあった[*90]．1917年3月15〜17日まで，時折小雪のちらつ

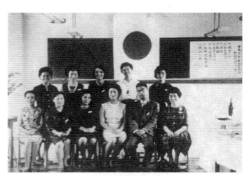

図II-C-2 日本作業療法士協会設立総会
（日本作業療法士協会：社団法人日本作業療法士協会20周年記念誌．p1，1986より）
国立療養所東京病院附属リハビリテーション学院第一教室，1966年9月25日

くニューヨーク州オンタリオ郡クリフトン・スプリングス村にあるコンソレーションハウス[*91]でのことであった[*92]（図II-C-3）．清瀬もクリフトン・スプリングスもともに都会に近く，

[*89] 1963（昭和38）年開校．理学・作業療法学学生1,514名の卒業生を輩出し2008年，45年の歴史に幕を閉じる．たった一校から始まった養成校は，45年で232校（2008年現在）になっていた．

[*90] これらの人々は，米国作業療法士協会の創立者と呼ばれるSusan E. Tracy, Herbert J. Hall, Eleanor Clarke Slagle, William Rush Dunton, Jr., George Edward Bartonらである．Barton GEの呼びかけに皆が応じたのである．Barton GEは初代協会会長となったが，健康上の問題のため6カ月で職を退く．

[*91] 米国作業療法士協会の創立者の一人，Barton GE（元建築家）が1914年，New York郊外Clifton Springsの地に作った作業療法室およびその教育機関．Winifred Brainerdという，当地のサナトリウムの責任者が1911年にこの建物について書いた記事がある．それによると，もともとここは患者の娯楽のためのボーリング場で，半分は作業を教えるためにTracy SEが作ったIndustrial Roomという建物があったようである．コンソレーションハウスはBroad Streetに現存している．

40

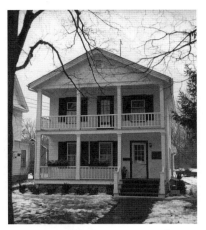

図Ⅱ-C-3　現存するコンソレーションハウス

（Foster Cottage Museum にある Clifton Springs 郷土史協会の厚意による）
米国ニューヨーク州オンタリオ郡，クリフトン・スプリングス村の大通りにある．世界最初の作業療法士協会はここで生まれた．

それでいて閑静な田園地帯で，結核療養の適地というような土地柄であった．そのクリフトン・スプリングスにそれまでアメリカ東部地域で作業療法を実践していた人々が，この療法の研究，そのさらなる発展と全米中への伝搬を願って[*93]一堂に会し職業団体を作ろうとしたのであった．正会員14名，準会員7名，援助会員26名での小さな船の船出であった．職業としての作業療法士が初めて宣言された瞬間で

あった．設立発起人の一人スーザン・トレイシーは，あいにく職場である看護学校での授業を休講にすることができず，会には出席することができなかったが[48)49)*94]，欠席のまま常任理事に選ばれてしまった．このように職種はさまざまであったが[*95]，精神障害者への道徳療法などの積み重ねの中から，作業活動を治療手段とする人々が，アメリカで専門的職業集団を発足させたのが20世紀初頭のことであった．欧米では第1次世界大戦の最中であり，ロシアでは共産革命が起きつつあった．世界の列強がそれぞれ自国の利益を主張し，その結果，20年後さらに大きな戦争に突入していく，その激動の時代のちょうど幕開けのような時期であった．

間接的ではあるが，それが今日の日本の職業としての作業療法士の誕生につながる出発点である[*96]．もちろんそれ以前の18，19世紀に，すでに欧州で工芸，手芸，軽作業などを病者に対して治療手段として使う試みがいくつか存在している[*97]．それら欧州の実践者との交流によって，そのような試みが米国にも導入され，現在の作業療法というような形に発展したのが20世紀初頭であった[*98]．生産活動，余暇活動を媒体とする治療がさまざまな職種の人々によって試みられているが，それが精神科医療の領域においてしか実践されていなかったことが，その頃の特徴である．この時期が第一次世界大戦と

[*92] 1917, Modern Hospital, Volume 8（日本の『医事新報』に近い）に Barton GE が Clifton Springs（NY）で National Society for the promotion of Occupational Therapy のための集会を開いた記事が掲載されている．

[*93] この会の意図が会の名称に端的にあらわれている．まだアメリカ作業療法士協会ではなく，作業療法の推進のための国民協会（National Society for the Promotion of Occupational Therapy）となっている．

[*94] 彼女の勤めている看護学校でその日授業があり，どうしても抜け出せなかったとのことである．

[*95] Tracy EC 看護師，Hall HL 医師，Slagle EC ソーシャル・ワーカー，Dunton WR, Jr. 医師，Barton GE 建築家．

[*96] アメリカ作業療法士協会の設立の経緯は，Licht S の『Occupational therapy source book』（1948年）や Suzanne MP：AJOT April, 1991, Vol. 45, No. 4 などの文献に詳しく述べられている．
（Suzanne MP："Occupational therapy service：Individual and collective understandings of the founders Part 2"）

[*97] 1786年，Philippe Pinel が Bicetre Asylum で作業を治療に使う（仏）．Johann Christian Reil が演劇と体操を精神科患者の治療に用いる（独）．1800年代初期，Samuel Tuke は English Quaker Established Retreat Asylum で，患者を自己抑制力を持つ理性的人間として人道的に扱うことを主張．運動と仕事に従事させ，通常の暮らしになじませることを実践した．

[*98] 1817年，Thomas Scattergood が欧州から米国へ作業療法を導入．1818年，Rufus Wyman, McLean Asylum で，Thomas Eddy, Bloomingdale Asylum in New York, 1844年，Amariah Brigham, Utica State Hospital で作業療法を導入．

重なったが，皮肉にもこの戦争が，生まれたばかりの職業を発展させる絶好の契機になったのである．戦争であるから当然傷病者が出る．最初これらの傷病者のリハビリテーションのために6名の整復士[*99]が欧州の戦地に赴き，作業を使った治療的な介入をしたところ，戦地ではそれがとても評判になり，急遽さらに200名の追加派遣ということになった．高卒，数年程度の何らかの医療職従事経験者，25歳以上，手工芸の経験者であることなどいくつかの基準を定めて応募を募り，急遽，傷病兵のための整復士の促成養成が本国で始まったのである．

生まれたばかりの作業療法士協会にとっては，アメリカ社会に作業療法を認知させる願ってもない機会である．渡りに船とばかりに，エレノア・クラーク・スレイグル（米国作業療法士協会創立者の一人）は，この派遣整復士の教育のための短期講習を，ボストン，シカゴ，ニューヨークの3大学で精力的に主催し，最終的には1918年4月～1921年6月までの間に25校で685人の整復士を養成（そのうち戦地勤務460人）している．

こうして多くの傷痍兵がこの作業療法を受け，その効果が軍や医療行政関係者に知れ渡るにつれて，作業療法の認知度はアメリカ社会で徐々に高まっていった．傷痍軍人の治療を経験することで，作業療法士自身も職業的な足元を固めると同時に，職場領域を身体障害領域にも広げることができるようになった．治療対象が広がるにつれて，知識基盤も，解剖，運動学的分析などが重要視されるようになっていったが，何しろ精神科しかやったことがない人々である．運動障害の構造の理解もさることながら，評価方法，治療の手段である作業の種類の開発

など試行錯誤の連続であったことと思われる．現在，身体障害領域の作業療法士の間では，必携のアイテムになっているゴニオ・メーターなども，この時期に発明された器具である[50]．

第1次世界大戦後，その使命を終えてこれらの臨時養成講座はひとまず終了することになるが，戦地での作業療法の評判は国内にも広まり，民間病院でも作業療法士の需要が生まれ，これら講座の再開を望む声が自然に各方面から起こり，それに応える養成課程が生まれるようになった．これが現在のアメリカの作業療法士養成機関の出発点である[*100]．1923年，アメリカ作業療法士協会は，養成校の最低認可基準を定めたが，それは8カ月の理論学習，3カ月の実習を内容とする1年コースの課程であった．初代作業療法士協会会長ダントン[*101]は，作業療法が医師の処方のもとに実施されること（1915年），養成校は全米医療協会による施設認可審査（1931年）を受けることなどを決め，医療との連関を密にすることで療法士の質を担保しようとした．同年，同じく質の維持を目的として，最終的に養成校卒業者を受験資格者として資格試験[*102]を実施することを決めている[*103]．養成機関としては，専門校（diploma資格，3年コース）と大学（bachelor資格，4年コース）の2つがあった（後に大学課程に統合）が，現在の日本の場合と同様，資格そのものに実質的な差があったわけではない．1938年の時点では，実習先として，精神，結核，小児，整形領域が指定されているので，この頃にはすでに発達障害児も作業療法の対象となっていたと思われる．

この頃（昭和初期），日本では肢体不自由児施設である柏学園（1921年），肢体不自由児のための最初の公立学校である光明養護学校（1932

[*99] 当時はこれをReconstruction Aides（整復士）と呼んでいたが，そういう職業があったわけではない．

[*100] ボストン校，フィラデルフィア校，セント・ルイス校などがその養成講座が開かれた場所である．

[*101] 正式にはBarton GEが初代会長であるが，6カ月でやめたため実質的にはダントンが初代会長とされている．

[*102] 厚生省による国家試験ではない．アメリカ作業療法士協会による資格試験であることが，日本とは，その職業の誕生の経緯の違いを物語っている．1931年，米国最初の合格者は318名である．

[*103] 律儀な日本人などは，質の担保をはじめから養成機関と国家資格試験との2本立てで考えるが，養成機関を卒業したらそのまま有資格者になるというシステムは，現在でも途上国の作業療法士養成では多い．

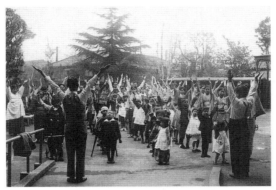

図Ⅱ-C-4　光明学校での朝の呼吸運動
（文献67より）
ラジオ体操のようにもみえるが，ラジオ体操もこの頃始まっている（1928年）．ちなみに現在のラジオ体操は1952年に作られた3代目である．

年）がすでに設立されていたが，当然ながら教科教育の他は，ほとんど手本となるような肢体不自由児のための姿勢・運動学習の方法は存在していなかったようである（図Ⅱ-C-4）．暗中模索の中で，マッサージ，砂袋矯正[*104]，玩具治療，水治療，歩行訓練，牽引，治療体操などが試みられていたといわれている[51]（図Ⅱ-C-5）．マッサージを学び，東京帝国大学整形外科教室に出入りし，術手（技官）としてはたらいていた柏学園の創立者柏倉松蔵の「医療体操に就いて」という論文がある（1921年）[52]．筋紡錘の発見は1894年なので，筋線維と求心性神経，遠心性神経の解剖などは当時もわかっていたと思われるが[53]，相反神経支配などの神経学的知識は限られており，この「医療体操」なるものは，当時でも，整形外科手術後に行われていた徒手的な抵抗を加えた他動運動のようなものであったと想像される．

同時代のアメリカでも事情は同じで，作業療法士らは，従来，精神障害者の治療に使われていた籐細工，機織り，革細工，木工など伝統的手芸を，悪戦苦闘しながら脳性まひ児にも適用

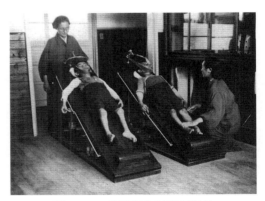

図Ⅱ-C-5　光明学校での訓練風景
（文献67より）
目を離すと首つりになってしまいそうで，この牽引器具は危険な感じがする．どの程度使われていたのであろうか．

しようとしていたようである[54][*105]．もちろんそのままではうまくいったとは思われないが，うまくいかない葛藤が新しい作業課題と指導の仕方の模索のきっかけとなったのであろう．この時代のアメリカの小児領域の作業療法士は，玩具を治療手段として利用するなど，作業の使い方に対する考え方を柔軟にしていったように思われる．アメリカでも，知的障害ではなく肢体

[*104] アテトーゼ児の不随意運動の抑制を目的として使われたように想像されるが，その内容はよくわからない．
[*105] 1937年，第21回アメリカ作業療法学会の中で，Myers Jの『Occupational therapy as a treatment for spastics』と題された発表の中に当時の訓練内容の記述がある．

不自由児が作業療法の最初の対象になっている.

2) 第2次世界大戦以降の発展

アメリカでは身体障害領域に広がった作業療法も第1次世界大戦後しばらく停滞した時期もあったが，第2次世界大戦がまたもや作業療法士の需要を高めるきっかけとなる．1940年に5校であった養成校が，終戦の1945年には18校に増え，作業療法士の数もこの戦時中に一挙に倍増（1,144人→2,265人）する．資格者の数は増えたが，男性の割合は2.5%（50人）と当初から極端に限られていた．それはそのはじまりが軍隊での傷病者（男性）への治療ということとも関係しているのかもしれない[106]．この二つの大戦での傷痍軍人の治療に加わることで，作業療法士はそれまでの精神科領域だけという状態から完全に脱皮し，脳・中枢神経障害も含め身体障害領域にその職域を広げられたのである．それに伴って，作業療法士の側にも新しい技術が必要となり，義手，ADL，職務分析，自助具の開発などが作業療法士のレパートリーとして自覚されるようになった．1947年に最初の各領域を含む総合的な教科書 Willard and Spackman's Occupational Therapy[107]が出版されたが，その時点で必要とされた作業療法の技法のすべてがそこに記述されていた．

第2次世界大戦後の大きな動きとしては，日本をはじめとして作業療法に対する需要が世界的に高まってきたことが挙げられる．そういう動向を見極めた国際リハビリテーション連盟は，一歩先を歩いている全米作業療法士協会に，作業療法士資格に一定の国際的な認定基準を設けるようにはたらきかけ，1952年，その時点で作業療法士資格が存在した10カ国（アメリカ，カナダ，デンマーク，イギリス，南アフリカ，スウェーデン，オーストラリア，ニュージーランド，イスラエル，インド）の代表がイギリスのリバプールに参集し，国際機関の設立が討議された．その結果，2年後，作業療法の国際機関 WFOT（World Federation of Occupational Therapy）が創設されることになる．1954年の第1回総会・学会では，10カ国，400名，4年後の第2回目では35カ国，750名の参加者が集まり，1959年，WHOに加盟する団体となった．カリキュラム，養成校の設立基準，技術指導など，日本に作業療法が導入される経路はほぼこのWHO経由であった．

1950年代に入ると，アメリカでは対象患者の種類が広がるとともに，作業療法で用いられる手段やその理論に対して，特に医学からその科学性が問われるようになり，それに応えて治療理論を確立する気運が作業療法士の中にも次第に高まっていった[108]．こうした中で，特に神経生理学，神経解剖学をはじめとする関連医学の発展[109]と相まって，障害者が持つさまざまな

---

[106] 1940年代はアメリカ社会でも，共稼ぎはまだそれほど一般的ではなかった．その時代では，作業療法士の給料では一家を養い，子どもを大学までいかせるということは難しかったとのことである．これが男子がこの職業を敬遠した理由の一つともいわれる．

[107] 最初の教科書である．版を重ね，現在のもの（2008年）は第11版である．第12版（2014年）はアメリカ以外の国際版である．日本では第3版までが翻訳され教科書として使われたが，それ以降は日本人作業療法士による自前の教科書を作るようになった．

[108] 筆者のアメリカ留学中（1982〜1985年）の発達障害での恩師 Harriet Richmond 女史は，1940年代中頃に作業療法士になっている．この頃のカリキュラムを尋ねると，中枢神経系の授業は年間，数週間程度であったとのことである．それでは何をしていたのかと問うと，大半の時間を籠あみ，マクラメ，革細工，縫製と，ありとあらゆる技法の習得に当てられていたと言っていた．

[109] 筋紡錘は19世紀後半に発見されているが（1894年），神経細胞の解剖，機能，脳機能の解明は1930年代に急速に進んだ．神経細胞の解剖，機能の解明に尽力したエドガー・エイドリアン（英），また脳機能の研究でチャールズ・シェリントン（英）が1932年のノーベル賞生理学賞を受賞している．てんかん患者の開頭手術で，大脳皮質の機能分化を明らかにしたことで有名になったワイルダー・ペンフィールド（米）の実験はその翌年のことである．

問題を，それを構成する要素に還元してその因果関係を明らかにしつつ，臨床像を理解しようとする医学モデルが取り入れられるようになっていった．

発達障害領域においても，医学モデルによる作業療法が本格化してきたのは，第2次世界大戦後のことである．特にドイツからアメリカに亡命してきた精神科医シュトラウス AA，発達心理学者ウェルナー H*110らの脳障害の研究，発達心理学者フロスティヒ M やケファート N の運動企画と視知覚の研究などは，発達障害を脳の機能との関連において捉えようとするものであり，当時医学モデルへ傾き始めていた作業療法に刺激を与えたといわれている．さまざまな行動障害を感覚刺激に対する反応性の障害として捉えるエアーズ J の感覚統合療法理論は，はたらきかけの科学性を問う動向に対する作業療法からの，9回ツーアウトでの，起死回生のホームランのような応答であった．エアーズ J は，ルード M から①運動出力は感覚入力に依存しているので，感覚刺激は運動反応を促通もしくは抑制するために使うことができる，②運動反応の活性化は正常発達の順序に従う，③運動機能，心理機能，自律神経系機能は相互に作用し合うので，刺激を相互に直接的または間接的に影響を与えるように使うことができるなどのヒントを得て，その感覚統合理論を作り上げた[55]．

身体障害に関していえば，戦中・戦後に次々に神経筋促通技法と呼ばれる一群の治療手技が，脳性まひや脳血管障害など脳の損傷に起因する運動障害の治療手段として開発された*111．

1930年代に一連の動物実験から，マグナス R は，脳の部位と姿勢コントロール能力との関係に気づいたが[56][57]，シャルテンブラント G はこれを乳児の立ち直り反応に読み取り[58]，さらにマクグロウ M は運動発達を姿勢反応の発達として理解しようとしたのである[59]．神経筋促通技法（ファシリテーション・テクニック）とは，こういう考えを治療に応用しようとする試みといえる．

これ以降，臨床像を脳機能との関連において捉えようとする医学モデルは，作業療法においても本流をなすものとなった．しかし1980年代くらいから，科学性を追求するあまり，過剰に要素的機能の改善に焦点が絞られる傾向も出てきた．その反省から，作業療法でははたらきかけの焦点を ADL，遊び行動，クラスでの適応行動など総合的機能へ少し修正し，本来の作業療法へ回帰する動きがみられるようになっている．これが60年代からの一連の作業療法理論運動に反映される．1960〜1970年代にかけて相次いで出てきたメアリー・ライリー，ウィルマ・ウェスト[60]，アン・クローニン・モゼイ[61]など*112に示された作業療法の理論的枠組みの中には，人の作業活動の持っている治療力，社会の中での個人の役割の獲得などが再確認されている．それらは，マイヤー A*113やスレーゲルなど初期の作業療法創始者の考えの中にみられた作業療法の対象と治療を考えるうえでの主要なコンセプトでもあった．これらの作業療法理論は ICF の最新のコンセプトの中で，1990年代にキルホフナー G の人間作業モデルによってさらに総合されることになる．

---

*110 Werner Heints（1890〜1964年）：アメリカミシガン州のノースビル，ウェイン郡立養護学校に招かれて，今日の学習障害児の研究の基礎を作った．

*111 実践編第Ⅱ章『作業療法における治療』41頁を参照．

*112 メアリー・ライリーは occupational behavior orientation を唱え，発達過程における遊びから仕事への連続性，社会に適応するための習慣形成の重要性などを指摘した．ウィルマ・ウェストは，community occupational therapy の中で社会との結びつきの重要性を説いた．アン・クローニン・モゼイは精神科作業療法で使う理論（精神分析的，獲得的，発達的）を提示した．

*113 マイヤー A：20世紀初頭の精神科医でアメリカ作業療法士協会以前に，作業活動の持つ治療的側面に着目し，作業を使った精神科治療を実践した．

以上のように，アメリカにおける作業療法の発展にもさまざまな紆余曲折があったが，作業療法士協会設立から一貫して変わらなかった点は，①何らかの目的的活動が，人の健康状態に左右する，②人は仕事，レジャーを通して自己実現する欲求を持ち，仕事，レジャーの提供はその自己実現を援助する，③人の健康へのはたらきかけは環境との関係の中で理解されるべきものであり，人の身体，心理，社会的のすべての要因を考慮する必要がある，④作業療法は医学であり，他の健康職種と協力して推進すべきものであるというようなことへの信念であった[62]．これを歴史の中でもまれ，ぜい肉をそぎ落としたアメリカの作業療法の本質と理解して差し支えないだろう．

作業療法の導入期での教員の派遣元，日本人教員の研鑽先という意味でも，アメリカは日本の作業療法が一番大きな影響を受けた，また現在も受けている国である．アメリカ作業療法士協会は 1964 年に Basic Master's Course[*114] という修士課程を作り，やがて養成課程を修士課程，博士課程のみに定めた[*115]．健康，発達，医療，職業など人の生きる形に関係する学問や職場の経験を前提条件とし，そのうえでその人たちへ作業療法士としての専門的知識・技術を教育する教育の形は，1940 年代の，戦地への整復士派遣のときの養成講座にその原点があるといってよい．アメリカの作業療法が世界をリードするようになった理由の一つは，この自らの中にさまざまな背景を持つ豊かな人材を擁している点であろう．日本と異なり，資格試験，カリキュラムの編成などすべてアメリカ作業療法士協会

が自ら行う権利と能力を持つのは，このように自らの職業を，自分たちで作り上げ医療の既存の他職種に認めさせてきた，この自主独立の過程があるからこそ，といえる．

■ II -C-b
日本における作業療法の導入・発展の経過

1) 作業療法養成校設立前夜

わが国の戦前の精神科領域医療の先駆者の中にも，病気の治療だけに焦点を当てるのではなく，健康な部分の回復も含めた全人的なアプローチを目指す発想があった．そして患者に対する人道的な処遇を求める声とともに，作業療法の意義が唱えられ，加藤普佐次郎，菅修などそれを体系づけようとする動きもあった[63]．また肢体不自由児や当時難病であった結核[64][*116]，ハンセン病，傷痍軍人の機能回復にもそのような発想のもとでの取り組みが展開された事実もある．しかしわが国では，作業療法が医学の中では治療手段として認められ，専門家集団に発展するようなことはなかった．さまざまな法律上の規制があったことも確かである．しかし最も大きな理由は，その作業療法に従事している人たち自身による運動が，専門家集団に発展するまでには成熟していなかったということであろう[65][*117]．

技術や学問の世界においては，歴史上のある時点において傑出したレベルにあるものが世界を席巻していくのは自然である．文明は常に低

[*114] 学位取得者に対して作業療法の教育課程を教授するとともに，修士論文を課し 3 年で作業療法士を養成するコース．

[*115] 2000 年以降，アメリカでは OTD (clinical doctorate degree) が加わり，OT は OTD，MS OTR (Masters degree)，BS OTR (Bachelor's degree)，OTA (occupational therapy assistant) の全部で 4 種類になり，それぞれに異なる役割が期待されている．

[*116] 新井英夫，北練平，野村実らが肺結核患者に作業療法を行った．

[*117] 資格制度ができてからの話であるが，武蔵国立療養所の作業療法科の設立に奮闘した秋元波留夫は，その当時作業療法といわれていた作業手の人たちの努力や熱意は評価するが，彼らだけではそれを治療理論大系に発展させることは能力的に無理であったと述べている（日本作業療法士協会 20 周年記念誌，p14）．

きに流れるのである．そういうわけで自国の実践を職業集団に発展させ得なかった日本では，外国からそれを導入することになる．しかし作業療法，理学療法が日本に導入された背景や具体的なプロセスは，必ずしも単一ではなかったようである．最も強力な牽引力となったものは，戦後復興期の GHQ の福祉・医療政策であった．ひとことで言えば，それは「日本もこれから民主・平和国家になるのだから，欧米の先進的なシステムや技術を見倣ってそれらを取り入れなさい」という指導であったのであろう．幸い戦勝国の余裕か，連合国は渡航費，生活費の一切の面倒をみるいろいろなプログラムを用意してくれ[118]，敗戦国日本の学者，学生でこの留学制度の恩恵にあずかったものは少なくない．

1950 年代から 1960 年代にかけて欧米の医学事情を見聞した医学者の中で，特に整形外科医で欧米のリハビリテーションを見聞し，その重要性を認識した一群の人たちがいた[119]．彼らはリハビリテーションを何とか日本に導入できないものかとの熱い思いを抱いて帰国したのである．日本の医療人の中にそのような受け入れの地盤が形成される中で，厚生省（現厚労省）が進める主権在民の医療，福祉施策と彼らの思いが相まって，主にアメリカのリハビリテーションをモデルにしつつ，医学的リハビリテーションがわが国に導入されていったというのが，作業療法がわが国に導入されるおおまかな

構図である．

わが国では，欧米の作業療法がその対象を身体障害領域に向けた時期に医学的リハビリテーションに出合っている．日本の場合は，その導入した身体障害のリハビリテーションの実践の中から，作業療法が理学療法から新たに分離していった経過がある．実は戦前・戦後を通じて，わが国がリハビリテーションに心を砕いた領域が一つだけあった．それは傷痍軍人のための機能回復事業であった．傷痍軍人は国策のために傷病・障害を負った人々である．いくら逼迫した戦局とはいえ，傷病軍人をないがしろにしたのでは兵隊の士気にも関わったのであろう[66][120]．明治以来の時々の政府は，日露戦争直後から彼らのための機能回復と保護を目的とした事業と施設を備えている[67][121]．終戦後も傷痍した復員兵は少なくなかった．終戦の 4 年後，1949（昭和 24）年には，かつて東京第三陸軍病院だった国立相模原病院[122]に，さらに 2 年後，1951（昭和 26）年に大阪に[123]，彼らの職業訓練を目的とした身体障害者更生指導所が設置された．まずこの身体障害者更生指導所で行われたリハビリテーションの中で，その対象が傷痍軍人から身体障害全般に広がっていくと同時に，その治療手段も運動療法的なものから，作業を使った活動へと拡大していくのである．

日本の戦後復興は鉄鋼業・石炭産業の二大基幹産業の再建にかかっていたが，これら二つの

---

[118] 例えばフルブライト・プログラム．この奨学生の中に 4 人の日本人ノーベル賞受賞者がいる．これは現在も続いている奨学金制度で，研究者の他に学生を対象としたプログラムもある．1960 年，日本作業療法士協会初代会長鈴木明子もフルブライト留学生としてコロンビア大学医学部に入学した．米ソの冷戦が予想されたので，西側諸国の結束を固めるという意図があったともいわれている．

[119] 水野祥太郎が国連フェローとして欧米視察（1950 年）．津山直一はイギリス，ドイツに留学（1955 年）．五味重春が WHO フェローで欧州（1957 年）．上田敏がニューヨーク大学に留学（1964 年）．

[120] 回復させ，再び戦地に送り出そうとする意図もあった．

[121] 傷痍軍人のための訓練・保護施設は，西南戦争の傷病者救護のために安達憲忠が設立した博愛社（後に日本赤十字に発展）を皮切りに，明治後期，日露戦争直後（1905 年）から各地に存在している．

[122] 4 年後，陸軍軍医学校（中野学校があった）のあった新宿の戸山町に移り，身体障害者更生施設になり，さらに 1979 年，埼玉県所沢へ移転して国立リハビリテーションセンターになる．昭和 31 年，身体障害者更生施設には後に特例から作業療法士になる澤治子が入職している．

[123] 1947（昭和 22）年に大阪府傷痍軍人職業補導所が作られ，対象を身体障害一般に広げて身体障害者更生指導所とした．

中心地がいずれも北九州の地にある[*124]．この産業には関連産業も多く，重工業には常に事故がつきまとう．そのような背景のもと終戦の2年後には，早くもこの地に労災病院が開設されている．ここでも受傷者の社会復帰が目標となるので，そのような取り組みが実践されていたのである．先ほど触れた1950〜1960年代に欧米のリハビリテーションを視察した医師の多くが，実はこの東京，大阪，北九州の地で，リハビリテーションの臨床に携わっていた者と重なっている．

身体障害者更生指導所，労災病院以外では，欧米のリハビリテーションを視察した整形外科医を中心に，東京大学附属病院でも身体障害のリハビリテーションが模索されていた[*125]．前者の対象が主に整形外科の患者であったのに対して，東京大学附属病院リハビリテーションでは，脳血管障害など神経内科の患者もその対象とされるようになってきていたのである．このように複数のルート（整形外科，結核[68][*126]，神経内科領域）での，それぞれのリハビリテーションの実践の中から[*127]，それに携わる医師らが結集し，やがてリハビリテーション医学会を発足させるに至るのである（1963年）．

一方，理学療法・作業療法のいわゆるリハビリテーション専門技術職の養成につながる動きに関しては，鎌倉[69]によると旧厚生省の官僚，大村潤四郎[*128]，橋本寿三男[*129]らが大きな役割を果たしたようである．大村がまとめた厚生白書昭和37度版には，医学的リハビリテーションとそれを担う専門職の必要性が噛んで含めるように諄々と説かれている[70]．ここではまだ名称が理学療法士に対して機能療法士，作業療法士に対しては職能療法士になっているが，ここには名称も決まっていないまま議論している新設職種誕生期の関係者の高揚した意気が感じられる．新規医療職の誕生の直前に，おそらくその再度のチェックのためなのであろう，1961（昭和36）年にWFOTよりウィラード，スパックマン女史を呼んでいる．1964（昭和39）年には早くも，東京リハビリテーション学院の教員に任ぜられるアメリカの作業療法士がWHOより派遣されている[*130]．

以上のように，日本におけるリハビリテーション専門技術職の創設は，主にリハビリテーションに関わった医師らの思いから生まれ，彼らによって推進された医学的リハビリテーション導入の流れの中で育まれたもの[*131]といえ

[*124] 八幡製鉄と筑豊炭坑である．

[*125] 津山直一は帰国後，整形外科部長に着任している．整形外科病棟のベランダに屋根をつけてリハビリテーション室に改造してリハビリを実践する．上田敏は東大病院にリハビリテーション部を設立する．

[*126] 結核患者になぜ作業療法が必要だったかというと，当時，結核にはまだ特効薬がなく，一般的に安静が強要されていた．この安静が無為に陥らないようにするために，療養所では回復した折に，どのように社会復帰するかを視野に入れた作業活動が盛んに行われた．結核領域からリハビリテーションに貢献した医師に砂原茂一がいる．

[*127] 精神科領域では，武蔵療養所所長であった秋元波留夫が，作業療法士制度成立後であるが，院内に作業療法科を設立する．

[*128] 大村潤四郎：1950年代にWHOのフェローシップでリハビリテーションの実際に触れ，大いに触発された医学者の一人であった．

[*129] 橋本寿三男：国立療養所課長に転じた1962（昭和37）年，理学療法・作業療法養成施設の予算請求をして，国立療養所東京病院附属リハビリテーション学院が創立されるに至ったとある．当時，すでに存在していた国立身体障害者更生指導所（新宿戸塚町）など身体障害領域の施設や病院，大学などに附属されず，特効薬の出現で結核患者が主要な対象にならなくなりつつあった結核療養所に附属された理由は，おそらくそういうところにあったのであろう．

[*130] Elizabeth Fuchs女史を皮切り（1964年）にDonna Anzai女史（1985年）まで，21年間にわたって6カ国から41名のアドバイザーが訪日している（一人あたり滞在期間は平均1〜2年くらいか）．アメリカが一番多く，34名である．

[*131] 水野祥太郎（1907〜1984年，身体障害者更生指導所所長，大阪市立大学整形外科教授，日本リハビリテーション学会初代会長），長山泰政（1893〜1986年，精神科医師，大阪府立中宮病院医長として留学先のハンブルグでジモ

る[71]．東京と大阪の身体障害者更生指導所，北九州の労災病院，東京の整肢療護園を核として行われてきた20年近くの戦後日本のリハビリテーションの歴史を基盤に，1964年前後にいわば日本の医学的リハビリテーションの夜明けともいえる新しい段階を迎えるのである．

2）　作業療法の草創期

国立療養所東京病院附属リハビリテーション学院が，埼玉県と隣り合う閑静な多摩東北部清瀬の地に開設されたのは1965（昭和40）年のことであった．前年に東京オリンピックが無事開催され，少し肩に力を入れた面持ちで，日本がもう後進国ではないことを世界に示そうとした時期である．教授陣は，医学的リハビリテーションの導入に関与した医師たち，外国で作業療法を学んだり[132]，それまでに作業療法に携わってきたりしたもの，それに日系アメリカ人を中心とする外国人作業療法士らの混成チームである．日本にいながら英語で授業を受け，英語で書かれた本と文献を読み[133]，米軍基地で実習を行いながら，最初の学生は戸惑い，四苦八苦し，それでもパイオニアとしての自負を持って作業療法の勉強を開始したのである[134]．

新しく生まれた職業団体にとってなすべきことは多い．授業の内容，方法などのカリキュラムの検討，実習施設や就職先の確保など職業として定着させるための待ったなしの課題が目白押しであった[135]．伸び盛りの職種である．養成校の漸次増加が見込まれるので数年先までの教職員の育成[136]，確保にも心を砕く必要がある．職業団体としても組織を整え固めなければならない．機関誌[137]，学術誌の発行，学会の開催，卒後研修の機会の創出，研究活動の奨励，関係省庁への要望の表明など，医療職専門家集団，学術団体としての体裁を整えるための課題が山積していた．しかし，初期の作業療法の関係者のフットワークは軽くかつ有能であった．教育，臨床，事務，渉外，研究，著作，組織作りなどおそらく一人で何役もこなしながら，**表Ⅱ-B-1**（24頁）に記してあるとおり，1966（昭和41）年，第1回国家試験合格者20名[138]を排出した後，数年のうちに，これらを次々に処理・実現していくのである．

数年間は，新規のリハビリテーション学院卒業生の他に，それまでこの領域に携わったものにも国家資格試験を受ける機会（特例制度）が与えられていた[139]．しかし1970（昭和45）年には，作業療法士協会から特例制度[140]延長反対の声明が出されているように，これはそれ以

ンより学習した作業療法を実践）．菅修（1901～1978年，昭和時代の精神科医．松沢病院に作業療法を導入する）．田村春雄，原武郎（九州労災病院院長）．

[132] 日本作業療法士協会初代会長鈴木明子氏など．元養護学校教員．

[133] 授業でも通訳などつける余裕はなかったであろうから，授業の展開を教師，学生ともども大いに工夫したことと思う．

[134] 筆者は1982～1985年，アメリカで作業療法を学ぶが，当時この日本で教授した教師たちの中で日本によく適応したものとそうでなかったものを調査した記事をAJOTで読んだことがある．Carolyn M. Owen：Intercultural Views on American Consultation in Japanese Occupational Therapy Schools. The American Therapy Journal of Occupational Therapy. 505-511. September 1977, Volume 31, No. 8.

[135] 臨床経験もないまま教壇に立たされた木村信子氏が，当時のことを振り返って1986年，20周年記念誌（pp28-29）にそのときの教育上の問題点について触れている．

[136] 時の厚生省医務局，国立療養所課長大谷藤郎は，1975年から，今まで例をみない，作業療法士，理学療法士のための2年間の海外留学制度を作った．

[137] 7号までは，B4わら半紙の手書きのガリ版刷りであった．

[138] このうち，作業療法士の学院卒合格者は石渡馨，松葉正子，松本妙子，保田麻子，若井光子の5名である．

[139] 医師から5年，作業療法に従事していたという認定と厚生省の指定する270時間の講習を終了した者に受験資格が与えられる．

[140] 特例制度：理学療法士及び作業療法士法附則第三項，第四項の規定に該当するものに，経過的特例として受験資格が認められた．1966～1971年まで6年間続いた．また沖縄の復帰に伴う特別措置に関する法律及び沖縄の復帰

前の作業療法の実践内容を取り入れるためというよりは、それまでに作業療法に従事していたものの救済措置として受けとめられていたふしがある[141]。草創期の養成校の学院卒業生らは2013年現在、ほとんどすでに定年退職しているかあるいは現在定年を迎えつつある年齢なので、これ以降のわが国における作業療法の発展は、ほぼ個々の作業療法士の専門家としての成熟の過程と重なっており、同時代的に進行していくわけである。

3) 職場の拡張期—肢体不自由児施設から重症心身障害児施設へ

作業療法士の数は養成校の数に比例するため、最初の国家試験合格者を出して（1966年）から15年経っても作業療法士の数は300名を少し超えた程度であった。25年後にやっと1,000人足らずになり、1990年代に入ってから養成校の増加とともに倍々と急速に増えていくことになる。発達障害領域の作業療法士の数も作業療法士全体の増加とともに漸次増えていくのであるが、作業療法士の総数との割合からいうと最初の30年間は1割程度あるが、2000年前後から徐々に落ち始め、現在では1%台に留まっている。もともと身体障害領域、精神障害領域、老年期障害領域と比べ、就職が少ない領域ではあったが、2000年以降は供給が需要をはるかに超えてしまっている観がある。作業療法士の職場としては、初めて就職が困難な職場領域になっている。少子化傾向という人口動態を考え合わせると、新たな職域が開発されない限り、これからも作業療法士の中で1,000人を少し超えるぐらいの小集団であり続けると思われる。

職場からみると、最初の20年はそのほとんどが肢体不自由児施設に職を得ているが、1990年代以降、徐々に重症心身障害児施設に職場が拡大されていっている。これは肢体不自由児施設に作業療法士が充足されてきたからとみてよい[142]。したがって初期の30年間に、作業療法士が関わってきた障害・疾患は、基本的には脳性まひを中心とする肢体不自由児といってもよい。

話は少しさかのぼるが、資格制度が整う前のことである。発達障害領域においても終戦後、WHOから欧米の作業療法の視察をしてはどうかという話があり、時の東京大学整形外科教授の命で、ある医師[143]が米国で半年間作業療法を研修して、帰国後整肢療護園で上肢訓練室[144]を開設し、看護師にその学んできた作業療法を伝授したことがあったと五味重春が語っている[72]。整肢療護園が、資格制度が整うまでの肢体不自由児の指導・訓練の唯一の場[145]であったことはすでに述べた。ここで定期的に行われた2カ月の療育研修会[146]に参加した全国肢体不自由施設の看護師、療育員、指導員は少なくない。この研修会は、厚生省の特例受験の条件である認定研修の一つだったので、受講生

に伴う厚生省関係法令の適用の特別措置等に関する政令（1971年）15条に伴って、1972年まで延期された。

[141] 特例合格者が学院卒者をどのように感じていたかについての一つの感想がある。作業療法士20周年記念誌に、特例で合格された川合輝子氏（当時、境養護学校）は、東京リハビリテーション学院卒業生をエリートと呼び、彼らと肩を並べるにはどうしたらよいかと必死であったと述べている。

[142] 筆者は1980年代に重症心身障害児施設に勤めているが、何年募集し続けても一人も応募するものがいなかったことを記憶している。

[143] 五味重春による「日本作業療法士協会20周年誌に寄せる」の文章では、T氏になっている。

[144] この当時建てられた建物にこのように「上肢訓練室」「下肢訓練室」などと名づけられた部屋を見かけることがある。当時は職能訓練士が上肢を、機能訓練士が下肢を担当というように、部分に分けてアプローチするという発想があったのである。

[145] 整肢療護園は、この研修のために技術者養成棟まで新設している。

[146] 資格制度が確立してからはやや短期の他職種講習会に代わった。これに筆者は参加して、当時、毅然とした講師の杉原素子（元日本作業療法士協会会長）から発達の講義を受けた覚えがある。

の中から国家資格試験を受験した者も少なくない．資格制度が整った後も，東京病院附属リハビリテーション学院からの外人講師が，実習生の指導にあたったこともあり[72]，学究的な意味でも，作業療法士が肢体不自由児施設に参集したのはごく自然なことであった．

理学療法士，作業療法士が入職する以前は，腱延長術，装具による補助・矯正，筋力強化，関節可動域の拡大など整形外科的手法が主であったが[*147]，ちょうどこの頃，脳性の運動障害の治療法として，脳の姿勢コントロール能力に着目し，それを治療に応用しようとした神経筋促通技法（ファシリテーション・テクニック）が導入された時期と重なっている（1970年代）．特に脳性まひ児に対しては，ボバースK＆Bらのボバース法，ヴォイタVによるヴォイタ法などの導入によって，脳性まひ児の訓練内容は一新されたといえる．当然のことながら，姿勢・運動の逸脱が大きくならない前に介入するのが最も効果的なので，この技法の出現で超早期の治療までもが可能になったのである．早期訓練を可能にする早期の診断技法およびそのシステム確立の意義が，その延長線上の課題として各地で熱心に唱えられた．高度成長期の，前向きの姿勢に迎合する雰囲気もあったのであろうか，これらの技法の出現は関係者に大きな希望をもたらし，時に過剰な期待を抱かせることもあった[*148]．早期発見早期治療のかけ声の中で，障害児医療もこれまでの整形外科中心の医療体制が，小児科医が中心となる体制にシフトしていったのである．

1980年代から1990年代にかけて，重症心身障害児施設が就職先として新たに加わるようになったが，重症児施設における作業療法士の伸びは目を見張るほど急激である．筆者が入職した1978（昭和53）年には，全国の公・法人立重症児施設47カ所において常勤の作業療法士の数はたった4名であったのに対して，1998（平成10）年には84施設で158名となり，20年で約40倍の伸びを示している[*149]．

1996年に，日本作業療法士学会での演題テーマを分析した杉原[73]は，発達障害領域の作業療法士の関心が運動障害に集中していることを指摘している．この時代は，作業療法士も外来で乳幼児の超早期治療に携わりながら，肢体不自由児施設や重症心身障害児施設の院内の利用者を治療していたという動き方であったと思われる．脳性まひ児が主な疾患対象であったので，当然，これらの作業療法士の関心は，姿勢，移動能力，日常生活技能の支援に集中していたこともよく理解できる．

4)　アイデンティティの模索の時期

1986，1987年の2回の日本作業療法学会のテーマが「作業療法その核を問う」になっている．前向きで，外向きのスローガンが好まれる学会のテーマとしては，何とも内向きで2回も同じテーマが続くというのも異例といえば異例である．自分が何を行い，それが他とどう異なり，その特殊性が明白であるとき，人は誰もアイデンティティなど問題にしない．実際に20年目にして，自らのはたらきかけの独自性を問わなければならない事情が，多くの作業療法士の意識の中にあったのであろう．

順風満帆の作業療法の出足とは色合いが少し異なったのは，医療からの認知である．1970年代に医療界での精神科作業療法診療報酬に対する反対声明[74]があったり[*150]，身体障害などの領

[*147] この頃の整肢療護園に田口恒夫がいる．彼は整形外科医として手術を繰り返し，結局，機能改善につながらなかった苦い経験から整形外科医を辞し，言語，情緒の領域に進んだといわれる．

[*148] ヴォイタ法では，脳性まひに至るまでにZKS；Zentrale Koordination Störung（中枢性協調運動障害）という臨床像があるとした．一般には，この段階で適切な訓練を施せば正常姿勢運動に戻り，それを施さないと脳性まひになるというふうに理解されていた．訓練をすれば治り，しなければ治らないとされ，多くの父兄が熱心にわが子の訓練に励んだ．

[*149] 公・法人全国重症心身障害児実態調査調べ（1979，1998年版）

域では，エビデンスの乏しい作業療法にはオーダーを出さないというような医師からの厳しい意見が出されたりしたことがあった[75)76]．発達領域では，日本の場合，作業療法は医療の中から生まれていたので医師とのつながりは良好であった．しかし1980年代中頃であるが，重症心身障害児の作業療法に対して診療報酬が却下されることが，いくつかの都道府県であった．重症児に対して理学療法はその適用の根拠は理解できるが，作業療法はどうなのだろうというのがその主な理由である．診療報酬とは，はたらきかけの専門性の認知に他ならない．したがって，診療報酬が認められなかったり不当に低かったりするというのは，その職種にとって由々しきことではある．しかしそのアイデンティティを問いたいと思っていたのは，外部の人間ではなく，他ならぬ当事者の作業療法士，その人たち自身であったのではなかろうか．

　1980年代までの作業療法における主な就職先は，肢体不自由児施設，あるいは重症心身障害児施設であり，その主な対象者は脳性まひ児であった．1973年にロンドンからボバース夫妻が，1975年にはミュンヘンからヴォイタ医師が来日し，神経発達学的訓練法（いわゆるボバース法，ヴォイタ法）が紹介されるようになって運動障害に対する考え方が一変したといってもよい．今までこれ以上悪くしない方法や器具や補装具を使った代償的な方法しかないと思っていたところに，この方法を使うと異常動作の進展を未然に防ぐことができるといわれたからである．

　進取の気性に富む作業療法士，理学療法士の燃えるような情熱の炎の中に，神経発達学的訓練法という薪が放り込まれたのである．瞬く間に，これら神経発達学的訓練法は燎原の火のごとく作業療法士や理学療法士に広がり，彼らにとって中枢性運動障害に処する中心的な技法になっていった．整肢療護園が再開され，肢体不

自由児協会ができ，肢体不自由児施設が全国に建設され始めた1950年頃にも，発達障害領域の関係者には一種の高揚期があった．その第1次高揚期が肢体不自由児の療育体制の整備にあったとすれば，治療に対する期待の高まりという点で，神経発達学的診断法，神経発達的訓練法の導入期を第2次高揚期といってもよい．作業療法士も入院児をみつつ，外来部門で乳幼児の早期訓練に携わり，神経発達学的訓練の手技の習得に邁進した．高度成長の余韻がまだ冷めやらない1970年代である．大阪万博の「人類の進歩と調和」というテーマが人々の心にストレートに入り，またそれが何となく実感される時代でもあった．茶の間には「でっかいことはいいことだ」というCMが流れ，レトルト食品が生まれ，使い捨てが奨励された．誰もが無邪気に明るい未来を信じられた．医療・福祉においても国際障害者年行動計画が動き始めており，神経発達学的訓練法の導入は，科学的なシステムのもとでの脳性まひ児の早期発見・治療キャンペーンという世界的なトレンドとぴったり歩調が合っていた．

　しかし神経発達学的訓練法は基本的には運動療法であり，運動療法は理学療法の専門領域である．それらの技法にいくら卓越しても，それが即作業療法になるわけではない．作業療法士にとっては，それらボバース法なりヴォイタ法の治療原則をADL，遊び，コミュニケーションの指導に生かし切れたときに初めて作業療法と呼べるのである．作業療法のアイデンティティが問題になったのは，この時期には，まだ作業療法のそのような形ができあぐねていたからに他ならない．

　80年代に入ると，発達障害領域の職場としては肢体不自由施設に作業療法士が充足し，押し出し式に重症心身障害児施設へと職場が拡大していく．重症心身障害児の療育の主要な課題は，姿勢保持，移動，ものの操作性などもあるが，

---

*150 第72回日本精神神経学会総会決議（1975年）．反対理由は，作業療法と称し病院の使役に使っている悪徳病院の使役を正当化するというもので，作業療法そのものに反対したわけではないとされている．

より基本的な摂食機能，呼吸機能，覚醒状態など生命維持機能への改善が緊急の課題になってくることが多い．しかしこれらも限りなく理学療法士の手技に近いものである．肢体不自由児施設，重症心身障害児施設の雇用者側にも，理学療法士がリクルートしにくかったための代替として作業療法士を雇ったというのが本音であった部分もある．しかしいずれにしても，作業療法士自身が肢体不自由児や重症心身障害児のための作業療法を具体的に示し得ない限り，雇用者が作業療法士の独自性を認識しようがないのもまた事実である．重症児施設における作業療法士のアイデンティティの問題は，21世紀の現在においても課題であるといえる[77]．

5）治療モデル模索への道

1979（昭和54）年より，政令指定都市の肢体不自由児施設が，地域の外来診療を含んだより総合的な機能を持った心身障害児総合通園センター*[151]に衣替えをするようになってから，作業療法の対象者にも幅が出てくるようになった．従来医学的リハビリテーションの対象とされていなかった知的障害児，自閉症児なども本格的に作業療法の対象として考えられるようになってきた．したがって，神経発達学的訓練以外の手法も必要になってきたのである．

そういう作業療法士のニーズに応えたのが，これもアメリカから導入された感覚統合療法（創始者，エアーズJ）であった．これは，アメリカに留学経験のある発達障害領域の作業療法士らを中心に1980年代に組織された学術団体（2004年に日本感覚統合障害研究会から日本感覚統合学会に名称変更）である．しかしこれも前向きで希望に満ちた時代であった1970年代にすでに日本に紹介されている．1976（昭和51）年にアメリカの作業療法士ウェルター女史を招いて北九州で2日間の感覚統合理論のワーク

ショップが開催されているが，これが感覚統合療法の日本でのお披露目である．

感覚統合理論とは，すべての出力，つまり運動，行動，感情，認識，それらの総合としての行動，活動を脳機能の反映と捉え，その発達を感覚間の統合過程とみる発達理論に基づく治療法である．障害児の示すさまざまな行動や機能的動作の未獲得は，それら感覚間の統合の不全と捉え，その処理過程が不全だと思われている感覚刺激を，遊びの形式を通して提供しつつ，その処理能力の改善を目指す．そしてそれを改善することで，結果としてのさまざまな不適応行動の抑制や機能的動作獲得を目指そうというのが，この療法の特徴である．

発達障害領域は，もともとはたらきかけの内容が職種間でダブることが多い領域である．それは発達の初期段階では，運動，認知，情緒，社会性など，発達の要素的機能間の相互作用性が強いからである．しかしそうは言っても，複数の職種から成るチーム医療が意味を持つためには，各職種の独自性が存在していなければならない．作業療法の場合は，その定義が示すように作業療法であるための条件は，作業の不全状態に対して，作業を治療手段として使うこと，このことに尽きる．したがって当たり前のことであるが，作業療法士からの治療的はたらきかけは作業療法である必要がある．

発達障害の臨床像や症状発現のメカニズムは多様である．多様な原因に対しては，そのはたらきかけもまた複数存在する．したがって，一つの治療法ですべてに対応できるほど発達障害の臨床現場は甘くはない．作業療法士のはたらきかけを作業療法にするためには，複数の手段を獲得し，適応する対象と適応する範囲を用意周到に定めて，それら複数の手技を適材適所に用いること以外にはありえない．神経発達学的訓練法を行う作業療法士は存在する．感覚統合

---

*[151] 早期発見・早期療育体制の一層の充実を図り，障害児を地域の中で育てていけるようにするため，肢体不自由児通園施設，知的障害児通園施設および難聴幼児通園施設のうち2種類以上を設置するとともに，相談・指導・診断・検査・判定などを行う総合的な施設．

療法を実施する作業療法士も確かに存在する. しかし作業療法のモデルが疾患別に構築されているのであろうか. 発達障害領域の作業療法のモデルはいまだ発展途上といえる.

6) 共生社会での作業療法

1981 (昭和 56) 年から始まった国際障害者年を契機に, 発達障害児の養育に関する考えが大きく変化し, 従来の施設や病院を中心とした療育から家庭や社会に生活の基盤を置いた療育活動が提唱されるようになってきた. また発達障害者支援法 (2004 年) は, 従来からの知的障害, 肢体不自由児に加え, いわゆる軽度発達障害を持つ子どもたちも支援の対象として位置づけた[*152].

多くの場合, これらの子どもたちは施設や病院にはいないので, 作業療法士が彼らを支援するためには教育の場や就労支援の場に職を見つける必要がある. これまでのように特別支援学校での脳性まひ児の食事や姿勢の問題だけではなく, 通常学級場面で, ADL, 遊び, 行動の自己コントロールなどにおいて, 作業療法士は自らが持っている技能を駆使できれば有効な援助を展開することができると思われる.

児童福祉施設の中に, 情緒障害短期治療施設という施設がある. 全国でも 37 施設くらいしかない数の少ない施設であるが, 1962 (昭和 37) 年から存在する古い施設である. ここが新たな注目を集めている. 情緒障害短期治療施設は当初, 非行対策として作られたが, 現在では, 非行, 引きこもり, いじめ, 家庭内暴力など学校への適応上の問題や家庭内の病理を抱えた子どもたちの数少ない受け皿になっている. 短期とあるのは期限を設けて入所させ, 受け入れの段階から社会復帰を視野に入れているからである. 数の上ではほんの数名であるが, 2000 年過ぎから作業療法士が就職している. 2010 (平成 22) 年現在, 児童養護施設は, 全国で 582 施設

あるが, ここにも同じような子どもが入居していることが報告されている[78]. 児童養護施設が作業療法士を雇い入れる余裕があるかどうか難しいところであるが, 作業療法士が持てる技術や知識を発揮できる場所であることは間違いない. これからは発達障害領域の作業療法士は, 精神科領域の作業療法士と連携をして仕事をしていく場面が, 少なからずあることが予想される.

また前々から指摘されてきたことではあるが, 累犯障害者の中やホームレスの人々[79]の中に, 知的障害あるいは軽度発達障害者が多く含まれている事実が明らかにされるようになった[80][81]. 法務省矯正統計年報によると, 2006 年度の新規受刑者 3 万 3,032 人のうち, 知的障害が疑われる受刑者 (知能指数 69 以下) は 7,563 人で, 実に 22.8% に上るとのことである[82]. 知的障害のある受刑者 410 人を対象とした研究班のサンプル調査では窃盗罪が一番多く (43.4%), ほとんどが犯罪時に無職であった. さらに 69.5% が再犯者で, 出所後も 43.5% もの人が家族・親類などに身を寄せる場所を持たなかったとのことである.

大学を含め, 学校環境は基本的には, 学童・生徒・学生にとって保護的な環境である. したがって軽度発達障害児の場合は, そのネットが取り外される就労時期以降に問題が集中するようになる. 例えば就労では選択する職業のミスマッチが多い. 人との対応に困難を持つ人が, サービス業に就いたりすることもある. あるいは少しサポートがあれば何とかこなせたのに, そのような指導がなかったばかりに, 大きなミスにつながるなどの不適応の事例が後を絶たない. 何度かこういうことを繰り返した後, そのまま引きこもってしまう場合も出てくる. 家族のケアがない場合は, 犯罪に走ったりホームレスになったりする場合も認められる. まだ数は少ないが, 法務省関連施設にも, 作業療法士の

---

*152 学級崩壊, いじめ, 校内暴力, 非行, 不登校, 引きこもりなど現在, 社会問題化されている教育に関する問題の多くの根底にこの軽度発達障害が想定される.

活躍できる場がありそうである[83].

　以上のように，支援の対象が拡大するにつれて，作業療法の実施の形態，場所，内容も当然変化してくる．このような対象者の場合は，自ら病院を訪れることがないので，作業療法士は病院や施設でただ待っているだけでは，彼らのニーズに応えることができない．発達障害領域の作業療法士には，作業療法のそれぞれの疾患に対する作業療法の治療モデルを早急に形にすると同時に，作業療法士には時代のニーズに沿った職場，内容への対応が望まれるところである．

　2013（平成25）年3月17日，もう桜が咲こうかと思われる暖かい日であった．参加者約100名が京都大学医学部健康科学科，5階第9講義室に集まり，日本発達系作業療法学会，第1回学術大会（会長，大会長，加藤寿宏）が開催された．発達障害の作業療法士の第一世代は，外国からいろいろな情報，技術を伝えてくれた．しかし第二世代はそれらを駆使し，時代の求めに応じた日本発の作業療法を構築しなければならない時期を迎えている．各治療法の枠を超えて，そのような課題に応えていこうとする作業療法士の危機感のあらわれであり，この日本発達系作業療法学会が，21世紀の発達領域の作業療法の本流になることが期待されている．

II-D

発達障害児への処遇の歴史からみえてくるもの─結びにかえて

II-D-a
歴史における必然と偶然

1) 障害観, 技術, 制度

歴史に「もしも」はないといわれるが, 発達障害児の処遇の歴史においても同様である. 特定の人に対する処遇はその時代時代の法律や制度, そこに生きた人々の価値観や通念, そこで生まれた処遇のための技術や知識が各々蓄積し, 重なり合って決まっている. そういう意味では, すべての時代はそうなるべくしてなったのであり, その経過のすべてが必然ともいえる.

近代国家を目指した明治の幕開けから, 日本には石井亮一・筆子夫妻がおり, 柏倉松蔵がおり, 大正, 昭和と切れ目なく, 発達障害児の教育, 保護に携わった有名, 無名の医師, 教師, 慈善家（福祉事業家）がいた. 間接的に障害児の擁護に理解を示した人々も決して少なくなかった. 石井亮一・筆子の事業に理解と経済的支援をした勝海舟, 渋沢栄一, 津田梅子, 荻野吟子[*153], 大正天皇の皇后貞明皇后, 柏倉松蔵を陰日向になって支援した東京帝国大学教授田代義徳, 養護施設の創始者石井十次を支援した倉敷紡績大原孫四郎がいた. しかし戦後になるまで, 障害児の人権が制度的に擁護されることは一度もなかった. それは富国強兵こそが, 近代

国家として自立する唯一の方法と考えられていた時代では, 福祉制度そのものが日本の社会に適切に位置づけられ, 発達障害児が正当に扱われる余地などなかったからである.

戦中においても, 「特別養護ノ必要アリト認ムルモノノ為ニ学級又ハ学校ヲ編制スルコトヲ得」とする国民学校令施行規則はあった（1941年）. 確かに「身体虚弱, 精神薄弱其ノ他心身ニ異常アル児童」に対して, 特別の配慮と擁護を示した試みは少なからず存在した. しかし「口は出すが, 金は出さない」では, 所詮は絵に描いた餅, 個人の情熱だけではこのような忍耐のいる息の長い事業は続かない. 障害児福祉には制度的な保障が不可欠である. 戦後まで生き延びた滝乃川学園をはじめとする数施設は, むしろ超人的な努力に支えられた例外だったともいえる. 制度が存在しなければ, 障害児の存在は人々の意識には上らない. また人は意識にのぼらず, 日々の生活に影響を及ぼさないものを制度化することはないのである.

しかしまた障害があっても, その人権が擁護されなければならないと感じる感性, それを実践することこそ, 人の義務と感じる倫理観が存在しなければならないが, それが常に存在していたこともまた事実であった. 文化国家の成熟度とは福祉の実現の程度に他ならないと感じる意識も育っている. そのような価値観に支えられた障害観こそが, 制度なき時代に, 障害児福祉を実践し, 歩を一歩先に進めた原動力ともいえる. 戦後の障害児福祉は, 放置されていた障害児の「救済」から始まった. しかしその手際は極めてよかった. 戦前に50年かかっても作り得なかった施設療育という救済システムをわずか10年足らずの間に作り上げてしまったからである. これは戦前からの施設療育のノウハウの蓄積があり, そういう障害観がそれなりに育っていたからであろう. 時代の障害観もそのときの制度と表裏一体の関係に

[*153] 荻野吟子：日本で最初の女医. 石井亮一は1891年10月28日の濃尾大震災で被災した女子を一時彼女の小児科・産婦人科宅に預けた.

ある.

アメリカでは，地道な作業療法の実践が直接作業療法士という職業につながった．一方，傷痍軍人の回復訓練の実践，精神科領域での作業療法の実践があったにもかかわらず，日本ではそれが専門家集団に結実することはなかった．それはアメリカでは，治療手段である技術と理論が社会の承認を得るほど十分に醸成していたからに他ならない．知識や技術の体系化と，並行する同時代のニーズとの整合性が存在しなければ，特定の技法を持つ集団とはいえ，固有の職業集団として社会から認知されることはない．そのような意味で，障害観，制度，技術の三者は不可分の発展をする．技術は単なる技術に留まらない．有効で効果的な技術はものの見方を明るくする．技術は，制度ひいては障害観に影響を与える可能性がある．したがって療育・治療技術に携わるものは，技術そのものを究める義務がある．

糸賀は戦前の発達障害児の教育を振り返り，「熱心な人がその地方に存在すると，そこはこの種の教育が隆昌する．その人がいなくなると衰えてくる」[41]と嘆いているが，これら先駆者の多くが同時に発達障害児保護の法的，社会的整備の推進者でもあったのである．障害観，制度，技術の関係が一定の段階を踏んで進展していくことが，障害児福祉の発展過程といえる．

日本の障害児福祉の場合は，障害児が貧困に結びつくことから始まった．貧に結びつくことによって障害児とその家族が救済の対象となり，その救済はまず，施設の建設，箱ものの整備から始まる．そして子どもが施設に収容され必要な暮らしと教育が提供される．しかしそうなって初めてわき起こる疑問もある．果たしてそれが彼らの望む，理想的な環境であるかという問いである．施設での生活は，いかに理想的なものになっても，所詮は社会から隔離された生活である．人の中で，人とともに暮らす人生が奪われるのである．そういうことに気がつくと今度は施設の解体宣言が叫ばれる．再び障害児は社会に戻されるが，今度の社会は，前の社会と違って，障害児の能力と権利が生かされる社会になっている必要がある．

このように障害児の「完全参加と平等」という理念は，一足飛びに生まれたわけではない．それが生まれるための紆余曲折があり，その紆余曲折が必要ですらあったのである．こういう経過は発展途上国の障害児福祉を支援していく場合の参考になると思われる[*154].

2)　人が動かす歴史

福祉制度の構築には，行政体としての成熟度，経済状況，文化，国民感情などいろいろな要素が作用する．それらは相互に作用し合う必然的な動きであるが，歴史の中ではその動きを加速させる偶然のフロックが存在することもまた事実である．

1960年代，1970年代は，施設整備が障害児福祉の課題とされた時期であった．しかしその時期が高度成長と重なったことから，実際の障害児の施設措置はそのあおりを大きく受けることになる．この時期，伸び盛りの第2，3次産業にとって，必要な雇用需要に対して若年労働者が300万人不足していたといわれている．施設職員も増加していくのであるが，常に増加していく施設数に人員が追いつかない状況が続いていた．そのため公立，民間を問わず，施設における人員不足はいつも深刻であった．施設で働いた経験がある人なら想像できると思うが，当時，住居型施設では，利用者7人に対して職員1人，通園施設では10人に1人の人員配置がやっとであった．これでは，障害児福祉の現場は，職員にとってかなり過酷な職場にならざるを得ない．そのことが若者の足をそこから遠ざけるよ

---

*154 途上国での障害児福祉は，新進の理念であるCBR（community based rehabilitation）に基づいた構想の中で構築されようとしている．施設も制度もないのでCBRにするしかないのであるが，こういうプロセスを経ていない施策は，かえって長い期間，外国からの支援を仰がなくてはならなくなるのではないだろうか．

うにはたらき，さらなる悪循環を生んでしまっていたのである．

以上のような深刻な職員不足のため，重症心身障害児の施設は3施設が1960年代前半にすでにできていたのであるが，常に空きベッドがあった．重症児を抱えた家族が，入所申請を出しても許可通知がくるまで長い時間がかかるのである．秋田県のとある市にこれをみかねた児童相談所長がいた．家族の窮状に何とか応えようと模索する中である考えが思いついた．人手不足が理由なら，看護助手を送れば，その見返りとして何人かの障害児を優先的に入所させてもらえるのではないかと考えたのである．さっそく地方紙を通して，県民に窮状を訴え，善意の協力を募ることにした．苦肉の策ではあったが，何と看護助手の応募があり，その結果5人（その後も5人），計10名の重症児が，このおかげで無事施設に措置されることになったのである．この行為が全国に伝わると，わずかの間に看護助手の希望者が続出し，施設は活気を取り戻し政府も補助金を増額した．「おばこ天使」（図Ⅱ-D-1）とは1965（昭和40）年に秋田県内の女性が重症児施設へ看護助手などとして集団就職していった際に秋田魁新報が名づけた名称である[84)*155]．最終的にこのことがきっかけとなって，国立重症児施設が本荘市石脇にある国立秋田療養所の敷地内に敷設されることになった．歴史にはこういうことがつきものである．

もう一つのエピソードも重症心身障害児に関するものである．作家の水上勉氏が重症心身障害児施設の窮状を訴え，「拝啓池田総理大臣殿」を世に出したことについては先に触れた（脚注53，32頁）．島田療育園への運営費[*156]が，「文士一人が納める税金よりも少ない．それで文化国家といえるのか」と切々と訴える文章は，国民

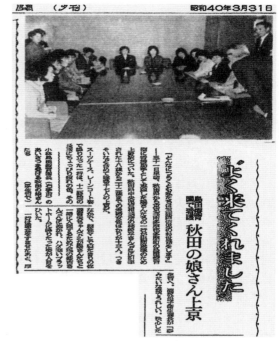

図Ⅱ-D-1　おばこ天使を報じる新聞記事
（文献84より）
朝日新聞，昭和40年3月31日付け夕刊

の間に大きな反響を呼ぶことになった．このことも重症心身障害児施設の制度化の大きなきっかけになったようである．

以上のように，小さなことであっても，歴史の場面場面における善意溢れる人々の工夫，思いつき，行動が思わぬ効果を生むこともある．具体的な福祉施策は，法律ができ，制度が作られて初めて実行に移される．しかし法律の形成過程は常に逆である．中央からある理念が下達されて福祉が整うのではない．ある地域に熱心な人々がおり，何らかの運動を起こすとそれがその地域を動かし，やがて制度に結びつくというのが，洋の東西を問わず，福祉制度の実現の順序である[*157]．したがってそういう人々を生

---

*155 おばこ天使は関東関西の重症心身障害児施設，東京の島田療育園，秋津療育園，東京小児療育病院，滋賀県びわこ学園，大阪の枚方療育園などに就職した．1965（昭和40）年代を通じほぼ10年続き，総勢195人に上る．1973（昭和48）年頃から急減した．急減した理由は当時の重症心身障害児施設の労働環境であった．低賃金と労働過重の激務に体を壊す人が続出したからである．

*156 当時は制度化されていないので，措置費ではなく研究費の名目で運営費が補助されていた．

*157 おばこ天使の美談は最初もてはやされたが，労働過重のため数年のうちに辞めるものが続出した．これが労使紛

む土地，背景，教育が重要である．

■ Ⅱ-D-b
引き継がれる先覚者の精神

1）きっかけと個性

　障害児福祉の先覚者となった人々の，発達障害児との出会いの形はさまざまである．① 身内に障害児がいたことが障害児福祉に携わるきっかけになる場合[158]，② 何らかの強い慈善的な信念を持っていた場合[159]，③ 仕事や偶然がきっかけになった場合[160]など，そのきっかけはそれぞれ異なる．性格，考え方，仕事の進め方もさまざまである．あとさき考える前に動き出してしまうもの[161]，決断力の早いもの[162]，熟慮を重ね，じっくり物事を進めるタイプ[163]，事業の運営に長けているもの[164]，技法に天才的なひらめきを持つもの[165]，人との交わりを得意とするもの[166]，あるいはそうでないもの[167]，これも多士済々である．

　その中でも面白いのは田村一二の場合である．彼自身の話によると，彼ははじめ，ある小学校の校長から特別学級[168]（現在の特別支援学級）の担任を乞われるが，彼は何と特別学級とは，特別に頭のいい子どもだけを集めた学級だと思っていたらしいのである．ということは何でもきっかけになり得るし，実際何がきっかけになってもいいということをも意味する．しかし偶然に障害児に出会うことはあっても，誰もがその道に精進するとは限らないので，③ の場合でも，やはり基本的には，② の要素がもともとあるのであろう．性格や個性に関してもさまざまである．つまり自らの個性を生かし，自分なりのやり方をやればいいということなのである．

　障害児福祉の伝統を形作った人々に通奏することは，まず現実を変えようとする意思を持っ

　争に発展し島田療育園の小林院長は辞任に追い込まれることになる．しかしこれらのことがあって政府の補助金が増え，徐々に重症心身障害児施設の労働環境はよくなる．このようにネガティブな要素も制度改善のきっかけになり得る．

[158] 石井筆子（滝乃川学園）には知的障害の長女がいた．石井亮一は小さい頃から許嫁と決められた少女に後に知的障害があることがわかって，彼女をめとらなかったことが滝乃川学園にのめり込む一つの動機であった．

[159] 糸賀一雄は，学生時代にキリスト教に触れ，京都帝国大学で波多野精一のもとで宗教哲学を学ぶ．福井達雨（止揚学園）は緒方純雄（同志社大学神学部教授）門下で，他人のためにはたらくことを決意する．

[160] 高木憲次は学生時代に富士山に撮影旅行に行き，そこで富士育児院の肢体不自由児たちに出会う．近藤益雄は，小学校教員のとき知的障害児に出会い「のぎく寮」「なずな寮」を開設する．

[161] 柏倉松蔵は，思い立ったらすぐ行動するタイプの代表例．体操の教師をやめ上京し，東京帝国大学整形外科教室に田代義徳を訪ねる．施設を建てるときも思い立ってすぐ行動している．

[162] 石井亮一は，1891 年，濃尾大地震の被災者の支援に行くのであるが，女子が身売りされる悲惨な状況を見て，石井十次と一晩じっくり語り明かしただけで聖三一孤女学院（孤児院）設立を思い立つ．

[163] 高木憲次は肢体不自由児施設を作るとき，単なる一施設を作るだけでなく全国に作ること，その法的根拠となる法律を整備すること，当事者団体である肢体不自由児協会を作ることの三つを同時に進めていこうとし，実際そのように仕事を進めた．ミュンヘン郊外のハルラヒングのイサール渓谷やハイデルベルヒのネッカア河畔にそびえる壮大な施設を見たとき，① まず肢体不自由児の精神的擁護策を考えよう，② 手術者たる者は手術後，罹患肢体の回復によって患児の生産能力を獲得したことを見届けるべきであるという二つのことを決意したといわれている．

[164] 石井筆子は，福岡県令から元老員議官になった明治維新の功労者渡辺清（元大村藩家老）の娘である．有力者の知己を得て，彼女は何度も滝乃川学園の危機を救った．糸賀一雄は，滋賀県庁で秘書課長までをこなした経験を生かして施設の開設を順調に進めた．

[165] 田村一二の著書「百二十三本目の草」「ぜんざいには塩がいる」には，現在でも有効な，独創的な知的障害児への教育・指導アイデアが満載である．

[166] 石井筆子は教師としての職業を持ちながら，大日本婦人教育会を結成するなどさまざまな社会活動に携わっていた．滝乃川学園が経営上の危機を迎えたとき，各界から多額の寄付が寄せられたが，法的支援のない滝乃川学園が運営できたのも筆子の人脈のおかげといえる．

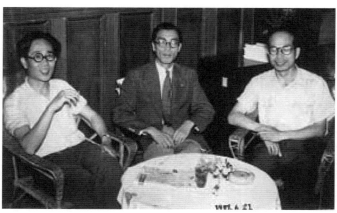

図Ⅱ-D-2　3人の出会い
左から田村一二, 糸賀一雄, 池田太郎.

たこと, そして粘り強く課題に取り組み, そこから決して逃げ出さなかったことである. 彼らにはこのような意思を支えた希望がそれぞれあったことと想像される. その希望の中身は, おそらく彼らの思想や価値観と関係があるのであろう. 糸賀は「自己自身との対決」という言葉をよく使っている. 「障害者との共感の世界」を持つためには, 自分の内面を直視することの重要性を, ことあるごとに強調する. 自己の人生において何が大切かがはっきり見えていたのであろう. 彼らの仕事は, 彼らの生き方でもあったのである.

2) 出会いと協働

人との出会い, 人との協働によって, 個性が一層引き出され, 現実を変えたいとする意思とそれを支える希望がさらに強化されることは, 大いに考えられることである. 関西の障害児福祉の原点ともいえる, 糸賀一雄, 田村一二, 池田太郎の3人の出会いは, 出会いがそれぞれの良さを最大限に引き出した良い例証である（図Ⅱ-D-2）. 糸賀が県庁時代, 滋賀県郡下坂本村（現大津市）に三津浜学園を作るが, 糸賀はここの主任として小学校の臨時教員のときに知り合った池田太郎[169]を招聘する. 1943（昭和18）年のことである. さらに糸賀はほどなくして, 池田を通して田村とも出会うことになる.

田村は, それまでに京都府滋野尋常小学校特別学級で6年間子どもをみてきており, その間, 学級での教育にはある種の限界を感じていた. 知的障害がある子どもが持てる能力を十分発揮させるためには, 寝食を共にしながら教育するしかないと思うようになっており, そのような施設を作ることを夢見ていた.

県庁職員の新年の賀詞交換を終えた糸賀は, その足で滋野尋常小学校に田村を訪ねる. 田村は底冷えのする教室をだるまストーブで暖め, やかん酒で糸賀をもてなした. さっそく話は障

---

[167] 柏倉松蔵：せっかちで思い立ったらあとさきを考えずに実行してしまう男であった. 東京帝国大学整形外科教授田代義徳にはかわいがられたが, 高木憲次とはうまくいかなかった.

[168] 京都府滋野尋常小学校特別学級（昭和12〜18年在籍）

[169] 池田太郎：1943（昭和18）年, 糸賀の誘いで三津浜学園に勤務. 近江学園, 信楽学園, 信楽青年寮で知的障害児（者）の職業指導を展開. 信楽学園の立ち上げは職員の育成から始めた. 信楽青年寮（1962年）は全国初の成人施設である. 信楽の町にやってきた池田は, 知的障害があるひとたちがひととして尊重され歓びを持って暮らしていくために生活と就労の支援を行う. 現在のグループホームに当たる民間下宿の開拓, 事業者の協力を得ての就労にも尽力する.

害児福祉に及ぶのであるが，糸賀は田村の心の中に自分と同じような炎が燃えたぎっているのをすぐに知ることになる．この後，糸賀は何としても田村の願いを叶えてやりたいとあちこち駆け回り，その年の暮れには大津市に石山学園を完成させ，田村をそこの責任者として迎えた．ここで田村は，滋野尋常小学校時代から構想していた子どもたちとの生活を始めることになるのである．

糸賀は病気がちであった．しばしば体調を崩すことも多かったが，池田と田村はそのたびに療養先や県庁近くの糸賀の官舎を訪ねては，地域で見放されている知的障害児を一人でも多く，一日も早く入所させられる施設を作りたいという思いを熱く語り合うのである．戦時下である．誰もが自分が生き延びることに精いっぱいだったときに，このエネルギーに満ち満ちた風変わりな青年たちは，最も小さくされた人々[85]のことを考えていたのである．これがやがて戦後の近江学園創設（1946年）につながっていく．

池田は信楽学園，信楽青年寮の事業を通して，障害児福祉を成人の領域にまで広げたこと，あざみ寮の活動を通して知的障害者教育を就業に結びつけたこと，里親制度など地域活動を推進したことなど，彼の現実的，社交的な個性が糸賀らとの出会いと協働によって余すところなく発揮されるのである．田村も彼らとの協同作業によって，彼がもともと持っていた職人肌的な療育技術がさらに洗練されていく．糸賀も糸賀で彼らと苦楽を共にする中で，数々の先駆的な事業を展開できただけでなく，障害があるなしにかかわらず，すべての人が，人間と生まれて，その人なりに人間となっていく過程と，それを

認め合える社会を作るという彼の「発達保障」の思想を具体化することができた．そのような高邁な精神に満ちた熱意の中で人は育っていく．戦後，近江学園関係者のみならず，障害児福祉に携わる人が数多く出てきたことは彼らの存在に負うところが多い．パリのサルペトリエール施療院，ビセトール施療院，アメリカ，ペンシルバニア州立アーウィン校[*170]知的障害児学校，ミシガン州ノースビルのウェイン郡立養護学校[*171]，東京都板橋区の整肢療護園，滋賀県の近江学園は，人々が人類の成熟を確かめる標識であり，それらの点がつながって今日の福祉の流れが方向づけられたといってもよい．

発達障害領域での処遇や教育において，作業療法が導入される前にこれだけの歴史と先覚者が存在し，作業療法も遅ればせながら，その障害児福祉の伝統に途中から参入したのだということを自覚しておく必要があるだろう．

■ II-D-c
理想と現実のギャップ

社会，政治，法律・制度がそうであったように，福祉においても，理念が現実を導いてきたことは事実である．前近代の身分制社会では，障害者をはじめとして，明確な社会的弱者に対して，蔑視，憐憫，慈善の意識など優位に立った感情を示したり，そのような感情に基づいた排除や差別があったりするのは当たり前のことであった．それに対し，障害があっても，人間としての価値はいささかも劣るものではなく，人としての同等の権利を有するという理念が存在し，近代以降，同時代の現状に異議を唱え，その理念に基づいて現実を変えようとする人々

[*170] Training school for feeble-minded children, Alwne, Philadelphia, Pennsylvania, US. Isaac Newton Kirlin が，作業や日常生活訓練を通して，知的障害児の教育を実践した．19世紀の知的障害児の福祉の方向を決めるような実績を残す．

[*171] The Wayne County Training School, デトロイト郊外，Northville Township, Michigan. 1923年に設立，800人収容できる巨大施設．知的障害児の保護，教育施設のミシガン州の拠点として機能した後，1972年，精神科病院を含む Plymouth Center for Human Development に改変され，約半世紀の幕を閉じる．現在は Cass Benton hills Disc Golf course というゴルフ場になっている．

の運動が存在した．その現実の変更過程は，すでにみたように保護・収容から，指導・教育へ，指導・教育から参加へというように漸進的で段階を追って進行してきた．

　それでは理想を高く掲げて，根気よく運動を持続さえすればいつかその理想は実現されるものだろうか．2004 年，厚生労働省は精神疾患への理解の啓発のために「こころのバリアフリー宣言」なる指針を取りまとめた．「完全参加と平等」は，みやぎ知的障害者施設解体宣言，DPI（Disabled People's International）の目標などに代表される現代の最も先進的な障害者人権理念であるが，この理念に対して，人々は本当に自らの「こころのバリア」を解除することができるのだろうか．

　話は少し横に逸れるが，アメリカでの人種差別への異議は，1862 年リンカーン大統領による奴隷解放宣言から始まったが，それから 100 年後，マーティン・ルーサー・キング牧師は，ワシントン大行進でのあの有名な『I have a dream』演説で人種差別に対して異議を申し立てていた．それからさらに 46 年後，2009 年初めてアフリカ系アメリカ人の大統領が誕生する．この間 134 年かかっている．日本では，戦後，児童福祉法が制定されてすでに 70 年が経過した．障害児福祉においても，それと同等の年月が必要というならば，2018 年現在は，ちょうど道の中間くらいに相当する．いずれにしても市民レベルの意識の変革には，それ相応の年月がかかることは確かである．

　しかし第Ⅳ章で触れるように，障害者の人権に対する理念は人間の超動物的特性から生まれるものにすぎない．それに対して，社会的弱者に対する蔑視，憐憫，慈善の意識，排除や差別は，未熟な特性というよりむしろ人間のより深層にあるもう一つの側面，生存原則に根ざす動

物的特性に起源を持つ特性といえるものである．人種差別的発言や行動をとると，現在では制度，法律，世論から必ず少なからざるしっぺ返しをくうことになる[172]．しかし制度や法律は，発言や行動を罰することはできても「こころのバリア」を裁くことはできない．そのような意味では，理想は限りなく近づこうとする行動目標ではあっても，決して実現することのない目標のようでもある．偏見や差別を許さないという点で，世間は意外と目があるものである．しかしいくら理念を声高に叫んでも，すべての人が天使に変わるわけではない．人間の世界が未完成で不条理が絶えないからこそ，寛大さ，自己犠牲，内省が必要なのである．

■ Ⅱ-D-d
作業療法士が受け継ぐもの

　いつの時代にあっても，いつも障害者の処遇を改善したのは，人の人に対する洞察の深さであった．遺棄・撲滅の時代，虐待・嘲笑の時代にも，障害児とその家族に共感を示した人々はいたと思われるが，福祉の時代といわれる現代においても，形を変えた偏見や差別の事実がないとはいえない．今後，障害者へのサービスが細分化・専門化するに従って，サービスは経済性とますます不可分になっていくであろうが，そうなればなるほど福祉や医療がかつて慈善とも呼ばれていた時代の精神の中に，援助職のあるべき姿を見出すことが重要になってくる．そのことは作業療法という実践学が本来持っていた他者への関わりという出発点を堅持し，その創立の精神につながることでもある．

　終戦を直前にした 1943（昭和 18）年，最も戦局が厳しい中，石井筆子は滝乃川学園の数人の職員に看取られてその寿命をまっとうすること

---

*172 2006 年，あるホテルチェーンで，身障者用部屋，駐車場を撤去したハートビル法違反偽装工事問題が発覚したが，そのときの記者会見で社長が「障害者用客室を作っても，年に一人か二人しか泊まりに来なくて，結局倉庫みたいになっているとか，ロッカー室になっているのが現実」「制限速度 60 km のところを 65 km で走ったようなもの」と答えたことによって，さらに非難が高まったことがあった．

になる. 数人の保母たちは,「これだけの方の最後が…」[*173]と涙に暮れたという. しかし筆子を知っている彼女たちは, すぐに案外こういう死に方が筆子の本望であったのかもしれないと思うようになる[86]. 華やかで恵まれた環境に育った筆子にとっては捨てるものは多かった. 障害児福祉の中にも〈所有〉は存在する[*174]. 組織, 建物, 業績, 名誉, 賞賛も形を変えた所有物である. だから福祉に携わっていても,〈所有〉の誘惑は少なくない. 筆子にとっては, 捨てて, 捨てて, 捨て切ったところで, はっきり見えてくるものがあった. であるから何も〈所有〉しなかった臨終は, 彼女にとっては理想であったのであろう.

筆者はかつて北欧の知的障害児の古い施設を訪れたことがある. 案内をしてくれた職員は, 何を思ったのか, 筆者を施設の裏庭に連れていった. そこには墓標が連綿と連なる光景があった. 聞けばそこで亡くなった子どもたちと職員の墓だという. 世話したもの, 世話されたものは時の流れの中で, 等しく同じ墓標となって並んでいた. 歴史には名前が残らなかったそういう多くの人々がいたからこそ, 点となるべき人物を残し得たともいえる. 名が残った人の背後にこうした人々がいたことに思いを馳せる必要があるのであろう.

避けて通りたいところで使われ, 使われて捨てられ, 捨てられても留まることを潔しとせず, 流されるままにまかせる. 作業療法士がもし, 先覚者から受け継ぐべき精神があるとすれば, そういうものであろう.

■II-D-e
引き継ぐべき命に対する考え方
―出生前診断についての考察

21世紀になっても, 障害者への差別発言は絶えない. 個々人のものごとに対する思い入れや価値観の形成は, 所属している社会の多数を占める考え方や感情と無縁なものではない. そうするとおもてに現れてくる障害者に対する偏見, 差別は, その根を社会に持っている可能性もある.

2015(平成27)年, 関東のある県の教育委員会の会議の席上で「妊娠初期にもっと(障害の有無が)わかるようにできないのか, 県では(障害児を?)減らしていける方向になったらいい」という発言が委員の一人からあり, それが障害児に対する差別発言にならないかとの批判が起こった. 翌日には謝罪のコメントを出すものの, その委員は辞任をすることになった. 偶然にも同年, 同じ時期に, 海の向こうの英国でも, テレビタレントのフェイスブックの書き込みにダウン症者に対する同様な発言があり, 問題になった. 英国の場合は, the Malicious Communications act という法律があり, この法のもとで罰金, 実刑判決が下されたようである.

このような差別発言は, 実は昨今に始まったことではない. 皮肉なことに心身障害者対策基本法が成立し, 障害児の早期診断早期治療が叫ばれ始めた1970年代にすでにその種の発言がある. 兵庫県衛生部の「不幸な子どもの生まれない運動」は有名だが, 羊水診断にかかる費用を県が負担するなど, 実は「障害者をあってはならない存在」とみなす行政主導が40年前には日本各地に存在していたのである. つまり障害児への福祉的はたらきかけと「障害児=不幸」とは常に共存してきたのである. 驚くことにこのような発想の源流をたどると, 実に紀元前の文明・文化の黎明期にさかのぼる. 人の生き方を深く思索したプラトンやアリストテレスなどにおいて, 障害児を育てることを禁止したり, 山間に遺棄したりすることを是とする記述を見ると唖然とする(プラトン『国家』第5巻460C,

---

*173 石井(旧姓渡辺)筆子は旧大村藩家老(福岡県令→元老員議官)の娘. 19歳で皇后の命で, フランス・オランダへ2年間留学. 華族女学校(同僚に津田梅子がいる)に仏語教師として勤める.
*174 基礎編第IV章「子育ての援助としての作業療法」参照

Ⅱ．発達障害児の処遇の歴史と作業療法

アリストテレス『政治学』b20，1335b）．つまり今どきのしつけのなさや社会風潮が「障害児＝不幸」論を生んだのではなく，それはむしろ文明の最初から存在しているのである．

「偏見」とは文字通り偏った（間違った）考えを意味する．「差別」とはその考えを発言したり実行したりすることである．新聞各社は2016（平成28）年に起こった相模原障害者施設殺傷事件の論評の中で優性思想の再来を憂う論調が少なくなかった．しかし曲がりなりにも「差別」を禁止する法律が存在する日本の社会では，ナチス時代の優性思想の再来は考えにくい．その意味では自己の利害に跳ね返る分だけ「差別」は抑制されやすい．しかし「偏見」はどうであろう．法律は人の思いまでを裁くことはできない．

関東のある県の教育委員会委員や英国のTVタレントの場合のように，差別発言に対する謝罪は，障害児を持つ家族の気持ちに配慮しなかった点に対してであって，「障害児＝不幸」「障害児＝生きる価値がない」という自らの価値観に対しての反省ではない．差別を禁止する法律の存在を考えると，人類は着実に進歩しているようにもみえる．しかし偏見（間違った考え）はそれと並行して存在し続けている．健常者が負担するコスト（特別支援学校の運営にかかる経費）からしか見ていない視点は，社会に何らかの貢献をするものしか人とみなさなかった2500年前の古代ギリシャ社会から一歩も出ていない．

「障害児＝劣った人格」という偏見を公言する人はさすがに今の世にいるとは思わない．しかし「障害児の人生＝無意味，あるいは＝不幸」という，もう一つの偏見は口外しないまでも案外共感を持って受け取られていないだろうか．

2016年，妊婦の血液検査だけで胎児の染色体異常がわかる新型出生診断が実施され，間をおかず超音波検査と組み合わせ，遺伝子解析をしない分安価な新手法も発表された．そしてその年の秋までには3,500人が診断を受け，陽性と診断された67人の中の9割の56人が中絶した

との報道があった．現在の母体保護法は胎児の異常を理由にした中絶を許してはいないが，実際には母体の健康が中絶の理由になっているらしい．検査が障害児を生まないためのツールとして定着しつつある印象を受ける．こういう事実が，多くの人が「障害児の人生＝無意味，＝不幸」という考えに取り込まれていることを想定させる．

相模原障害者施設殺傷事件の26歳の容疑者も安楽死という用語を用いている．英国のTVタレントの場合も同様である．ターミナルな病気における苦痛状態で用いられる安楽死という用語を使い，苦痛への配慮（善意？）を匂わせることによって，自らの行動の妥当性を担保しようとしている．

人も動物である．動物である限り，人も自己の生存とDNAの次世代への伝播（種の保存）を本質とする存在である．しかし動物でありながら，動物に尽きず，動物を超えて人間としての固有の存在を望んだ種である．利他性はその一つであり，福祉や医療を発展させてきたのは，人の人になるため，人であり続けるための証しといえなくもない．

しかし希望は常に存在する．中絶を選ばなかった1割の親がいる．「障害を持つ人の生は無意味であり」「不幸である」という偏見を持たなかった一群の人々である．人になること，人であり続けること，そういうはたらきに促された人々といってよい．そういう人の存在がホモサピエンスとして20万年歩み続けてやっと今，1割に達している．その速度が速いか遅いかはわからないが，その1割の中に人が人になっていく過程としての希望が感じられはしないか．

16世紀にハンセン病患者や孤児を手厚く看護したイエズス会士ルイス・デ・アルメイダ以降，日本で初めて持続的福祉活動を展開した明治期に新旧両キリスト教の宣教師，それを継承した石井筆子，糸賀一雄たち，この人たちを支えた精神，価値観は，ほんの1割ではあるが，中絶を選ばなかった日本の親たちに受け継がれていることは間違いない．

文献

1) 読売新聞記事. 1972年9月2日朝刊

2) フランクル VE（霜山徳爾訳）：夜と霧. みすず書房，1985

3) 高杉晋吾：公判記録七三一細菌戦部隊 復刻版. 不二出版，1993

4) ウェルサム I（広瀬隆監訳）：マンハッタン計画―プルトニウム人体実験. 小学館，1994

5) 高野聡子，他：川田貞治郎の「心練」の実態に関する研究. 戦前の実践事例の検討を通して，心身障害学研究. 28：165-174，2004

6) ヘック AO（岩田勝次，他訳）：特異児童の教育. 河内文庫，pp110-111，1950

7) 糸賀一雄：糸賀一雄著作集 II 精神薄弱児と社会. 日本放送出版協会，p16，1982

8) プラトン（藤沢令夫訳）：国家. 岩波書店，1979

9) アリストテレス（山本光雄訳）：政治学. アリストテレス全集15. 岩波書店，p320，1969

10) 荒井 献：聖書のなかの差別と共生. 岩波書店，pp1-14，1999

11) 山内逸郎：新生児. 岩波書店，p130，1986

12) 石部元雄，他（編）：心身障害辞典. 福村出版，p266，1981

13) 中田祝夫訳・校注：日本霊異記. 完訳日本の古典第8巻. 小学館，pp137-138，1986

14) 久保田競：新皮質における感覚統合と運動発現. 日本感覚統合障害研究会編 感覚統合研究第1集. 協同医書出版社，p77，1984

15) 氏家幹人：江戸の少年. 平凡社，pp128-138，1994

16) 立川昭二：病いと人間の文化史. 新潮選書，pp73-88，1984

17) ウェーバー M（大塚久雄訳）：プロテスタンティズムの倫理と資本主義の精神. 岩波書店，1988

18) 再掲15），pp75-96

19) ニーチェ FW（信太正三訳）：善悪の彼岸 道徳の系譜. 筑摩書房，pp397-402，1993

20) 古屋哲夫：紀元節問題と「期待される人間像」. 歴史学研究. No.299，1965

21) コンディヤック EB（古茂田宏訳）：人間認識起源論 上・下. 岩波書店，1994

22) 加藤正明，他（編）：新版 精神医学事典. 弘文堂，p583，1993

23) イタール JM，他（大井清吉，他訳）：イタール・セガン教育論. 明治図書出版，1983

24) バウワー TGR（鯨岡峻訳）：ヒューマン・ディベロプメント. ミネルヴァ書房，p17，1985

25) アリエス P（杉山光信，他訳）：〈子供〉の誕生―アンシャン・レジーム期の子供と家族生活. みすず書房，p35，1992

26) ロック J（押村襄訳）：教育に関する考察. 玉川大学出版部，1976

27) ルソー JJ（樋口謹一訳）：エミール 上・中・下. 白水社，1986

28) 内村鑑三：流竄録. 内村鑑三信仰著作全集2. 教文館，pp193-210，1979

29) 精神薄弱問題史研究会（編）：人物でつづる障害者教育史（日本編）. 日本文化科学社，p13，1988

30) 再掲23），p253

31) 精神薄弱問題史研究会（編）：人物でつづる障害者教育史（世界編）. 日本文化科学社，p113，1988

32) 再掲23），p16

33) 東 洋：なぜそんなものとったの？（巻頭言）. 発達教育 7：1998

34) 柏木隆法，他：大逆事件の周辺. 論創社，pp99-160，1980

35) 川田貞治郎：川田貞治郎教育的治療学全集 II. 文化出版局，pp324-332，1989

36) 全国肢体不自由養護学校長会：肢体不自由教育の発展. 日本肢体不自由児協会，1981

37) 山田火砂子，他：筆子その愛―世界で一番美しい涙の物語. ジャパンアート出版，2006

38) 秋元波留夫，他：忘れられた歴史はくり返す―障害のある人が戦場に行った時代. きょうされん，2006

39) 村上貴美子：占領期の福祉政策. 勁草書房，1987

40) 田中俊雄：障害児教育論. ミネルヴァ書房，1991

41) 糸賀一雄：糸賀一雄著作集 II. 日本放送出版協会，1982

42) 糸賀一雄：福祉の思想（NHK ブックス No.67）. NHK 出版，1968

43) 再掲39），p32

44) 日本肢体不自由児協会（編）：高木憲次―人と業績. 日本肢体不自由児協会，1967

45) 荘田智彦：同行者たち―絶望の福祉はこうしてつくられた「重症児施設」島田療育園の二十年. 千書房，1986

46) ヴォルフェンスベルガー（中園康夫，他訳）：ノーマリゼーション―社会福祉サービスの本質. 学苑社，1982

47) 週刊医学界新聞第2779号. 医学書院，2008年4月28日

48) Peloquin SM："Occupational therapy service：Individual and collective understandings of the founders Part 1". *Am J Occup Ther* 45：352-360，1991

49) Peloquin SM："Occupational therapy service：Individual and collective understandings of the founders Part 2". *Am J Occup Ther* 45：733-744，1991

50) Hopkins HL：An historical perspective on occupational therapy. Hopkins HL, et al：Willard and Spackman's Occupational Therapy 5th ed. Lippincott Williams & Wilkins, Philadelphia, p12, 1978

51) 再掲29），p133

52) 柏倉松蔵：医療体操に就いて. 日本学校衛生 9：50-63，1921

53) 伊藤文雄：筋感覚の科学. 名古屋大学出版会，1985

54) Licht S：The founding and founders of the American occupational therapy association *Am J Occup Ther* 21：269-277，1967

55) Hopkins HL, et al：Willard and Spackman's Occupational Therapy fifth edition. Lippincott Williams & Wilkins, Philadelphia, pp3-20, 1978

56) Magnus R：Some results of studies in the physiology of posture；Cameron prize lectures Part Ⅰ. *Lancet* **211**：531-535, 1926

57) Magnus R：Some results of studies in the physiology of posture；Cameron prize lectures Part Ⅱ. *Lancet* **211**：585-588, 1926

58) Schaltenbrand G：The development of human motility and motor disturbances. *Arch Neural Psychiatry* **20**：720-730, 1928

59) McGraw M：The neuromuscular maturation of the human infant. Hafner, New York, 1945

60) West WL：Professional responsibility in times of change. *Am J Occup Ther* **21**：230, 1968

61) Mosey AC：Three frames of reference for mental health. Thorofare, NJ：Charles B Slack, pp15-17, 1970

62) 再掲50），p20

63) 鷲田孝保，他：欧米における精神遅滞に対する作業療法の歴史的考察. OT ジャーナル **24**：392-396, 1990

64) 佐藤 剛：感覚統合理論の実践と発展 感覚統合研究 **1**：3-8, 1984

65) 秋元波留夫：日本作業療法協会 20 周年を祝して. 社団法人日本作業療法士協会 20 周年記念誌, p14, 1986

66) 辰巳三代子：源流 個人史の中の作業療法 関西における作業療法の発祥. OT ジャーナル **23**：538, 1989

67) 小川克正（編）：日本の福祉—写真・絵画集成 3 可能性を拓く. 日本図書センター, p84, 1999

68) 加賀谷一：結核作業療法とその時代—蘇る作業療法の原点. 協同医書出版, 2003

69) 鎌倉矩子：作業療法の世界. 三輪書店, p54, 2001

70) 厚生白書（昭和 37 年度版）

71) 矢谷令子：20 周年を迎えるにあたって. 社団法人日本作業療法士協会 20 周年記念誌, pp5-6, 1986

72) 五味重春：日本作業療法協会 20 周年に寄せる. 社団法人日本作業療法士協会 20 周年記念誌, p18, 1986

73) 杉原素子：小児領域作業療法の 30 年と今後. OT ジャーナル **30**：306, 1996

74) 日本精神神経学会：精神科「作業療法」を否定. 日精看ニュース 第 177 号, 1975

75) 荻島秀男：助言1. 日本作業療法士協会第 9 回学会誌シンポジウム「私の考える OT」1975, シリーズ作業療法の核を問う. 日本作業療法士協会 25 周年記念誌16, 1991

76) 山田貞夫：分科会まとめ 小児一般. 作業療法 **14**：189-190, 1980

77) 岩崎清隆：重症心身障害児施設における作業療法のアイデンティティー. 日本重症心身障害学会誌 **33**：197-198, 2008

78) 木全和巳, 他：児童養護施設でくらす「発達障害」の子どもたち—理解と支援への手掛かり. 福村出版, 2010

79) 鈴木文治：ホームレス障害者 彼らを路上に追いやるもの. 日本評論社, 2012

80) 山本譲司：獄窓記. 新潮社, 2008

81) 長崎新聞社累犯障害者問題取材班：居場所を探して—累犯障害者たち. 長崎新聞社, 2012

82) 田島良昭：罪を犯した障がい者の地域生活支援に関する研究. 平成 20 年度厚生労働科学研究障害保健福祉総合研究成果発表会報告書, 2009

83) 鶴見隆彦, 他：触法障害者支援の視点による発達障害へのアプローチ. OT ジャーナル **46**：249-254, 2012

84) 細渕富夫, 他：重症心身障害児の療育史研究（3）—"おばこ天使"の集団就職 その2. 埼玉大学紀要 教育学部 **60**：29-43, 2011

85) 本田哲郎：小さくされた者の側に立つ神. 新世社, 1990

86) 吉田久一, 他（編）：昭和社会事業史への証言. ドメス出版, p59, 1982

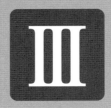

作業療法というアプローチ

- Ⅲ-A 発達―いる場所に，人に適応する過程
- Ⅲ-B 不適応への二つのアプローチ
- Ⅲ-C 作業療法の目的
- Ⅲ-D 治療手段としての作業―方法論としての作業療法の独自性
- Ⅲ-E 作業療法の対象となる疾患
- Ⅲ-F チームワークによる子どもの支援

Ⅲ-A

発達―いる場所に，人に適応する過程

　人は誰でもこの世に生を受けた限りは，他の生命体と同様その寿命がくるまで生きなければならないのが定めである，と筆者は考えている．そうであれば，誰しもその生きている時間を，おかしく，面白くとまではいかないまでも，心身の苦痛がなく，穏やかで，平和な気持ちで，さらにいえば楽しく過ごしたいと思うのはそれほど贅沢なことでもあるまい．人は，生まれる場所も，生まれる時代も，ともに過ごす家族も自分で選んで生まれてくるわけではない．現実のすべてが偶然の結果である．人生とはその偶然の中で，特定の長さの時間を，この地球のどこかで，誰かと一緒に過ごしていくことに他ならない．

　したがって穏やかで平和な気持ちというのは，どこかの社会に属し，周りの人の期待に応えることができ，同時に自己の願望や思いも叶えられている状態から生まれるといってもい

い．この自己の思いが満たされ，周りの期待にも応えられるということを別のことばで言えば「適応」になる．適応は一番小さい社会，すなわち家庭から始まる．家庭には父がおり，母がおり，場合によっては，兄弟，姉妹，祖父母がいる．家族のそれぞれが「穏やかで，楽しく，平和な気持ち」で過ごしていくためには，そこに自ずとお互いに対する何らかの期待，規律，自己抑制が生まれる．障害があるとはいえ，奇声をあげ，ものを壊し，所かまわず放尿したりなどしていれば，皆の「穏やかで，楽しく，平和な気持ち」は壊される．そういう皆の期待に応えられるようになって初めて，家庭よりさらに大きく，期待も高い社会，例えば保育園や幼稚園が本人に拓かれるようになる．そこでは仲間とうまくやっていくこと，仲間に自分の思いを伝えつつ，仲間の期待も受け入れるすべを覚える必要がある．しかし家族以外の集団への適応は，家庭への適応で身につけた技能の上にしか築かれない．このようにして，ある社会で学習した生活技能がさらに次の社会で生かされ，さらに洗練されることで，学校，職場と次々に高次の社会が本人に拓かれていく．まず本人が置かれた場所で，人に適応することから始め，拡大していく社会の期待にも応えて，行く場所，出会う人に適応していくプロセスを発達という．

Ⅲ-B
不適応への二つの
アプローチ

「不適応」は「適応」の反対である．自己の思いを伝えられず，人の期待にも応えられず，いずれの段階の社会においても「穏やかで，楽しく，平和な気持ち」でいられることが阻まれる状態である．その不適応には二つの場合が考えられる．一つは個人のニーズを社会（周り）が提供しないときであり，もう一つは個人が社会の要求を満たせないでいるときである．学校や就職などの場合は，そこが気に入らなければ辞めて他を当たればいい．しかしそのような選択ができる場面は実際にはごくわずかで，子どもにひらかれている社会は，ほとんどの場合それほどの選択の余地を残さない．家族も自分で選べるわけではないし，住む場所も，通う保育園も国籍もしかりである．われわれが住んでいる社会は自由・平等の民主国家である．それでもこの世の中は偶然が支配する社会である．基本的には，その偶然を受け入れながらわれわれは自由でいられるのである．

このような場での不適応状態を解消するために，社会が個人の求めに見合うよう，社会の個人に対する期待のハードルをどんどん下げていくか，個人が社会の期待に合わせるべく能力をどんどん獲得していくしかない．しかし残念ながら，この二つにも自ずと限界がある．社会の個人への期待そのものがすでにある程度，多種多様な人の願望の平均値になっており，何らかの妥協を経たものなので，際限なくそのハードルの降下を期待することはできない．

小学校の校門の前に交通量の多い道路があったとする．学童の安全には通学時に一時的に車の通行を制限するのが，一番手っ取り早い方法かもしれない．しかしそれが通勤のための幹線道路だったりすると車の通行制限案はとたんに望み薄になる．このようなことは家庭でも起こり得る．これは児童相談所の人から聞いた話だが，その所管区に自分の排泄物を所かまわずなすりつける癖のある知的障害の子どもがいたそうである．家庭はその子だけの住まいではない．そこに住むすべての家族のメンバーにとって，そこが安全で快適な環境でなければ家庭の平安は成立し得ない．皆が臭い，臭いと思いながら，その気持ちを抑えて日々を暮らすことなどできないからである．結局その子どもは，その後施設に入ることになったそうである．社会からの譲歩には常に限界があり，肉親からといえども，無限の譲歩を引き出すことはできないのである．

また一方，不適応を能力の獲得によってのみ解決しようとする方法も，いつもうまくいくとは限らない．すべての人において，本人の努力によって能力が獲得され学習が進展するわけではない．障害がある子どもの場合がそうである．いくら努力しても，理想的な教育・指導を受けてさえも，彼らの学習にも自ずと限界があることを認めなければいけない．これらの二つの限界を考えると個々人の「不適応」が軽減されるためには，社会からと，個人からとの両方からの接近が必要であることは明らかである．社会が悪いと声を張り上げても，また障害がある子どもにいくら頑張らせても，そこに自ずと限界があるばかりでなく，どちらか一方にだけ解決を迫るやり方は不適応を一向に改善しないばかりか，両者にとっても望ましい結果をもたらすものとは思われない．障害児の社会への適応には，原理的に両者がともに接近する必要性が存在するのである（**図Ⅲ-B-1**）．

障害児をレストランに連れていったとしよう．子どもが，頼んだ料理が出てくるのが待てずに騒ぎ出してしまうと店や周りのお客のひんしゅくを買うことになる．これをその親が「うちの子どもは障害があるので，周りの人は我慢してもらいたい」というならば，周りとの関係はますます気まずくなるはずである．一方，店

Ⅲ．作業療法というアプローチ

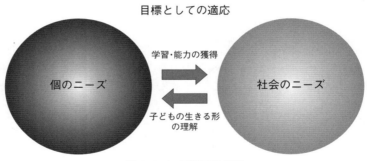

図Ⅲ-B-1　不適応の構図

が「完全にマナーが守れるまでは連れてこないでください」というならば，それは「来ないでくれ」と同義なので，障害児とその家族にとってはこのレストランはこの上なく冷たいものとなる．この不適応の解消を個人と社会の両方から考えると，親やセラピストは周りに不快な印象を与えないような食事技能を子どもに身につけさせることに力を注ぐことであり，周りの人々にとっては障害児の能力の限界について温かい理解を示すことである．

　どちらの主張をどれだけ取り入れ，どれだけ妥協するかは，問題の性質，社会の成熟度，社会で多数を占める価値観（自由競争社会か，福祉国家か）に依存しているので，個々に検討するしかないであろう．小学校の前を通る道路の場合は，警察官や地域交通安全活動推進委員，父兄，教職員による登下校時の見守り活動の創設（社会の努力），学童に対する交通安全教育の強化（個人の努力・学習）の両者からのアプローチの割合は，2：8くらいなのかもしれない．排泄物をぬりたくる子どもの場合は，施設に行ったとしてもまったく同様の問題が想定されるので施設に入れることが問題の解決とはならない．保護者の意欲の問題なのか，教師，発達支援センターの職員など専門家といわれる人々の技量の問題なのか，その両方なのか，個々の場合でも違うであろうが，問題の性質上，便こねは明らかに誤学習なので，徹頭徹尾，子どもの努力・学習を推進する必要がある．この場合は，9：1あるいは10：0くらいの関係かもしれない．レストランの場合は，子どもの学習能力にもよるが8：2か，7：3くらいの割合で個人からのアプローチを推進しなければ，身近な社会での行動範囲は広がってはいかないであろう．

　前者からの，社会から個人への組織的なアプローチの内容は，第Ⅴ章の「発達障害児の子育て支援の法的・制度的環境」のところでつぶさにみるつもりである．この構図における作業療法士の役割とは，他職種とともに父兄と協力しながら子どもが所属する社会（家庭から職場まで）から期待されたり，求められたりしている能力の獲得（学習）を促進することに他ならない．

Ⅲ-C

作業療法の目的

　従来,医学における治療とは主にけがや病気,心身の異常を元の健康で正常な状態に近づけ,戻すことを目的とした処置を意味していた.しかし元の状態に戻すことができなくても,病気がもたらす生活上,適応上の困難を解消することによって,人として豊かな生活を送ることができると考えるのが,不可逆な状態である後遺症に対する作業療法の見方である.このように作業療法における治療とは,疾患の治癒を目的とするものに限らず,社会的不利益の改善につながるすべてのはたらきかけを含むものである.

　生活の質を問う視点を内に持つ点で,作業療法学は医学の中にあって従来の治療医学と同一視され得ない独自性を持つものである*1.しかし作業療法も,人の持つあらゆる側面にアプローチするわけではない.欧米のターミナル・ケアの臨床に携わる作業療法士らは,作業療法がスピリチュアルなレベルの問題*2に対して効果があったと報告しているが1),それは必ずしも彼らがクライアントの生の意味や目的を作業療法の治療目標にしていることを意味するものではない.作業療法は,あくまで低下した活動(精神活動を含む)を改善したり低下していく状態に対して現状を維持したりすることにその目標を置く.生の意味や目的には達成基準がな

い.意図的なはたらきである治療は,判定できないことを目標とすることができないのである.優れた作業療法の解説書を書いた鎌倉2)は端的に作業療法の目的を「より良い状態にする」と表現している.作業療法の目的は,人を幸福にすることだという意見があることも承知している.結果的に「より良い状態になった」ことで,当事者が生きがいや生の充実感,幸福感を感じることはあり得る.しかし幸福を感じるかどうかは本質的に当事者の問題であって,治療の目標ではないと筆者も思っている.

　作業療法士は,宗教家のように人の生の意味や目的に直接はたらきかけ,教え導くようなことはしない.作業療法士の仕事とは,生の質の模索をあくまで本人や家族の課題として残しつつ,その獲得を困難にしている生活上の阻害因子を極力排除することにあるといえる.日常生活においてであれ,社会生活を遂行するうえであれ,あるいは生命を維持するうえであれ,〈何かがうまくできないこと〉がその人の生活の質を著しく低下させるようなことがあれば,作業療法はそれに対しては直接的にはたらきかけていく.クライアントの活動,認知や感情にはたらきかけることで,クライアントが生の意味や目的を見出す基盤を整えるはたらきかけをしているといってもいいのかもしれない.

　この心身の主体的な活動を〈作業〉と呼び,それがうまくいかないことが〈作業の障害〉である.日本語の「作業」も英語のoccupationも通常,仕事や職業を意味しても遊びや生活技能までを意味しないが*3,作業療法では,作業の概念はそれら主体的で目的を持った活動のすべ

---

*1　最近では,医学界の中で治療医学だけではなく,医療学の確立の必要性を訴える論調も強まってきている.

*2　Canadian Occupational Performance Measure(COPM, 1997年)では,人の各作業活動を身体的,精神的,社会的側面から分析することができるが,スピリチュアルという側面はそれら三つの側面をさらに支え,統合する基本的層として存在しているという.スピリチュアルとは生の意味や価値を問う人間の側面や次元といってもいい.調理活動を例にとると,調理動作の「握る」「引く」「押す」は,それだけでは単なる動作〈身体的〉にすぎないが,それを道具の操作の中で一定の手順で行うことにより〈精神的〉な活動になる.これを家族のために行い〈社会的〉,そういう役割を果たすことに誇りと生きがいを実感するならば〈スピリチュアル〉,この生きがいは「身体,精神,社会レベルでの個々の行為を意味づけることにならないか」というのである.同じくアメリカでもOccupational Therapy Practice Framework(AOTA, 2001年)でスピリチュアリティを認めているが,そこでは少しトーンダウンして,作業活動が影響を受ける背景となる文脈の一つとしてのみ理解されている.

Ⅲ. 作業療法というアプローチ

てをあらわす概念として使われている[*4]. もと
より，人が行う心・身の諸活動は，いろいろな
機能的要素を持つ複合産物である．それゆえ作
業療法では運動機能であれ，認知機能であれ，

その中の単一な要素だけに焦点を当てるという
ことはない．あくまで〈何かがうまくできない
こと〉，そのことを全体的，直接的に扱うのであ
る．

[*3] Occupation の語源は，ラテン語の Ob＋Capio にあり「何かを獲得する」ことを意味する．獲得するために人を忙
しくさせるという意味から職業を意味するようになった.

[*4] 作業療法という用語になる前に，職能療法（田村春雄），再建療法（Reconstruction Therapy）〔バートン（Burton
G）〕，移導療法（呉秀三），作業治療（加藤普佐次郎），Work-cure〔ホール（Hall H）〕，Ergotherapy〔リード（Reed
E）〕などの用語もあった．しかし〈再建〉が発達障害を含まず，〈職能〉が遊びや日常生活動作を含まないことを
思うと，より幅の広い〈作業〉という用語が採用されたことはむしろ幸いであった.

Ⅲ-D 治療手段としての作業―方法論としての作業療法の独自性

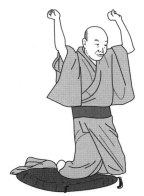

図Ⅲ-D-1 桂枝雀師匠の高座（片足を座布団にかけて熱演している）
作業療法は何をしてもかまわないが，作業を離れると作業療法ではなくなる．

作業療法士が行うすべてのことが作業療法であるわけではなく，治療手段として作業を使うので作業療法と呼ばれる．先人たちの作業療法の定義はいずれも作業療法が〈作業の障害〉を対象とし，その治療手段として〈作業〉を用いることを明示している[*5]．関西落語界きっての勉強家だった故桂枝雀氏にも，かつて売れない時期があったという．彼によると悩み抜いた末，登場人物になりきり，できるだけその感情を出そうとしたらあの派手な身振り手振りになったそうである．しかし彼の中ではその大きなアクションにも，とりあえずどちらかの足一本は座布団につけておくという基本が守られているそうである．それを崩せば芝居にはなっても，落語にはならなくなってしまうからだそうだ[3]．作業療法にとって，ちょうどこの座布団に相当するもの，何をしてもかまわないがそれを離れると作業療法ではなくなるもの，それが〈作業〉といえる．作業療法とは文字通り〈作業〉にこだわり，〈作業〉を使って〈作業の障害〉を改善しようとするはたらきかけといえる（図Ⅲ-D-1）．

人の主体的な心身の活動は多様であり，治療手段としての〈作業〉も手工芸など特定なものに限定されるべきではない．改めて〈作業〉とは何かと問われても，通常は定義の必要性など感じられないほど自明なものなのでかえって戸惑う．ここではとりあえず作業とは「手順や目的を持った動作あるいは知的な活動」あるいは「何かをすること」ということにしておく．

「寝返り」「歩行」「起居」など純粋に要素としての運動は，訓練場面で人為的に作られた動作であり日常的な場面でみられるものではない．通常，われわれが，観察する多くの動作・活動は，実はすべて〈作業〉といってもいいほどである．

[*5] 「理学療法士及び作業療法士法」の定義（1965年）では，その目的が応用的動作能力または社会的適応能力の回復となっており，その手段は手芸，工作その他の作業となっている．「世界作業療法連盟」の定義（1984年）では，その目的は生活に最大限に参加することを援助することであり，その手段は種々の作業活動となっている．「日本作業療法士協会」の定義（1985年）では，その目的は主体的な生活の獲得であり，その手段が作業活動となっている．その後も，作業の新しい定義づけの改定作業が継続され，2018年5月に以下のような定義が定時社員総会にて承認されている．
　作業療法は，人々の健康と幸福を促進するために，医療，保健，福祉，教育，職業などの領域で行われる，作業に焦点を当てた治療，指導，援助である．作業とは，対象となる人々にとって目的や価値を持つ生活行為を指す．

例えば「歩行」を例にとれば，訓練場面での平行棒につかまって歩く「歩行」は，訓練のために考え出された動作であるが，日常場面でわれわれが見る歩行は〈散歩〉であり，何かを〈取りに行く〉移動であり，〈人に会いに行ったり〉〈ものを運ぶ〉ことであったりする．そこに知的・情緒的要素が介在しない動作はかえって稀なくらいである．実際に観察する動作は，複雑か単純かという違いはあっても，その大部分がもともと複合的な機能を背景に持つ〈作業〉として存在している活動である．であるから，作業療法といっても日常生活の中にある，その動作・活動を単に治療的な目的のもとに使用すればいいのである．しかしその作業の使い方にはちょっとした工夫がいる．その活動ができなかったり，あるいはその質が低下してしまったりしている活動を，活動を使って改善しようとするのであるから，その手段としての活動は当然通常のものよりその人にとって簡単にする必要がある．しかし作業療法ではあくまでそれを〈作業〉にしておく必要がある．

例えば歩行が目標であれば，「何かを運ぶ」課題にすると，動作に目的が出てくるので〈作業〉の装いになる．その際，運ぶものが保持できなければかばんを袈裟懸けにかけてもよい．補助が必要であれば補助をし，必要な部分は適宜援助してやってもよい．なるべく誰かに届けに行くというように人的環境の中でそれが展開されるとなお良い．歩行に平行棒が必要であれば，その中での「何かを運ぶ」課題にしてもよい．おとなであればなるべくリアルな実生活に近い設定で，子どもであれば楽しみの要素が満載になるように工夫するとよい．

〈できないこと〉を何回も繰り返しても〈できる〉ようにはならないし，場合によっては難しいものの繰り返しは動機を低下させる恐れがある．したがって同種の作業であっても，それを簡素化するなど特別の工夫が必要になる．あるいはその作業の基盤となっているような要素的機能を整備しなければいけない場合もある．そういう場合は基盤の整備が焦点になるが，そう

であっても，それを作業の形で提供するのが作業療法なのである．活動をどう工夫するかが作業療法のミソであるが，詳しくは「実践編」の治療のところで再度触れる．

子どもにとって〈遊び〉は，自発的に，主体的にできる活動である．それゆえ発達障害領域においては，〈遊び〉が有力な治療手段になることが多い．遊べない子どもにとっては遊ぶこと自体が目的にもなるし，子どもの低下している特定の要素的な機能を〈遊ぶ〉行為によって改善しようとすることもあるし，さらに特定の動作や状態を引き出すために動機として使う場合もある．遊びの使われ方はさまざまである．「遊び」については第Ⅷ章「発達障害の作業療法の基礎となる手段—遊び」で詳しく触れるつもりであるが，遊びとはもともと定形を持たないものであり，何をしても遊びになる半面，そこに楽しみを求める主体的なはたらきかけがないと，どんなおもちゃを使っても遊びにはならない．「何が遊びになり遊びにならないか」は具体的な遊びの形式にあるのではなく，子どもの楽しみを感じる感じ方に依存する．また遊びが治療手段であるためには，治療の目的がその遊びによってどう実現されるのかが作業療法士に自覚され，自覚されたうえで遊びとして成立させる必要がある．

ものの製作，創作，道具の操作や生活技能の学習（食事，排泄，衣服の着脱，整容）は〈遊

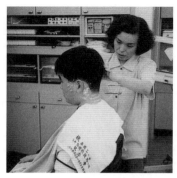

図Ⅲ-D-2　散髪
散髪をしている間は，子どもは手を頭や耳に持っていかず，じっとしていることが求められる．

Ⅲ-D　治療手段としての作業──方法論としての作業療法の独自性

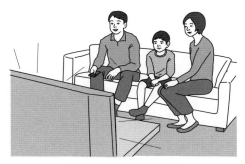

図Ⅲ-D-3　テレビ観覧
テレビで自分の好きな番組があっても，人が見ている番組を見ていられる．

び〉とはいえないが，そこにも遊びとは異なる〈面白味〉が存在している．通常は，その活動が完成あるいは完遂されること自体が報酬になっているので，それを活動の遂行の動機として使えばよい．ビデオを見る，音楽を鑑賞するなど受容感覚遊びの場合は，感覚は活発に使われるが手足の動作はむしろ抑制されるので，動作の少ない，あるいは動作の欠如した活動といえるかもしれない．さらに進んで動作を意図的に抑制することが求められる活動もある．子どもに「散髪をさせる」（**図Ⅲ-D-2**），「耳かきをさせる」などはそのいい例である．これをしてもらっている間は，子どもは手を頭や耳に持っていかずじっとしていることが求められる．「人前で奇声をあげない」こと，「テレビで自分の好きな番組があっても人が見ている番組を見ていられる」こと（**図Ⅲ-D-3**），これらは動作を伴わないが，自己抑制という精神的機能をくぐっているのでれっきとした作業といえる．

Ⅲ-E
作業療法の対象となる疾患

Ⅲ-E-a
治療の対象となる疾患とその社会的認知

　発達障害者支援法（2004年）以来，通常，発達障害といわれる障害がある子どもたちも，教育の場や社会で適切な配慮を受けられるようになった．もちろん発達障害に含まれる疾患はそれ以前から知られていた．しかし社会が，それを特別な支援を必要とするものとして認識しなければ，十分な教育・福祉サービスの恩恵にあずかることはない．地域での発達障害の療育体制を整えるためには，疾患の社会的認知は必須である．

　生存がとりあえず優先されなければならない時代や社会では，適応上の障害があっても生存上の深刻な支障がない限り，治療の対象にされるゆとりが社会には乏しい．しかしそういう時代や社会では，その子たちができる仕事や役割があったり，親類や近隣がそれなりに面倒をみる習慣があったりして，社会にその子どもたちの居場所がそれなりにあるものではある．しかしもちろんそのような段階では，そのような子どもたちの生に苦痛が絶えない．

　人々が生活の質を問い，社会が障害者との共生社会の実現を目指し，障害がある子どもの育ちの過程と目標を，在宅療育と社会への適応に標準を合わせるようにならないと，社会適応に問題がある子どもたちも治療の対象として浮かび上がってこない．そういう意味では経済的に豊かになったおかげで，日本は生存上の問題だけではなく，適応に問題がある子どもたちにも治療的なはたらきかけを行う余裕を持つようになったともいえる．

Ⅲ-E-b
多様化する疾患と限られた職場

　発達障害がある子どもの処遇の歴史で概観したように，基本的に作業療法士がこれまで治療の対象としてきた疾患は，その始まりの1970年代から，脳性まひ児を中心にした運動障害が主訴となるような疾患であった．1980年代に入って，それに重症心身障害児が加わるようになる．このように作業療法士が治療してきた疾患はその入職している職場と密着している．そのような意味では，2015年版作業療法白書においても，作業療法士の6割近くが医療型施設に就業しているので[*6]，日本の発達障害領域の作業療法士の治療対象としては，脳性まひを中心とする中枢性運動障害が一番多いと思われる．
　しかし，かつて1970～90年代，その対象の9割近くが脳性まひであったことを考えると状況は変化しつつある．1970年代，政令都市で従来の肢体不自由児施設が心身障害児センター化すると同時に，各地の肢体不自由児施設，重症心身障害児施設が外来部門を併設するようになり，知的障害，広汎性発達障害など学習や行動の障害を主訴とする疾患を持つ子どもをみるようになっている．2005年の作業療法白書では疾患対象としては，脳性まひが最も多く2位との差も大きかったが，その5年後では知的障害，特異的な学習障害と広汎性発達障害がともに85％近く増加し，2005年の46名の約2倍を示している．近年，作業療法士の通所施設への就業が，入所施設への就業を上回ると同時に，福祉型の通所施設への就業が増えており，それにつれて疾患対象の幅も広がってきているといえる．

　作業療法士の増加とともに，この領域ではた

---

*6　児童発達支援センター（医療型）89人（12％），障害児入所施設（医療型）341人（46.2％）（2015年版作業療法白書）．

らく作業療法士の数も増えているが、全作業療法士に占める割合は逆に小さくなっており、2015年現在1%を切っている。児童福祉法関連施設全体でも740名0.98%の小集団である。作業療法士の数では、10万人に対する作業療法士数は25/10万人（2005年）でほぼアメリカに並び、40年を経てリハビリテーション途上国ではなくなったが、発達障害領域という領域に限ればその数はアメリカに遠く及ばない[*7]。知識・技術体系の蓄積、研究・開発、発展には、相対的パーセンテージではなく、ある程度の絶対数の確保は不可欠である。ある程度の数がいないと、組織に自己浄化、自己変革・脱皮が起こる機能が備わりにくい。1万とはいかなくても、最少でも4,000～5,000人くらいの従事者がほしいものである。

問題は、知的障害、広汎性発達障害、発達障害と作業療法士による支援のニーズが高まっており、発達障害領域を希望する学生も少なからずいるにもかかわらず、発達障害領域の職場は、すでに10年ほど前から新人の入職率が鈍化しており、職員の新陳代謝も乏しい職域である点にある[*8]。作業療法で初めて就職が困難になってきた職場領域といえる。数として多くはないが、最近は小児科を持つ一般病院、成人中枢神経疾患の専門病院なども発達障害児をみるようになり、成人をみていた作業療法士が発達障害児をみるようにもなっている。児童福祉法、障害者総合支援法によるさまざまな地域療育支援事業、自立支援事業などはそのサービスの実施に作業療法士の参加を期待している。

しかし第V章の「発達障害児の子育て支援の法的・制度的環境」で詳しく触れるが、市町村の児童発達支援センターの経営状態は日額制が敷かれて以来、軒並み厳しい状態にある。そういう状況では作業療法士の常勤雇用は望むべく

もない。何カ所か、地域療育を支援する事業などをかけ持ちすると生計を成り立たせることは可能であり、そのような働き方もこれから出てくるだろうと思われる。しかし非正規雇用状態に加えて、このような労働形態はベテランでないと務まらない。市町村の福祉サービス事業だけでは大きな職域の獲得になるとは思われない。職業団体としての質を高めるためには、ある程度の絶対数を確保する必要があり、そのためには新規に職域を広げなければいけないが、発達障害領域では職場がなかなか広がっていない。それが関係者の悩みである。

■ III-E-c
特別支援教育への作業療法士の参加状況と課題

そのような状況の中で、学校教育現場は作業療法士の職域拡大のきっかけになり得る大きな可能性をはらんでいる。特別支援教育の開始（2007年）で、学校に在籍する発達障害児らに対する個別支援は教育のみならず、福祉、医療などさまざまな観点からみる必要があることを関係者はすでに共有するようになっている。関係機関などの連携協力を推進する特別支援教育コーディネーターが各学校に置かれ、作業療法士も特別支援教育専門家チームの一員として、その専門性を発揮することが期待されている。医療職派遣事業、地域療育等支援事業など福祉サービスとともに、教育現場への作業療法士の派遣を求める依頼も増え、作業療法士が教育現場に関わる機会は確実に増えている[*9]。しかし学校教育現場への入職にも学校側、作業療法士側双方に課題があることも確かである[4]。学校側の問題としては作業療法士の地位の問題がある。特別支援学校に入職しているものの、現在

[*7] アメリカの場合は4割近くがスクールOT、つまり学校教育現場にいる。

[*8] 2005～2010年の5年間で肢体不自由関係施設では47名（9%）、重症心身障害児施設では61名（21%）が増えたにすぎない。

[*9] 2015年現在、特別支援学校の常勤就職者は99名いる（2015年版作業療法白書）。

就職しているもので特別支援教育支援員に類する待遇にあるものが少なくない．特別支援教育支援員とは，小中学校に在籍する発達障害を含む障害のある児童生徒の日常生活上の介助や学習活動上のサポートを行うもので，教員を補佐することがその主な役目である．特別支援教育制度により2007年からは作業療法士の資格のみで特別支援教育に関与する根拠が与えられ，神奈川県のように作業療法士の資格のみで自立活動特別免許を交付し，常勤の自立活動専任教諭として配置されることが可能になった[*10]．

特別支援教育に関わる作業療法士は増加の傾向を示すが，教員への指導・助言が現在のところ主で，児童・生徒に対して直接援助を行う環境に至っていないところが多い．この分野ですでに40年近い経験を持っている[5][*11]米国では，教員と他職種との仕事上の分担がきちんとできており，その分担を明確にしたうえで協業が行われている[*12]．

わが国においても，食事，姿勢の問題の他，神経学的視点からのさまざまな要素が含まれる書字活動などが，教師からの作業療法士への期待の中心であるが，教科学習に関する主訴も増えている．学校での中心的活動であり，教員にとって最も関心のあることが彼らの課題である教科学習である．作業療法士に対して教科学習の改善に資する助言の期待もある．いずれにしても教員と作業療法士の果たすべき守備範囲を明確にし，作業療法士も学校教育という枠組みの中で，子どもの行動を支援できる能力が求められることは間違いない．

作業療法士側の課題は訪問依頼があるにもかかわらず，それに対して主に常勤勤務地での仕事量のため十分に応えられないことである．さらに言えば，発達障害に対応できる作業療法士の人材不足がある．長年，脳性まひしかみてこなかった作業療法士にとっては無理からぬことであるが，この領域での知識と技量を高める必要がある．2010年，日本作業療法士協会もそのような技能レベルのアップを図って特別支援教育の分野に専門作業療法士の資格を作っている．教員からの高い関心の中，作業療法を代表するような有能な人材が求められているからである．教員の発達障害への研修の一つとして，「特別支援教育士」Special Educational Needs Specialist（略称 S. E. N. S：センス）があり，その育成は順調に進んでいる[*13]．作業療法は，この領域でも固有で有効な治療法を確立しエビデンスを残さなければ，教育の現場では作業療法士の介入抜きで，発達障害の教育がどんどん進んでいってしまう可能性がある．

■ Ⅲ-E-d
作業療法士へのその他の期待

作業療法士に対する新たな期待も生まれつつ

[*10] 一見歓迎すべき措置のようにもみえるが，問題の本質はもう少し違うところにあるのかもしれない．特別支援教育法において，特別な教育的配慮を必要とする学童の支援に医療・心理職の観点も必要であることを認めているにもかかわらず，教員以外は採らないという姿勢こそが問題と思われるからである．教員として採用されると，人事異動のとき普通校に回されかねないという危惧もある．

[*11] 米国では1975年に制定された法律（The Education for All Handicapped Children Act）によって，教員以外の職種からの特別支援を受ける権利を児童が持つことが保障され，学校に心理職，理学療法士，作業療法士らが入る根拠となった．しかしどの職種を入れるかは学校次第で，法律は作業療法士を採用すべしとはいっていない．

[*12] 米国での作業療法士養成課程の臨床実習は，身体障害領域，精神科領域で各8週間が必須であるが，スクール作業療法士を志すものは，これ以外にオプションとしてスクール作業療法士のいる学校で8週間の臨床実習が義務づけられる．作業療法では，遊び，ADL，仕事というような枠組みが一般的であるが，スクール作業療法士はADL一般を扱うのでなく，学校生活に関係する部分だけに限定している．あくまで学校生活の中でのADLであり遊びである．一般的には作業療法士は，食事，姿勢，目と手の協調，中枢神経学的な感覚，運動的な問題を背景として持っているような問題に携わる合意ができている．

[*13] 2017年4月1日現在の有資格者はS. E. N. S 4,430名，S. E. N. S-SV（特別支援教育士スーパーバイザー）380名の計4,810名で，学校心理士や臨床発達心理士とを合わせると，1万人を超す．

ある．例えば不登校児や被虐待児に対しての作業療法士の取り組みへの要望がある[6]．不登校が他者と自己に対する信頼の欠如に原因を持つものであれば，自我の発達の問題と捉えることができる．そうするとそのはたらきかけもカウンセリングに限らず，創作活動，レクリエーションなど言語を主要な媒介としないアプローチも当然考えられるし，むしろ身体活動を通したはたらきかけのほうが効果的な場合も出てくる．その意味では合目的的な活動を治療手段とする作業療法に，不登校児へのはたらきかけの期待が生まれていることは，むしろ自然なことともいえる．そして数は少ないが，不登校児に対する取り組みが作業療法士からも報告されている．これと同質の問題と考えられるいじめ，家庭内暴力，幼児虐待なども，本質的には小児領域の作業療法の延長線上の問題として考えられる．

このうち近年，特に累犯障害者[*14]の問題は社会の関心を集めている[*15]．どの国においても，貧困対策の中から障害者が区別され障害児福祉が発達してきた．いつの時代にも，どんな社会でも貧困はまた犯罪という悪を生みやすい．貧困ゆえの劣悪な養育環境，結果としての家族力低下，そこに障害の要素が加わると，貧困，障害，犯罪というような負の連鎖が形成されやすくなる[7]．田島ら[8]は，矯正施設に収容されている受刑者に知的障害者が多く，身元引受人や受け入れてくれる福祉施設がなく，また自力で再就職し生活の基盤を確保することが困難であるため再犯率も高く，刑務所が最後のセーフティネットとなっている現実を報告している．犯罪

に走る障害者は軽度の知的障害が多い．しかし軽度知的障害という名称は誤解を与えやすい．軽度だから支援が軽くすむという意味ではない．皮肉なことに能力が高いから違法行為も犯せるのである．ただし窃盗などが多く，高度な知的能力を要する罪科は犯せない．自分をよくみせることをしないので，自己に不利な質問にもけなげに答えてしまう．微罪であっても犯罪を重ねると収監されることが多い．山本譲司によると，男性はやくざの鉄砲玉，女性は売春などに利用される場合が多いという．国は2009年，出所後の受け入れ先を探す「地域生活定着支援センター」を全都道府県に設置させ事業を開始した．しかし受け入れの施設側の抵抗感が強く，受け入れ先の確保は一筋縄ではいかない[*16]ようである．

『作業療法ジャーナル』誌は，2012年，矯正施設に関わる作業療法士の座談会をもった[9]．これまで刑務所内でも社会復帰のための職業訓練が行われてきたが，単純な作業もできない知的障害，認知症がある受刑者の作業指導も刑務官，あるいは同じ受刑者の担当が行っていたという．これこそ作業療法士のおはこであり，出番としかいいようがない．

発達障害がある子どもたちは，現在のところ，早期治療，就学前療育，学校教育と学齢時期までは曲がりなりにも医療・福祉・教育的サービスが整ってきた．しかし学校までの保護的環境が過ぎると，特に福祉に結びついていない成人たちには厳しい現実が待っている．鈴木[10]はホームレスに知的障害者が少なくないことを指

[*14] 何度も犯罪を繰り返す障害者．

[*15] 公設秘書給与の詐取問題で「懲役一年六カ月」の実刑判決を受けた国会議員山本譲司氏は，刑務所内の寮内工場で認知症，知的障害，自閉症，精神障害など障害がある受刑者の介助を行うことになる．その体験を『獄窓記』（ポプラ社，2003年）にまとめ話題になる．

[*16] 2007年1月，大阪府八尾市でグループホームで生活しながら日中は授産施設に通っていた知的障害の男性が，通りがかりの3歳の男の子を歩道橋から道路に投げ落として重傷を負わせるという事件があった．男性は過去に子どもの誘拐事件を6件起こしており，実刑判決も受けていた．事件は，施設で作ったクッキーを販売している最中に起こったので，男の子の家族が施設を相手取り，男性の監督義務を怠ったとして損害賠償を求める訴えを起こした．施設側の監督が不十分であったと認められて損害賠償を命じられるとこれが前例となり，福祉施設が同様の事例を恐れていわゆる「累犯障害者」を受け入れなくなる恐れもある．施設だけの問題ではなく，累犯障害者の適応の問題，地域全体の問題としてシステム作りをする必要がある．

摘している．自活する力と人とうまく関わる力を備えていなければ，転職を繰り返しやがては犯罪，貧困に陥り，さらにはホームレスになるのはむしろ自然の成り行きかもしれない．

　発達障害の領域に携わる作業療法士は2,000人に満たない小集団である．しかし作業療法の知識と技術を待っている人は社会に少なくない．累犯障害者，ホームレスへの支援は作業療法士の職場としてまだ確立していないが，若い感性は新しい課題に果敢に挑む柔軟性を備えている．21世紀の中頃までには，働く職場の拡大とともにそういう領域ではたらく作業療法士も少なからずいることを期待したい．

■ Ⅲ-E-e
臨床的視点からの疾患分類

　現在，作業療法士が，発達障害の臨床現場で治療に当たっている代表的な疾患を問題の性質と援助内容に沿って分類し概観する．**表Ⅲ-E-1**は各グループの主要な評価領域・評価項目，その代表的疾患名であり，それらの子どもたちを支援できる職場などである．

① 生理的未熟群：覚醒リズムの未確立など，生理的な未熟性が主要な問題になっている子どもたち．時に生命維持機能に困難を持っている場合が多いが，障害が固定化されておらず構築的な悪循環はまだない．

② 生命維持援助群：呼吸，嚥下など生命維持機能が主要な問題になっている子どもたち．その中の多くが変形，拘縮など姿勢上の不可逆な問題を持っている．

③ 姿勢保持援助群：生命維持機能に大きな困難を持つわけではないが，全身性の脳性の運動障害があり，随意運動よりその基盤となる姿勢コントロールが養育上の目標となるような子どもたち．抗重力姿勢の保持や姿勢変換など基本動作の獲得に困難がある．

④ 随意性援助群：姿勢コントロール上の問題も持つが，あわせて移動能力やものの操作性などを目標とすることができるような子どもた

ち．

⑤ 運動性援助群：脳の傷害に起因する運動障害ではなく，その障害も通常，局所的な場合が多い．関節可動域の拡大，筋力や耐久性の増進など運動性の基盤整備が主要な問題になる子どもたち．

⑥ 代償動作援助群：障害が不可逆であったり進行性であったりして，装具や自助具の利用，代償動作の学習などを通して機能を維持・補足することが主要なはたらきかけになる子どもたち．

⑦ 反応低下群：生理的未熟群のようには筋緊張の異常は認められないが，はたらきかけに対して反応が乏しく活動性も乏しい子どもたち．

⑧ 反射的行動群：本能的な動作は可能だが瞬間的な動作が中心で，刺激に対して反射的に行動してしまう子どもたち．動作が自発的，目的的になっておらず，セルフコントロールも乏しい子どもたち．

⑨ 学習停滞群：課題をわかりやすくし繰り返し練習させることで，ものの操作やものの理解が望めるような子どもたち．

⑩ 関係性低下群：対人意識が著しく低下しており，そのことが家庭生活への適応を著しく困難にしているような子どもたち．

⑪ 社会適応低下群：ものの理解，操作，基本的な生活習慣などは身につけているが，社会的なスキルが低下していて，学校や職場での適応が困難な子どもたち．

⑫ 問題行動群：知的な程度はさまざまであるが，家庭生活や集団生活が著しく困難になるような問題行動があって，そのことがはたらきかけの中心となるような子どもたち．

⑬ 感覚統合不全群：単なる練習の問題ではなく，社会的スキルの低下，不器用さ，学業の不振などの背後に何らかの神経学的な問題があるような子どもたち．

⑭ 自我の危機群：原因はさまざまであるが，何らかの理由で自身と他者への信頼が築けていないような子どもたち．

Ⅲ-E 作業療法の対象となる疾患

表Ⅲ-E-1 作業療法士が支援する代表的な子どもたち

代表的疾患名	支援できる職場	主要な評価領域・評価項目
① 生理的未熟群		
・ハイリスク児 ・子宮内胎児発育遅延 　(intrauterine growth 　restriction；IUGR)	・新生児集中治療室 ・小児センター ・小児病院	・妊娠期間中，分娩時の状況などの情報（母子の病歴，分娩時間，在胎週数，生下時体重，アプガー指数）など ・筋緊張 ・緊張性反射活動 ・活動性，運動性のレベル ・覚醒と睡眠のサイクル ・口腔機能（哺乳動作） ・視覚刺激に対する反応性（追視など）
② 生命維持援助群		
・超重症児 ・ハイリスク児 ・筋ジストロフィー症，側索硬化症の末期	・重症心身障害児施設	・日常姿勢，姿勢のアライメント（非対称性，拘縮，側弯，脱臼，胸郭変形） ・筋緊張 ・関節可動域 ・口腔機能（嚥下，喀痰排出） ・感覚刺激への反応性 ・呼吸の状態 ・排便
③ 姿勢保持援助群		
・脳性まひ（乳幼児期）	・肢体不自由児・重症心身障害児施設，外来部門	・日常姿勢（姿勢保持具） ・筋緊張 ・姿勢反射（立ち直り，平衡反応） ・座位保持能力（援助部位，安定性） ・坐骨や足底での体重支持性 ・関節可動域（変形，拘縮） ・連合反応
④ 随意性援助群		
・脳性まひ（乳幼児期） ・脳炎後遺症	・肢体不自由児・重症心身障害児施設，外来部門	・関節の安定性と運動性 ・姿勢反応 ・選択的運動 ・両手の協調性 ・巧緻動作 ・認知機能 ・眼球運動のコントロール ・目と手の協調 ・連合反応・代償運動
⑤ 運動性援助群		
・分娩まひ ・二分脊椎 ・神経筋疾患 ・先天性多発性関節拘縮症 ・骨形成不全症 ・その他の骨性疾患	・肢体不自由児施設，通園施設	・筋緊張 ・関節可動域 ・筋力 ・耐久性 ・粗大運動・巧緻運動の発達 ・ADL能力 ・遊びの技能
⑥ 代償動作援助群		
・奇形 ・進行性筋ジストロフィー症 ・四肢切断	・肢体不自由児施設	・姿勢保持・変換能力（姿勢保持具） ・起居・移動能力 ・呼吸機能 ・上肢機能 ・関節可動域 ・筋力

Ⅲ．作業療法というアプローチ

（表Ⅲ-E-1　つづき）

代表的疾患名	支援できる職場	主要な評価領域・評価項目
		・ADL における作業分析（更衣，食事，整容） ・興味や関心 ・自我の発達状態 ・コミュニケーション技能
⑦ 反応低下群		
・重症心身障害児 ・重度精神発達遅滞	・重症心身障害児施設	・感覚刺激への反応性 ・姿勢保持能力 ・口腔機能 ・睡眠と覚醒のリズム ・不快反応
⑧ 反射的行動群		
・精神発達遅滞 ・自閉症	・特別支援学校 ・特別支援学級	・感覚刺激への反応性 ・活動レベル ・注意・集中（転導性，ものの気づき） ・感情表現 ・探索行動 ・定位反応（聴覚・視覚） ・人への反応性
⑨ 学習停滞群		
・精神発達遅滞 ・ダウン症	・特別支援学校 ・特別支援学級	・ADL 能力 ・コミュニケーション技能 ・上肢の協調性，巧緻性 ・目と手の協調 ・表象化能力 ・身体概念・運動企画 ・言語理解
⑩ 関係性低下群		
・自閉症 ・精神発達遅滞 ・レット症候群	・小中学普通学級 ・心身障害児総合センター外来	・ADL 能力 ・コミュニケーション技能 ・社会的スキル ・遊びの種類，質 ・活動レベル ・睡眠と覚醒のリズム ・感覚統合 ・ものに対する特異的行動（こだわり，儀式的行動）
⑪ 社会適応低下群		
・学習障害 ・自閉症高機能群 ・アスペルガー症候群	・小中学普通学級 ・心身障害児総合医療療育センター外来 ・小児発達支援センター	・注意力および集中力 ・活動性 ・両側の協調性，巧緻動作 ・運動企画 ・粗大運動のスムーズさ ・触覚の感受性および触知覚 ・揺れや回転に対する反応性 ・視知覚 ・聴知覚 ・学習技能（読み，書き，計算，記銘力） ・問題解決能力 ・自己知覚，イメージ ・コミュニケーション技能 ・セルフコントロール ・社会的スキル ・職務分析（職務能力，職務内容，職場環境）

Ⅲ-E　作業療法の対象となる疾患

（表Ⅲ-E-1　つづき）

代表的疾患名	支援できる職場	主要な評価領域・評価項目
⑫ 問題行動群		
・自閉症 ・精神発達遅滞 ・学習障害	・心身障害児総合医療療育センター外来 ・小児発達支援センター	・活動性 ・感覚刺激に対する反応性 ・触覚の感受性および触知覚 ・問題行動の性質 ・対人意識 ・刺激の好み ・ADL 能力 ・感情表現
⑬感覚統合不全群		
・学習障害 ・自閉症 ・精神発達遅滞	・小中学普通学級 ・心身障害児総合医療療育センター外来 ・小児発達支援センター	・注意力および集中力 ・活動性 ・両側の協調性 ・運動企画 ・巧緻運動 ・触覚の感受性および触知覚 ・揺れや回転に対する反応性 ・視知覚 ・聴知覚 ・自己知覚，イメージ ・コミュニケーション技能 ・セルフコントロール
⑭自我の危機群		
長期入院児 被虐待児	・病院小児科病棟 ・養護施設 ・情緒障害短期療育施設（児童心理治療施設）	・一般情報の中の生育歴および子どもの人的環境 ・学習技能（読み，書き，計算，記銘力） ・巧緻性 ・協調性 ・自己有能感 ・遊びの種類，興味

Ⅲ
-
E

作業療法の対象となる疾患

Ⅲ-F
チームワークによる子どもの支援

Ⅲ-F-a
チームワークの利点と必要性

児童福祉法，障害者総合支援法は「発達障害がある子どもや成人が身近な地域で，当たり前に自分らしく暮らすこと」を目標にしている．そのための福祉サービスには，医療職をはじめ，福祉，教育，行政職と多くの職種が関わる．発達障害がある子どもの支援に携わる医療職は，医師，看護師，保健師，理学療法士，作業療法士，言語聴覚療法士と多彩である．福祉，教育，行政職にも，臨床心理士，教師，保育士，指導員，ケースワーカー，心理カウンセラー，児童支援相談員とこれも複数の専門家がそろっている．このことは発達障害児に対するそれぞれのはたらきかけが高度化しているだけではなく，多方面からの取り組みが必要とされていることを反映するものである．

高度な技量が求められる支援に，一人であれもこれもというのは土台無理な話であるが，携わる範囲が決められていると，そこの部分を徹底すればいいので，それだけ問題に対する取り組みもきめ細かくなる．また同じ問題に対しても，固有な視点が多数存在すると問題を多方面から眺められるので，問題の解決の手がかりも容易に得られやすくなる．しかし細分化が進むと，それぞれの取り組みに不協和音が起きないように全体の調整も求める必要が出てきたり，サービスの提供に谷間が出てきたりする危険性も存在する．そこでそのような不備をカバーするための工夫が必要になってくる．まずサービスの提供に穴がないか点検する必要があるが，そのためにそれに関わる職種が何をするものか，関係者は正確に知っておく必要がある．そ

の職種固有の機能が存在するのは当然であるが，業務の上で他の職種と重なる部分もあるかもしれない．その両方をつぶさに知っておく必要がある．昔は医療過誤が起きると，誰に責任があるか犯人探しをして一件落着ということが多かったが，今はそのような過誤が起こると，組織の業務運営システムそのものが問題とされる．お互いが何をするかをよく心得ながら，それぞれの役目を誠実に果たすならば，一人でするよりもはるかに生産性が上がることは容易に想像できることである．

他職種の仕事内容を知ることは，その種の問題をその職種に委ねることである．他職種への敬意もその仕事を理解することから始まる．他職種の仕事内容を知り，自己の職種の業務を知ってもらうことにより自己の職種の責任を改めて自覚するとともに，他職種による自己の職種の理解にもつながる．したがって，相互の職種の理解が薄いと職種の多様性がチームの生産性にマイナスにはたらき，反対に理解が深まっているとチームとしての機能がより良く発揮されるようになる．

Ⅲ-F-b
医療，福祉チームのあり方

目的によって当然集団のあり方も決まってくる．**図Ⅲ-F-1**は，productivity（生産性）とpositivity（活性）を二つの指標とした，目的の違いによる四つの集団のあり方の図式である．「赤ちょうちん型」チームは，新橋のガード下あたりでよくみられる小集団や，幼稚園の若い主婦たちの「ママ友ランチ」でみられる小集団形態である．皆ご機嫌で盛り上がっているが，話題は会社での愚痴，不満，そこにいない上司の悪口がほとんどで，時に年配者の人生論風な社会批評が入ることもある．一見，和気あいあいにみえるが，自分の発言が告げ口される危険もあり不用意な発言は許されない．「ついていけない」と心密かに思っていても，それを口に出すわけにもいかない．仕事の効率を上げるよう

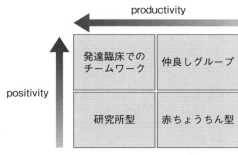

図Ⅲ-F-1　四つのチームの形

な話題に皆が盛り上がることもあるが，大抵はそこだけの話になって"酒の上の話"ということで終わってしまうことが多い．ストレスの発散には時に有効な集団のあり方ではあるが，生産性はなく完全には気を許せない部分もあるので，集団の活性という点でも不十分である．

「仲良しグループ」は気心が知れ合ったものだけが集まり好きなことをやっているので，集団の活性は十分である．しかし好きなことをするために集まってくるので，何かを生産しなければいけない仕事とは目的が異なる．むしろこの集団は，仕事から離れるという目的が集団形成の基盤となっているといってよい．

「研究所型」は，お互いに役割を決めてその枠内で切磋琢磨するので，生産性は極めて高い．しかし重なる部分の領域や全体の調和という点で不十分であるばかりでなく，それぞれのセクションが切磋琢磨のあまり，相互に干渉し合う危険も出てくる．概して興味が自己の責任範囲内のことにのみ限定されがちになる弱さがある．

発達障害の臨床場面で求められるチームのあり方は，このいずれでもなく，生産性，活性がいずれも高く保たれる必要がある．個々の子どもが「身近な社会で，自分らしく，生き生きと生きる」という目的があり，それに照らして，はたらきかけがどの程度効を奏したのか検証する必要がある（生産性）．一見，研究所型でもいいような気がするが，研究所型ではサービスの提供に漏れが出てくる恐れがある．

「発達障害がある子どもや成人が身近な地域で，当たり前に自分らしく暮らせる」という目的を実現するためには，各職種間の連携を重視したチームのあり方が検討される必要がある．地域保健での問題解決の方法として岩永[11]は〈目的達成型解決〉を提唱している．岩永によると，ある問題を各専門家が分析しその専門領域別にアプローチする〈問題分析型解決〉方法では，問題が多領域にわたっている場合，専門家同士の責任のなすりつけ合いになる場合が多いという．問題の指摘から始めるのではなく，むしろ「こうなってほしい」という目標を共同で設定することから出発すると，問題解決がスムーズにいくと述べている．発達障害がある子どもはニーズを自ら訴えない分，彼らのニーズは周りの人の判断の正しさと熱意に委ねるしかない．そういう意味では，この〈目的達成型解決〉という発想は，発達障害がある子どもの問題解決に向いている．

発達障害の臨床場面で求められるチームは人に希望を与える使命を持っている．活性化されたチームは，メンバーが生き生きとしており職員に笑顔がある．そのようなチームの雰囲気は当然，子どもとその家族の感情にも反映される．仲間同士に信頼と尊敬があるチームは，チャレンジ精神にも満ちてくる．

Ⅲ-F-c
固有の視点と共有すべきもの

複数の職種が仕事を共にすると，そこに職員間の人間関係が反映されるようになる．そのため仕事の領域を決め，仕事内容に摩擦が生じないような配慮が図られる．しかしチーム医療の本質とは，そのような職場における対人関係の維持に尽きるものではなく，チームとして機能を積極的に実現するものでなければならない．したがってチーム医療では，まずそれぞれの職種はその専門性を十分発揮し，少なくとも家族や職場の仲間に対して，それぞれのはたらきかけの内容を説明する義務を負う．チーム医療と

はそれぞれの守備範囲をひたすら維持するというようなものではなく，時にはお互いの領域に踏み込み，その主要な機能と役割についての議論を深めることがあってもよい.

　各自がてんでんばらばらな取り組みをしていると，職種が複数あることがかえって子どもの問題の解決を妨げることにもなりかねない．つまり職種間で，ある程度の問題の共通理解が存在しなければ，各職種からのはたらきかけが効率よく運ばない．アプローチにはそれぞれの職種の持ち味があるとしても，その機序の理解や基本的なアプローチの方向性に関しては，チームには統一した見解が必要である．例えば問題行動への対処の場合など，その対処の仕方が各人異なっていると，家族にも混乱を与えるだけでなく指導の効果も上がらない.

　子どもに対する期待や目標を協同で確認することによって，そこに協同の意志が出現し，目標の実現に責任を持とうとする意欲がチーム全体にみなぎってくる．実際個々人が有能であっても，こういう治療的取り組みを実現する意欲が組織全体にみなぎっていなければ，個々の能力も十分発揮されるものではない．療育の成果はひとえに活力ある療育組織を作れるかどうかにかかっているともいえる.

Ⅲ-F-d
職員のチームとしての意思決定過程における問題点

　自らによる〈意思決定〉が困難である発達障害児であるからこそ，子どもの権利やニーズが正当に代弁されなければならない．療育方針や目標などは，ケース会議などで議論され決定されることが多い．親だから子どものニーズを代弁しているとも限らないように，また多数決で決まった内容が常に正しいものとも限らない．ケース会議での議論が，職場での地位や人間関係によって歪められていないか，よく吟味する必要がある．ケース会議には常に集団力動性がはたらかざるを得ない．ケース会議が理念の主

張の場になったり，内容の妥当性の議論が「どちらがより子どものことを考えているか」というような問題にすり換えられてしまったりすることもある．理想がチームにみなぎっている組織では，子どものニーズに反することが自然に排除されるような自浄作用がはたらきやすいのに対して，理想が欠如した組織ではいかに民主的な方法が踏まれようとも，子どもの真のニーズは危機に面することになる．正当な意見が尊重されるシステム作りは，その組織の存亡に関わる問題といってもよい．意思決定に作用する因子がいくつかある．①法的責任，②他の職種に行使できる権力，③社会から受ける賞賛（名誉・地位），④報酬額（給与），⑤仕事量，⑥その職につくまでの苦労の度合いなどがそれである.

　法的責任がある人・職種には当然，その業務に対して責任が出てくるので，他の職員に対する権利が保障されなければならない．職位，職種にそれなりの権限が与えられていないと責任をとることはできない．どんな業務であれ，最終的に責任を負うのは管理者であるので，管理者が権限を持つのは当然であるが，例えば院長によってすべての業務が決められ，それぞれの職位で判断する権限が与えられていないと，職員は討議などしなくなり，管理者に直接直訴するようになる.

　看護師は，医療業務に関しては医師の指示に従う義務がある．理学療法士・作業療法士も自己の仕事の開始に医師の処方を必要とする．しかし管理上の業務に関してはそのような権限を持つとはいえない．権限がないところでは依頼となる．前述の③④⑥はインフォーマルな要因であるが，現実には社会的に地位が高いと認められている職種では，業務の範囲を超えてすべての領域で権限があるかのような錯覚に陥る危険がある．また臨床業務の本質ではない部分でも，研究，講演，執筆などに対しての社会的評価が存在するので，臨床業務へのコミットの持続のためには意図的に自己の本来の業務を自覚する必要がある．社会的賞賛や報酬が低い職種

に関しては，自己の仕事に関わる動機を自らの中に求める必要が出てくる．⑤は発達障害児の入居施設などでは，業務が起床，就寝時間帯，食事時間帯など特定の時間帯に集中する場合がある．このような場合には，本来の業務ではなくても職種間で相互に手伝い合う柔軟性がないと，業務が回らないばかりか特定の職種に被害感が生じる恐れがある．

■ Ⅲ-F-e
発達障害児の臨床におけるチームワークのあり方

医師は治療，看護師は健康生活の維持，臨床心理士は認知機能，言語聴覚士はコミュニケーション，理学療法士は運動機能，作業療法士は日常生活動作というように，子どもに対するはたらきかけは各自が得意とする領域で分担されることが多い．子どもの療育に対するキーパーソンが明確な場合は，そういう仕事の分担も必ずしも悪くはない．しかし施設入所など，集団で子どもの養育に責任を持つ組織では，基本的な問題の理解や目標はチームと家族に共有されながら，同時にその療育に責任を持つものが病棟の職員の中に存在しなければならない．

チームワークの具体的方法もいくつか考えられるが，ケース会議などデータを基にした話し合いもさることながら，実際に治療体験を共有することが最も有効と思われる．それぞれの取り組みを見学したり，参加したり，さらには協働でセラピーを行うなどの機会を持つことを提唱したい．作業療法士と他の療法士，作業療法士と指導員，作業療法士間のベテランと新人などいろいろなペアが考えられるが，いずれにしても治療現場の共有は双方向の学習と共通の認識を生む土壌であることは間違いない．

■ Ⅲ-F-f
チーム医療の中の作業療法士の役割

作業療法士は子どものすべての活動の障害をターゲットにしているので，"何でも屋"と呼ばれやすい．しかしこの"何でも屋"は各職種間の調整という点に関しては逆に有利な立場にあり，そのことはむしろ積極的に生かされるべきである．あえて領域を分担するのであれば，問題行動やその子どもの生活の質を最も阻害しているような問題に対して，作業療法士は積極的に取り組むとよい．

居住施設の中では，作業療法士は他職種の中でもとりわけ，子どもの生活に直接携わる職種とその連携を深める必要性がある．作業療法士が治療場面である程度見通しがついた問題に関しては，積極的に療育職員に受け継いでもらい，作業療法士が身を引くような場面があってもよい．しかしある指導の継続を病棟職員に依頼する場合，その指導の実施が病棟職員に可能な状態にまで下ごしらえしておく必要がある．作業療法士自身に実現されていないことが病棟で継続されるとは考えにくい．チームワークとは療育上の技術や知識のやりとりをすることであって，個々人が果たさなければならない問題を他人に依存することではない．

■ Ⅲ-F-g
チームワーク―気づきの学習

チームワークは，自己の研鑽，成長の機会を提供する．ものごとを決める段になるといろいろな意見が噴出することがある．多様な意見をまとめるには議論が不可欠である．チームワークには，3C（compromise, competition, co-operation）が必要といわれる．議論の中で意見の相違がある場合，見解の相違という結論は正確には結論ではなく議論の中止である．問題の性質によって見解の相違が出てくる場合も当然ある．しかし正誤，成熟の問題であったり，技

術の成熟，未熟の問題であったりする場合も，防衛的に見解の相違で片づけられてしまう場合も少なくない．チームに共通の理想がみなぎっている組織では，メンバーは自己の限界や未熟さに寛容なので，それらが知られることを恐れて汲々とすることがなくなる．その部門の長が，最も年齢が高く知識・技術的にも優れているとチームはまとまりやすい．職種には共有の価値観があるので，それが優れていると部下の尊敬が得られやすいからである．経験の浅い年齢層に対して人は寛容である．年齢に比して，知識と技術が増えていけば問題ないが，年齢の下のものが自分より優れてくると，人は穏やかでいられなくなる．人を妬む感情は醜いので当人は無意識のうちに合理化してしまうが，若い人の成長の邪魔をする場合もある．このような側面は，年をとるごとに年々難しくなってくると自戒すべきである．本音でセカンド・オピニオンを許容するには，それなりの職業人としての成熟は不可欠である．

人の顔色を見て突出しないことを小学校のときから学んできた現代っ子にとって，むしろ本音を出し合うということは難しい．チームには必ず自己と異なる価値観があるものである．そのような差異に揺さぶられつつ，自己と他者がともに成長するきっかけがそこにある．

文献

1) Rose A：Spirituality and palliative care：the attitudes of occupational therapists. *Brit J Occup Ther* **62**：307-312, 1999

2) 鎌倉矩子：作業療法の世界—作業療法を知りたい・考えたい人のために．三輪書店，2004

3) 野村雅一：ボディランゲージを読む—身ぶり空間の文化．平凡社，pp306-309，1994

4) 岩永竜一郎，他：OTが学校教育の現場でできること（座談会「OTのさらに一歩踏み込んだ特別支援教育への参画」第1部），三澤一登，他：OTが支える特別支援教育の未来（第2部）．作業療法ジャーナル　**46**：44-53，2012

5) Wendy Colman：The Evolution of occupational therapy in the public schools：the laws mandating practice. *Am J Occup Ther* **42**：701-705, 1988

6) 佐々木正美：「不登校」児にも支援を．作業療法ジャーナル　**28**：369-370，1994

7) 長崎新聞社累犯障害者問題取材班：居場所を探して—累犯障害者たち．長崎新聞社，2012

8) 田島良昭（主任研究者）：厚生労働科学研究 研究費補助金 障害保健福祉総合研究事業「虞犯・触法等の障害者の地域生活支援に関する研究」平成18年度総括・分担研究報告書，2007

9) 鶴見隆彦，他：触法障害者支援の視点による発達障害へのアプローチ（座談会）．作業療法ジャーナル　**46**：249-254，2012

10) 鈴木文治：ホームレス障害者—彼らを路上に追いやるもの．日本評論社，2012

11) 岩永俊博：共生と再生に向けた生活の支援学．作業療法　**14**：63-66，1995

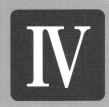

子育ての援助としての作業療法

- Ⅳ-A 養育するものとされるものにとっての子育ての意味
- Ⅳ-B 子育てが問われるとき
- Ⅳ-C 個別的なものとしての親子関係
- Ⅳ-D 親子関係を規定するもの
- Ⅳ-E 親と子の自立の過程
- Ⅳ-F 父性原理と母性原理
- Ⅳ-G 親による子どもの障害理解の過程
- Ⅳ-H 当事者の問題である親の初期の悩み
- Ⅳ-I 親の初期の悩みの内容
- Ⅳ-J 悩みの構造
- Ⅳ-K 社会の価値観に根を持つ不幸感
- Ⅳ-L 二つの障害受容論の限界
- Ⅳ-M 再起への契機
- Ⅳ-N 再起期における親の気づき
- Ⅳ-O 支援者としての作業療法士の役割
- Ⅳ-P 障害児のきょうだいに対する配慮の重要性

Ⅳ-A
養育するものとされるものにとっての子育ての意味

ヒトは自力で生存していくだけの力を持たないまま誕生するので，人間の出生は生理的に未熟な状態での誕生と呼ばれることがある（Portmann A, 1961年）[1]．その理由として，ヒトの進化の過程で前頭葉が発達し頭蓋が大きくなりすぎたためという生物学的な説明がある．ヒトにおいては，出産の際，生まれる子どもが産道を無事に通過できるようにさせるために，胎生40週前後で生まれる仕組みが必要になったらしいのである（Montagu A, 1977年）[2]．

ヒトの子どもは未熟なまま生まれるわけであるから世話するものにとっては手がかかるし，その自立までにそれなりの養育期間が必要となる．このような未成熟状態での誕生という，ヒトに固有な生まれ方にヒトの育ちの過程が持つ特徴がみえてくる．つまり未熟なまま生まれると外からの手がなければ生きていけない．それにもかかわらず，最初からそのような状態で生まれてくるのは，外からのはたらきかけそのものの中に，ヒトの子どもが育っていくための条件や秘訣が潜んでいるとしか思えないからである．ヒトの子どもが育っていくためには，どうやらこの世で生存する最初の瞬間から育てる親と対面し，相互にやりとりをする必要があるようである．それはひととして生きていくために必要な能力が，おそらくそのような形でしか培われないからなのだろうか．どうもヒトには，カンガルーのように育児嚢の中ではなく，外に出て親の顔を見ながら育つ必要性があるようである．生物としての生きる形が，誕生と育ちのあり方を決定しているといってもよい．

乳児は生まれながらにして，危険の回避や摂食をはじめとする生命維持に有利な反射機構を備えていることはよく知られている．こういう土台を基礎に，乳児は環境への適応能力を身につけ，環境を利用しながら生きていく力を充実させていく．たくましく生きる力はもともと乳児に内在しているのである．乳児はこの内在した力に突き動かされて，環境とそこにあるものを利用しながら，生きる力自体を豊かに柔軟にしていくのである．

しかしヒトは単独で生きていけない．自然であれ，社会であれ，共同でその環境に適応していかざるを得ない．それでひとは自立した後でも，終生人との関わりを持って生きていくしかない．そうなると環境へ適応する力の他に，ひとは他者と交わる力も同時に備えていく必要が出てくる．ひとの子どもは小さいときから直接生存には関係しない「遊び」に長い時間を費やすが，それはこの他者とうまくやっていく力を学習するために他ならない．ヒトの子どもが，親の外に出て育つということの意味はこの他者と交わる力を培うことに関係している．近年の乳児研究は乳児が生まれながらにして，この他者に関わっていく力を備えた存在であることを明らかにしているが[3][4][*1]，この生きていく力と他者に関わる力がともに育つこと，それがひとの養育に多大の苦労と長い時間がかかることの発生学的な理由といえる（**図Ⅳ-A-1**）．そのような意味を持つ子育ては，また育てる側にとっても，人間の固有の生を実感させる体験になるはずである．確かに子育ては養育者に多大の労苦を求めるものであるが，それは子どもが成長した結果だけではなく，多くのひとにとって世話する過程そのものが喜びをもたらす経験にもなっている．そこに楽しみがなければ，親はそ

---

*1　エンデ（Emde R）らは親の養育活動を促進する自発的微笑を新生児の中に確認し，コンドン（Condon WS）らは，乳児が生まれながらにして母親の語りかけに同調していることを明らかにしている．

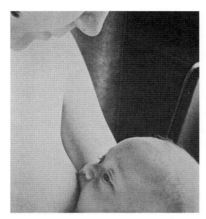

図Ⅳ-A-1　対面して育つ親子

れほど長い期間をこの活動のためにエネルギーを割くことが難しくなる．

養育者の子どもに対する愛情は，男・女のおとなの愛，子どもが親に求める愛とは少し異なり，見返りを求めない愛，相手を独占しない愛という側面を持っている．そういう意味では，ひとにとっての子育てとは，動物に共通する種族保存のための養育行動に尽きるものではなく，人間らしさの本質を体感させる経験の一つともいえる[5]*2．ひとには他者を利する利他行動があり，多くの宗教や思想はそれを人間の本来的なあり方ともいう．ひとはそのように他者を愛し，愛された経験を持つからこそ，ひとの犠牲的行為の価値を認め，自らの中にもその可能性を信じることができるようになるのである．育児には，愛されて育つ子どももさることながら，育てる養育者にとっても，それを通して自己を成長させるエネルギーが存在しているのである[6,7]*3．

---

*2　動物にも，敵に襲われたときに犠牲になって多くの仲間を逃がす利他行動がみられるという．イザード（Izard CE）は，このような行動が種の保存に有利であり，それを遺伝的素質の中に持った動物が種としての繁栄を遂げたという．しかし人間の場合の利他行動は，このような種の保存ということのためではなく，あくまで個としての他者が強く意識されている．

*3　新生児医療のスペシャリスト山内逸郎は〈育児〉は〈育自〉につながると述べている（『新生児』岩波書店, p124, 1986）．

IV-B
子育てが問われるとき

　親に子どもが小さい頃のことを聞いても，詳しく覚えていないことがよくある．別に子育てに淡白な親だからというわけではない．子どもの側に育つ力が満ちているときは，子育てに特別な知識や技術の必要性を感じないばかりか，子育てそのものがあまり意識されないからである[8]．しかしスポーツ，音楽，知育など何でもいいが，親が何らかの目的を設定して，一種のエリート教育を施したいと思うような場合には，親はやおら子育ての方法に並々ならぬ関心を示し始めるようになる．

　「3歳からでは遅すぎる」というキャッチフレーズのもとに，それを煽りたてるかのような早期からの知育産業が昨今流行っている．親の側にそういう気持ちが満ち満ちていると，そういう思いを満たすと銘打った商品は，よく売れる．そういう商売は，早期からの知育偏重が批判されると，今度はすかさず情緒や創造性の開発など，右脳機能の教育にその目標を鞍替えするという変わり身の早さをみせる．知育産業の

フットワークはなかなか軽い．いずれにしても「這えば立て，立てば歩め，の親ごころ」の親の期待を，あの手この手で標的にする小賢しい商売以外の何ものでもない．こういう風潮の背後に，子どもに対する期待が「他人より優れてほしい」と願うところにまで膨張した親のいびつな願望が見え隠れする．いずれにせよ，ひとは子どもに特別な関心を示すとき，その方法論に注目するようになる．

　養育者が子育てに何らかの困難や身体的・精神的苦痛を感じるときにもまた，子育てが強く意識されるようになる．しかし今度はそれに，心配・不安というネガティブな色彩が加わってくる．そのような気分が育児の方法論に対する問いをより深刻で切迫したものにする．夜泣きから，健康状態，発育の遅れまで，子どもの生育に関わる問題はさまざまである．問題が家庭内暴力，不登校，非行となると，専門家による何らかの援助が必要になるほど親の苦痛は深くなる．発達障害を持つ子どもの家族が抱える悩みも，本質的にはこれに区分けされる悩みといえる．わが国の自閉症児の医療の先駆けとなった故十亀史郎は，いみじくも「発達障害児を持つとき，親は親であることを最も鋭く問われる」と述べているが[9]，発達障害児の子育ては確かに子育てを根本的に考えさせる材料を多く含んでいる．

IV-C
個別的なものとしての親子関係

育児書をはじめとする子育てに関する書物は数多い.「不登校,こうしてわたしは危機を乗り越えた」というような体験談もある.しかし他人の体験談を自分の子育てに応用しようとしても,必ずしもうまくいくとは限らない.また教師やカウンセラーなど教育や子育ての専門家といわれるひとたちにも,自分の子育てについての悩みがないわけではないらしい[10].そうしてみると,そもそも正しい子育てというような,普遍的な方法が存在するのかという疑問すらわき起こってくる.

子育てがもともと特定の生育歴を持った親と特定の家族構成のもとで育てられる子どもとの相互作用的な経験であれば[11],確かに普遍的な子育て論など存在しないからである.子どもも親を選んで生まれてきたわけではないが,親も好みの子どもを産み分けることなどできないのである.親と子どもの組み合わせは偶然の出来事でしかない.この偶然の結果である親子の組み合わせが,一定期間生活を共にするうちに,親は子を,子は親を「偶然ではなく自分で選んだ」というような実感を持つようになることが時々ある.それが親子関係の成立なのだと野本はいう[12].そうであるならば,親子関係はあくまで特定の個と個の間で,個別的に進行していくもの以外のものではないことになる.子育てとは基本的に傍からああしろ,こうしろなどと指図される筋合いのものではない.そうなると子育てに関する問題の切り口も,個々の親が子どもと向かい合い,時にはぶつかり,時には共感し合いながら,見出していくしかないものである.

IV-D 親子関係を規定するもの

　個別に考えるとはいえ，何か指標となるようなものがなければ考えようがないこともまた事実である．図IV-D-1 は愛情（拒否的か，保護的か）と対人関係（支配的か，服従的か）を指標にして親の養育態度を分類したものである．サイモンズ[13]はこの組み合わせから，〈かまいすぎ型〉〈甘やかし型〉〈残忍型〉〈無視型〉の4種類の養育態度を設定し，宮城はそれに対応する子どものパーソナリティの特徴を加えている[14]．しかし〈過保護〉〈強要〉〈放任〉など親の個々の養育態度から，即親子の関係のあり方を短絡的に決めつけることは少々乱暴すぎる．親の気質や性格からその典型的な養育態度はある程度想像できても，〈過保護〉を思わせる態度があったとしても，そこから即〈かまいすぎ型〉と断定するわけにはいかないだろう．同じように〈強要〉することがあったとしても，〈かまいすぎ型〉であるとはいえず〈甘やかし型〉〈無視型〉の場合もあるであろう．相互に作用し合う親子関係の具体的な現れ方はもう少し複雑で偶発的である．〈過保護〉であっても，場面によって〈強要〉的であったり〈過保護〉でありつつ，同時に〈強要〉的であったりすることもままある．

　愛情と対人関係という含蓄の多い概念よりは，もう少し現実的な指標はないものであろうか．対人関係について深く掘り下げたマルセル（Marcel G）[15]，ブーバー（Martin B）[16]，レヴィナス（Lévinas E）[17]ら哲学者が提唱する概念は，ダイナミックな親子関係をもう少し現実的に考えるヒントを与えてくれている．マルセル G は実在するものの関係を〈所有〉と〈存在〉という二つの用語を使って説明している．彼によると〈所有〉とは「ひと」と「もの」との関係を指し示す基準であり，〈存在〉とは「ひと」と「ひと」との関係を象徴的にあらわす概念らしい．

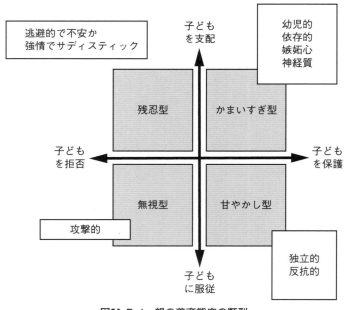

図IV-D-1　親の養育態度の類型
（サイモンズ，1977）

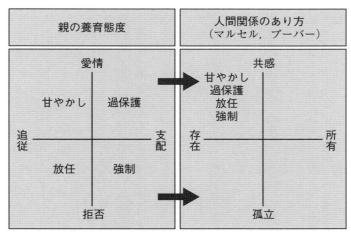

図Ⅳ-D-2 親子の関係のあり方
(岩崎, 2001)

ものはどんな高価なものであっても所詮はものである．どんなに大切にしているものでも，必要があれば，譲っても，売却してもよいものである．それは，ものというものが，本質的にその所有者が何の気兼ねもなく自由に処理してかまわないものだからである．それに対して，ひとは生まれながらにして独立した存在である．未熟な状態ではあっても，親から外に出て完結した存在として存在している生命体である．自分の生んだ子どもといえども，不憫だから，かわいそうだからといって，親が自由に処理することはできない存在である．食事の世話から下の心配までしてやらなければならない乳児であっても，そのことの本質は変わらない．

愛情は，あるとかないとかいう形で区別することは難しい．あるようでまたないようで，同一人物であっても場合によってあったりなかったり，愛情の表出形態はさまざまある．そこで愛情という抽象的な指標の代わりに，ここでは〈感情の共感性〉を指標とする．この二つの概念「所有と存在」と「感情の共感性」を指標とすると，先ほどの定型的でありきたりの養育態度の分類が，もう少し実際の力動性が反映された親子関係の分類になる．〈共感〉とは両者に感情的なやりとりが存在する関係をいい，その対極にある〈孤独〉とはそういう感情的交流が欠如した状態を意味する．つまり親子関係を規定するものは，①子どもの個別性が認識されているかどうかと，②親子間に感情的交流があることの二つであり，その現れ方はさまざまな形をとり得るという理解に変わってくる．

親子関係は個別の個性の組み合わせである．子育てでは，むしろさまざまな親の対応が存在することのほうが自然である[18]．したがって〈過保護〉〈強要〉〈無視〉などを否定的に捉え，そのことに過剰に反応すべきではない．またそれと同時に，親自身が愛情という名のもとに，無自覚的に子どもを支配している可能性があることにも注意すべきである．〈過保護〉〈強要〉〈無視〉も〈子どもを独立した存在として認め〉〈感情的なやりとり〉の中で行われていれば，そういう形もありなのである（図Ⅳ-D-2）．

いつ頃から〈強要〉が学校や家庭から白眼視されるようになったのであろう．自己決定など，活動の主体性が人格の尊重と結びつけて考えられるようになってから，〈強要〉が敵対視され，その代わりに〈説得〉が期待される教授態度になった．しかし発達過程では，自己決定が可能になる前にパターンとして行動する時期が一定期間存在する．期待された行動パターンをまず覚え，その中で子どもは次第にそのことの意味や価値を悟り，自主的に選べるようになるので

ある．したがってこれからも〈強要〉が，学習の促進手法として消去されることがあってはならないのである．

　発達障害の療育に携わる人々の雑談の中で，親の悪口が聞こえてくるときがままある．「あんなに過保護では…」とか「あんなに子どもを叱ってばかりではね…」というような陰口である．確かにそういう事実が実際にあるのかもしれない．しかし作業療法士は親の個々の態度の背後に，いろいろな形をとり得る親子関係の力動性と個別性をよく認識しておくべきである．

　「感情的に子どもを叱るべきではない」ともよくいわれる．しかし感情的に叱るからこそ，親子の関係が双方の意識の前面に出て，相手の存在がより意識化される場合があることもある[19]．親子の間で叱らなければいけない事態が起こったときに，感情的にならないなどということは考えにくい．問題とすべきは，〈感情に任せて〉叱ることである．叱られた子どもの怒り，悲しみは叱ったほうの親にもよく伝わる．子どもに手をかけてしまったときは，叩かれた子どもも痛かったであろうが，親の手も痛いのであ

る．親は子どもを叩いた手の痛みを，20年経っても30年経っても思い出すことができる．子どもの感情を自分の痛みとして感じる感性が親にありさえすれば，通常，親は〈感情に任せて〉叱るようなことはない．子育てというような奥行きの深い問題を考えるときに，「叱るのはよくない」という使い古された常套句が，子育てと格闘している親に何か有効な示唆を与えるとは思われない．

　「すべての現代人は家族にとって良いひと（父，母，子ども）として振る舞おうとする強迫に支配されている」と斎藤は指摘する[19]．最近では「ともだち感覚」の両親が理想像になりつつあるが，この理想像が逆に人々の親子関係に対する考え方を縛っている側面がある[20]．画一的な助言や理想的な母親像を語るだけでは，当然現実的で有効な子育てのアドバイスとはならない．

　発達障害の臨床に携わる専門家は，まず親子関係を成立させている本質をよく理解し，親子関係の現れ方に関しては，その個別性を柔軟な目で見る必要がある．

Ⅳ-E 親と子の自立の過程

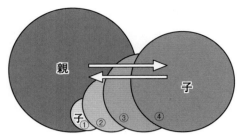

① いつもそばにいてほしい存在
→② 必要なときだけいてほしい存在
→③ 家で待っていてくれればいい存在
→④ 心の中にいてくれればいい存在

図Ⅳ-E-1 子どもの自立に伴う親子関係の進展過程
（文献11より）

図Ⅳ-E-1は自立の過程における子どもと養育者の関係を図式化したものである．自立とは子どもと親との関係が希薄になっていくことではなく，新しい関係に入ることを意味している．それゆえ親にとっての子どもの自立の過程とは，子どもが成長するに従って，親自身が期待されている自分の新しい役割，機能に気づき，それを変化させていく過程ともいえる．

①の小さな丸（子ども）が大きな丸（母親）の中にある部分は，乳児期を指す．文字通り子どもは母親の懐に抱かれ，身体的にも，心理的にも子どもは母親に依存し，密着している．この密着した関係がないと安心が保証されないので，母親の存在は，〈いつもそばにいてほしい存在〉なのである．母子の間で築かれた安心感を基盤に，子どもは自我を発展させ，周りの環境を探索するために母親から時々離れることもある．しかし母親の庇護のない環境下で子どもはしばしば不安を経験し，その都度，安心基地としての母親の存在が再確認される．これが②の幼児期である．不安を感じたときにその存在が再確認されるので，母親は〈必要なときだけいてほしい存在〉に変化する．

自我が大きくなると同時に，母親から分離する距離も出てくる．活動する社会も拡大し，交わる人々も増えてくると，人とうまくわたり合っていくことが課題になる．時には人とトラブルになることもある．しかし児童期の自尊の感情には，それを自分で解決していくべきと感じている部分が多い．自分で解決しようとしているところに親が介入しようとするのは，ありがたいが迷惑でもある．それが③〈家で待っていてくれればいい存在〉である．母親はこの段階での母親像のモデルである．思春期以降は，子どもの丸は，母親と同等の大きさになっていると同時に，子どもはそれなりの距離を保って対峙している．この段階に至っては，親は自立した自分の行動を遠くから見守ってくれればよい存在，つまり子どもと子どもの家族の生活に口をはさまず，④〈心の中にいてくれればいい存在〉であることが求められる．

〈いつもそばにいてほしい〉ときにいないことも問題だが，〈家で待っていてくれればいい〉ときに，しゃしゃり出てくるのも問題である．親もいつも同じ存在であってはならず，子どもの成長に伴って変化すべきことを図式化したものが図Ⅳ-E-1である．

しかし自立の過程を推進させる力と抑制する力はそれぞれ親と子の双方にある．子どものうちにある推進力とは，「自分のことは自分で決めたい」という気持ちである．また親にも「早く自分で判断できる子どもになってほしい」という推進力がある．しかしそれと同時に自立を抑制する衝動も双方にある．子ども側には「いつまでも子どもでいたい」思いがあり，親の側にも「いつまでも自分を頼りにしてほしい」という期待がある．つまり推進力と抑制力の相対するベクトルが双方から常に発信されているのである．この拮抗の度合いがそのピークに達するのが，通常，思春期である．子どもは自己の

IV. 子育ての援助としての作業療法

対立した方向に分裂した心情をもてあまし，解決の糸口を最も身近なおとなである親に求めようとする．

　中学3年生の2学期，中学校の銀杏の木もそろそろ黄葉の気配．一緒につるんでいた遊び仲間ももう高校受験のモードに切り替わっている．こんな成績じゃ，地元の高校はヤバい，自分でもそれは痛いほどわかっている．勉強も嫌いだし，いっそ高校なんか行かないで仕事でもするか．ハンバーガー屋でバイトしたこともあるし…．しかし今の世の中，中卒で一体やっていけんだろうか．あんなショボイ親父だって一応高卒だしな．自分で自分のことは決めなきゃいけないことはわかってんだけど…，何だかおふくろ任せにしていた小学生のときがやけになつかしいな．

　この当人は母親に向かっては，「めし」，「かね」くらいしか言わないにきび面である．であるから当然そんな相談などは親にしない．その代わり，「俺のケータイもう古いから新しいのに買い替えろ」という．母親が「そんな場合じゃないだろ．勉強は…」と言うと，さらに要求がエスカレートしてくる．とうとう最後には「バイク買え」と言い出す始末である．思い余った母親は父親に相談してみるものの，「俺は仕事で忙しいんだ」と，父親は早くも逃げ口上になっている．その夜，息子と父親のとっくみ合いのすったもんだがあって，その日以来，両者は口をきくどころか，顔も合わさない仲になっている．

　これは，北関東のとある特別養護老人ホームで介護主任をしている方から聞いた，本人の若かりし頃の回顧談である．彼は現在37歳，共稼ぎで女の子が一人いる．地元のG県M市の山間部にある地方都市で，老人ホームで介護の仕事に従事している．20歳代後半からすでに主任になっていることからもわかるように，入所者，家族，働く仲間からの人望もなかなか厚い．彼のいうところによると，彼のその後の経過は次

のとおりである．

　結局父親が隣町にある私立の高校の受験案内をもらってきて，運よくそこにもぐり込んだ．高校時代も悪い仲間との付き合いがあって，ソリを入れたり，バイクを乗り回したりしたこともあった．彼が問題を起こすたびに母親は泣き親父とはすぐけんかになった．そんなことを繰り返すうちに，彼は何となく「親も大変だなあ」と思うようになり，自分にはいったい何ができるのか，そんなこと考えるようになった．年寄りと話すことは嫌いではなかったので福祉系の大学を目指すことにした．

　揺れている子どもの要求はどんどんエスカレートする．本当は携帯が，バイクが欲しいわけでもないのである．親にそんな余裕がないことも，できの悪い子どもにも十分わかっている．ただ「早くおとなになりたいけど，今のように子どものままでいたい」という分裂した気持ちをどう処理したらいいのかわからないのである．この葛藤を解決したいために，わざと無理難題を作り上げ，それを親にぶつけ，その反応に手がかりを見出そうともがいているのである．しかし親は，子どもの要求に一喜一憂し，一緒になって揺れてしまうため，子どもにはそこに自分の姿がなかなか映せない．映せないので，これでもか，これでもかと事態をさらにエスカレートさせていくのである．しかし解決はいつも意外なところから与えられるものである．

　親と子どものすったもんだが続いている間，揺れてはいるが，鏡はいつも子どものそばに存在していたのである．この鏡がそばにあるということが，人の自立の過程において重要である．子どもは，親との摩擦を通して，鏡が目の前にあることにある日気がつくのである．彼によると，土壇場のところで，いつも何かしてくれたのが親だったそうである．それに気づいたことが，自分の将来のことを考えるきっかけになったそうである．そういう力を仮に「家族力」と

呼ぶことにしよう．その家族力が，子どもが自
分の足で自立しようとする過程を促進させるの

である．

IV-F
父性原理と母性原理

　自立の過程はこの対立する二つの力の拮抗関係の中で促進されるので，親もこの子どもの二つの側面を知ると同時に，自らの中にある二つの側面を自覚する必要がある．河合[21]によると，ひとは昔から〈母性原理〉〈父性原理〉という異なる二つの対処法で，この拮抗関係に対応してきたという．父性原理とは，こうあるべきだという社会の中での規範を明確に示し，それを実行させ，結果に対する責任を問うことである．親子の絆，情緒のへその緒を断ち切ることといってもいい．それに対して母性原理とは，期待にそぐわないことでも受け入れ，許し，行為の結果の如何にかかわらず，行為者自身を温く包み込むことである．

　父性的・母性的とは，必ずしも父親・母親の実際の役割をいうわけではない．前者の役割を多くは父親が，後者を母親が担っていたことが多かったので，そのように呼ばれているにすぎない．シングル・マザーであれば，父性と母性の両方を併せ持つことが期待されるのであろう．祖父母や兄姉など家族の他の一員がそれを受け持っても差し支えないものである．しかし子育てにはこのいずれかではなく，両方が同時に必要とされるのである．一方の不在は，他方の過剰の干渉を生みやすい．家庭であれ，施設であれ，子どもは親から二つのはたらきかけを受けながら，自らの問題を自身で克服する力を獲得していく．

　圧倒的に母性原理が優位な環境の中でひとは生まれ，乳時期（第Ⅰ期），幼児前期（第Ⅱ期）をかけて，母性原理を基盤にまず母子の間で強力な愛着関係を築いていく．第Ⅲ期（3〜5歳）は，家庭以外に保育園という初めての外の社会に入る時期である．そこでは自己と同じような膨張した自我を持つ他児がいる．また保育士という代理の超自我がいる．この社会の最初の象徴である保育園入園を契機にして，家庭の内外で，父性原理が子どもの養育に採用されていくのである．

IV-G
親による子どもの障害理解の過程

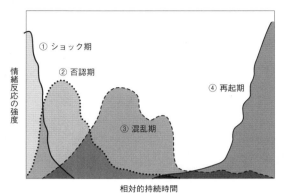

図IV-G-1　障害の受容の諸段階
（文献22より）

　発達障害児とその親との自立の関係も基本的には先述の過程をたどるものである．**図IV-G-1**は先天的な奇形がある子どもの親の心情の変化の過程を図式化したものであるが[22]，すべての発達障害がある子どもの親の心情の発展過程とみてよい．ここに描かれる段階は，終末期医療患者における死の受容の過程[23]*[4]にヒントを得たものと思われる．縦軸は悲しみやショックの大きさの程度をあらわし，横軸はそれが持続する時間の相対的長さを示している．それぞれの段階はオーバー・ラップし，必ずしも一つの段階を克服してから次の段階に進むというわけではないが，①ショック期，②否認期，③混乱期，④再起期というおおまかな段階をたどって障害の受容が進行していくといわれている．

IV-G-a
ショック期

　まったく予想しなかった子どもの障害に対して，それをどのように受けとめてよいかわからず，呆然自失の状態になっている時期をショック期と呼ぶ．障害が告知されたとき，この段階では，多くの親はショックのあまりむしろ悲しみも含めて，一時的に感受性そのものが低下するようである．障害の告知をされたときの衝撃は，①喪失感（期待が裏切られたこと）と②不条理性（何の正当な理由もなく，なぜこのようなことが自分の身に起こったか）にその本質がある．それゆえ障害が軽いからといってショッ

クが少ないというわけではなく，障害の種類や程度を越えて，〈普通ではなかった〉ということがショックになるのである．
　すべての事象には原因があるという考え方に慣れてしまったわれわれは，「なぜ自分にこのようなことが起こった」のかを執拗に問い始める．問いつつも「何かの間違いではないだろうか」と，現実を打ち消そうとする気持ちもどこかではたらいてもいる．「なぜ」と問うている限りその回答も出ないので，この時期の気持ちは願望と現実の間を際限なく揺れ動く．今まで暮らしてきた生活と今の空間に大きな膜があり，膜の向こうの世界に戻ろうとするのだが，その膜は自分の通過を許さない．膜のこちら側では何をやっても現実感が湧いてこず，自己と他者，かつての自己と今の自己に分裂感を感じる状態である．

IV-G-b
否認期

　ショック期に間を置かず，障害の存在を強く否定したい気持ちが生まれてくる．ショック期がむしろ現実感の乏しい時期であったのに対して，この時期は激しい苦痛を伴う感情が比較的

---

*[4]　キュブラー・ロス（Elisabeth Kübler-Ross）は死の受容段階を①否認と隔離，②怒り，③取引，④抑うつ，⑤受容の5段階に区分している．

長く続く．この時期は，通常，診断機関から治療・指導機関に移ってくる時期と重なる．したがって障害を否認したい気持ちが，いろいろな形になって医療機関や福祉・教育機関の従事者に向けられることもある．真実を知りたいというより，先に告知された診断を打ち消してもらいたい気持ちが強くはたらいているので，権威を求めて，多くの機関を転々とするようなことも起こる．一般的にいって開業医より病院，一般病院より大学病院，福祉機関より医療機関，地方より大都市にある機関のほうが権威とみなされやすい傾向がある．

「それで治るのですか」「普通の学校に行けるのですか」と直截に結論を尋ねられることもある．それは障害の最も受け入れにくいところが，その不可逆性にあるからである．診断機関もどのようにそれを説明するかに頭を悩ませる．あいまいな表現であると，家族は表情，目線，会話のトーンなど，専門家のちょっとした言動や仕草の中に何らかの暗示を読み取ってしまうからである．相手の言動に過敏になっているので，この時期の親は言いよどむ，目線をそらす，うつむく，小首を傾げるなどのちょっとした仕草にも自分なりの意味づけをしてしまうことがよくある．事実を認めることに抵抗している状態なので，障害児の親とみられることに反発し親の会への参加に抵抗を示したり，障害の専門機関，専門家を訪れることを拒否したりする場合もある．健常児の親に対する嫉妬・羨望がみられるのもこの時期の特徴といえる．否認の期間は障害の事実を認めざるを得ない情況に至って一応終了し，次に「混乱期」という新たな時期を迎える．

■IV-G-c
混乱期

障害の事実を認めざるを得ない事態とは，障害の事実を認めるが，さりとてそれを否認する気持ちが完全に払拭されているわけではない状態である．両者が共存しているので情緒的な混乱をきたし，ショック期とは異なるしみじみとした怒りや悲しみが訪れるようになる．否認する気持ちが比較的強いときは気丈にしていられることもあるが，それも何かの調子で突然落ち込んでしまうことになる．この時期の親の気持ちは極端でまた不安定である．時に自分の身に起こった運命にいい知れぬ怒りを覚え，怒りが外に向かうときは人の親切が素直に受け取れず，周りの人に攻撃的になったりする．反対に怒りが内に向かうと，子どもの障害の原因と思われるようなことを際限なく掘り起こし反芻し，自罰的になったりする．この時期にはすでに子どもの治療・支援が開始されていることが多いが，臨床場面では自分が価値を置いている治療にしか興味を示さなかったり，逆に手当たり次第，何でも試みたりするといった一貫性のなさがしばしばみられる．概して治療的，教育的な関わりに対しては熱心であるが，保護的，福祉的な関わりに対してはそれほど関心を示さない傾向がある．

障害の不可逆性（もう正常には戻れない）は，最も受け入れられにくい部分である．一見治療や指導に熱心に邁進する場合であっても，それがほとんど〈正常に戻る〉という希望に支えられたものでしかない場合もある．人によっては，突然の奇跡を待望したり超自然的な力にすがったりすることもある．

■IV-G-d
再起期

子どもの養育にも慣れ，育児にそれなりの自信がつくと，混乱の中にも気持ちが少しずつ安定してくるようになる．気持ちが安定してくると子どもの中の優れた点にも目がいくようになり，子どもの成長にも希望が持てるようになる．そうなると心配の対象も子どもの遊ばせ方，食事や睡眠の問題など，子どもの生活に即した現実的なものになってくる．他の障害児の親との交流が，親の気持ちの変化のきっかけになることが多い．子どもの治療に関わる専門家の対応

もそれに劣らず大きなきっかけとなることもある．親に他からの慰めを受け入れる余裕が出てくるという意味で，この時期を〈慰めの時期〉ということもできる．

再起期がすべての親に訪れるとは限らない．人によっては子育てが困難になり，結果的に福祉施設にその養育が委ねられる場合もある．子育ての困難にもさまざまなタイプがある．子育てを放棄する場合，子育てをしているつもりであっても他からは不適切（虐待など）にみえる場合，子育てする気はあるが心身の状態がそれについていかない場合，仕事など他に目を向けることで慰めを得ようとする場合，などが考えられる．慰めの口実を見つけただけでは立ち直ったとはいえないように，すべての親が子どものありのままの状態を受け入れ，喜びを持っ

て子育てに取り組む道をたどるとは限らない[24]．親による子どもの障害からの気持ちの上での解放とは，この延長線上に徐々に形成されていくものと考えられる．しかしその道は必ずしも直線的に上昇するものではなく，紆余曲折することがしばしばある．自分では乗り越えたつもりでいたが，子どもの保育園や学校への就学問題が出てきたときに再び落ち込んでしまうというようなことはよく耳にする話である．小学校への就学などわが子が他児と比較されるような機会が，そのような気持ちの後退のきっかけになることが多い．障害の受容というものがあるとすれば，それは特定の時点で一挙に成立するものではなく，仮の受容を何度か繰り返すうちに，徐々に実現していくものと考えたほうがよさそうである．

IV-H

当事者の問題である親の初期の悩み

親の悲しみや悩みの本質が何であるかを想像することは、その子どもの治療に携わるものにとっても有益である。基本的には他人の悩みなどというものは、本人が感じているようには理解できるものではない。そしてさらに大事なことは、もしその解決があるとしても、それも当事者が見つけるべきことであって、人が教えたりするものではないということである[*5]。近頃はそこここで「支援」ということばが流行である。そういうことばの響きに浮かれていると、人はついつい他人の悩みを解決できるか、あるいは解決への忠告ができるかのような錯覚に陥ってしまいがちになる。そのような軽薄に気づかないと、このような現場に立ち合う援助職は、障害受容の促進を彼らに指導し始めるという愚を犯すことになりかねない。そしてそのことが往々にして親の「生きにくさ」を解消しないばかりか、新たなストレスをかけることになってしまう。「家族指導」や「心のケア」には底の浅い響きがある。援助職の本人自身は援助しているつもりなので、そこに反省も起こらない。善意による軽薄さは始末が悪い[25]。もともと悩みの解消などというものは、人から「ああしろ、こうしろ」といわれて実現するものではない。人それぞれの流儀があって、自分らしくやっていくしかないものである。それではなぜ親の悩みの本質を知ることが有益というのか。それは、その流儀にも類型があり、それなりの発展のプロセスがあり、それを知っていると親から発せられることばや行動の背後にある気持ちや親の立ち位置がわかってくるからである。無邪気で、能天気で、無益な家族指導で家族を戸惑わせないためにも親の悲しみや悩みの本質を知っておく必要がある。

通常、家族指導というのは、ADLなど技術的な事柄を対象とするものであって、家族から家庭でどうしたらいいのかと聞かれたときにのみ、なされるべきものぐらいに考えていたほうがよい。それ以外の価値観や心境に関する事柄は、治療者側にどのような意図があるとしても受け取る側には説教と受け取られかねない可能性があることに留意すべきである。説教は常によけいなおせっかいであり無益である。理想像を述べるだけでは、受け取る側の変化は望みにくいのである。

[*5] 悩みの解決のあり方には知的能力の程度が大きく関係する。知的障害や精神疾患がある親などの子育ての悩みは積極的な支援をすべきである。

IV-I

親の初期の
悩みの内容

①自責の念，②配意感（気兼ね），③不自由感，不利益感，④差恥心などが，障害児を持った親の初期の悩みの内容である．やがてそれらに，⑤具体的な生活技能の指導上の困難，⑥子どもの社会への適応上の問題，⑦子どもの苦痛体験の共有，⑧親の老後における子どもの人生というような内容が新たに加わるようになる．

通常，後者（⑤〜⑧）のような内容が出現してくると，前者（①〜④）が相対的に減少するので入れ替わるようにも受け取られるが，前者のある部分は終生持続したり，時には強化されたりすることもあるので，それらは「付け加わる」と理解したほうがよい．初期の親の苦悩は，往々にして子どもの持つ現実的な問題と結びついておらず，自己の悲しみを悲しんでいるようなおもむきがある．

自責の念は母親のほうに強い感情である．特に強固な家族制度を持つ文化圏では祖先，親類を含めた家系，自己の家族に対しての，嫁の「障害児を生んでしまった」ことへの「申し訳ない」気持ちである．個の意識が強い西欧社会では，自らのせいではない「障害児が生まれてしまった」ことへの自責の感覚はそれほど強くはない．何かにつけ血筋（遺伝形質）を問題にする社会では，自らのせいではないことも責任を感じるべき対象にされてしまう．妊娠期間での事故や病気など原因がはっきりしている場合は，（それが不可抗力であっても）自責の念もさらに大きくなる．しかし原因がわかっていると血統の健康性が保障されたことと理解して，ある種の

安堵感を感じる人もいる．そういうわけであるから，原因が見つかりにくい場合はそれを自ら創作し，それを原因と信じ込むというような場面も出てくる．

憐憫の情は障害がある子どもに向けられた感情である．現在の不便さと将来受けるであろうと想像される偏見，差別，それに由来する本人の生きづらさに対して本人をかわいそうに思う気持ちである．

配意感とは他人に対する気兼ねのことである．個性的であることよりも協調性が優先される社会では，他人に迷惑をかけることは最も忌避される行動である．そのような価値観に慣れ親しんだ親は，自分の子どもがこれから先，受けるであろう配慮と援助を想像し，他者の追加的努力と自由を制限してしまうことに対して過剰に恐縮してしまう．

障害がある子どもは，当然，子育ての困難さが予想される．そのために自己の欲求が著しく制限されることが容易に想像される．自らが子どもの世話に費やす苦労，自己の自由の制限の感情の他に，当然期待してもいい希望の喪失感もある．子どもに障害があると親は将来子どもが自立し孫の顔を眺めるという，当然抱いてもいい夢さえも放棄せざるを得ない．これを苦痛と感じるのは自然な感情ではあるが，わが国のような家族主義の強い文化圏では非人情的な感覚と受け取られかねない．そういう社会では，親がそういう感情を自ら認めたくない部分でもあるので，このような意識が頭をもたげると，無意識のうちにそれを抑制しかかることが多い．

住んでいる社会の一般的な価値観，育ってきた過程で培った価値観などによって，この①〜④の要素の配分は異なるが，〈子どもの障害を悲しく感じてしまう〉自らの感じ方の中に，これらの要素が混在している．

IV-J
悩みの構造

初期段階の悲しみの中では，周囲の人だけではなく親自身も自らの悩みが子どもの障害に起因するものと思っていることが多い．しかし**図IV-J-1**に示したように，どんな場合にも同一の事柄に対して，誰もが同一の感じ方をするわけではない．職場で「おはよう」と挨拶したのに挨拶が返ってこなかった場合，相手はきっと自分に何か敵意を持っているのではないかとその日一日，そのことが気になって仕事が手につかなかったという人もいるかもしれない．しかし「きっと考えごとをしていて，挨拶が聞こえなかったのではないか」とまったく意に介さない人もいるはずである．このように同一の事柄に関して異なる感じ方が存在するということは，人にとっての現実は客観的な事実だけではなく，それを受けとめる感じ方を含めたものであることを意味する．事実を受けとめる人の感じ方という，もう一つの媒介変数との兼ね合いの中で感情の色彩が決まるといってよい．

図IV-J-1の図式におけるYとは，障害児をもうけたことを悲しく思う〈感情〉，自らを閉ざしてしまう〈行動〉である．そのような感情・行動が生起するきっかけは，障害児をもうけたという事実Xである．何事も事実から出発しなければ解決がないことは明白である．「これは何かの間違いだ」と事実を否定しようとしている間（否認期）は，解決がないばかりか，苦痛は一層増すだけである．ここで多くの親は，自らの感情は，事実をきっかけにして起こった

従属変数としての行動・感情
独立変数としての事実と感じ方

$$Y = aX$$

Y：行動・感情
X：事実（環境・人）
a：入力情報を処理するメカニズム
　a＝0〜∞

図IV-J-1　関数としての親の感じ方，態度

現実とは事実の捉え方である．
Y：従属変数としての行動・感情・現実 Reality
X：独立変数としての環境・事実 Fact（環境・人）
a：親の入力処理機能としての解釈
a＝0〜∞
感情と行動は認識の結果というより，自らの価値観によって自分が作るもの．
（参考；養老孟司：バカの壁．新潮社，2003 年）

ので，障害児をもうけたという事実Xが原因だというように受け取る．しかし**図IV-J-1**の図にはaという函数があり，その函数とは自らの感じ方・考え方にたとえられる．その感じ方，考え方によって，事実の受けとめが180°異なってくることは先に確認した．

そうすると今，悩みとして自己の気持ちを決定している現実には，子どもの障害という事実の他に，それを「悲しく感じてしまう」感じ方，「不幸と感じてしまう」自身の受けとめ方も関係していることになる．子どもの障害が比較的軽いからといって，親の悲しみが軽減されるものではない．むしろ子どもの障害はきっかけであって，親の悩みの真の原因は，親の感じ方にあるといってもよい．

Ⅳ-K 社会の価値観に根を持つ不幸感

それでは子どもの障害の事実を，なぜわれわれは「悲しく感じてしまう」のだろう．そのこと自体はごく普通のことで何らとっぴなことではないが，これには人間という動物の生存のあり方と社会との関係の中で形成される個人の価値観が深く関係しているように思われる．

Ⅳ-K-a 人間─動物でありつつ，動物を超える存在性

敵が近づくと一人群れから離れ，敵の注意を自分に向けて，群れそのものを守るというような行動が動物にもあるそうだ．

しかし種の保存というレベルではなく，個のレベルでそのような利他的行動をとるのは人間だけである．それがお金であれ，名誉であれ，技術や知識であれ，人と競争するための道具・技能の獲得のためにヒトは多くのエネルギーを費やす．ヒトにそのような側面があるのは，生存競争の世界に住んでいる動物としてはむしろ自然なことである．

それは自己の生存を支え，次世代により良い遺伝形質を伝えるための形式であり，動物の宿命ともいえるものだからである．ヒトは生存競争をより効果的に，より効率的に生き抜くために社会やルールを発明し，少し複雑な形にはしたが，基本的には自己とその子孫の生存を核にしたサバイバル・レースでの競争原理に生きている（動物性 animality）．

しかしヒトにはこれとまったく違った一面もある．むしろ生存原則や種の伝達形式から離れ，時には自らの動物的欲求を制限してまでも個のレベルで他を利する行為をすることがある[*6]．動物にはみられない面という意味で，仮にこのような行為を〈超動物性（meta-animality）〉と呼んでおくことにする（図Ⅳ-K-1）．医療，保健，福祉の発展もこの生存原理から一部説明できるが，この動物性を超えたヒトに固有の性質によってしか，これらの発展は十分に説明できない．この二つの側面を併せ持った点で，ヒトが人になっているのである．

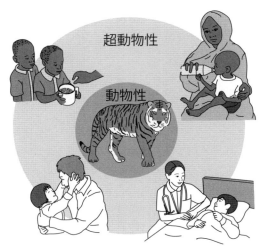

図Ⅳ-K-1 動物性を超える人の存在論的特性

[*6] アンリ・カンソンという若いトラピスト修道士が 2008 年に，フランスで話題になった．いい家庭に育ち，学歴も身につけ，生き馬の目を抜くニューヨークで今流行のトレーダーとしての成功を重ねてきた青年である．ある日何を思ったのか，すべてを捨てトラピスト修道会に入り，今はマルセーユでアラブ人外国人労働者のための NPO で働いている．時々こういうことが起こるので〈人生は捨てたもんじゃない〉という気持ちになる．いつの時代でも競争原理の裏をいく人が必ず出てくるのが，人間の面白いところである．

Ⅳ-K-b
人の個別性と共同性

浜田は，人の存在性のもう一つの特徴として個別性と共同性を挙げている（**図Ⅳ-K-2**）．動物も個々に生存しているが個別性を持たない．つまり個別性とは，別のことばでいえば名前を持つ人格であるといってもよい．魚もカエルもスズメも馬も名前を持ってはいない．犬はペットとして飼われているので名前をつけられているが，基本的には個々の犬格というものはないので，事情は同じである．人は同じものが二つないという個であるから，他の個で代理することもできないし，（生存を親に百％依存しているといっても）子どもは親の所有物ではない．

もう一つの特徴である共同性とは，人が他者一般に対して生得的に持っている類似性，相互作用性である．人には学習の結果とはいえない他者への類似性，親和性が生まれながらにして存在する．共鳴動作[*7]，啼泣感染[*8]，乳児が人の顔を好むことを証したファンツ（Fantz RL）[26][*9]の実験，表情が普遍的であり，乳児が人の表情を識別し，感情を交えて模倣する力を持つなどのことは，人の嬰児が生まれながらにして他者にひらかれ，他者へ向かう志向性を持っていることを物語る特徴といえる．

人が〈泣く〉という現象は考えれば考えるほど不思議な現象である．嬰児であれば，泣かれた周りのおとなはおむつが濡れたか，ミルクが欲しいのか，抱いてほしいのかと駆け寄る．そういう意味では，周りを自己の生存欲求に即して操作する言語以前の発信ということもできる．しかしおとなの泣く意味はそれほど自明ではない．人は愛するものを亡くしたとき深い悲

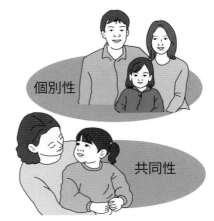

図Ⅳ-K-2 人の個別性と共同性

しみに襲われしみじみと泣く．しかし泣いたところで，死んだ人が生き返るわけではない．嬰児の泣きのように，自己の生存を有利にすべく周りを動かすわけではない，事実をいささかも変えることがないのに人は悲しいとき，それでも泣くのである．なぜ泣くのだろうか．ワロンによると，それは共同で泣くことによってしか，人は悲しみを乗り越えることができないからなのだそうである[27]．涙は他の人の涙を誘う．共同でとことん涙することによって，皆で立ち直りのきっかけを待つことが，そこで無意識に意図されていることなのだそうである．人の生きる場と時間に悲しみが不可避であるからこそ，人は共同性を必要とするのである．

人の苦しみも人との関係の中から生まれるが，人としての最高の喜びもまた他者との快の共有から生まれる．人は人との関係の中で困難を克服し喜びを感受する．そのような共同性の起源がどこかは知らないが，それは単に共同したほうが生きやすいとかいうような手段的な理由を超えて，人は存在論的に共同的であるよう

---

*7 新生児に向かっておとなが何度も舌を出してみせると，やがて新生児も舌出しをするようになる．模倣というほど意図的な行為ではなく，まるで共鳴しているかのような反応なのでこう呼ばれる．

*8 一人の赤ちゃんが泣き出すとつられて次々と同じ部屋にいる赤ちゃんが泣き出すこと．まるで泣くことが感染していくようにみえるのでこう呼ぶ．

*9 Fantz RLの実験：乳児の視覚刺激に対する生得的なプレファレンスについての実験．乳児にいろいろな模様，ものが描かれたカードを見せ，どれが一番よく反応するかをみたもの．人の顔に一貫して優位な反応を示したというのが，この論文の主旨．

に思われる．共同性は人の DNA の中に書き込まれている特性といってよい．

Ⅳ-K-c 生得的な他者の視点の取り入れ

浜田は，この共同性の中の相補性（ここでいう相互作用性）[*10]に着目し，人の羞恥心のメカニズムに対する精緻な分析を行っている[28]．障害がある子どもの親の初期の悩みの理解と支援のあり方を考えるうえで，強力な手がかりを与えてくれるので，その分析をここに紹介する．

人と人とが相互に補完し合って機能するような体験における人間の関係性を，相補性と呼ぶことにしよう．〈抱く，抱かれる〉〈見る，見られる〉〈話す，聞く〉など，かなり初期段階からこのような関係性が発達の過程にみられる．〈抱く，抱かれる〉場合，一見すると，活動しているのは抱くほうの母親だけのようにみえるが，実は子どももそのとき，親の腕の形に自己の抱かれる姿勢を調節しようと努めるのである．その調節行為を腕に感じた母親は，再度子どもの動きに合わせて腕の微調整を行う．ここでは母親は子どもがどう感じているかを感じつつ自分の動きを作るのであるが，子どもも子どもで，母親がどう感じているかを感じながら自分を調節している．〈見る，見られる〉にも同様の構造がみられる．母と子が目と目を見合わせるとき，それは相手の眼球を見ているのではなく，自分を見ている相手の目を見ているのである．このときも双方は，相手が何を見ているかを知りつつ，相手を見ているのである．

〈話す，聞く〉ではこの相補性がさらに複雑なやりとりの中で展開している（**図Ⅳ-K-3**）．会話では〈話す〉が発信，〈聞く〉が受信ということになっているが，実際には話している最中に自分の声も聞いているので，実は〈話す〉の中にもすでに〈聞く〉が含まれているのである．

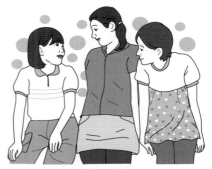

図Ⅳ-K-3　〈話す，聞く〉における共同性（相補性）

携帯電話やテレビ電話で時々経験することであるが，何かの支障があって自分の声がコンマ何秒か遅れて聞こえてくることがある．とたんに話しづらくなり，しまいには自分で何を話しているのか混乱してくるようになる．自身の声の即時的なフィードバックが前提になって初めて〈話す〉が能動的な発信になるということは，「自分の声が相手にどう聞こえているか」を知らないでは，話すこともままならないのである．別なことばで言えば，他者の視点の取り入れは，他者の反応を待って起こることだけではなく，他者に向けた能動的行為の形式の中にあらかじめ組み込まれているのである．というのが人が持つ共同性についての浜田の説明である[28]．

「人が自分の行動をどう思うか」という他者の視点を，どの程度，自己の行動の判断基準として使えるか，その能力を社会性という．であるから，社会性の獲得は他者の視点を取り入れる程度ということになる．そして社会性の獲得の程度は，いつも社会への適応の程度のバロメーターになっている．発達のごく初期から他者の視点の取り入れがみられるように，人は生まれながらにして相手の視点を取り入れなければ，自己の能動的活動も完結しないのである．人は生まれながらにして相補的であり，相互に相補的に機能しながらその相補性を高めていく

[*10] 浜田は相互作用性ではなく相補性と呼ぶ．

のであろうと思われる．共鳴動作，啼泣感染が共同性の中の類似性の例だとすると，抱く（1カ月），目を見る（6カ月），話す・聞く（3歳）は共同性の中の相補性の例といえる．発達的順序からは類似性から相補性へという方向性があるが，いずれも発達のごく初期に出現する活動である．

■IV-K-d
羞恥心の基盤となる「内なる他者」

浜田は〈「私」というもののなりたち 1992〉[28]，〈「私」とは何か，1999〉[29] の中で，羞恥心の核にこの「内なる他者」があることを指摘する．この本の中で浜田は，痣と身体奇形を持った二人の学生の羞恥心の克服の過程を紹介している．詳しくは原著に当たっていただきたいが，幼い頃に囲炉裏で片方の手掌に大火傷を負った女子学生が自らのスティグマと格闘した話である．浜田の勤める大学のゼミ（福祉系）に入ってきた，くだんの女子学生は，小さい頃から母親の作ってくれたミトンを自らの火傷を覆い隠すためにはめていた．しかし彼女の所属する福祉系のコースでは，当然，障害者への偏見とか差別とかが議論に上るのであろう．ある日，彼女は一大決心をしてミトンをはずすことにする．ところがである．くだんの手掌が皆の目に触れる前，教室に入ったとたんに，彼女は全身に火がついたような羞恥心にとらわれ全身が硬直するのを覚える．人にじろじろ見られたり，反対に目を背けられたりしたからというのではない．見られると思った瞬間にそうなるのである．

浜田はこの硬直の理由を彼女の「内なる他者」に求めている．彼女の母親は他人の好奇の，憐憫のまなざしから娘を守るため，ミトンを縫い，物心がつくかつかないかの頃からそれを彼女にはめさせてきた．しかし，そのミトンこそは，母親自身が娘を守るために立ち向かっていた世間の視点そのものであったと浜田は指摘する．母親は娘の手の傷を普通の状態より価値の劣っ

たもの，改善，改良すべきものという価値観に立っていたからこそ，それを隠してあげたいと思ったのである．つまりこの女子学生は，実は小さい頃からこのミトンをはめ続けてきたことによって，母親から同様の視点を譲り受け内在化してきたということになる．見られると思った瞬間に劣等感で身体が硬直したのは，彼女が小さいときから作り上げてきた自らの「内なる他者」のせいなのである．現実の社会に適応するために，人は小さいときから社会性を磨いてきた．その適応を約束する社会性は，皮肉にもまた人を不幸にする道具にもなり得るのである．「内なる他者」は実に諸刃の剣である．

■IV-K-e
社会の中で形成される価値観

価値観とは知識として学ばれるものではなく，それまで生きてきた経験の中で鍛えられ，圧縮されてきたものの見方である．それによって過去，現在，未来の人生の出来事の是非を判断する「ものさし」ともいえる．価値観の内容に個人差があるのは，同じ社会で，同じ時代を生きていても，それが経験そのものの量や質ではなく，経験によって鍛えられたものであるからである．このように個々人の価値観は，基本的には個人が自らの経験をどのように受けとめてきたかに依存しているが，個人が属している社会一般の通念やそれを支えている価値観とも無縁ではない．社会一般の通念を支える価値観を「常識」という．ルール，規則，法律，習慣は常識の具体的なあらわれであるが，これらは自分自身を他者の立場に置いてみることから生まれてきたものである．「人が自分の行動をどう思うか」意識するから，他者とうまくやっていく行動がとれるのである．価値観の内容も，人という存在そのものに由来する特性に影響を受けるのである．

疾患固有の容貌，身体部分の欠損，奇形，障害などに対する醜形恐怖，欠損恐怖という感じ方もこれと同様に社会一般の通念を支える価値

観に起因している．つまり社会の不特定多数の他者はそれを普通の状態に比べて，暗に逸脱しているもの，劣っている状態とみている．そのように感じているからこそ，それらは改善すべきものとされるのである．そして改善される可能性がないか少ないとき，それは覆い隠すべき対象となるのである．

■ Ⅳ-K-f
美意識が成立する基盤としての「人の共同性」

なぜ人はそのように感じてしまうのだろう．図Ⅳ-K-1に再び戻って，人の本性の構造をもう少しつぶさにみてみよう．なるべく普遍的に考えるという意味で，最も古い文明の一つであるギリシャ文明での価値観を取り上げてみる．プラトンは，現実世界は理想的な世界の投影なので，その理想を求める活動こそが，人を幸せにする秘訣であるとした．その理想とは，「真・善・美」である．真善美とは，人が求めるギリシャ世界での究極の価値である（図Ⅳ-K-4）．

真（実）に至る人の持っている能力は知性である．森羅万象は知性のはたらきによってのみ人に理解され，理解されることによって人の幸福に寄与するために使われる．それゆえ〈理解〉は知性の主要な能力である．「理解する」とはそのものの本質を把握することなので，理解するもののほうが，理解されるものより当然優位に立つ．人が万物の霊長（最も優れているもの）といわれる所以である．同じく対象を知る行為であっても，相手の存在が自分を超えている場合は，信（じる）という形式になる．〈信〉の内容は〈知〉と違い，自己が対象に帰属する関係になる．信仰での神は信じる対象である．

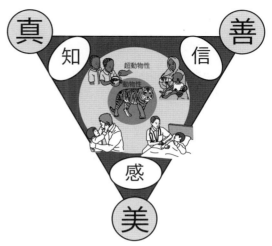

図Ⅳ-K-4　真・善・美—人における価値と人の能力

人がなすべき規範としている善も「理解する」という形で知るものではない．善とは「信じる」ことによって知るものに他ならない．反対にものや現象は理解されるものであって信じる対象ではない．もし理解される神があるとすれば，それは人より存在性が低くなるので，神ではなくなってしまうことになるからである．〈善い〉とか〈悪い〉とかは理屈で理解されることではなく，究極的にはそのように信じているかどうかにかかっている．〈知〉と〈信〉とはどちらが優れているかではなく，異なる対象に迫る人に固有な二つの方法なのである．動物には信仰もなく思考もない．これらは人に固有に付属する精神活動なので，図Ⅳ-K-4では超動物性の半円の左と右に位置させた．

理想の第3番目の概念は〈美〉であるが，これは〈感じる〉ことによってしか知られない対象である．〈感じる〉行為は感覚を基盤にし〈感情〉として表出する[*11]．以前，「新版K式発達検査」の検査項目に子どもに美醜の判断[*12]を問

[*11] これら〈真・善・美〉が実は西欧社会の価値観のプロトコルであり，それに対応する人間の能力が知（理性），情（感情），意（意思，信じること）なのである．これら人間の持つ能力について吟味をしてきたのが西洋の哲学という学問であった．「われわれは何を知り得るか」「われわれは何をなし得るか」「われわれは何を欲し得るか」という人間の根本的な問いに対して，18世紀の哲学者カントはそれぞれ『純粋理性批判』『実践理性批判』『判断力批判』で吟味し，近代人としての知見を示した．
[*12] 「美の比較」課題は，もともとは20世紀初頭の最初のビネー知能検査の項目に入っており，本邦でも古くから鈴

IV. 子育ての援助としての作業療法

う課題があった．美・醜二人の女性のカードを見せて「きれいなお姉さんはどちらか」と問うものであったため，性差別との市民団体の抗議にあって2001年版からは削除された項目である．4歳にはほとんどの子どもが通過する課題であるので，これは2〜3歳くらいの課題なのであろう．異性に興味を抱き始める学童期後半ならいざ知らず，なぜ3歳の子どもがすでに美醜の判断ができるのか，考えてみれば不思議なことである．一見，個人的な知覚体験でしかないと思われる「美を感じる」経験にも，人の共同性が基盤になっていることを指摘したのは，近代のとば口に立っていたカントであった[30]．彼は人が無人島に住むときは，たとえどんな宮殿でも作れるような魔法力を与えられたとしても雨露をしのげる小屋がすでにあれば，人はそんなものを作りはしないという．美意識も常識と同様，人の共同性を基盤に持つ現象である．人と共同していることを不可欠な本質とする精神活動である．他者の視線を意識するからこそ，美醜が問題になるのである．

山中は上述の「美の比較」でみたような，誰もがおしなべて感じるような「いわゆる」ステレオタイプ的な美を仮に「偽の美」と呼んでいる[31]*13．ファッション世界の美，世間一般でいわれる美といってもよい．「新版K式発達検査」の美の比較検査の通過率は，3歳2カ月で50%，3歳8カ月で75%である．3歳とはどういう年齢なのであろうか．東畑[32]はこの美意識の生まれる3歳という年齢における発達課題との同調性を指摘している．3歳はある意味で子どもにとって生活環境が大きく拡大する年齢である．保育園，幼稚園がそれである．家庭以外の環境が広がるのである．それとともに人間関係も拡大し，人間関係の質に新たな要素が加わってくる．家庭の生活では母子関係を中心にした，基本的には自我が抑制されることが少ない保護的

な環境が保障されている．しかし保育園には他児がおり，自己と他者との欲求の調整が迫られる機会が頻繁に出てくる．つまり家庭とは異なる，その共同体が構成する価値体系がそこには存在するのである．そこに保育士は，社会の現実原則を示す父性原理の役割を帯びて登場してくる．この頃には，子どもはことば，象徴を機能的に使えるようになり，人の気持ちも理解するようになっている．共同体の象徴として，三人称のおとなを理解するようになるのである．つまり他者と出会い，受け入れ始めると，美・醜を意識するようになるというわけなのである．美・醜の意識は，共同体への参入にとっての必須の能力のようである．「偽の美」とは，まさに共同体における価値体系に即した美のあり方に他ならないといえる．

IV-K-g
人間の動物性に根ざす偏見

美男，美女であることで，一体この世の中で損をすることがあるのかと思うことがある．どう考えても，得をすることがあっても損することは考えにくい．化粧，ファッション，ヘアスタイル，ダイエット，エステ，健康器具，はたまた美容整形など，思春期以降，中年までの男女の関心事の多くに共通する思惑は，いかに異性に自分をきれいにみせるかである．「偽の美」と呼ばれるものがその典型的なサンプルなのである．動物である以上，人も「偽の美」を求めざるを得ないので，それも人が求める「自分探し」の一部であるが，それは本物探しの願望が，消費社会の一番川下で大衆化したものであると姜は述べる[33]．

身体の美の本質は，身体部分の大きさや個々の形というよりは，相対的な位置関係，バランスにあると思われる．おそらくこのプロポー

木・ビネー知能検査，新版K式発達検査などに取り入れられてきた．1990年代に性差別であるとの市民団体の抗議を受け，新版K式発達検査2001年の改訂版では削除された．

*13 創造活動の中で自分で感じるような美を「真実の美」と呼び，それと対比させて「偽りの美」としている．

ションのバランスのよさは，人の健康の象徴と考えてもよい．さらにいえば，思春期以降では生殖性につながる概念といってもよい．より良い子孫を残し，種をつなぎ，拡散させるのがすべての動物の本能なので，われわれの美人好き，イケメン好きは，人の動物的側面に基盤を置く生物学的特性ともいえる．

かつて映画監督の山田[*14]は，配役の割り振りが終わったら監督の仕事の9割は終わったと述べ[34]，俳優そのものが持つ容貌，その容貌が醸し出す雰囲気の持つ重要性を強調している．観賞者に内在する「美」の基準に沿って，外見からそのようにみえる役者が適役として選ばれるのである．この基準に照らして眺める場合，疾患固有の容貌，身体部分の欠損，奇形，障害などは，どうしてもその対極に位置することになる．

かつて筆者がはたらいていた重症心身障害児施設でのことである．その施設にはいろいろなボランティアグループが出入りしていたが，子育てが終わった中高年の女性たちのグループのリーダーにうかがった話である．彼女によると，新入のメンバーに数は少ないが必ず脱落する人がいるのだそうだ．重症心身障害児に会った後，食事がのどを通らないなど生理的な拒否反応が出てくるのが，そういう方なのだそうである．

自分の意思で，自らの時間とエネルギーを割いて，障害児施設でボランティアを志した方である．人並み以上の善意を持っている方であることは疑いを入れない．しかし理屈では自らの感情の不合理さがわかっていても，自らの生理が理性に順応しない人がいることもまた確かである．

このような障害などに対して反射的に身構えてしまう感情が，実は人の持つ普遍的な美形好みと対極の延長線上のものといってもよい．それを思うと，社会の障害への抵抗感がいかに深く，人の意識に根づいているものであるかが理解される．それはその原因となる人の共同性と生殖性という二つの生存原理が，超動物性と動物性という二つの領域にまたがって存在しているからともいえる．現在では，理屈の上では人種，階級，障害に対して偏見や差別が不当なものであることは，多くの人が共有している価値観といってよい．少なくともおもてだって偏見や差別的発言をするならば，今の社会は必ずしっぺ返しをくう社会に曲がりなりにもなっている．しかし現在，差別はともかく，どの社会においても偏見が人々の意識から根絶されたとも思えない理由は，それが人の生存原理に内在するものであるからと思われる．

[*14] 山田洋次：『男はつらいよ』シリーズなどの人情劇を得意とする映画監督．評論家や文化人の支持も高く，2018年現在，現役で最も多くキネマ旬報ベストテンに入賞している監督である．主に人間ドラマに焦点を当て，ユーモアとペーソスに溢れた作風が真骨頂である．

Ⅳ-L
二つの障害
受容論の限界

Ⅳ-L-a
社会受容論の限界

　家族や友人をはじめとする周りの人々から，有形・無形の影響を受けながら個人の価値観は形成されていく．そういう意味では障害がある子どもの親の初期の悩みは，社会の大多数が持つ一般的な価値観にその核を持つものであり，親の悲しみは社会の価値観の反映ともいえる．差別的な社会や時代と，障害児の人権が尊重される社会とでは，障害児を持ったことに対する親の感じ方は当然異なってくる．

　したがって，障害があることがいささかも人としての価値の低下を意味するものではなく，障害があることも，生きる形の一つであることを認める社会を目指そうという動きが出てくるのもよく理解できる．南雲の社会受容論はその代表的なものである[35]．そしてこういう発想が実践目標，計画を具体化するに当たって有効であり，指針となり得ることも認める．しかし障害への拒否感が，人間の本性に根ざした感情であることを思えば，社会受容論は，「社会はこうあるべきだ」とする一つの精神論の域を出なくなってくるような気がする．社会受容論の限界の二つ目は，百歩譲って，よしんば理想的な福祉社会が実現したとしても，それによって親の初期の悩みの中核的感情である，羞恥心，不条理感，不自由感が払拭されるとは思えない点にある．それはあくまでその感情の克服が個人に委ねられた問題として残されているからである．

　親の初期の悩みが，社会との関係の中ですべて解決されることはあり得ない．別のことばでいえば，障害児の親としてそれなりに生きてみせること，それを認める視点が社会に存在すること，それが問題の本質であるが，社会に結びつくことからしか人生の意義が見出せないという発想からは，そこに解決を見出すのは困難である．社会の中で何らかの役割を担うことで人の価値が出てくるという役割論の限界といってもいい．社会受容論は有益であり，常に施策や実際の行動を考えるときの見本となるべきものである．しかし親の初期の悩みをすべて解決するものではないことは明らかである．

Ⅳ-L-b
価値転換論の限界

　「発達障害児を持ったことを不幸と感じてしまう」感じ方は，それまでの人生で集約された価値観が反映されたものと考えることができる．その感じ方，個人の価値観の変更という方向で解決を図ろうとするのが価値転換論である．この方法は，個人が障害という事実を受けとめる方法を変更すること，あるいは事実を測る自らの価値観を変更し再構築する試みともいえる．価値転換論は，リハビリテーションという考え方が定着し始めた1980年代では，多くの研究者が障害受容過程の理論モデルに採用したもので，上田の定義[36]*15がその代表的なものである．価値転換論には，必要な内容が過不足なく語られており，非の打ちどころのない理論のようにみえる．しかしこの説明が本当に当事者の障害受容の推進力になるかといわれれば，そこにはまた疑問が残る．それはこの説明が，障害を受容したあかつきに得られるであろう心境を述べているにすぎないと思われるからである．そこには，どのようにしたらそういう心境

---

*15 障害の受容とは，諦めでも居直りでもなく，障害に対する価値観（感じ）の転換であり，障害を持つことが自己の全体としての人間的価値を低下させるものでないことの認識と体得を通じて，恥の意識や劣等感を克服し，積極的な態度に転じることである（『リハビリテーションを考える』より）.

IV-L　二つの障害受容論の限界

に到達できるのかという示唆がみえにくいのである.

価値転換論では,価値を失ったかのようにみえた当事者が,価値を再発見していく主要過程が四つ紹介してある. ① 価値範囲の拡大,② 障害の与える影響の制限,③ 従属的なものとしての身体の認識,④ 比較価値から資産価値への転換がそれらである. 平たくいえば,① 失ったものもあるが子どもは他にもいいものを持っている,② 子どもに障害はあったが,だからといって自分がダメな人間ではない,③ 外見より内面のほうが大切である,④ 人と比べてばかりいると本当に大切なことがみえなくなる,というようなことである. しかし「このようなことを理解すると,恥と劣等感を克服し積極的態度に生きられるようになりますよ」といわれても,人は悲嘆の中にあるとき,そのように考えられないのである. そのように考えられないことが障害受容の問題の本質なのである.

価値転換論に対するもう一つの疑問は,障害受容のプロセスを段階づけている点である. 一連の段階で示されると,再起期に至る道は誰もが段階を追っていけば到達できるような印象を

与える点である. 実際には,ショック期,否認期,混乱期は行きつ戻りつの進行であろうと思われるが,再起期に入ったと思ったとしても,実際には子どものライフステージの節目,節目で,また混乱期に戻るということもそう珍しいことではない. また価値転換を,障害がある子どものすべての親に求める点も現実と遊離している. すべての人が再起期に到達するわけではない事実をどう説明すべきなのであろうか.

悩みの内容という点で,障害児の親と成人の中途障害のそれとの違いは,障害児の親の場合は本人の障害ではないので,障害に直接由来する不自由感,不利益感ではなく,保護者としてそのような障害を与えてしまったことへの自責の念,贖罪意識が中核となる点である. 不自由感,不利益感があるとするならば,子どもの世話・介護による自己の自由の制限感であるが,この場合はそれを感じてしまうこと,それ自体が自責の対象にもなってしまう. 心配の対象が自分の亡き後の子どもの処遇にも及ぶのでその幅は広い. しかし子どもの療育を放棄することによって,それらの制限感からの解放を求めようとする可能性もある.

115

IV-M
再起への契機

　障害のある子どもを持ったことを非常に短期間で受け入れる親，長い時間がかかる親，人によってさまざまである．その期間の長短に影響する要因は何であろう．それまでの喪失体験の有無や量に関係するものだろうか．しかし喪失体験が少ない人でも，ごく短期間で再起期に至る人がいることを考えると，それはむしろ個々人が獲得している喪失体験への対処方法に関係するのかもしれない．

　そもそも災難は，それが何の前触れもなく一方的にやってきて，人の自由を著しく制限するところにその苦痛がある．そういう不幸の不条理性を，ギリシャ悲劇[37]やヨブ記[38]*16の時代から，人は文学や思想の大きなテーマとして取り上げてきた．第Ⅱ章-B「発達障害児の処遇の歴史」でみたように，古代文化の中では洋の東西を問わず，疾患固有の容貌，身体部分の欠損，奇形，障害，病気などは個人や先祖の罪悪の結果というふうにみられることが多かった．しかし「なぜ災難が自分に降りかかったのか」とその理由を問うてみても，ヨブ記が指摘するように，偶然に起こることには答えなど初めから存在しないのである．

　再起へのきっかけは意外なところからやってくるのかもしれない．親はこの段階に至って，かつて同類とみられることを嫌がっていた親の会の親たちに初めて親近感を覚えるようになる．もし親の会の親たちが，明るく，前向きに生きているとするならば，自分と同じ境遇にあることを知っているだけに，それは意外な驚き

と映るからである．その驚きが，自己の幸福尺度（つまり社会が持っている価値基準）に亀裂を入れるはたらきをする．どうも自分だけが並はずれた不幸に直面しているわけでもなさそうであると，これまでの自己の幸福度尺度を眺め直す余裕が生まれてくる可能性が出てくる．以前のものに代わる価値基準はまだできてはいないが，少なくとも，万が一のその偶然が自分に起こり得る可能性について理解するようになる．そしてそれと同時に，それを認めることは決して敗北ではないという認識もおぼろげながら出てくる．これは過去の価値観の中では想像もできない変革である．**図Ⅳ-J-1**（106頁）に照らし合わせてみるならば，函数 a が 0 から ∞ 方向へ大きくシフトしたのである．第二次世界大戦中にファシズムに抵抗して餓死したシモーヌ・ヴェイユ（Weil SA）[39]*17という哲学者は，「普段は見えなくて，かえって不幸と呼ばれるような状態の中でしか，見えてこない真実がある」と述べている．不幸とは，普通の親が自分の子どもに対して持つことができる期待を喪失した状態である．この喪失には痛みが伴う．痛みは痛みを感じる自己を限りなく揺さぶるが，その揺さぶりの中で徐々に余分なものがそぎ落とされていく．そのようにぜい肉をそぎ落とされた目には，同じものが異なってみえるようになっても不思議はない．

　左手の火傷を人の目にさらすことを死ぬほど恐れた女子学生（110頁）は，ミトンをはずすことから，人の外見や能力を幸福感に結びつけて考える価値観の修正を徐々に開始していくことになる．顔面に血管腫を持つジャーナリストは穴のあくほど自分の顔を見ることで[40]，羞恥心を克服しようとする．事実を事実として認めれば痛みが生じるが，また真実はどんどん近づいてくる．難病で39歳の若さで亡くなったアメ

---

*16 ユダヤ教の経典で旧約聖書の中の1書．紀元前5～3世紀に成立したといわれる．正しい人に悪いことが起き，何も悪いことをしていないのに苦しまねばならないという「義人の苦難」がテーマになっている．

*17 Simone Weil：病身でありながらルノー工場での重労働の中で思索を重ね，ファシズムに抵抗し人間の不幸についての思索を深めた1940年代のフランスの女性哲学者．

リカ南部の作家，オコナー（O'Connor F）[41][*18]は，人は予期しないものも受け入れ，それを通して変化し得る存在であることを自らの作品で展開している．真正面から苦痛に向かい合うこと，それが変化の原動力であると彼女はいう．

---

*18 O'Connor Flannery：1925～1964．アメリカ南部（ジョージア州）で，土地のことばと生活習慣をもとに優れた短編を書いている．短編集『善人はなかなかいない』（筑摩書房），長編小説『賢い血』（筑摩書房），『オコナー短編集』（新潮文庫）などの邦訳がある．

IV-N

再起期における親の気づき

　たとえ話になるが，もし30年間失業保険を払い続けたにもかかわらず，失業手当を一度ももらわなかったとすれば，何か損をしたような気持ちになることがあるかもしれない．しかし，その人生が，失業手当を一度ももらう必要がなかったほど幸運だったとも考えられる．より本質的な部分に目を向けることができれば，事態の解釈は容易に変わるだけでなく，より正しくなる．

　悩むこと自体が再起のきっかけであったが，障害児を持ったことの良い点に気づくことがその再起へ跳躍するための確固とした足場となる．

　障害受容の優れた分析をしている作業療法士の田島は，自己を変容させることにこだわることは，障害の否定性を内在化する原因[*19]になることを指摘している[42]．自らの価値転換を図らなくても，与えられた現実の中に一つや二つは良いものを見出していくことはできる．それは子どもの限られたごくごくささやかな成長や能力の獲得であるかもしれない．しかしそれが，こだわっていたかつての価値観から自らを解放するエネルギーを持つのである．

　脳性まひ児に対する早期治療の現場では，将来の変形・拘縮を作らないためにも，早期からの治療の重要性が常に説かれてきた．しかしはたらきかけの重要性の強調は，ややもすると努力を結果と安易に結びつける考え方を生みやすい．そうなると結果が期待通りではない場合，

その原因が「努力が足りなかった」ことになり，自責の念を生みやすくなる．発達障害児における予後は，無論，発達を促進するはたらきかけの質と量に関係するが，もともとの障害の重篤度により濃密に関係する．それに加えて，変形・拘縮の進展の過程は自発運動や喜怒哀楽の感情によって誘発される連合反応の影響も受ける．したがって変形・拘縮の出現は，障害が重いから仕方のなかったことでも，親の努力が足りなかったから起こったことでもない．

　親や兄弟からの，教師やセラピストからのはたらきかけを喜び，それに応えようとするたびに緊張が走り，連合反応が起こる．目の前の変形・拘縮は子どもの感情の豊かさ，子どもの自発性，今まで重ねてきた他者との感情的な交流の総和と無関係ではない．筆者の知る，脳性まひ児の早期治療の現場に長く立ち会ってきたベテラン作業療法士は，「できてしまった変形・拘縮は，その子どもがよく生きてきた証し」と述べる．複雑な構造を持つものを機能獲得という単一の視点だけで見ず，子どもの生きる形の全容を視野に置いたこのような変形・拘縮の解釈のほうがより正しいものといえる．

　作業療法士を何らかの機能や技術の獲得の教示者あるいは提供者というより，障害を持ったために子どもとその家族が経験する「生きにくさ」を解消するよう支援する職業というように考えると，このような現実の中に良いものを見出していく見方は，作業療法士の仕事の本質に沿ったものといえる．

　家族は，セラピストからのこのように現実の中に良いものを見る視点に，大いに慰められ励まされるだけではなく，障害を持った子どもの子育て自体の中に希望を見出すコツも同時に学ぶのかもしれない．障害のあるなしにかかわらず，人の人生は一回限りで完結する．何かを成し遂げても，成し遂げなくても，一定の時間の

[*19] ここでいう自己変容の要素とは，① 価値範囲の拡大，② 障害の与える影響の制限，③ 従属的なものとしての身体の認識，④ 比較価値から資産価値への転換などであり，確かにこのように考えなければいけないと思っていると，自分の能力の欠如や低下がますます意識されるはずである．

中で終わる．自覚的ではないにせよ，この時間の不可逆性，一回性に気づくことで，苦しい状態の中でも，希望を見出す余地が生まれるのであろう．

もともとその時と空間という具体的な状況の中でしか，見出せないものが人の生きる意味であり，それだからこそ，今の心境が具体的でありつつ，誰もが納得する時代を超えた普遍性を持ち得るのである．

社会にも，自己の能力の中にも，解決するきっかけを見つけられなかったからこそ，親は障害児を持ったことを，そうせざるを得ないものとして「引き受ける」．引き受けることは，そうなってしまった具体的な状況に自分を投げ出すことである．自分を投げ出すことができたときに，「なぜ，なぜ」という堂々巡りがプツリと切れる．そういう気持ちになったときに，その上でどういう態度で生きるかというハラが据わるのである．

「あらゆる存在は善く，かけがえなく美しい」といったのは，中世のスコラ哲学者トマス・ア

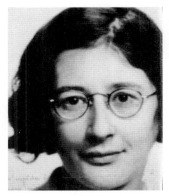

図Ⅳ-N-1　シモーヌ・ヴェイユ

クィナス[20]であった．また前出のシモーヌ・ヴェイユ（図Ⅳ-N-1）は「注意しなさい」ということをよくいう．「注意」とは，彼女によると何かを得るための努力ではなく，むしろ徹底した待望である．人は努力したのに報いが得られないことに耐えられず，真実を歪めてでも報いを求めてしまうという．いかに苦痛であっても，その中から見えてくることを待つことが大切なのであるとヴェイユはいう．

---

[20] トマス・アクィナス：13世紀イタリアの哲学者．ドミニコ会士．『神学大全』を著し，キリスト教思想とアリストテレスを中心とした哲学を統合した総合的な体系を構築した．

IV-O 支援者としての作業療法士の役割

　初期の苦しみから自由になるのは親自身の仕事である．支援とはその人の代わりにやってやることではない．苦悩は自分で乗り越えていくもの，したがって親は，障害を受容するように指導する対象ではないことは，これまでにすでに述べてきた．しかし苦悩は自分で乗り越えていくものではあるが，またそれはおいそれと乗り越えられるものでもない．初期の苦しみからの解放は，時間をかけてそれぞれのペースでゆっくり進行すればよいのである．そして援助職はといえば，その過程をひたすらじっと見守り続ければよいのである．

　作業療法士が積極的に動かなければいけないのは，親の生活技能の指導上の困難，子どもの社会への適応上の問題が起こったときである．それは子どもと親が感じる具体的な「生きにくさ」であるからである．セラピストの仕事とは，親の初期の苦しみが，子どもを持つ親が本来持つべき悩みへと，つまり子どもの社会への適応上の問題へとシフトすることを温かく見守ることである．育児の困難さがあると，親が自分の子どもの将来に明るい見通しを持つことが難しくなる．養育者が育児に疲れていると子どもの弱い点ばかりが目につき，子どもの優れている点，健康である部分が見過ごされがちになる．困り感が長引くと，長いスパンでものが考えられなくなる．育児の困難は父親にも母親にも過剰な努力を強いる．レジャーなど，夫婦，家族が相互に愛情を確める機会である共同経験も不足気味になる．日常に笑いが途絶えると，家族の愛着形成行動は危機に瀕することになる．そういう中で，子育てはますます困難になっていく．したがって，まず家族に子育て機能が整っ

ているか見守る必要がある．それが低下していたら，まずそれを回復させることが先決である．

　セラピストといえども，当事者からみると，いってみれば赤の他人である．だから子どもの成長を親身にみてくれるものが，自分たち家族以外にもいるということは彼らにとって何とも頼もしい励ましになる．子どもの良い面を指摘し，子どもが持っている能力をその都度全開させてくれるセラピスト．彼らに定期的に子どもの良さをみせてもらうことで親は自らの育児の過程に希望を持つことができるようになる．育児を困難にしている問題に対して，セラピストが一つひとつ対処することで，親にとって八方ふさがりと思えた事態も変わり得るものであることが伝わるのである．そういう意味では専門家としての技能の獲得は，援助者としても本質的な問題といえる．発達障害児の領域においては，多くの問題が顕現化していない段階から，それらを予測しながら対処する必要がある．そういう具体的で確かな知識と技術だけが，人に希望を与え，人を助けることができる（図IV-O-1）．

　障害児が家族にいると，家族はそれぞれがそれなりに我慢しなければいけないことが当然出てくる．しかしそのこと自体があながち悪いことではない．自己の犠牲が共同の生活の成立に役立っているのだという自覚は，自らの役割への誇りにつながるからである．しかし過剰な犠牲感は家族の運営にマイナスにはたらくので，家族が子育てから解放されて，無心に楽しめる時間を作ることは大切である．

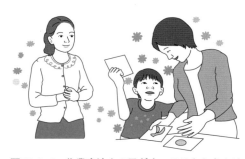

図IV-O-1　作業療法士の子どもへのはたらきかけ

作業療法士の子どもに対するはたらきかけが，結果として親の新たな価値観の再構成を促進させるようにはたらくことはあり得る．作業療法士は親の内面に直接的にはたらきかけるわけではないが，家族は援助を必要とするものとして作業療法士の前に立っている．障害受容の初期段階では，親に「この子は普通になるのですか」と単刀直入に切り出され，答えに窮する場合も多々ある．「それが受け入れられるまでは明言しないほうがよい」という意見もあれば，「嘘でも将来に希望を持たせたほうがよい」という意見もある．つまりそこで問われていることは，どう答えるかということではなく，〈子どもとあなたの家庭に希望があるということがどのように伝わるか〉ということである[43]．つまり模範解答になるような名文句をあらかじめ用意しておけばすむというようなことではない．もともと親の価値観の再構成のプロセスは，親自身が段階を上っていくものであり，本質的に周りの人々の同情によって可能になるものでもない．しかし親の訴えを聞き，親の悪戦苦闘をつぶさに眺め，それに誠心誠意応える周りの人々の対応が，結果的に何らかの慰めや励ましの効果を持つことは十分考えられることであ

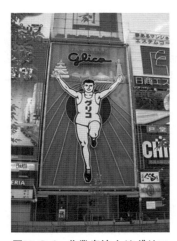

図Ⅳ-O-2　作業療法士はグリコの看板
作業療法士が子どもの能力を全開してくれると親は30日また頑張れる（グリコは一粒で300 m走れる）．

る．人は相手の善意に触れて，自己の健康な部分に気づき，自分に内在する力をよみがえらすこともある．作業療法士の子どもへのはたらきかけが，間接的に親にも治療的な意味を持ち得ることがあるとすれば，そういうことではないかと思う（図Ⅳ-O-2）．

IV-P

障害児のきょうだいに対する配慮の重要性

　障害児のきょうだいはきょうだいであって親ではない．障害を持つきょうだいの受け入れに当然，親とは異なる困難を持つ．彼らは生まれてから障害児のきょうだいと生活を共にしてきているので，祖父，祖母などと同様，障害児も慣れ親しんだ存在であり，親とは異なりそれを自然に受け入れることができる．しかしやがて親戚や近所のおとな・子ども，保育園の子どもと接触の範囲が拡大していくに従って，彼らの障害があるきょうだいへのまなざしが，自分に対するものと違うことに気がつくようになる．当たり前のこととして受け入れられていた自分のきょうだいが，他者にとっては驚きであったり戸惑いの対象であったりすることに気がつくのである．また障害児には自分と異なる扱いや配慮がなされていることが，両親の意識や態度にみられることにも気がつく．このように家族以外の第三者に接することを契機にして，障害者が異なる扱いを受ける対象であることを知るのである．そしてそのことから，自分の家族が他家の家族とは，家庭のイベント，娯楽，レジャーの上で異なる形を持つことが改めて意識されるのである．

　ちょうど保育園という初めての外の集団に入る時期に，子どもはそういう交わりをうまく乗り切るためにそれなりの自我を発達させている．それぞれの自我は，初めての集団の中でよくぶつかり合うことになる．その摩擦の中で子どもながらに主張と妥協，支配と追従，協力と援助など，集団におけるルールや政治性にも気づいていく．そして主として，言語を媒介とし

てそれらを乗り切る技能を身につけていく．人見知りとは，子どもが日常接する人物以外の人物へのネガティブな情緒的反応である．特に外見や仕草が日常接する人々との共通性が乏しい場合にその反応も大きくなる．人見知りとは愛着関係にある集団の上に成立する感情なので，見知らぬことを怖がることは乳幼児の自己保存に有用であり有益である．そしてこのことが，子どもが，周りの集団に属しているアイデンティティを形成していくことを助けるのである．したがって，子どもは障害児に接するとき，その異質性にすばやく気づき，自分たちの驚きや関心をおとなのように隠すことはない．それによって自己の安心が脅かされると感じると，怖がったり，泣いたりすることもある．子どもの障害に対する反応は率直で時に残酷である．

　障害児を持ったきょうだいは，もともと他家と自分の家との違いに不安を感じているので，これらの子どもの驚きや関心に遭遇しても，まだ十分にそれに答える論理と言語能力を持てないでいる．また子どもの世界では，他児の興味・関心が，からかいやいじめに容易に発展することも知っている．そうすると，他児の視線に，自分のきょうだいがさらされないことを願うようになる．障害児を持ったきょうだいは，家庭ではそれまで通り，障害児との自然な関係を維持しつつ，外ではうまく口で説明ができないため，自分のきょうだいの障害が暴露しないように工夫するようになる．家の中と外で異なる自分の態度を調整する必要を内心では感じているが，彼らはまだそれを客観視できず，ただただ狼狽するばかりである．これが障害児のきょうだいが持つ問題の本質といえる．障害児を持つきょうだいは，異質性を指摘する他児の興味と関心に応えられないことと同時に，自己が外で家とは異なる態度をとっていることにも不安を感じている．こういう不安は他の幼児の不安と同様，信頼している人，つまり両親のはたらきかけを必要とする．

　親の側に子どもに対する贖罪的な意識がはたらいていることもあってか，乳幼児期には，治

療や訓練の重要性が強調されなくても熱心に療育機関に通う親は多い. 療育に熱心になることは望ましいことであるが, 治療に通うことに母親が超人的な努力を重ねるようになると, その影響が障害児のきょうだいにも及びかねなくなる. 障害児を持つ親の目は, どうしても障害児に注がれがちになる. そうすると割りを食うのはいつもきょうだいである. ある意味ではきょうだいは常に一種の親の「注意渇望状態」にあるといってよい. こういうきょうだいは, 自分の大切なおもちゃを障害児に取られても, 「○○ちゃんはわからないんだから貸してあげなさい」といわれ, 母親に甘えたくても「○○ちゃんがぐずっているから, またあとでね」と肩すかしを食らう. 親の注意を引こうとしてわがままを言っても, たしなめられるだけである. わがままを言いたい盛りの子どもが, そうすることを罪悪のように感じるようになるならば, それは自我の発達にとって決して望ましいことではない.

　親はこのように, きょうだいも親によって見守られている存在であることを, ことばと態度で明確に伝える必要がある. どの子どもも, 子どもの親に対する愛情は独占的である. だからこそ, それに応えるために「お母さんは, 皆かわいいんだよ」ではなく, 一人ひとりに「お前が一番大事で, 一番かわいいんだよ」と言えばよい. それぞれが一番かわいいという論理的な矛盾などには気がつかない. 実際にそのように親の思いが伝わっているか, 細心の注意をもってそれを確かめる必要がある.

　もう一つ心を砕くべきことは, 子どもが他家との違いを気にして家の外と中では違う態度をとっていること, このような分裂した自己を調節したい気持ちを持っていることに注意を払う必要がある. 子どもは, 信頼している人の言動を頼りにこれらの自己の調整をしていくしかないので, 親の障害に対する感じ方は重要である. それはほぼそのままの形で子どもに伝搬するものと考えてよい. 受容的な感覚を持っていれば受容的に, 拒否的な感覚であれば拒否的に, 子

どもはそのように受け取るものである.

　親の思いを伝えることは重要であるが, 親の気持ちをそのまま表明すればいいものでもない. 「障害児がいることは恥ずかしいことじゃないんだ」と言うだけでは, 子どもの不安に応えることにはならない. 子どもがそう感じることが決して責められるべきことではないことを伝える必要がある. きょうだいが, 障害のあるきょうだいが他者の目に触れることに狼狽するのは, 慣れの問題ではない. したがって障害児がきょうだいの友人に接する機会を増やせばいいという問題でもない. まだ幼く, つらい経験から学ぶ準備が整っていない場合は, 障害があるきょうだいに好意が示されるような機会に立ち会う経験が数多くあるとよい. 障害がある自分の弟, 妹が, 人から褒められるのを見るのは彼らにとってもうれしいことなのである.

　きょうだいの障害の受けとめ方は親とは異なるが, その障害からの自由の獲得の過程にも, 親の通る道すじと同様の形式が認められる. 親の場合は, 親が子どもの養育に希望を感じると歩みが楽になるが, 子どもの場合もそれと同様である. きょうだいにとっての希望とは, 親の養育態度の中に障害は不幸ではないという感覚を感じるときである. そうすると, 子どもも障害があるきょうだいとともに育つことの中に希望を感じるようになる.

　作業療法士をはじめとする医療関係者は, ややもすると療育に熱心な親をよしとする傾向がある. 「今の時期が最も大切」「この子の将来はお父さん, お母さんの熱意にかかっている」などの励ましも, 時にはプレッシャーになる可能性を秘めていることを知っておくべきである. 忙しい家事に追われ, その通りに実行できていないと思っている母親は「子どもがよくならないのは, 自分のせいだ」と受けとめかねないからである. 親が障害児の子育てに埋没すればするほど, 障害児のきょうだいが親の注意を引こうとするサインに気づきにくくなる. それだからこそ, 親の周りの誰かが, そのことについて言わなければいけないのである.

文献

1) ポルトマン A（高木正孝訳）：人間はどこまで動物か〈岩波新書〉．岩波書店，p60，1961
2) モンタギュー A（佐藤信行，他訳）：タッチング―親と子のふれあい．平凡社，p49，1977
3) Emde R, et al：Emotional expression in infancy：a biobehavioral study.；7 Psychological Issues. Monograph Series 10, No37, 1976
4) Condon WS, et al：Neonate movement is synchronized with adult speech：interactional participation and language acquisition. *Science* **183**：99-101, 1974
5) イザード CE（莊厳舜哉監訳）：感情の心理学．ナカニシヤ出版，p451，1996
6) 氏家達夫：子育てと親育ち．発達 **73**：17，1998
7) 柏木恵子：子ども・育児による親の発達．発達 **19**：17，1998
8) スターン D：母子関係の出発．サイエンス社，p2，1979
9) 十亀史郎：「親たち」への手紙．日本自閉症協会，自閉症児親の会全国協議会：心を開く．全国心身障害児福祉財団，pp4-6，1986
10) 河合隼雄：家族関係を考える．講談社，p186，1980
11) 石川憲彦：子育ての社会学．朝日新聞社，pp54-55，1985
12) 野本文幸：お父さん子育てしてますか．朝日新聞社，p18，1989
13) Symonds PM：The psychology of parent-child relationships. Appleton-Century, 1939
14) 宮城音弥：性格〈岩波新書〉．岩波書店，p103，1960
15) マルセル G（松波信三郎，他訳）：存在の神秘〈マルセル著作集〉．春秋社，1977
16) ブーバー M（田口義弘訳）：我と汝・対話．みすず書房，1978
17) レヴィナス E（合田正人，他訳）：われわれのあいだで〈叢書ウニベルシタス 415〉．法政大学出版局，1993
18) 再掲 11），p55
19) 斎藤 学：子供の愛し方がわからない親たち―児童虐待，何が起こっているか，どうすべきか．講談社，p3，1992
20) 再掲 12），p18
21) 河合隼雄：父性原理と母性原理（河合隼雄全対話）．第三文明社，p28，1989
22) Drotar D ：The adaptation of parents to the birth of an infant with a congenital malformation：a hypothetical model. *pediatrics* **56**：710-717, 1975
23) キュブラー・ロス E（川口正吉訳）：死ぬ瞬間．読売新聞社，pp65-170，1971
24) アラン J，他：情緒の育ち，育て方．全国心身障害児福祉財団，p35，1986
25) 岩崎清隆：障害児の親とセラピストのはざまで．作業療法ジャーナル **24**：741-742，1990
26) Fantz RL：形の知覚の起源，伊藤元雄，松浦国弘（訳）愛知学院大学論叢　一般教育研究 **25**：507-527，1978
27) 浜田寿美男，他（村井潤一編）：発達の理論をきずく〈別冊発達4〉．ミネルヴァ書房，p79，1986
28) 浜田寿美男：「私」というもののなりたち．ミネルヴァ書房，1992
29) 浜田寿美男：「私」とは何か〈選書メチエ〉．講談社，1999
30) カント（篠田英雄訳）：判断力批判（上・下）．岩波書店，p10，1964
31) 山中康裕：心理臨床と表現療法．金剛出版，p10，1999
32) 東畑開人：臨床心理と美の背反性―偽りの美考．京都大学大学院教育学研究科紀要 **54**：518-530，2008
33) 姜　尚中：続・悩む力．集英社新書，2012
34) 山田洋次：映画を作る〈国民文庫〉．大月書店，p63，1984
35) 南雲直二：社会受容―障害受容の本質．荘道社，2002
36) 上田　敏：リハビリテーションを考える．青木書店，p209，1983
37) 川島重成：ギリシャ悲劇の人間理解．新地書房，1982
38) マルティーニ CM（今道瑤子訳）：ヨブ記の黙想．女子パウロ会，1991
39) ヴェイユ S（渡辺秀訳）：神を待ちのぞむ〈ヴェイユ著作集〉．春秋社，pp81-96，1967
40) 藤井輝明，他：顔とトラウマ―医療・看護・教育における実践活動．かもがわ出版，p96，2001
41) 横山貞子（訳），Flannery O'Connor（原著）：善人はなかなかいない（訳者あとがき）〈フラナリー・オコナー作品集〉．筑摩書房，p219，1999
42) 田島明子：障害受容再考―「障害受容」から「障害との自由」へ．三輪書店，p148，2009
43) 高橋正雄：ソクラテスの産婆術―癒し手の病．総合リハ **21**：161，1993

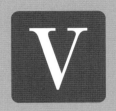

発達障害児の子育て支援の法的・制度的環境

V-A 障害者総合支援法に至るまでの制度の推移
V-B 障害者総合支援法の理念
V-C 児童福祉法に一元化された児童の支援
V-D 発達障害児・者福祉のサービスの内容
V-E 障害支援区分と対象の拡大
V-F 障害者の自立と共生社会の実現を目指すその他の試み
V-G 障害児福祉の法的整備に関わる基本的問題
V-H 障害者総合支援法と作業療法

V-A

障害者総合支援法に至るまでの制度の推移

　発達障害がある子どもの子育て支援のための福祉制度や法律を知ることは，作業療法士のみならず，子どもの療育に関わるすべての職員にとって有益であり重要である．地域の中で利用できるサービス情報を家族や当事者に提供できるだけでなく，子どもが受けられるサービスの全容を知ることによって，各職種が自らの役割を改めて自覚するきっかけになるからである．

　わが国の障害児福祉に関わる法律・制度は，支援費制度（2003年）以来，2013年4月より実施の障害者総合支援法（以下，総合支援法）[*1]までの10年間で5回も改正されている[*2]．21世紀の障害者福祉の世界的動向になっている「障害者の権利と平等，共生社会の実現」という目標に，わが国の障害者福祉施策を合致させるためには，法的・制度的改善が必要であったが，具体的には国連の障害者権利条約[*3]の批准を目標としているために，それらの法的整備を急ぐ必要があったからである．

　もともと福祉の制度は，実際にやってみて試行錯誤を経ないうちはなかなか落ち着かないところがある．制度がそういうものであるのに，この時期に起こった政権交代など政局の混乱[*4]が一層の紆余曲折を生んだようである[1]．このような試行錯誤は時間的なロスのようにもみえるが，それがあったために総合支援法に至る過程で，障害者制度改革推進会議や総合福祉部会が作られ[*5]，当事者および家族の意見を交えた根本的な議論がなされたのである．このことは[*6]，議論の内容が現行の法律にどの程度反映

---

*1　正式名称は「障害者の日常生活および社会生活を総合的に支援するための法律」

*2　2003年の支援費制度を皮切りに，障害者自立支援法（2006年），障害者自立支援法改正法（2006年），児童福祉法改正（2010年），障害者総合支援法（2013年）が次々に改正される．

*3　障害者権利条約は国際条約なので日本の法体系上，憲法の次に重要視されるべきものである．条約締結国になると，その規定を守り実行が義務づけられるばかりでなく，条約内容の実施状況を報告しチェックされ，問題が指摘されればそれを改善する義務を負うものである．2014年日本での条約をようやく批准した．

*4　障害者自立支援法（2006年）は自民党政権のときに成立したが，多くの点で2000年から施行されている介護保険制度を踏襲したものである．特に応能負担を応益負担に変え，サービス利用者に1割の負担を求めたところ，多くの利用者がサービス利用を抑制しなければならない事態が全国で起きた．障害者とその家族が全国14地裁に一斉に障害者自立支援法訴訟を起こすなど，障害者関係の裁判としては，異例の戦後最大規模の訴訟運動に発展した経緯があった．危機感を抱いた当時の与党プロジェクトチームは，応能負担へと戻す抜本的見直し案を同年国会に提出したが，2009年衆議院解散で廃案になった．
　　マニフェストで障害者自立支援法廃案とそれに代わる「障害者総合福祉法」を公約した当時野党の民主党が圧勝し政権交代が実現する．障害者自立支援法訴訟原告団は，国側との協議の結果，「障害者自立支援法が，応益負担を導入することで，障害者，家族，関係者を混乱させ，障害者の尊厳を深く傷つけたことを反省し，この反省の上に立って今後の施策の実施に当たる」ことを明記させたうえで訴訟を取り下げた．2010年，自民・公明党は，先に廃案になった「障害者自立支援法改正案」を議員立法の形で提出し，与党が総合福祉法までのつなぎ法案として乗る形で改正案は衆議院で採択された．しかし参議院では，突然の鳩山首相の辞任により，またもや審議未了のまま廃案になってしまうが，同年11月臨時国会に提出され可決・成立した．
　　衆議院では与党民主党多数（しかし2/3には達していない）ではあるが，参議院では野党多数のねじれ国会であった．自・公が作った「障害者自立支援法」の廃止が前提となる「障害者総合福祉法」の成立は，ねじれ国会では通る可能性はなくなったのである．そういう背景から，先の2010年成立した「障害者自立支援法改正案」のさらに改正案として，2012年4月「障害者総合支援法」が成立した．法律の名称が異なるので新法のように聞こえるが，あくまで「障害者自立支援法改正案」の改正案である．

*5　構成員24名の中，14名が当事者から選ばれている．

されたかは別として，今後も継続して行われる
であろう具体的な制度設計を考えると意義ある
ことであったといえる．本章では2014年3月
時点でこれまでの制度改革の一つの区切りと
なった児童福祉法改正案（2010年）（以下，児福
法），障害者自立支援法改正案の改正である総

合支援法（2012年）の二つの法律に描かれてい
る発達障害児・者の子育て，療育支援の法的・
制度の内容を概観し，その後で作業療法士の役
割・活動という観点からそれらの法的・制度的
環境を考察する．

---

*6　2011年8月には総合福祉部会での議論が「障害者総合福祉法の骨格に関する総合福祉部会の提言」にまとめられた．

V-B

障害者総合支援法の理念

　総合支援法は自立支援法に代わる新法ではなく[7]，実質的には自立支援法の改正にすぎないが，法律の名称が自立支援法から総合支援法へ変わった理由はそれなりにある[8]。

　自立の意味を，情緒的，心理的，経済的のどのレベルで捉えるかは問題であるが，経済的な自立であれば大学生でも依存状態にある。自立支援法では，生活訓練や就労移行支援などが年単位の期限で区切った利用法で記述されている箇所などがあり，「自立」という概念を障害者の職業的自立ないしは生活上の自立を想定して使用しているふしがある。しかし理想はあくまで理想である。すべての障害者に職業的・生活上の自立を求めることは現実的ではないばかりか，それに固執することは，かえって当事者，家族，支援に関わる職員の両者に苦痛を与えかねないものとなる。そういう現実的な認識に立って，支援を受けながらも地域の中で自分の力を全開させながら，自分の意思に基づいて自分らしく生きることを目指すこと，それを自立生活と理解し，そのように進路を修正したのが総合支援法における自立の概念といえる。

　総合支援法理念を要約すると，①障害のあるなしにかかわらず，人はその人権を尊重されるべきであること，②人格と個性を尊重し合う共生社会を実現すること，その方法として③身近な地域で社会参加すること，④障害者も生活する場所，生活する相手を選択できること，⑤そのような生活の実施を阻む社会の考え，態度，習慣などを排除することの五つの内容が読み取れる。通常，理念は基本法などに記述されることはあっても，制度の運用の法律には記述されていない。この運用法に理念があえて記述されているところに，この総合支援法の「障害者の権利と平等，共生社会の実現」という障害福祉の世界的動向に沿い，それを具現化したいとの強い意欲が感じられる。つまり変えていかなければいけないものは，障害者へのサービス内容だけではなく，共生社会を阻む社会でもあると意識されているのである。社会の障害者に対する認識，態度，感情までを変えようというのである。大変な挑戦である。法律は言動・行動は裁けても人の思いを裁けない。それを承知で，関係省庁は「こころのバリアフリー」ということばも使っている。心の内側まで踏み込もうという意気込みは，ほぼ1世紀近くになろうとする障害者施策の中でも初めてといってよい。

　そのようにこの法律は，社会への啓発も含むものであったので，当然理念の記述が必要であったのであろう。この壮大な理念の実現のためには，政治はもとより，教育，社会，経済界，メディアなどさまざまな方面からの改革・支援が必要になる。改正案であるのに名称まで総合支援法とした理由は，それがまさに総合的な支援を提唱するものであるからと思われる。

---

[7]　時の政府は，かつて自立支援法を廃止して，その代わり新法「障害者総合福祉法」を新設すると公約したため，障害者総合支援法がそれだと誤解する向きが少なくない。

[8]　改正案であるのに法律の名称が変わるということは，普通はない。

V-C
児童福祉法に一元化された児童の支援

これまではどちらかというと，障害児は小さな障害者というように障害者福祉の枠組みの中で捉えられていた観がある．改正児童福祉法（改正児福法）では，障害のあるなしにかかわらず子どもは子ども，「発達の可能性を秘めた存在」としてみるという視点を強く前面に出してい

る．すべての子どもが，その身近な場所において必要な支援を受けつつ育つように，この改正案には障害がある子どもも，障害児用のサービスではなく，むしろ社会にある子育て支援のすべてのサービスを利用しつつ[9]育てられるべきであるとの思いが込められている．そうでなければ，児童期からの社会のノーマライゼーションなどは実現しないからである．

先の自立支援法下では，障害児の支援の根拠は，自立支援法，児福法の両方にまたがっていたが，児福法の改正によってそれが児福法に一本化されるようになった．それゆえ基本的には18歳未満の子どもへのサービスは児福法，18歳以上のおとなへのそれは自立支援法にその根拠が記述されていると理解してよい[10]．

---

[9] 児童館や学童保育
[10] 従来の重症心身障害支援事業などのサービスなどは，内容は変わらないものの，そのサービスの根拠は児福法，自立支援法の両方にまたがることになる．

V-D

発達障害児・者福祉のサービスの内容

サービスの内容とサービスが提供される事業所の枠組みも改正児福法で大幅に単純化された．**表V-D-1**はサービスを通所系，在宅系，その他に分けて記述したものである．

まず施設の名称であるが，従来は知的障害児通園施設，肢体不自由児施設など，障害特性別に施設の名称が付されていたが，今回の改正で機能別のシンプルなサービス体系に再編された．つまり従来の就学前の通園施設は児童発達支援センター[*11]と呼び，就学を基準に就学前のサービスを①児童発達支援事業と呼んでいる．就学後の学童のためのサービスは②放課後等デイサービスと呼ばれる．これらのサービスを受給するためにはいずれも身体障害者手帳，療育手帳など発達上の障害を証明するか，支援の必要性を記述した診断書などが必要である．③日中一時支援とは，日帰りで子どもを一時的に預かる制度である．このサービスは一部放課後等デイサービスに移行したりすることもあると同時に，利用者の判断が市町村の裁量に任せられている事業でもある．保育所等訪問支援とは，障害がある子どもが保育園などで集団適応する

ための支援を専門家がチーム組んで行うサービスである．当事者の子どもとそこの職員がともに専門家の支援を受けることができる．

入居施設も障害児入所施設，福祉型・医療型[*12]の二つにまとめられ，そのサービスとしても入居か短期入所の2種類のみである．在宅サービスは，従来と同様，介護サービス，移動支援などがあるが，これは年齢を問わず利用することができる．介護サービスには，居宅介護[*13]，重度訪問介護，行動援護[*14]，療養介護，生活介護などのサービスがある（自立支援法6条，28条）．介護サービスの中で，重度訪問介護は従来は重度の肢体不自由者への食事，入浴の介助，家事の支援に焦点を当てたものであったが，総合支援法ではその対象が知的障害，精神障害者に拡大されて，見守り支援[*15]，外出の付き添いなどのサービスもそれに含めることができるようになった．

共同生活援助においては，従来はケアホームとグループホームの2種類があったが，グループホームに一本化された．ケアホームはどちらかというと，障害区分程度2以上で比較的重度，グループホームは訓練等給付で区分1または非該当で比較的軽度の人用ということになっていた．しかし高齢のため入居者の障害が重くなることもあり，従来からケアホーム，グループホームを一体化させたほうが機能的との議論があった．実際にも両方の指定を取っている施設が多かったのである[2]．

地域生活支援事業としては，各市町村すべてが実施しなければいけない必須事業と，各市町村が任意に行えるその他の事業がある．必須事

[*11] 都道府県から指定業者としての指定を受けて，これらのサービスを実施する．小規模のものは児童発達支援事業所という．

[*12] 従来の肢体不自由児施設，重症心身障害児施設など診療部門を併設しているところを医療型と呼び，その他を福祉型と呼ぶ．

[*13] ホームヘルパーを派遣して食事，排泄，移動などの身体介護を行い，部屋の掃除なども含まれる．グループホーム制度と組み合わせることが可能．

[*14] 自傷・他害，突発的行動を示す人などに対する外出時の見守り，安全確保，付き添いのサービス．

[*15] 対象者に対して何かするわけではないが，危険がないように不適切なことをしないように見守ること．自閉症児などには必要な介護である．

V-D　発達障害児・者福祉のサービスの内容

表V-D-1　改正児童福祉法によるサービス（2016年時点）

	サービス内容	利用者	負担
通所系	1．児童発達支援事業（集団の中で生活する）	未就学児で A．身体障害者手帳，療育手帳，精神障害者保健福祉手帳のいずれかを取得していること B．難病の診断を受けていること C．健康センターの健康診査で支援が必要と判断されたもの D．主治医の診断書で支援が必要な状態が確認できたもの	世帯の収入に応じて，1カ月に負担する自己負担額の上限が決まる．
	2．放課後等デイサービス（放課後，長期休暇中に生活技能を学び，社会と交流する）	学齢児 C．以外は上記通り．	負担額は日単位で計算．
	3．日中一時支援 （日中に一時的に保護者が介護できないときに施設で預かる）	在宅障害児 A．B． E．児童相談所や医療機関などで発達障害と診断されているもの	利用日数に上限がある．
在宅系	居宅介護 （居宅で，入浴，食事，排泄の介護を行う）	年齢不問 A．B．C．D．E. ＋歩行，移乗，移動，排尿，排便，食事などに介助が必要と判断される場合	世帯の収入に応じて，1カ月に負担する自己負担額の上限が決まる．
	行動援護 （知的障害または精神障害により行動障害があり，常時介護が必要な場合の援助）	A．D． 行動援護の判定基準票で8点以上の場合	行動援護の上限20時間．
	移動支援 （視覚障害児が外出の時の援助）	視力障害，視野障害，夜盲，かつ移動障害がある場合	
	短期入所 （保護者が一時的に介護できない場合，短期間施設に入居させ，介護する）	A．B．C．D．	利用日数に上限がある．
その他	障害児入所施設	福祉型，医療型	18歳以下は児福法で，それ以上は自立支援法で対応．
	保育所等訪問支援 （障害を持つ子どもが集団適応するために，子どもとそこの職員が，専門家の支援を受ける）	未就学児と一部の学齢児 A．B．C．D．	2週に1回程度．
	地域生活支援事業は，必須事業と各市町村が任意に行えるその他事業がある．省略．		

業は①相談支援事業，②移動支援事業，③地域活動支援センター機能強化事業，④日常生活用具給付等事業，⑤手話通訳派遣（奉仕員養成研修事業），⑥成年後見制度利用支援事業，⑦障害者に対する理解を深めるための研修，理解促進研修・啓発事業，⑧障害者やその家族，地域住民などが自発的に行う活動に対する支援（自発的活動支援事業），⑨市民後見人などの人材・育成を図るための研修（成年後見制度法人後見支援事業），⑩意思疎通支援を行うものの養成（意思疎通支援事業）などがある．その他の事業としては，ⓐ福祉ホーム，ⓑ日中一時支援，ⓒ訪問入浴サービスなどがある．

このうち相談支援事業は，改正後には共生社会促進のため特に重視されるようになっている．運悪く福祉と結びついていなかったケース

V. 発達障害児の子育て支援の法的・制度的環境

では，長じて，累犯者，ホームレスになること
も稀ではない．したがってその対象が，施設・
病院から地域への移行，地域生活の定着を支援
する相談だけでなく保護施設，矯正施設に拡大
されたことは妥当なことであった．障害があっ
ても，家族との同居から独立して一人暮らしを
したい人の相談もそのサービスに含まれてい
る．この相談支援事業は，全国市町村に義務づ
けられているが，発達支援センター（従来の施
設）や民間の相談支援事業者に委託されている
場合が多い．自立支援法以降すべてのサービス
の受給を希望する人のサービス等利用計画が作
成されることが必要になってきたが，これまで
は申請者と市町村で行っていた．利用計画を民
間の相談支援事業者に委託するということは，
第三者によってその内容に客観性を持たせニー
ズの根拠にしようという意図もある．介護保険
による福祉サービスが実施されて以来，市町村
は初めに予算的な見積もりを立ててから，計画
を立て，その実施に当たるというサービス提供
の流れが定着してきており，障害者福祉サービ
スにおいてもそれを踏襲している．

V-E
障害支援区分と対象の拡大

　障害者福祉サービスの提供対象者は，総合支援法で難病患者が含まれるようになったので，身体障害，知的障害，精神障害，発達障害，難病患者のほぼすべての障害児・者が対象となった．さらにどの程度のサービスが必要になるか算出するためには，障害程度区分認定（自立支援法二十一条）が必要になるが，これも介護保険による要介護認定に倣ったものである．まず1次判定では，市町村の担当職員が106調査項目に従って，障害程度区分認定を行い（自立支援法二十条）[*16]，2次判定は，市町村審議会の1次判定結果＋行動障害の9項目，精神面の11項目，医師の意見書，特記事項を合わせて6区分に審査判定，障害福祉サービスの種類ごとに，1カ月単位で介護給付費の支給量を決定する（自立支援法二十二条）のである．

　障害程度区分は，福祉サービスの量の算定基盤として重要であるが，障害の認定はそれほど簡単ではない．いわゆる肢体不自由がある場合は，障害が重度であればあるほど介護度が高くなるので，障害区分が高く判断されるのは当然である．しかし知的障害や行動障害の場合は，移動もでき，自分でものの操作ができても（あるいは自分で移動でき，ものを操作できるからこそ），介護が大変な場合も当然出てくる．危険を理解しないまま，やたらにものに手を出したり，移動したりすることは生命に関わる場合もあるからである．

　これまで自立支援法では，知的障害や自閉症の子どもの障害区分が軽く評価される傾向があったことは否めない[3]．このため総合支援法では，障害の重い，軽いだけではなく，障害の特性にも注意し，支援という視点から障害をみるため，障害程度区分といわず障害支援区分[*17]という語を用いている．適切な障害程度認定は発達支援事業所にとっても有益である．とても手がかかる子どもは，それなりに職員が必要になるので障害支援区分が高いほうが支援費報酬単価が高くなり，必要な職員数を確保しやすくなるからである．いずれにしても総合支援法では，1次判定で行動コントロールの項目を増やしたり，2次判定での医師の意見書，特記事項などでそのあたりの事情を勘案したりして，なるべく適切な福祉サービス量を判定しようとしている点は評価できる．

[*16]　27項目（行動面，精神面，日常生活面）が新規で，79項目は介護保険での要介護認定の基本調査と同じ．

[*17]　障害支援区分という概念にも本質的な矛盾は存在する．つまり必要な支援を受けていると問題行動が少なくなり，障害支援区分では低く評価されがちになるからである．

V-F

障害者の自立と共生社会の実現を目指すその他の試み

　2013（平成25）年4月から，各市町村はカバーする地域の自治体としての障害福祉計画を作成することを義務づけられている．これは単なるニーズ調査，過去の利用状況だけでなく，特別支援学校，病院などとも連携を持って，障害児発達支援事業所が各利用者にサービス利用計画を作るように，3年分の卒業進路見込みなどを調査し，発達支援センターの数や事業の実態をそれに合わせて調整するなど，数値目標を持って計画的に障害児施策を策定することを勧めるものである．

　また各自治体は，自立支援協議会を作り障害者の福祉サービスの内容の点検だけでなく，それを支え，受け入れる地域の問題という二つの視点から，自治体の障害児福祉全体を見直す機会を持つことを義務づけている．構成員に家族や当事者が加えられることも勧められている[4]．これらは動き始めたばかりの機関であるが，今後，障害者との共生を促進する地域作り，障害者が地域に暮らす支援を具体的に促進する機会となるので，通り一遍のものではなく実際に機能するような機関，機会になってほしいものである．

V–G

障害児福祉の法的整備に関わる基本的問題

V–G-a
現金給付方式と応益負担

　支援費制度以降，福祉サービスが契約制度になってから，それ以前の措置制度と最も大きく変わった点は，障害児施策が現金給付方式（自立支援法二十九条）になった点である．それ以前の措置制度とどう違うかといえば，措置制度のもとでは，国および市町村はサービスを提供する事業所に直接サービス代金を支払っていた．つまり利用者が必要とするサービスは現物として支給し，サービスにかかる費用は利用者の所得に応じて請求していたのである．住民税非課税の低所得者の場合は，負担がないので負担金額はほとんどの場合 0 円であった．現物支給方式と違って，現金給付方式は市町村がサービスの利用者に対して，そのサービス費用の 9 割を負担するという方式である．結局，両方式とも市町村が費用を支援しているので同じようにみえるが，福祉サービスの公共性の担保という点で大きな違いがあることに注目する必要がある．利用者補助（現金給付）方式では，市町村は補助に責任が出るものの，サービスの内容に関してはサービスを提供する事業者の問題となり，市町村は責任を持たなくてもよくなることになる[18]．福祉サービスの公的責任性は明らかに後退したことになる[1]．

　自立支援法では措置制度[19]のもとでの応能負担から応益負担へ変わったが，多くの当事者の不評を買ったため，改正のつなぎ法ではすぐに元に戻った．応能負担とは，利用者あるいはその保護者の所得に応じてサービス利用料を徴収する方式であり[20]，応益負担とは，利用されたサービスの単価によって利用者あるいはその保護者がその額を支払う方式であり，通常商品を買うときの方式である．店でものを買う場合，その人の所得に応じて商品の値段が変わるというようなことはない．つまりいいものが欲しければ，それだけのお金を出さなければならない．支払う能力がなければ，買いものを控えるか一段品質を落としたものを買うということになる．問題は，福祉サービスをこのように商品と同等とみなすことができるかどうかという点である．憲法二十五条[21]の精神からみれば，明らかに福祉サービスは商品ではなく，全部公費負担で自己負担なしが原則となるのではないかというのが当事者団体，保護者などの主張である[22]．幸い総合支援法では，応能負担が維持されたが，憲法に基づく福祉の原則論を踏まえず，福祉を予算の出入の中でだけ考えていくと，医療・福祉に対する支出が年々増えていく状況の中で，必ず浮上するのがこの応益負担方式であることを理解しておく必要がある．

---

*18 市町村が必要な福祉サービスを準備し，提供する義務がなくなる．

*19 現金給付方式ではあったが支援費制度では応能負担であった．

*20 保護者所帯の所得に応じて徴収されている．このように公共性の高いものは応能負担になっていることが多い．

*21 憲法二十五条「すべて国民は，健康で文化的な最低限度の生活を営む権利を有する．国は，すべての生活部面について，社会福祉，社会保障及び公衆衛生の向上及び増進に努めなければならない」．つまり福祉サービスは，健康で文化的な最低限度の生活を営むために必要なものであり，なければないでいい商品とは違うという主張である．また憲法の精神からいうと全面公的負担になるべきである．

*22 実際，応益負担化，一割負担の施行により，応能負担で福祉サービスを低額あるいは無料で利用できていた障害者がサービス利用を控えなければならない事態が拡大した．施設入所者の場合は，食費，光熱水費の負担も加わり，2006～2007 年で 2,006 人の障害者が退所（2007 年厚労省調査）しなければならなくなった．そのため 2006 年の改正法では応能負担に戻された．

V．発達障害児の子育て支援の法的・制度的環境

■V-G-b
報酬体系─日額制

第2の点は，サービスを提供する事業所側の問題である．自立支援法以降，事業所の報酬制度が月額制から日額制に改正されたため，事業所は軒並み収入減を余儀なくされた．つまり利用者が利用した分しか報酬は支払われないが，施設側としてはその日に職員を減らすということは現実にはできるわけではない．したがって，稼働日を増やしたり，利用者の増員を図ったり，職員の賃金カット，職員の非正規雇用化で対応する傾向が各事業所に出，労働条件は確実に悪化している現状である[5]．また事務量の増加に加え，稼働職員に余裕がなくなってきたので，実際のところ手のかかる利用者はいきおい歓迎されなくなる可能性もないわけではない．措置制度と異なり，契約制度では利用者に選択の機会が与えられるが，施設側の入所者への拒否権も保障されていることを忘れてはならない．この日払い方式は総合支援法（2013年）においても月額制に戻っていない．

報酬体系の日額制とは，利用者が通所した日のみを対象とした報酬支払いで，欠席した日は算定されない．それに対して月額制とは一人につき一月いくらとあらかじめ総額を決めて支払われる報酬体系で，利用者の欠席日などに影響されない．

家計においても国政においても，ない袖は振れないわけであるから，福祉の領域が聖域とはいわないが，介護，福祉の現場は非正規雇用者，失業者でも二の足を踏むといわれるほどの重労働，低賃金の領域であることも事実である．福祉の充実は，そこで働く職員の人格に大きく左右されるので，労働条件の悪化は，結局，利用者にはね返ってくるものである．したがって労働条件を厳しくしている報酬体系はぜひ見直されるべきである．

■V-G-c
社会保険化する障害児福祉

伊藤は，障害児・者の福祉の社会保険化に警鐘を発している[5]．日本の社会保障給付費のうち，社会保険（医療保険，介護保険，年金保険，雇用保険，労災保険）は9割に達し，社会保険が社会保障の中軸をなしている．社会保険制度とは，つまり保険料を支払わないものには給付がないということである．つまり保険とは，将来に起こり得る可能性がある危険に対する備えである．したがって，保険料は収入や所得のない人にも賦課され，保険料を滞納した人には給付制限が強化される．福祉も税収との一体化の中で考えられることは例外ではないが，限りなく私的保険に近づく社会福祉の中では，必要な福祉サービスが利用できない高齢者や障害者・子どもが続出することになると思われる[5]．

社会福祉の社会保険化は，介護保険制度導入時期（2000年）から著明になり，自立支援法にもその傾向が明白に読み取れる．そしてその背後に新自由主義的[*23]発想が見え隠れする[6]．自立支援法を作成した2018年現在の政権政党，

---

*23 年金，失業手当，医療保険，最低賃金などの社会保障・福祉政策を充実させていくと，当然国家の支出は増える．経済政策に関しても公共事業による景気回復などの政府介入は支出を膨らます．このような高福祉・政府の経済介入政策の結果，多くの先進国は1970年代の為替自由化，オイルショック，それに伴う高インフレ，高失業などによって経済の停滞を招いた．経済を回復させる新たな政策として登場したのが「新自由主義」であり，レーガン政権による「レーガノミクス」，イギリスのサッチャー政権による「サッチャリズム」であった．第2次安部内閣による「アベノミクス」もその一つといえる．新自由主義では，経済への政府の介入を縮小し，従来政府が担っていた機能を市場に任せることを推奨する（いわゆる「小さな政府」論）．需要を政府がコントロールする「総需要管理政策」ではなく，供給サイドの活性化を目指す「サプライサイド政策」をとるのである．日本においては，曲がりなりにも「小さな政府」路線が真剣に検討され始めるのは，バブルが崩壊し経済がなかなか回復せず，政府への信頼感が低下し，少子高齢化が誰の目にも明らかになった1990年代のことであった（小泉政権，小泉-竹中コンビ）．市場は弱肉強食の世界なので，新自由主義による政策運営は強者と弱者への二極分解を生む．

自立支援法を廃案にするというマニフェストを出しながら，結局，総合福祉法ではなく，自立支援法の改正案に留まった前政権政党の福祉施策にも本質的には新自由主義的側面が色濃い．

市場原理主義のもと，巷では「勝ち組，負け組」などと嫌なことばがささやかれている．構造上，負け組が生まれるシステムを考えない以上，その負け組の中から，福祉サービスが利用できない高齢者や障害者・子どもが続出する可能性が高くなる．そしてそのことは，間接的に国内の治安維持，将来への安心感，国民の活力，購買意欲に影響を与えるはずである．目前の財政負担を恐れるあまり，かえって治安維持機関への財政支出が増え，また大きな政府にならざるを得なくなる矛盾を生むかもしれない．自由競争は必然的に「自己決定，自己責任」とセットで語られることになる．貧困や失業を個人の「怠け」と決めつけると，社会的弱者は「自ら努力しないもの」という理解になる．そういう理解の中では，「自ら努力しないもの」に自分の税金が使われることに抵抗感が出てくるのは当然である．最も高い国民総生産を示しながら，21世紀に入っても，国民皆保険，銃規制も徹底できていない国がある[24]．日本はそういう国を目指しているわけではないはずである．

貧困や失業を「怠け」と決めつけることと障害もかわいそうだが自分とは関係がないと感じる感性には，世の中の多くのことに「偶然，不運，運命」的な要素があることの認識が希薄である．世の中の多くの不幸は，むしろ当事者の責任というより「偶然，不運，運命」的な要素のほうが多い．

「金はかかるが，大きな政府，福祉国家」か，「自己責任と自由競争でやる小さな政府」か．これはどちらが正しいかというよりどちらを好むかという問題であるが，福祉の公共性ということを根本的に考える良い機会であることは間違いない．

---

[24] 2013年4月19日，メディアは米上院がオバマ大統領が目指す銃規制強化のための法案を否決したことを報道している．

V-H
障害者総合支援法と作業療法

　緩やかではあるが，作業療法士の職域が広がっている．市町村，都道府県の福祉課，福祉政策に携わる行政職につく作業療法士も出てきている．そういう作業療法士にとっては，今まで述べてきた障害者福祉のサービスは，作業療法士自らが携わる日常業務となるはずである．

　また発達障害領域でも，病院，施設などで働く作業療法士にとっても，総合支援法下の福祉サービスは，作業療法士の持っている知識と技術を必要とするものでもある．各種の相談事業，保育園等訪問事業，サービス利用計画の作成，いずれをとっても，発達障害児の評価，障害構造の理解，治療・指導の深い理解なくして，より良いサービスができるとは思われない．そういう意味では，評価，治療を日常的に行う臨床現場の作業療法士に期待が寄せられるのは自然なことと思われる．

　しかし市町村，教育委員会が各種の専門家による支援事業を予算化しても，作業療法士が所属する病院，施設の事情で参加する時間を持てず，当初の計画が未消化のまま終わる場合も多いと聞いている．それらはおそらく各市町村の担当者と作業療法士が所属する医療機関の管理者レベルの話し合いがなければ，打開しない問題なのかもしれない．わが国の障害者福祉は，「障害者の自立と平等，共生社会の実現」にピタリと照準を合わせている．発達障害領域の作業療法士も，病院や施設の訓練室で子どもがくるのを待っている時代はもう過ぎ去ったことをよく知る必要がある．大きな社会福祉の流れの中で，発達障害児のリハビリテーションも生きていかなければいけないのである[*25].

　このような地域への進出は，多くの場合，他の医療職，行政職，福祉・教育関係者とのチームによって行われる．聞く力，認める能力，主張する力，譲る能力などチームの中で働くためにはさまざまな能力が求められる．作業療法士の養成・教育機関は，教育の課程の中でそういうことを強く意識する必要がある．

文献

1) 伊藤周平：医療・福祉政策のゆくえを読む．新日本出版社，pp128-136，2010
2) 又村あおい：第6回 障害者制度改革のいま　総合支援法の概要（その3）．手をつなぐ　679：32-35，2010
3) 福岡　寿：障害特性に配慮した「障害支援区分」へ．手をつなぐ　686：10-11，2013
4) 又村あおい：第9回 障害者制度改革のいま．総合支援法の概要（その6）．手をつなぐ　679：32-35，2010
5) 伊藤周平：保険化する社会福祉と対抗構想．山吹書店，2011
6) デヴィッド・ハーヴェイ（渡辺治監訳）：新自由主義─その歴史的展開と現在．作品社，2007

[*25] 2006年，日本作業療法士協会は作業療法士の5割が入院医療領域に，残りの5割が保健・福祉・教育等の領域を含めた身近な地域生活の場で働くことを推進する作業療法5カ年戦略（2008〜2012）を打ち出した．その後も第二次作業療法5カ年戦略（2013〜2017），第三次作業療法5カ年戦略（2018〜2022）を策定し，地域生活移行・地域生活継続支援の推進方針を踏襲している．特に第二次計画以降は，国が示した高齢者だけでなく，すべての住民を対象に深化した「地域包括ケアシステム」（2025年）に対応すべく様々な取り組みを打ち出した．養成教育の段階から，障害者の自立支援・就労支援に対応する作業療法士の教育を推進するためのカリキュラム検討，作業療法実践の質的向上を図るための生活行為向上マネジメント（Management Tool for Daily Life Performance：MTDLP）事例の登録，それらを基にした新「作業療法ガイドライン（2018年版）」の作成などがこの行動計画の成果である．日本作業療法士協会事務局企画調整委員会：第三次作業療法5カ年戦略（2018-2022）

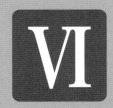

作業療法士としての成長と学習過程

- Ⅵ-A　発達障害領域の作業療法士の資質―優しい人より有能な人
- Ⅵ-B　能力を培う勤勉さ
- Ⅵ-C　学習を可能にするぶれないおとな
- Ⅵ-D　良い臨床に接すること―自己変革のきっかけ
- Ⅵ-E　自己変革を支えるもの
- Ⅵ-F　自己変革の構造―影響を受け，影響を与える
- Ⅵ-G　ユーモアのススメ

VI-A

発達障害領域の作業療法士の資質—優しい人より有能な人

〈子どもが好きな人〉〈優しい人〉が，発達障害領域の作業療法士に向いているなどといわれることがままある．それでは，ぐずったり，泣いたり，わがままをいっている子どもを見て，「自分はとても子ども好きとはいえないな」と密かに思っている人，子どもの親とのつき合いに何となく気後れを感じる人——こういった人たちは，発達障害領域の仕事に向いていないのだろうか．もちろん子どもが好きであるに越したことはないが，そうではない人たちが発達障害領域に不向きかといえば，必ずしもそうではないと筆者は考えている．かつて〈自分は子どもが苦手である〉と思っていた人たちの中で，発達障害領域で立派な仕事をしている作業療法士を筆者は何人も知っているからである．

子どもが一心不乱に何かをしており，何かの拍子に子どもがそれをみられていることに気づいたとき，照れたような表情をすることがよくある．定年退職されたベテランのS先生によると，そんなとき，思わず「かわいい」と感じてしまうならば，そういう人は子どもの仕事に向いているのだそうだ．おそらく誰もがそのような瞬間を一度や二度は経験したことがあるだろう．発達障害領域の敷居は決して高いものではない．

年齢の離れた小さな兄弟が身の周りに少なくなった昨今，若者が子どもに戸惑いを覚えることは無理からぬことである．日本人の場合は，現実認識が優れている人ほど，自己の弱点を過剰に意識する傾向があるので，子ども苦手意識組は案外少なくないのかもしれない．もしそうであるならば，子どもに慣れればいいだけの話である．慣れて，必要なことを覚えればいいのである．もし発達障害の作業療法士としての適性というようなものがあるならば，それは領域別の適性というよりむしろ，職業の適性により深く関わるものではないかと思われる．

学校を卒業して2，3年も世間の風にさらされると，誰もが無邪気に「人が好き」などともいっていられないことに気づくであろう．それまでに「優しさ」などというものが，いい加減なものであることを実感する経験を，二度や三度はしてきたはずだからである．考えてみれば当たり前のことであるが，人に冷たい人，温かい人，怖い人，優しい人があるのではなく，人はもともと誰でも時と場合に応じて冷たくなったり，温かくなったり，優しくなったり，怖くなったりするものなのである．それは相手やその人の資質というより，むしろその人のその時の心理的余裕に関係するもののようである．気持ちに余裕があれば，人に温かくもなれるし優しくもなれる．しかしその余裕がないと，人は冷たくもなるし怖くもなるのである．したがってその余裕を生む基盤である，個々人のその場に対処する能力が重要になってくる．

好きでなくても，または嫌いであっても，立場上背負わなければならない職務を持つことが「はたらく」ということである．このように「はたらく」ことには「しなければならない」という義務の響きが常につきまとう．英語のResponsibilityということばは，その義務感がある事柄に対して応える能力を身につけること（Response＋Ability）を意味している．人は身の丈に合ったことしかできないので，そもそも応えることができないようなことは引き受けることすらできないのである．できないことには義務感や責任感を持てない．つまり，ない袖は振れないのである．したがって求めに応えるためには，それ相応の能力を身につけなければならない．

3歳になるKちゃんは，何を与えてもこちらが期待したような仕方では遊ぼうとしない子どもであった．床に打ちつけたり，細部を引っ張ったり，口に持っていったり，自分の流儀でしかものが扱えない．ある日，写真のような人形を与えたときのことであった（図Ⅵ-A-1）．このおもちゃは裏と表に笑った顔と泣いた顔が描かれていて，引っくり返して二つの顔を楽しむことができるようになっている．前腕の回内・外を促通させるために作ったおもちゃである．

案の定，Kちゃんは，そのようなことは意に介せず，叩く，引っ張るなどその遊び方もマイペースである．しかし彼のやり方を見ていて一つのことに気がついた．彼がものを持つときの方法である．どういう操作のときも必ず柄のほうを持つのである．「おやおや」と思って，今度は別の布の人形と小さいベッド，椅子，机を与えてみたところ，必ず人形の頭が上に保たれるように座らせるのである．1歳の頃の知的能力「ものを機能的に使う」「象徴も芽生えている」とは具体的にどういうことなのか，筆者自身が臨床の場でそれらのことを初めて理解できた瞬間であった．作業療法士になって10年くらい経った頃のことである．

5，6カ月の知的能力と思っていた子どもが，もう1歳近い能力を密かに培っていたのである．見た目とは裏腹に，このような能力を密かに培ってそれを全力で発揮しているのである．人は誰でも頑張っている人の姿に無条件に感動する．「きみ，頑張ってるなー．最高に頭を使っ

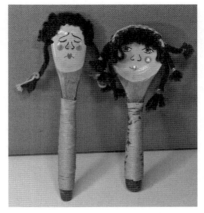

図Ⅵ-A-1　しゃもじ人形

ているんだなー，えらいね」そんな思いとともに彼に対する愛おしさがこみ上げてきたことを覚えている．子どもの能力がみえた瞬間に，その事実がセラピストである筆者の心を躍らせ，結果的に子どもをみるまなざしを優しくしたのである．

それを拡大解釈すると，子どもの能力をみる能力を身につければつけるほど，誰でも子どもに限りなく優しくなれるはずである．表面的な見かけの現象の底に，子どもの精一杯の頑張りがみえてくるからである．人は能力を身につけることによって人に優しくなり，人を好きになるのではなかろうか．発達障害領域ではたらく作業療法士として，いわゆる〈優しいといわれる人より，勤勉で有能な人〉のほうがいいと思うのはそういう理由からである．

VI-B

能力を培う勤勉さ

人それぞれというが，治療に携わる人の性格や気質もさまざまあっていいと思う．明るい人，少々暗い人，派手な人，地味な人，おっとりした人，オタク気味な人，いろいろなタイプの人がいていいのである．強さは自信のもとではあるが慢心の種でもある．自らの技量に奢る作業療法士は，そこそこの治療はできるかもしれないが，またそこそこの治療しかできない．弱さは自らを萎縮させる枷であるが，「だからこそ」と他の面を伸ばす意欲を培養する温床でもある．要するに，性格はどうであっても，作業療法士に求められる能力さえ，きちんと身につけていればいいのである．

作業療法士に求められることは，他の療育に携わる職業と同様，究極的には障害のある子どもやその家族の〈生きにくさ〉を軽減・解消することに尽きる．彼らの〈生きにくさ〉を軽減する手段は複数あり，さまざまな職種からのアプローチがあり得る．介護も立派なアプローチであるが，作業療法士に期待されていることは介護ではなく治療である．さらにいえば，治療とは〈子どもを変えること〉である．一定時間子どものお守りをしたり，一定時間遊んであげたりすることではない．したがって〈子どもを変えること〉を通して，彼らの〈生きにくさ〉を軽減・解消することがわれわれの仕事になるのである．

今まで繰り返し述べてきたように，〈子どもを変えること〉とは，〈子ども自身が学習して自らを変える〉ことを促通することである．〈子どもを変える〉能力を持った人，あるいは持ちたいと思い，自らをそこに方向づける人のみが，発達障害領域の作業療法士としてふさわしいのである．

その能力とは，① 子どもをみる視点（評価する視点）を持っていること，② 見たことを解釈する理屈を受け売りではなく自分で使えるような形にしていること，③ それらを使って実際に子どもの持つ問題の構造を理解し，④ それに対処する方法を考えつき，⑤ それを実際に行うことができるようになることである．

正統派しゃべくり漫才で兄弟漫才師「中川家」の兄，剛が彼らの笑いを育てた環境と半生について『クリスマスには焼き魚にローソクを』[1]で触れている．オヤジとオカンの夫婦ゲンカにはパトカーが出動することもあったというたいへん過激な家庭環境にありながら，彼らの子ども時代の唯一の楽しみは大阪市難波にある「なんばグランド花月」であったという．笑いの殿堂ともいわれ，客の目が最も肥えていると新人芸人に恐れられた吉本興業経営のお笑い・喜劇専門の劇場である．何かのきっかけで小学生の中川兄弟はここに日参するようになる．最前列のかぶりつきで上方お笑い界の一流の芸に毎日浸るのである．ネタの展開，ギャグのタイミング，ボケとつっ込みのバランス，子どものやわらかい頭脳は，上方漫才の真髄をまるで刷り込まれるかのように，ごく自然に体得していくのである．兄は長じてサラリーマンになるのであるが，これといった充実感もなく，人生プランが半ば頓挫しかけたときに，思いついたのが漫才師になることであり，それからはお笑い界の新人賞受賞を皮切りに，快進撃が続くのである．

筆者の幼少期は，まだ敗戦の跡がそこここに残り，いつも腹が減っていたことしか思い出せないような時代であったが，街中でも子どもが外で存分に遊ぶ環境がまだ残されていた．核家族化も，少子化も，住居の高層化もまだ先のことである．異なる年齢層の子どもが一緒に群れ，近所の丘や川，空き地など遊ぶ材料に事欠かなかった．登校前にも，下校後も暗くなるまで週日も週末も来る日も来る日も遊び回っていた．子どもに関わる今の仕事に関して，他人に誇れるような何ほどの才能も，人並み外れた情熱も，子どもに好かれるような性格も持ち合わせているとは思わないが，幸いしたことは，来る日も

142

来る日も遊んだおかげで，子どもが何を喜び何に夢中になれるか，何となくわかるのである．必要とされるセンスにどっぷり浸かるような経験というものは実にありがたいものである．

もちろん今の子どもはゴムパチンコも，かんしゃく玉も，弓矢も知らない．しかし昔も今も子どもは子どもである．子どもが喜びそうなものに水を向けてみると，実によくのってくるのである．妖怪ウォッチというアニメが子どもの間で流行っているという．子どもでも等身大のプライドがある．母親に口うるさく小言を言われても，すぐに「ごめんなさい」とは謝れないのだろう．しかしその場で求められているのは「ごめんなさい」という謝罪のことばである．そういうとき，妖怪ウォッチを真似て「いったんごめん（一反もめんからのパクリ）」と言って茶化しながら，自己のプライドを守りつつ，その場を乗り切ろうとするのである．

作業療法士が学習すべき内容と量は半端なものではない．子どもがどう感じ，何を喜ぶか，そういう治療的アイデアの底流をなす感覚は，常に子どもの近くに自分を置くことである．その長い学習を持続させるための根気と，その根気のいる営みの意味を読み取れる洞察力が求められる．

もともと仕事というものは，大変であろうが，難しかろうが，任務であればやらなければいけないものである．小学生時代にきちんと勤勉さ（Industry）を身につけておくと，人は仕事をそのように受けとめられる．暑いときも，寒いときも，遊びたいときも，怠けたいときも自分に任せられた仕事と思うから，毎日学校での動物飼育班の仕事，うさぎの餌やりを続けられたのである．どのようなことでも仕事ということになったら，「もうできない，もう限界だ」と投げ出したくなるような経験が二度や三度はきっとあるような気がする．少々手を抜くことはあっても，その責任を人に転嫁したり投げ出したりしないのは，子ども時代に身につけた勤勉さのおかげである．勤勉さ，真面目さは作業療法士に求められる能力を培う土壌である．豊かな土壌は良い果実をつける．作業療法士は8時半から5時まで働けばいいというような労働者では決してない．プロの作業療法士とは，プロとして求められる知識と技術の学習に，あらゆる機会，あらゆる利那を通してたゆまぬ努力を重ねる人をいう．それがいささかも苦痛でなく，喜びになってくると少し狂気じみてくる．しかし，そのような少し常軌を逸したところがないと，本当の意味で，人の助けになるような仕事をすることはできないのである．

Ⅵ-C

学習を可能にする ぶれないおとな

子どもの学習を促進する最強因子はそこに介在する「人」である．1歳児はちょっと怖いけれど，お母さんがそばで見ていてくれるのでトイレの便器に座っていられるのである．2歳児は，お風呂上がりは本当は裸のままで遊んでいたいのだけれど，お母さんがしつこく言うから，仕方なくお母さんのために服を着てやるのである．ここでの母親は，自己を支える信頼の源泉であり，なおかつ決して無視できない権威でもある．相手を権威として認める関係が，子どもの側に生まれているのでこのような学習が成立するのである．この学習を通して，トイレや着衣が行動パターンとして定着する中で，子どもはそのことの意味を理解していく．その意味がわかると，それはもはや「やらされる」行為ではなくなり，自主的な活動に転じるのである．

子どもの側に，学習の場で介在する人を「権威」として認識しやすくするために，おとなにもそれなりの態度が求められる．学習とは，子どもが壁にぶつかり今までのやり方を修正し別の方法を思いつくことである．であるからこの壁を壁として，抵抗を抵抗として保持させ，子どもをそこから逃れさせず，なおかつそれを乗り越えるための別の方法を思いつくためのヒントを与え続けることが，学習の場に携わる人の役割である．

友だちは同じレベルに立っているからわかり合えるし，親しみを覚える対象である．仲間の気持ちがわかるから嫌いなことを無理強いしないのである．友だち関係の中で子どもは慰めと満足を覚える．しかしこれは遊ぶ仲間の関係である．筆者が住む町の特別支援学校の校歌に「優しい先生，お友だち…」という歌詞がある．そ

の意味するところは十分わかるが，それでも先生は究極的には友だちではあり得ない．友だちは遊び仲間でもあるが，けんかする相手でもある．同レベルに立っているからこそ，そのような存在になり，そのような関係を維持することができるのである．先生は子どもと同レベルでけんかはできないし，してはいけない．

したがって，学習の場に立ち会うすべてのおとなには，友だち関係以上の関係が求められる．それは優しい友だちではなく，優しい先生，つまり子どもにとって尊敬と信頼を感じさせる存在になる必要があるということである．なぜならそういう関係の中でしか，子どもの学習が進行しないからである．子どもは友だちからも学ぶことはある．しかしそれは「あいつのああいうところは，いいところだな」というように，友だちであっても，そこにある種の尊敬と信頼がある場合である．是は是，非は非と，おとなが一貫した姿勢を貫くことによって，初めて子どもは他者の反応が自己の行動と対応していることに気づくのである．相手の反応の原因が自分の行動にあるという理解が，自己の行動の修正につながるのである．

子どもは人を介して学習をするのであるから，子どもの抵抗にあったからといって子どもに譲ってしまえば，子どもは学習の機会を失うことになる．子どもの反応によって右往左往する人からは，子どもは学習することが困難である．

子どもの学習を可能にする人だけが，子どもを変えることができる．子どもの指導・教育において，子どもにとって自己が権威であるかどうかがプロとアマの違いといってもよい．このことを口で言うのは簡単だが，実行するにはおとなの側もそれなりの汗と涙を流す必要がある．学習とは，今までのやり方を変更することなので，子どもにとっては時に苦痛を伴うこともあるからである．おとなにとって当たり前のことでも，子どもにとって今までのやり方を変更することは，天地が引っくり返るほどの一大事，命がけの大仕事であることもある．したがっ

て，問題行動が獲得されてしまっている場合，子どもがそれまで身につけたあらゆる手段を使って，それに対する介入に抵抗してくることは当然予想される．しかし変わるべきものが周りや相手ではなく，自分であるという認識をもたらすものは，自らの行動に対して「イエス，ノー」の一貫した反応を示してくれる人，ものごとの道筋を明確に示してくれる人しかいないのである．

そういう意味では，作業療法士としてのプロへの精進は，単に知識や技術を磨くだけでなく，自分自身をも変えていくことといってもいい．暖簾に腕押しのような抵抗感のない人ではなく，押しても引いても常に動じない，ぶれない人になる必要がある．幸い人は誰でも，自分の中に潜在している能力を自ら引き出す力を持っているので，人は自分を変えられる．人間とは変わろうとする意思があれば必ず変われるものなのである．

VI-D
良い臨床に接すること—自己変革のきっかけ

こういう自己変革は，望んでもなかなか自分だけでは容易に果たせるものでもない．しかし自分でうまくいかなかったことでも，他者が見事に実現している場合に出会うことが誰にでもあるはずである．壁に突き当たったような状態も案外，外から光が入り突破口が見出せることもある．そういう「目から鱗」のような経験が自己の学習目標となり，学習の過程を助けてくれるのである．そのため，作業療法士にとって優れた臨床に接することは重要である．

同じものを見ていても感動しない人が必ずいるものである．そういう人は，優れたものがわからない人の常として，つまらないことに拘泥する傾向がある．そういう意味では，優れたものを優れたものとして見ることができることは，それだけでもう一つの才能といってもよい．

2014年の11月，映画俳優の高倉健さんの訃報が伝えられ，多くの人々がその死を悼んだ．その死を悼むと同時に，それを機会におおげさにいえば，自らの生き方を振り返る機会にも

なった中高年も少なくなかったであろう．高倉健さんは，彼の映画俳優人生の中でも，ある時点から，出演機会が減っても，脚本と役柄を明確に選択して仕事をするようになったという．不器用であるが，自己に与えられた役割や使命を実直に果たす役柄を演じさせたら，彼の右に出るものはなかったが，彼がいうには，そういう役柄に固執する理由は，映画を通してでも人への連帯と希望を与え得るという実感があったからだそうだ．しかしそういう役を演じながら，それを演ずるためには役者自身が，そのように生きなければならないと思うようになったそうである．そう思ってみると，人への想いの強さが役者としての自分と，高倉健としての自分の両方を励まし，慰めを与えたとのことである．そういうわけで，そういう風が吹いているところ，人への想いの磁場が強いところ，いつもそういうところに自分を置くようにしたとのことであった．

作業療法のどの職場にも，そのような経験をさせてくれる目から鱗のような師匠がいるとは限らないが，研修会，ワークショップ，見学，学習の機会はその気になればたくさんあるものである．師匠は特定の個人という場合もあるが，不特定多数の場面場面で感動を与える人である場合もある．「自分もああいうセラピストになりたい」という感動こそが，自己変革を限りなく後押しする原動力なのである．作業療法士もいい風が吹いているところに自らを置くように努めるとよい．

VI-E 自己変革を支えるもの

専門家の自己改革，プロへの道を支える動機とは一体何なのであろう．家族や周りからの感謝のことば，それらもそれなりの満足を与えてくれる．しかし仕事の報酬などというものは，結局外から与えられるものではない．与えられるものがあったとしても，全充実感の中のほんの一部にすぎない．一定の社会経験をすると，社会では，頑張っても報われないということが決して珍しいことではないことがわかってくる．もともと社会が個人の努力の結果を過不足なく評価すること自体があり得ないのである．それゆえ，そういう期待はなるべく早く捨てたほうがよい．賞賛に値する人が顧みられず，自分をよく見せようとする人が注目を集めることは世の常である．

マルクスは，労働は「自己の可能性を探り，自己の能力を高める」といい，バチカンは「はたらくことは，人々への奉仕であるから，奉仕という手段を通して自らの人格が高められる」と述べる．プロへの道を支える動機がもしあるとしたら，この人格の高まりということの中に見出すしかないように思われる．人格の高まりへの希求とは，簡単にいうと，自分が自分の仕事に感じる「誇り」のことである．

発達障害児の療育に携わる職種は複数あるが，以下のような視点から序列をつけてみたらどうであろう．① 報酬の額（給与），② 仕事量，③ 法的責任の大きさ，④ 他の職種に行使できる権力，⑤ 社会から受ける賞賛（名誉・地位），⑥ その職に就くまでの苦労の度合いなどがその指標である．具体的な職種を当てはめてみると，総合的にみると図VI-E-1 のように最も右に位置づけられるのが医師で，最も左に位置づけられるのが介護の資格を持たない介護職であろう[*1]．①～⑥ までの6つの視点を定量化して綜合し，それに沿って各職種を順序化したもの．右にいけばいくほどその量が大きくなり，左にいけばいくほどその量が減少する．

① 報酬の額（給与），④ 他の職種に行使できる権力，⑤ 社会から受ける賞賛（名誉・地位）

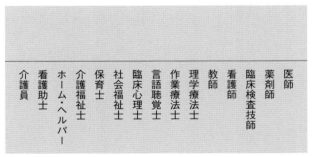

図VI-E-1　いろいろな（あるいは総合的な）視点からみる職種別満足度

[*1] 福祉施設介護員の給与：平均年収 3,327,400 円，平均年齢 34.6 歳，平均勤続年数 5.6 年／ホームヘルパーの給与：平均年収 2,907,100 円，平均年齢 37 歳，平均勤続年数 3.4 年．厚生労働省老健局介護保険計画課の政策レポートにもあるように，有効求人倍率が高く離職率が高いのは給与の低さであると国も認めている．勤続 10 年以上でも他業界の大卒者初任給程度の給与水準である．介護保険制度下の事業なので報酬内で事業運営をしなくてはならず，しかも黒字を出せば報酬を下げられ，給与を引き上げる経営上の余裕がないというのが構造的な理由である．

VI. 作業療法士としての成長と学習過程

の高い職種は、また② 仕事量、③ 法的責任の大きさ、⑥ その職に就くまでの苦労の度合いが高い職種でもある。したがって、これらの序列は、多くの場合妥当であって、このことを問題にしようとする人はそれほど多くはないであろう。しかしここで問題にしたいのは、①～⑥ までの視点とは異なり「人格の高まり」という視点で自己の仕事を考えたとき、こういう序列はどう影響を受けるのだろうかということである。

どの職種も自らの仕事を通して自らの人格を高められるという点では横一線であり、どの職種が一番有利ということもない。しかし一番左に位置する職種の場合は、① 報酬の額（給与）、④ 他の職種に行使できる権力、⑤ 社会から受ける賞賛（名誉・地位）という点では、おそらく最下位に位置づけられることは誰もが認めることであろう。平たくいえば、地位が上がる、給料が増える、有名になって他者の尊敬を得るなどという可能性が限られているのである。それに反して最右翼に位置する職種は、この三つの可能性は限りなく大きい。もう一度いうが、ここでこの三つを批判しているわけではない。これらはすべて人の自然な欲求に基づくもので、そのこと自体は極めて健全な動機である。ただ「人格の高まり」という視点からみると、これらもある範囲を超えると、援助職という本来の目的から逸脱させる誘惑材料になりかねない危険性を秘めている。そのようなインセンティブが、まったくないか、あってもたかが知れている職種にあっては、初めから本質的ではないこと（①、④、⑤ などのこと）によけいな色気を出さなくてすむことになる。そうすると自己の仕事を楽しくするため、自己の仕事に打ち込むためには、それら以外の理由に、自らの誇りの源を探さなくてはいけなくなってくる。これらは条件の違いであって、どの職種が一番近いかということではない。ダイエットを目指している人がそれを実行する場合、ケーキ屋で働くか、こんにゃく屋で働くかどちらがいいかという問題に似ている。どちらでもダイエットを試みることができ、どちらでも成功することができる。ただケーキ屋さんでは甘いものの誘惑が多いので、より強いセルフ・コントロールが必要になってくることになる。

いつの時代にもどの社会にも、そこに助けを必要とする人々がいて、またそこにそれを助ける人も必ず現れるものである。自分は徹頭徹尾、仕事としてそれらの人々のニーズに応える側に立ちたいという思いは、人格の高まりという文脈において、十分に誇りの理由になり得るものである。

Ⅵ-F
自己変革の構造
—影響を受け，影響を与える

　良い臨床に接することが作業療法士の自己変革を助けることは先に述べたが，実はそういう成長の過程に大きな影響を与えるもう一つのものがある．それは彼らが日々向かい合う子どもとその家族である．障害があるなしにかかわらず，人は決して平等ではないし，また平等でなければならないという理由もない．良かれ悪しかれ，与えられた条件の中でしか生きられないのはどの人間も同じなのである．

　人は暗黙のうちに，その価値を認めていることを目の当たりにしたとき，無条件でそれを受け入れることができる．与えられた条件の中で，持てる力を最大限発揮して生き切るのが人の生きる形の原型であることを知っているからである．障害がある子どもとその家族の身近にいる作業療法士は，彼らから強い影響を受けたとしても不思議はない．子どもと家族の変化につき合っていく作業療法士は，そのような根源的な生き方を目の前にし，自らを深めていく必要性を改めて自覚する．そういう自覚は専門家としての技能の習熟に専心させると同時に，自分のはたらきかけが他者の幸福に寄与し得る幸福感をもたらす．人の役に立っていると感じる感覚の中で，専門家も専門家としての育ちを体験するのである．

　作業療法士には世俗的な意味ではたいしたインセンティブはないと言い切ってもいい．その分，仕事の誇りを，人格の高まりの中に感じられやすい職業ともいえる．しかし仕事の中で感じる誇りほど人を豊かにするものはない．そのことに早く気づけば気づくほど，仕事は楽しくなるはずである．心豊かに誇り高く仕事に一生を捧げた人々が，われわれの前にいたことを「発達障害児の処遇の歴史と作業療法」（第Ⅱ章）で触れた．彼ら，彼女らに続く人がいつの世にも必ず現れるであろうと筆者は考えている．

Ⅵ-G

ユーモアのススメ

「人生はもともとつらいものだから，あえてそのつらい部分を描く必要もないが，人生の楽しい部分は，無理にでも描かなければいけないし，それを描く職業も必要である」といったのは，作家の井上ひさしさんである．彼の描く作品には，深刻な題材を扱っていても，いつもどこかにユーモアがある．

確かにわれわれの日常も99％苦労の連続であっても，1％の希望があれば，しばらくは持ちこたえられる．しばらく経ってまた耐えがたくなってきたら，またその1％の希望を見つければいいのである．なぜか笑いとはそのような力がある．笑ったとしても，笑いの中に何か希望を感じさせるものがあるわけではない．笑いは何かの認識や悟りなどではない．ましてや何かの発見などでもない．笑ったからといって，客観的な事態が変わるわけでもない．しかしそれでも笑いには，大きな力が隠されている．

子を持つ親の日常に，苦労が絶えることはない．おおげさにいえば，自分たちの自由の犠牲の上に成り立つのが子育てともいえる．ましてや障害児を抱えた親の日常は肉体的にも，精神的にも，ぎりぎりに追い詰められている場合が少なくない．この追い詰められた状態というものが問題である．それは粘着質の否定的感情と密着しており，この否定的感情は時に事実を実際以上に深刻に感じさせてしまう危険に満ちている．笑いが何か事態を変えるわけではないが，事実と不可分になっている否定的感情を一時的にも，その事実から分離するのがこの笑いのはたらきである．悲しみや焦りで一杯になっているとき，そういう状態の自分に気がつく．苦し

んでいる自分に気がつくという認識が，悲しみに打ちひしがれている自分を一時的に客観的に眺めさせるのである．発達障害児の臨床の現場で，親が声を出して笑うようなことがあれば，その場の空気が一変することを筆者は何度も経験したことがある．

昔，作業療法士になりたての頃，自分の患者ではなかったが，久保田○○ちゃんという名前の女の子がいた．通りすがりに「久保田早紀ちゃん」[*2]と名前を呼んだら，本名とは違うのに「ハイ」と答えた．そのとき，母親，担当のセラピストがどっと笑い，そしてつられて本人も笑い出したということがあった．北関東の地方都市ではあるが，筆者が勤めていた重心施設の外来訓練棟には，まだ子どもの障害とつき合うようになって日の浅い母親が通ってくる．「今後どうなるのだろう」という不安が誰の目にも見て取れる．3時過ぎには職員も疲れてくる．突然起こったどっとした笑いに，誰もが少し精気を取り戻したような瞬間であった．

何かユーモアのあることをいえというのではない．笑いは微妙である．笑わせようと思っても，それを聞いた人がそう受け取らない場合もしばしばある．山田洋次監督が「おかしさが客観的に存在しているのではなく，おかしさとは感覚の落差とそれを見る視点に依存する」というように，ユーモアとは，聞き手と自分とが同じ価値観の中におり，対等の立場にいるという感覚から生まれるものであろう．さらにいえば，相手の思いを身になって想像する習慣，心構えが，とっさに出るものではあるが，適切な自己のことばを選ばせるのであろう．ユーモアというのは「思いやる」ことなのかもしれない．

文献

1) 中川　剛：クリスマスには焼き魚にローソクを．幻冬舎，2009

---

*2　『異邦人』の作詞作曲者，歌手，1979．

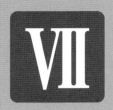

発達障害の作業療法の基礎となる知識

- Ⅶ-A　治療指針としての典型的発達指標
- Ⅶ-B　治療を助ける発達の理解
- Ⅶ-C　発達の知識の学習の仕方
- Ⅶ-D　発達区分と領域
- Ⅶ-E　発達段階

Ⅶ-A
治療指針としての典型的発達指標

　発達心理学は各月齢，年齢での発達課題やその順序性を明らかにし，そこに何らかの法則性やメカニズムを見出すことを目的とする学問である．しかしそれは必ずしも治療や教育など特定の実践上の要求に応えることを直接意図したものではない．典型的発達の知識がどのように発達障害児の臨床に利用できるかはそれほど自明なことではなく，むしろそれらは臨床家に委ねられた課題といってもよい．

　発達の遅れがあるかどうかを調べるときに，比較の指標として典型的発達がよく使われる．しかし障害児が典型的発達児と異なる独自の発達を遂げるのであれば，典型的発達の知識を発達診断には利用できないことになる．幸い，発達テストがそれを前提に開発されてきたように，多くの研究は発達障害児も大筋において典型的発達をたどることを認めている[1]．しかし特定の領域では，典型的発達の順序に沿わない事実が報告されていることも忘れてはならない．例えばものの理解の発達は，通常，具体物から絵，絵から記号という方向に進むとされているが（図Ⅶ-A-1），自閉症児では写真や具象的な絵よりも線画や影絵のほうがよく理解されるという指摘もある[2]．正常発達の知識を発達障害児の臨床に利用するときは，障害児の臨床像には特定の原則だけでは説明し切れない多様さがあることを常に念頭に置く必要がある．

Ⅶ-A-a 典型と非典型

　それに属しているものの多数がそのようなあり方を示すとき，それをその集団の典型（typical）という．同集団でもその大多数とは異なるあり方をしている場合，それを非典型，あるいは否定型（atypical）という．典型，非典型は，状態像の数のうえでの統計学的な偏倚を意味するにすぎない．偏倚にすぎないのであるが，その偏倚が多くの場合機能の獲得を阻むので，非典型が問題にされるのである．運動発達を例にとれば，多くの子どもはまず首や腕から回旋を始め，その回旋が体幹，下肢へつながっていくような寝返りをするか，反対に下肢から回旋が始まり，体幹，上肢へとつながる寝返りをするかのどちらかであるので[3]，これが典型的な寝返りの形といえる．それに対して頭と踵を床に押しつけて体を反らすような寝返りならば，それは多くの子どもがするやり方と違うので非典型という．つまり典型的発達のどの段階にもみられない状態像である．そしてさらにいえば，このような寝返りの仕方が，それ以降の座位や立位の獲得を難しくするのである．

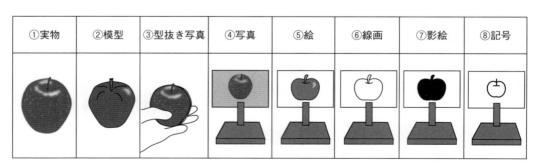

図Ⅶ-A-1　表象化の過程
自閉症児では④や⑤より⑥や⑦のほうが理解しやすいことがある．

また運動発達は，3カ月で首がすわり6カ月で寝返りができるというように，多くの場合，臨床像を月齢で表示することができる．しかし後に同じような典型的な動作を示したとしても，通常出現すべき時期にそれが出現していない場合も考えられる．したがって非典型とは，形態，機能の他に時間的な意味を含めて典型からの逸脱を意味することになる．かつては，前者を異常と呼び，後者を遅滞あるいは未熟と呼んでいた[*1]．

典型的発達を発達診断の指標として利用する場合には，焦点を当てる臨床像の質をよくみる必要がある．運動機能に関しては，知的障害児の運動上の困難は筋緊張の異常に起因するものではないので，それらを運動発達の"遅れ"と捉えて差し支えない．それに対して脳の損傷に起因するような運動障害においては，多かれ少なかれ筋緊張の異常が認められるので，それを何カ月レベルと表示することは意味を持たない．しかし異常な要素もはじめは未熟な運動パターンの中に紛れており，活動性が高まって初めて逸脱性が顕在化してくることが多いので，初期段階ではその見分けはそれほど容易なことではない[4]．

知的・精神的機能では，もともと典型的発達においてもさまざまな諸相がみられるので，機能の偏倚か，出現時期の偏倚かの判別はさらに難しくなる．知的・精神的機能に機能的偏倚性がないわけではないが，そういう行動の多くが発達の過程に確認することができるので，発達障害領域においては原則的に出現時期の偏倚と捉えることが多い．自傷，常同，儀式的，こだわり行動も短期間ではあっても発達の初期段階に観察できる．これらの行動は，自己を外界から守り外界に関わるための未熟な行動形式と解釈したほうが，その取り組みを考えるうえでの利点も多いとされている[5]．

ある臨床像を出現時期の逸脱とみるか機能的な偏倚とみるかによって，治療的なはたらきかけは異なってくる．前者であれば，活動への動機を高め運動を促通することに専念すればよいが，後者では，運動の促通だけではなくその逸脱性を抑制する必要も出てくる．それゆえ脳性まひ児などでは「どんな仕方でもいいから，まず機能を獲得させることを優先させ，運動の質は後から考えればよい」というような，前者への指導は修正を迫られることになる．実際「どんな仕方でもいいような」身体の使い方は実用的な機能の獲得につながらないだけでなく，非典型的パターン，変形などを助長し，現在使えている機能までも使えないものにしてしまう危険性があるからである．

---

*1　人権上の配慮から，異常や正常というような名称が使われなくなった．アメリカでは，Normal child（健常児）に対して Typically developed child（典型的な発達を遂げている子ども）が使われている．遅れや異常がある場合は，Not typically developed child になり，それまで〈異常〉とほぼ同義に使われていた atypical〈非定型〉という用語も使われない．日本語の非典型的発達は Not typically developed の訳語である．

VII-B

治療を助ける発達の理解

　子どもの持つ問題の構造を明らかにするという点でも発達の知識は役立つ．おもちゃに手を伸ばしてつかむためには，運動学的には上肢の末梢部分での分離運動[*2]と両手の協調動作が求められる．こういう末梢での選択的運動[*3]と協調は，中枢部の安定性の上に成り立つものなので，余裕をもって座位を保持できることが必要となる．おもちゃに手を伸ばすためには，視覚によって対象が正確に捉えられ，視覚情報が手の運動の方向を誘導する必要がある．また操作とものの変化との関係（因果関係）が理解されていると，手伸ばしはさらに強く動機づけられ，動作の自発性が高められることになる．このように各発達段階における発達課題は，一定の順序に並んでいるだけではなく，相互に作用し合い横と縦に階層的な構造を持っている．

　姿勢の保持につまずきがあるならば，座位の準備となるような背臥位での手・足の持ち上げ，ブリッジ，体重移動，姿勢変換をするなど背臥位や腹臥位での運動的準備が必要となる．一方，つまずきの原因が注視やものの理解にあるならば，治療の場では注目が得られやすく単純な操作で大きな変化が得られるような教材を使う必要があるのかもしれない．あるいは，姿勢の保持が，首の安定，注視のコントロールにも影響を及ぼすので，前者が後者に影響を与えている可能性も考えられる．このように，各機能における発達課題の関連が階層的に理解されると，治療的な手がかりが得られやすくなるはずである．

　発達とは，脳機能の成熟が動作・行動に反映された過程であり，もともと脳のはたらきには運動，認知，情緒領域というような線引きはない．しかしわれわれの理解を助けるうえで，①姿勢・移動運動，②目と手の協調，③知覚・認知機能，④心理・社会的機能などと，機能別に分けて発達過程が記述されることが多かった．本章でも基本的にはそれに倣うが，臨床的には，各機能における発達課題の関連が階層的に理解される必要があることは事実である．

　そのような臨床上の立場から，本書では臨床場面で使うためにまとめられた簡便な発達表"発達の筒"（**図VII-C-1**参照）に沿って，主に各機能の相互作用に着目しながら，発達過程を記述していく．機能別の詳しい発達過程については，別の参考書をあたることをお勧めする[*4]．本書では，機能間の関係性を具体的な発達の事実に即して理解することによって，目の前にいる子どもが今発達過程のどこにいるか，何が準備されなければならないか，何が不足しているのか，次の一歩はどこへ向かえばいいのかなどを，明らかにすることを主眼に置いている．

---

*2　例えば上肢であれば，肩関節は屈曲，肘関節は伸展，手関節はまた屈曲というように，各関節が，他の関節の状態に影響をされず分離して動かせること．この反対を一体運動といい，肘が曲がれば上肢全体が屈曲するというように，各関節は独立して動かず，伸展か，屈曲かの一体としてしか動けない運動である．

*3　ほとんど分離運動と同義．各関節が自由に動きを選べるという意味で選択的．

*4　例えば拙著『人間発達学』，医学書院，2版（2017）

VII-C
発達の知識の学習の仕方

技術は頭でなく体で覚えろとよくいわれるが，発達の知識に関しても同様である．体験的に獲得された知識はしっかり身につくと同時に，どのような子どもにも応用できる柔軟性を帯びている．そのような体験的な典型的発達の知識は，通常，発達障害児の臨床現場ではなく，大多数が典型的発達児である保育園，幼稚園でのほうが身につけやすい．筆者は，日本の作業療法草創期の作業療法士で，発達の学習のために実際に3年間保育園に勤めた作業療法士を知っている．彼女によると，年少，年中，年長組を1年ずつ体験することによって，それぞれの年代の発達的特徴がごく自然に身についたという．もちろん同年代の子どもにも個人による差異がある．しかしそのような個々の発達的特徴が体験を通して収斂されていると，ある活動や行動が，子どもの個人差なのか，その範囲を超えたものなのか，感覚的にわかるのだそうだ．発達障害の臨床場面では，この感覚的にわかるということが重要である．ある機能や行動が典型的発達から逸脱しているかどうかは，発達検査をして初めて明らかになるのではない．むしろ初めに何となく「おかしいな」という思いがあって，それを発達検査で確かめたら実際に逸脱や偏倚が確認されることが普通だからである．濃密な多くの典型的発達児とのつき合いだけが，この感覚を磨いてくれるのである．

しかし発達の問題があった場合，問題の構造を分析し，主要な要素にアプローチする方法は発達障害児の臨床現場にいる作業療法士が得意とするところである．確かにベテランの保育士は，この子は「何か変だな」という気づきに鋭敏である．しかし治療者に求められることは偏倚に対する気づきだけでなく，それに対して何をしたらよいかということである．そうであるから，臨床で求められる技能を念頭に置いて，典型的発達児の成長過程を保育園でつぶさに観察したこの作業療法士の体験は，その後の彼女の発達障害領域でのキャリア人生にとってかけがえのないものとなったことは疑いえない．

しかし誰もがそのような体験ができるわけではない．そこで次善の策として，どうすれば最も効率よく発達の知識を身につけることができるか，その方法を考えてみた．就学までと期限を限っても発達の各機能の発達過程は膨大である．とても丸暗記という方法で埒があくものではない．日常の中で発達表を身近に置いて，日々それらに親しむようにする他ない．「水滴石をも穿つ」である．自分で作った発達表を繰り返し繰り返し目にし，目にしたことを臨床の現場で確かめてみる．そういう戦略でいくためには，発達過程を整理・限定して，発達の構造を理解しやすいようにまとめておく必要がある．またその発達表の形態も重要である．本やプリントにまとめられた発達表は少なくない．しかし忙しい臨床の中では，本棚や引き出しの奥深くに仕舞い込まれた発達表はほとんど目に触れることはない．

本書では発達表をプリントではなく，五角形の筒を読者が自ら製作することを提案する．立体にした理由は机の引き出しにも本棚にも片づけられないので，常に机の上に置かれるようになるのではと考えたからである．筒という形状の利点で，転がして各機能の相互作用性を容易にみることもできる．何事も受け身であるより，主体的に攻めたほうが身になるはずである．**表VII-C-1①**，②をコピーし，読者自身が**図VII-C-1**のような五角形の筒に仕上げられることを期待する．

表Ⅶ-C-1-①（発達の表 1～18カ月）

生活リズム

月齢	1	2〜4	5	6〜7	8〜9	11〜13	14〜15	16〜18
	小刻み覚醒・睡眠 哺乳 口腔反射 →適応的修正 排尿反射 排泄貯留機能↓	昼寝3〜4回 昼間覚醒8h↑ 1回の覚醒2時間 リズミカル哺乳 サックリング舌・顎の 分化→サッキング	離乳食開始 おむつが濡 れると泣く	昼寝2〜3回 昼間覚醒10h↑ 咀嚼 マンチング お菓子をロへ	手づかみで食べる 排尿パターンの成熟 排尿・便未分化 幼児食 手づかみで食べる 排尿 排便・便未分化	昼寝2回 コップの柄を持って飲む 食べ物の好き嫌い 着脱介助に協力 おむつの交換に協力	スプーンを使う スプーンをかえす おまるで力む 昼間パンツ パンツの上げ下げ	自分で食べたがる 手づかみとスプーンで食事 もらしてから教える 尿便の意識化

←黒のところは睡眠、白枠は覚醒状態→

姿勢・移動技能

月齢	1	3〜4	5	6〜7	8〜10	11〜13	14〜15	16〜18
	原始反射 ATNR TLR, MORO反射 ランダムな運動 生理的屈曲姿勢	屈曲・内転→伸展・外転 首の立ち直り 姿勢の対称性 首・体幹から分離した四肢の動き 前腕支持姿勢 左右体重移動	足の持ち上げ ブリッジ 飛行機姿勢 体幹上部伸展	体幹下部伸展 体幹立ち直り→座位 平衡反応 上肢保護伸展 手掌支持姿勢 寝返り ピボット 正中線・重心線の自覚	座位←起き上がる←起立 臥位⇔座位 四つ這い 移動 姿勢背景運動 →平衡反応 立位←立ち上がる 下肢の支持性 膝立ちでの体重移動 伝い歩き 下肢の平衡反応 中間位の保持 段階的動作	対称的長座位 上手な倒れ方 歩行 （ハイガード→ガードなし）	目標に向かった歩行 ものを持って歩く 後ずさり 段差は足から	歩行でのスムーズな方向転換 段差をまたぐ 走る 手すりで階段を昇る しゃがむ

目と手の協調技能

月齢	1	2	3	4	5	6	7	8〜10	11〜13	14〜15	16〜18
	視覚反射 環境視 把握反射 一体運動 手を見る	両眼視 視覚定位反射 手が開く ものに触る→握る 指吸い	固定視 →握る 手を身体部分へ	全方向追視・注 追視移行 視点移行 両手を合わす 握る→引く 手をロへ	輻輳 開散 視覚的リリース →手掌橈側握り 握ったものを見る	視覚注視・対追視 リーチ&グラスプ 目の手の誘導 前腕の回内・外 ものをロへ 持ち替え 上肢非対称性の使用 眼球のコントロール	小粒注視 追視 対追視	ピンチ ブレージング 積木つみ2個 ソ 引く、取出す、押す、振る、叩く 調べる、いじる、破る 対把握 動作の連続性 探索→移動 上肢保護伸展反応 台乗せ反応 分離した機能分化 機能分化した手指	二つの玩具で遊ぶ ものの容器への出し入れ 積木3個 リリース	移動しながらものを見る 見比べる	ボール手投げ 積木つみ（5個） スコップで砂をすくう ドアの開閉 ページをめくる

(表VII-C-1-① つづき)

精神的機能

1	2	3	4	5	6	7	8	9	10	11	12	13	14	15	16	17	18
第1次循環反応 動く人を見る 哺乳瓶認識		視覚定位	聴覚定位	ものの認識 身体図式	第2次循環反応 顔の布を取る 哺乳瓶理解		ものの因果関係 ものの未統合 インデックス 自分の名前理解 意図的動作 標識等で予測 予期的追視イメージ	指さし、共同注視 共同性への気づき 模倣(バイバイ、バンザイ) 目的・手段の分化 社会的参照 褒め、叱りを理解 気持ちの立ち直り 初語マンマ ことばの理解と ことばの使用 介助への協力		前後・左右 距離、高さの感覚 隠した場所を覚えている ものを手渡す 分化した言葉(ワンワン、ブーブー)		第3次循環反応 2-3の身体部分の理解 ものの機能的使用		自我の目覚め 象徴の理解	意図・予想 もののイメージ 身近なものの名称	入れ子3つ つもり行動	
暗泣感染 興奮・鎮静		社会的微笑 発声・感情の分化 反応微笑	顔の識別 愛着行動	道具的微笑 依頼・要求 分離不安	抱かれようと手を 伸ばす 人見知り 恐怖、怒り		喜怒哀楽 得意 不安 安心基地としての母							駄々こね→感情的立ち直り ものを渡せる、簡単な命令に従える おどけ、ふざけ、嫉妬、不満、悲しさ 子ども同士遊ぶ			

遊び

1	2	3	4	5	6	7	8	9	10	11	12	13	14	15	16	17	18
抱かれること 揺れる遊具 メリーゴーランド	揺れる遊具 動く玩具 ガラガラ振り 握る、引く、叩く、玩具 指吸い、口唇探索		身体遊び	ブリッジ 足の持ち上げ 握れる玩具 ものの遊び 「いない、いない、ばー」			布絵本 お気に入りのもの	ぐるぐる回し、高い高い 喜ぶ ものの調べ 出し入れ遊び 3項関係		砂遊び	クレヨンでなぐり描き ものの並べ 体を揺らす 乗り物 食べ物の絵本 ぬいぐるみ		試行錯誤 3次元空間での確かめ かめ pulling toy ドアの開け閉め 太鼓とばち	ものの落とし	見立て遊び 人を呼びに行く 砂遊び 話をねだる	滑り台 延滞模倣 木遊び 絵本	

157

Ⅶ．発達障害の作業療法の基礎となる知識

表Ⅶ-C-1-②（1歳7カ月～7歳）

	1歳7カ月～2歳6カ月	2歳7カ月～3歳	3歳1カ月～3歳6カ月	3歳7カ月～5歳	5歳1カ月～5歳6カ月	5歳7カ月～7歳
遊び	飛び降り，よじ登り / 滑り台 ダンボール箱 人形 / 木馬 遊動円木 / ドライブ / 砂遊び，水遊び 粘土遊び / リズム楽器 読み聞かせ	鉄棒ぶら下がり ブランコ / すべり台 ダンボール箱 プール TV / 手遊び歌（リズム）/ ままごと 積木つみ / 描画○＋ 紙 はさみ 糊づけ / 砂遊び，水遊び 粘土遊び からくり絵本 / はめ絵 粘土で紐，団子	ジャングルジム 公園遊具 / 積み木遊び 折り紙 / 買い物，乗り物ごっこ / ブランコ 収集 / 三輪車 / 歌10曲	手遊び歌 紙芝居 塗り絵 / 行進 パズル ものの収集 / ブランコをこぐ ぶら下がり 立ち / 水登り 水泳 / ダンス / 男・女の遊び分化 ブロック	縄跳び，TVゲーム 勝敗ある / ゲーム，ルール遊び，数絵本，ストーリー / 一絵本 自転車 / レゴ 隠れ家作り 現実化 / ジグソーパズル	鉄棒前転，逆上がり / バッティング タモ網，ひとり縄跳び / ボール遊び 鬼ごっこ / 折り紙（鶴）替え歌 言葉遊び / 探検 カルタ・盤ゲーム / 神経衰弱 絵本読み / 地図・地球儀

	Ⅱ期（1.5年間）		Ⅲ期（2年間）		Ⅳ期（2年間）	
	1歳7カ月～2歳6カ月	2歳7カ月～3歳	3歳1カ月～3歳6カ月	3歳7カ月～5歳	5歳1カ月～5歳6カ月	5歳7カ月～7歳
巧緻・粗大・協調	走り回る / 抗重力歩き / 両足ジャンプ 屈んで歩く / つま先立ち 二歩一段昇り / 上体反らし	上り下り / 股覗き / 飛び石渡り ボール蹴り / 二歩一段昇降 踵そろえ立位	歩行時膝屈曲 / 立ち幅跳び 飛び降り / ケンケン 階段昇降足交互 / 平均台渡り 前転	歩行時手振り / 助走＋ジャンプ 構え / ギャロップ スキップ / 同時動作	片足立ち 15秒 / ブランコ立ちこぎ / 跳び箱 投球で重心移動 / 対称的な起き上がり	片足立ち 20秒以上 / 縄跳び 長縄跳び / 傾 / 走行前
運動	支え宙返り / なぐり描き / そっとつまむ 回内握り / 道具の使用 スコップ 積木 / つみ（8個）ビンの蓋を開ける	積木つみ8個，蜜柑の皮むき / お盆運び ぶら下がり / 洗濯ばさみ ヘラで切る / ボール投げ	積み木のみ（10個）/ 卵を割る / 卵を持つ形を切る / はさみで形を切る / 腕全体でボールキャッチ / 利き手出現	動的3指握り 手の交互開閉 / 手でボールキャッチ / ペグ打ち はさみ連続切り 鉛筆 / 握り 雑巾絞り 蝶結び	ボール投げ（5m）虫取り網 / 糸を巻く 飛行機を折る / 字を書く そっと持つ / ひし形	針に糸通し 水泳 / 三つ編み / ボールコントロール（9m）/ ボールつき ドリブル

	1歳7カ月～2歳6カ月	2歳7カ月～3歳	3歳1カ月～3歳6カ月	3歳7カ月～5歳	5歳1カ月～5歳6カ月	5歳7カ月～7歳
認知・適応行動・技能	模倣：両側性上肢動作 / 円錯画→横、縦線→円、十字 / ○△□の型はめ / 折り紙二つ折り / 「これ何」の質問↑ / 身体部分の名前、ものの名前 / 大小、長短 入れ子つ / 2語文	△□、十字の型はめ / 入れ子5つ Vサインの模写 / ○＋の模写 行動の理由 / 過去形 / 自他の所有、誰の 1対1対応 / ものの名前 / 写真の人物認識 数3理解 色の名称	腕組み模倣 / 顔に目鼻（描画）/ 色塗り 絵に意味づけ / 粘土でもので作るを作る / 四角構成 長さ、比較の保存 / 信号理解 基数概念の保存 / 数3理解 短文復唱 / 独り言	足組、指組姿勢模倣 / 人の絵（全身）/ ハサミの模写 歳字 / 形を切り抜く 色を使う / 対称概念 明るい～暗い / 目的論的、汎心論的因果 / 4数復唱 数選び8	積木で階段 描画（背景）/ 中間概念 空間理解 濃字 / じゃんけん理解 数の保存 / 日課、交通信号理解 / 自己の左右 10以下の加算 / 集団所属	字を書く 斜め線～挑戦 / 長さの保存 系列化（斜め線）/ 模様構成 20以下の数 / 均等配分 ニップの水面 / 傾いたコップの水面 / 昨日、明日、日時理解 抽象概念 / もの左右 道順

Ⅶ-C 発達の知識の学習の仕方

(表Ⅶ-C-1-②　つづき)

	1歳7カ月～2歳6カ月	2歳7カ月～3歳	3歳1カ月～3歳6カ月	3歳7カ月～5歳	5歳1カ月～5歳6カ月	5歳7カ月～7歳
心理・社会性	心の支え(タオルなど) 感情をことばで表現 終了 意地悪をする	自己有能感 欲しいものの表現 What, 自律を始める where?	すねる、反抗、けんか 人を喜ばせる うそ 自慢 会話に「自分」 てにをは How?	子ども同士の会話 けんかで手加減 嫉妬、照れ、恥、負け惜しみ 表情の真似 問題解決 空腹 Self・control 競争心 自己表現 強いものへのあこがれ 嘘	Why How 自制心(・・けど・・する) 言いつけを守る 手伝い おとなの仲介で仲直り 集団行動 協力 一番に関心 じゃんけんで決める 仲裁 依頼・懇願	こらえ泣き、嘘泣き しばらく待てる 道を開く 挨拶、自販機、買い物 自己有能感 仲裁の受け入れ ロげんか ルール違反を責める 相手の気持ちを察する
言葉かけで動作の開始、終了 母親以外にも愛着を示す 見せたがる、仲間と一緒 順番を待てる、ねだる	言葉が多くなる 拒否が多くなる 母親と一緒 すねる→立ち直る 兄弟関係の理解	好きな友だち がまんできる 母が喜ぶ→→する 約束を守る 自分で決め、行動 赤ちゃん返り 親との会話 援助拒否 並行遊び				

	1歳7カ月～2歳6カ月	2歳7カ月～3歳	3歳1カ月～3歳6カ月	3歳7カ月～5歳	5歳1カ月～5歳6カ月	5歳7カ月～7歳
生活技能	乳歯歯列完了 片手でコップ 食べ物で遊ぶ スプーンですくう 裏返さず	咀嚼成熟 食べ物好き嫌い あまりこぼさず お茶を注ぐ	箸を使う スプーンですくう・寄せる	食べながら話せる 箸でつまめる 食事中立ち上がらない	食べながらよくしゃべる	ナイフを使う
	排泄を予告 大便、小便ほとんど失敗なし 大小便の分化	一人でトイレに座る 一人でしたがる 添い寝の必要	お尻を拭こうとする 一日一回 排泄を我慢できる 大便 留守番	夜間も失敗なし 排泄後服装を整える 手を洗う 鼻をかむ	お尻を拭く トイレットペーパーの使い方	トイレを報告しない
	かぶりシャツ着脱 間違えると修正 靴をはく 就床してもすぐに入眠しない	ボタンはめる 好みの衣服の選択 タオルで拭く	リュックを背負う スボンをはく 靴の左右修正できる スナップ、ボタン、ジッパー	シャツのかけ違い修正 ボタンのかけ違い修正 服をたたむ 靴下をはく	立ったままズボン着脱 洗体 歯ブラシ 配膳手伝い	裸を気にする

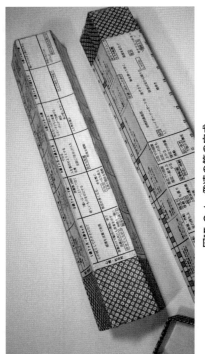

図Ⅶ-C-1　発達の筒の完成

VII-D
発達区分と領域

発達はいうまでもなく，間断なく連続する過程であるが，その過程に何らかの心身の特徴的な思考パターンや行動の様式が一定期間存在することもまた確かである．連続する過程に，何らかの統一的な特徴や原理を見出すことは発達の全容を視野に置いた，発達そのものに対する理念を示すことでもある．フロイト（Freud S, 1856〜1939），ゲゼル（Gesell A, 1880〜1961），ピアジェ（Piaget J, 1896〜1980）らの発達区分には，いずれも固有の視点からの発達の構造の理解がみてとれる．そういう意味では，発達の研究者の数だけ発達区分が存在するといってもいい．

本書では，子どもの置かれる社会とそこで形成される生活パターンを区切りに発達過程を整理・区分している．そのようにすると子どもが家庭にいる間，保育園に通う時期，学校に通う時期，それぞれの時期にはどのような発達課題が達成されるのか基準を示すことにもなるので，発達の遅れや歪みが容易に把握できるからである．

具体的には，①子どもが誕生して，子どもの生活が両親の庇護のもと主に家庭に留まっている期間を乳児期，②子どもが保育園などに通い始め，生活の場が拡大されてくる時期を幼児期，③義務教育の期間を児童期，④高校，大学など高等教育の恩恵にあずかる期間を青年期，⑤社会に出て独立した生活を営むことを期待される期間を成人期，⑥社会の第一線を退いてから死に至るまでを老年期とし，発達の全過程を六つに区分している．しかし本章では，発達障害領域の臨床に最も関わりの深い乳児期，幼児期の記述のみに留める．

発達障害の臨床の現場で出会う子どもは発達の初期段階に留まっている場合が多い．それゆえ発達のモデルが臨床で使えるものであるためには，乳児期，幼児期をさらに細かく区分することが必要となる．本書では，①乳児期をさらに4段階，②の幼児期を6段階（各2段階ずつ）に区分している（**表VII-D-1**）．

本書ではこの就学までの乳児期，幼児期の区分を，田中（1981年）による発達区分に依拠している[6]．どの機能を中心に記述するかによってこの区分も異なってくるが，田中は特定の機能を中心にするのではなく，子どもの行動の全容を可逆操作性という概念を通して概観し，その芽生え，獲得，完成という相に着目し，この芽生えから完成までの連続過程を一つのまとまり（次元）として捉え，就学までの期間を三つの次元に区分している．

発達領域に関しては，①姿勢・移動運動，②目と手の協調，③知覚・認知機能，④心理・社会的機能など機能別に記述されることが多いが，時期によって発達のリズムが異なり，その時期におおまかにみてよい領域と細かくみなければならない領域がある．例えば乳児期では，生理的な成熟が幼児期での生活技能の学習の基盤となり，その成熟過程は重要なので，本書では一つの領域として独立させてある．反対に知的な面は，乳児期においては認知的側面だけを特定的にみる意味があまりないので，情緒，社会性なども含めて大雑把に知的・精神的技能としている．

作業（活動）レベルの活動としては，乳児期では生活技能の学習が遊びと未分化な状態にあるので，「遊び」の項目の中にADLを含めてすべての複合的行動を入れた．したがって第I期では，①生活リズム（生理的機能のこと），②姿

【参考】 機能と技能の用語について：機能は，function（はたらき）のこと．（はたらき）だから，例えば認知機能というように，目や手で確認できないこともある．それが具体的な動作の形をとったものが，技能（skill）である．目や手で確認できるので，教えたり，修正できる．

表Ⅶ-D-1　発達の区分

期名	時期区分		年齢	生育の場
乳児期	第Ⅰ期	第1段階	0～4カ月	家庭で養育される時期
		第2段階	5～7カ月	
		第3段階	8～10カ月	
		第4段階	11～1歳6カ月	
幼児期	第Ⅱ期	第1段階	1歳7カ月～2歳6カ月	家庭以外に，保育園，幼稚園などの生活環境が広がる時期
		第2段階	2歳7カ月～3歳	
	第Ⅲ期	第1段階	3歳1カ月～3歳6カ月	
		第2段階	3歳7カ月～5歳	
	第Ⅳ期	第1段階	5歳1カ月～5歳6カ月	
		第2段階	5歳7カ月～7歳	

勢・移動運動技能，③目と手の協調技能，④精神的機能，それに⑤遊びの5領域の区分の表記になった．

　それに対して，第Ⅱ期以降は姿勢・移動運動技能，目と手の協調技能は，その基本相はそれぞれ第Ⅰ期でほぼ確立してしまうので，これら二つを結合させて四肢の巧緻・協調運動という項目にまとめている．本書では内容を整理するうえで必要と感じられた場合は，さらに小項目を設けることにする．反対に幼児期には知的・精神的技能は急激に発達し情報量が多くなるので，認知面と情緒面とを分け，前者を認知・適応行動技能，後者を心理・社会性技能としてそれぞれ独立させて細かく記述した．作業レベルの活動も，生活技能が遊びから分離されて学習されるようになるので，第Ⅱ期以降からは遊びと生活技能を別々に独立させて記述してある．

　子どもがある行為を完成するにはそれなりの時間がかかる．したがって正確に表記しようとすれば○カ月で25%，○カ月で50%，○カ月で75%，○カ月で100%の達成率というような記述にならざるを得ない．しかし正確にはなるが，それでは覚えにくい．研究者にとっては不正確さは致命的だが，臨床家にとっては簡便であることはたいへん重要である．したがってここでは，その年代の90%くらいが到達している時期を一応完成の時期とし，特定の技能の獲得時期として記述してある．そういうわけなので，個々

に記述されている時期に関しては少し柔軟に考えていただきたい，

　発達の初期には機能間，機能内相互作用性が大きい．しかしその関係性は，どちらかがどちらかの原因や結果であるといえるほど明確なエビデンスが存在しているわけではない．したがってここでの関係性は，相互作用という表現に留めておく．

【読者の課題】

1．**表Ⅶ-C-1-①**，**表Ⅶ-C-1-②**をコピーし，5領域が1枚のシートになるように余白をカットして張り合わせる．

2．そのシートを前にして以下の記述を読みながら**表Ⅶ-E-2**（163頁）を参考に，相互作用，関連性のある語句を色鉛筆で結びつける．領域内と領域間の関連性を色分けしておくとわかりやすい．本文の文章の後の#のついた番号と【　】の中に線を引いて関連づける語句が書かれている．以下，各表での表記は【姿勢・移動】→【姿勢】，【生活リズム】→【生活】，【目と手の協調】→【目・手】，【精神的機能】→【精神】のように省略されている．

3．以上の操作を各自が自分で行うことにより，各時期の発達課題と他の機能との関連性の理解が促進されることを期待している．

Ⅶ-E 発達段階

Ⅶ-E-a 第Ⅰ期第1段階（0〜4カ月）
（表Ⅶ-E-1）（表Ⅶ-E-2）

1) 姿勢・移動技能

　新生児の動きは活発であるが，その動きは無秩序でスムーズさを欠いており（ランダムな運動），周りの感覚刺激や身体の各部分の動きに支配されている．頭の空間での位置や外からの刺激に対する定型的な反応が全身にみられる（原始反射）．原始反射は刺激に対して強制的に出現する運動反応であり[*5]，非典型発達児においては後に随意な動きを妨げるようになる．

　新生児は腹臥位で動きを止めると手足を引き込み，すぐに身体全体を丸めた姿勢になってしまう（生理的屈曲姿勢）（図Ⅶ-E-1）．原始反射には屈曲方向への動き，伸展方向への動きに向かう両方があり[*6]，この拮抗する両反応のため屈曲優位の全身が徐々に緩和され，身体が伸展してくる[*7]（#1）．また重力刺激も親重力的にはたらいていたTLR[*8]姿勢反射を徐々に抗重力方向へ修正していき，3カ月頃には首がすわり立ち直るようになる（#1）．一日に何度も体験する哺乳や抱っこは，そのたびに子どもに首・体幹の同時収縮を促すので首・体幹の立ち直りを助ける（#3）（#4）．このようにして姿勢の対称性はまず頸部から獲得される．

　はじめ新生児の四肢・体幹の動きは，屈曲・伸展方向への動きが中心であるが，屈・伸運動が共働筋群を巻き込み，新たに内・外転方向への動きを促通するようになる[*9]（#1）．こうした伸展と外転方向への上肢の動きが姿勢の対称性を獲得させていく（#5）．このようにして4カ月までには，①首が立ち直り，②頸部，体幹上部も伸展し，③姿勢が左・右対称的になるが，これらの三つはそれぞれ関連し合って獲得される．

　3カ月になると腹臥位では前腕支持で上体を起こすことができるようになる．首の垂直位での保持はこの腹臥位前腕支持姿勢を容易にする

表Ⅶ-E-1　第Ⅰ期第1段階のキーワード

姿勢・移動技能	目と手の協調	精神的機能，遊び	生活リズム
・原始反射 ・生理的屈曲姿勢 ・首のすわり ・姿勢の対称性 ・前腕支持姿勢	・視覚反射 ・環境視 ・固定視，両眼視 ・一体運動 ・手が開く ・姿勢を支える手	・口唇探索 ・第1次循環反応 ・顔の識別 ・愛着行動 ・社会的微笑 ・聴覚定位 ・身体遊び ・指吸い	・覚醒時間の増大 ・舌，顎の分化 ・貯尿不可 ・サッキング

[*5] 原始反射については実践編第Ⅲ章「生存と健康生活への支援」に記述．個々の原始反射の発生学的な意義は必ずしも明らかではないが，栄養の摂取や危険の回避など生存に直結する保護的な意義があり，生存が主要な課題となる時期を有利に過ごすための機制であることは間違いない．

[*6] 屈曲方向に向かうものとしては，把握反射，引き起こし反射，交互伸展反射などがあり，伸展方向に向かうものとしては非対称性緊張性頸反射（ATNR），モロー反射などがある．

[*7] 反射活動などにより伸筋が賦活され，それが抗重力屈筋の抑制を促す．

[*8] TLR：Tonic Labyrinthine Reflex（緊張性迷路反射）．

[*9] 反射活動などにより伸筋が賦活され，それが抗重力屈筋の抑制を促す．

表Ⅶ-E-2　第Ⅰ期第1段階の領域間相互作用（本文の＃番号に対応）

・領域内での関連と領域間での関連とを色分けするとよい.
・【姿勢・移動】（以下【姿勢】と省略），【生活リズム】（以下【生活】と省略），【目と手の協調】（以下【目・手】と省略），【精神的機能】（以下【精神】と省略）
・【　】の後の番号は段階名をあらわす.
・⇒，⇔は作用する方向を示す.

	第Ⅰ期第1段階				
	領域・段階	現象1		領域・段階	現象2
＃1	【姿勢】1	・原始反射 　（TLR, MORO, ATNR） ・ランダムな運動 ・生理的屈曲姿勢	⇒	【姿勢】1 【姿勢】2	・姿勢の伸展，首のすわり（立ち直り） ・四肢の伸展・外転方向への動き
＃2	【姿勢】1	・前腕支持姿勢	⇒	【姿勢】1	・姿勢の対称性 ・首の立ち直り
＃3	【生活】1	・哺乳	⇒	【姿勢】1	・首の立ち直り
＃4	【遊び】1	・抱っこ	⇒	【姿勢】1	・首の立ち直り
＃5	【姿勢】1	・四肢の伸展・外転方向への動き	⇒	【姿勢】1	・姿勢の対称性
＃6	【姿勢】1	・前腕支持姿勢	⇒	【姿勢】2	・体幹の立ち直り
＃7	【姿勢】1	・前腕支持姿勢	⇒	【姿勢】2	・体幹下部伸展
＃8	【姿勢】1	・姿勢の対称性	⇒	【目・手】1	・両手を合わせる
＃9	【目・手】1	・両手を合わせる	⇒	【目・手】2	・持ち替え
＃10	【姿勢】1	・ATNR	⇒	【目・手】1	・手を見る
＃11	【生活】1	・TLR＋原始（口腔）反射	⇒	【遊び】1 【目・手】1	・指吸い
＃12	【遊び】1 【目・手】1	・指吸い	⇒	【生活】1	・口の適応的修正（口腔反射の抑制）
＃13	【遊び】1 【目・手】1	・指吸い	⇒	【生活】1	・舌・顎の分化
＃14	【姿勢】1	・体幹上部伸展	⇒	【目・手】1	・手が開く
＃15	【目・手】1	・手が開く	⇒	【目・手】2	・手掌橈側握り
＃16	【目・手】1	・握る	⇒	【目・手】1	・引く
＃17	【生活】1	・覚醒（1回2時間）↑	⇒	【目・手】1	・固定視・両眼視
＃18	【姿勢】1	・首の立ち直り	⇒	【目・手】1	・固定視・両眼視
＃19	【姿勢】1	・姿勢の対称性	⇒	【目・手】1	・固定視・両眼視
＃20	【目・手】1	・固定視・両眼視	⇒	【目・手】2	・リーチ＆グラスプ
＃21	【姿勢】1	・前腕支持姿勢 ・左右体重移動	⇒	【目・手】2	・リーチ＆グラスプ
＃22	【姿勢】1	・前腕支持姿勢 ・左右体重移動	⇒	【目・手】2	・前腕の回内・外
＃23	【目・手】2	・前腕の回内	⇒	【目・手】2	・握ったものを見る
＃24	【目・手】2	・手掌橈側握り	⇒	【目・手】2	・リーチ＆グラスプ
＃25	【目・手】2	・リーチ＆グラスプ	⇒	【目・手】3	・プレーシング
＃26	【目・手】1	・環境視	⇒	【目・手】1	・両眼視，固定視
＃27	【目・手】1	・両眼視，固定視	⇒	【目・手】1	・全方向追視，注視点移行
＃28	【目・手】1	・両眼視，固定視	⇒	【遊び】1	・揺れる遊具，メリーゴーランド
＃29	【目・手】1	・握る・引く	⇒	【遊び】1	・握る・引く玩具
＃30	【目・手】1	・手を口へ ・両手を合わす	⇒	【精神】1	・第Ⅰ次循環反応
＃31	【遊び】1	・口唇探索	⇒	【精神】2	・ものの認識
＃32	【目・手】1	・両眼視，固定視	⇒	【精神】1	・顔の識別
＃33	【遊び】1	・抱かれること	⇒	【精神】1	・社会的微笑
＃34	【精神】1	・顔の識別	⇒	【精神】1	・愛着行動
＃35	【精神】1	・愛着行動	⇒	【精神】1	・社会的微笑
＃36	【精神】1	・愛着行動	⇒	【精神】1	・発声の分化
＃37	【精神】1	・顔の識別	⇒	【精神】1	・感情の分化
＃38	【精神】1	・愛着行動	⇒	【精神】2	・人見知り

Ⅶ. 発達障害の作業療法の基礎となる知識

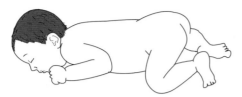

図Ⅶ-E-1　生理的屈曲姿勢

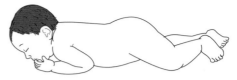

図Ⅶ-E-2　指吸い
TLRがはたらいていると指吸いの機会が多くなる.

が，この姿勢も首の垂直位での保持を促通する（#2）．そしてこの両者によって姿勢の対称性が増していく（#2）．姿勢の対称性が獲得されると，背臥位でも胸の前で両手を合わすことができるようになる（#8）．この両手合わせは，さらに次の第2段階（5〜7カ月）で，ものの持ち替えを準備する（#9）．またこの前腕支持姿勢は，腹臥位での支持点を体幹上部から腹部へ下げ次の段階で出現する体幹の立ち直り（#6），股関節の伸展なども準備する（#7）．

原始反射の一つATNR*10がはたらくと，顔面と伸展した上肢とが同方向へ向くので，ATNRは子どもが手を見る経験を助けることになる（#10）．また腹臥位でTLRがはたらいていると，手がちょうど口のあたりに引き寄せられ，吸啜反射がはたらき，指を吸う経験を多く提供されることになる（#11）（図Ⅶ-E-2）．その指吸いによって，口腔反射*11が抑制され，哺乳時に口を乳首に適合させてリズミカルに飲めるようになる（#12）．このように乳首を吸うことによって，サックリング（Suckling）*12と呼ばれる動きも，より効果的なサッキング（Sucking）*13という動きに変化していく（#12）．

このように生得的な動きがまさにそれを動かすことにより，より適合的な動きに修正されていく動作を，学習されたという意味で「獲得性動作」と呼ぶ．抱かれる経験は子どもにとって受け身の経験のようにみえるが，〈おとなに抱かれると，その人の腕の中で子どもが自発的に抱かれやすい格好をとる〉など，生得的動作を変化させる能動的な動きでもある．口で指を吸う経験は，さらに舌と顎の分化をもたらし，ものを食べるための口腔の動き（Chewing）を準備する（#13）．

2）目と手の協調技能

人生の最初の段階では，目は最初，環境をボヤーっと見ているだけであった（環境視）．首がすわり，ものを両眼で固定視できるようになると，ものや人に気づき目と手でそれにはたらきかけるようになる．つまり目も手も，体幹の抗重力伸展活動に同調して，そのコントロールを増していく．

新生児期においては，腹臥位では両手は腕の脇に引き込まれており，腕の動きそのものは限られ，手も固く握り締められていることが多い（把握反射）．しかし背臥位にすると，頭や全身の動きに伴って活発な上肢の動きがみられる．外転・伸展方向に伸ばす腕の動きや身体ののけ反りなどによって手掌が開くこともある[7]．一方の手を動かすともう一方の手も動いてしまうなど，概して3カ月くらいまでは，腕や手の動きは，頭・体幹など他の身体部分と一体になって動いており，それらを選択的に動かすことが困難である（一体運動）．したがって動き自体は

---

*10　ATNR：Asymmetrical Tonic Neck Reflex（非対称性緊張性頸反射）．
*11　咬合反射，吸啜・嚥下反射，四方（ルーティング）反射など．
*12　乳首を包み込みながら圧搾する吸啜．
*13　舌が前・後だけではなく下顎から分離して上・下にも動かせるようになる．口唇を閉じたまま，舌だけを上・下させるより成熟した吸啜．

多いものの，手を合目的的に使うことはできない．

　頸部・体幹上部が伸展してくると，休息時でも手掌を開いていられるようになる（#14）．ものをつかむことは*14，手を握り締めている間はできないが，休息時でも手掌を開いていられるようになって初めてできるようになる（#15）．また握るとすぐ手前に引くというように，屈曲動作が一体として起こり，各動作が分離していない（#16）（一体運動）．しかしこの時期では，腕が動くと手も開いてしまい，せっかく握っていたものを落としてしまうこともある[8]．

　目は目覚めている間しかはたらかないので，昼間，覚醒時間が長く多くなれば，目を使う機会も多くなる．新生児期は覚醒・睡眠を小刻みに繰り返しているが，3カ月頃になると1回に覚醒している時間が2時間くらいになり，昼間覚醒している時間も長くなる（#17）．ものの見方も2カ月くらいまでの間は，手・足が動くと見ていたものから目がそれてしまうなど，目も他の身体部分の動きの影響を受けやすいが，3カ月近くなって首がすわるようになると，眼球を首の動きから分離して動かせるようになる（#18）．乳児は生まれた直後から頭部と目を明るいほうへ向ける傾向があるが，この時期の乳児は視野内にあればものに目を向けることができる（視覚定位反射）．はじめはコントラストの強いもの[9]，光るもの，動くものなどが目を惹きやすいが[10]（#28），新生児はまだ色を識別していないといわれている[11,12]*15．最初は周りのものを単眼で見ている（単眼視）にすぎないが，姿勢が左右対称的になるに従って（#19），両眼でものをしっかりと捉えられるようになる（両眼視，固定視）（#26）．追視は新生児期では正中線から左・右45°の範囲内くらいしかコン

トロールされておらず，正中線を越えるような追視は難しい．しかし首のすわりが確立する3カ月頃になると，全方向へ自由に追視できるようになる（#27）．

　背臥位で，手が他の身体部分を触れるようになるのは，首がすわり姿勢が対称的になってからのことである．まず3カ月で両手を合わせ，手が反対の手を確認するようになる．さらにこの時期の終わり頃には，その手を口や膝にまで持っていけるようになる[13]．目が自分の手を追えるようになるのは，腹臥位では前腕支持が可能になる3カ月，背臥位では腕を視野内に持ってくることができる4カ月頃である．この時期，子どもは自分の手を目に近づけたり離したりしながら，動いている自分の手を盛んに見ている．

　この段階ではまだものをつかめないが，次の段階では目の前にものが置かれるとそれに手を伸ばし，つかみやすいものであればつかむことができるようになる（#20）．手からもの，ものから手へと何度も視線を往復させ，前腕を回内させて握ったものを見るようになる（#23）．腹臥位での前腕支持姿勢は，一方に体重を移動させると一方の腕が自由になるのでリーチがしやすくなる（#21）．また支持側の前腕に回内・外の経験をさせる（#22）．ものに手を伸ばし，ものを握る経験を多く重ねることで（#24），ものを空間で保持する能力を養っていく（プレーシング）*16（#25）．

3）　精神的機能・遊び

　精神的機能，遊びは発達の筒の表（表VII-C-1）では独立した領域になっているが，ここでは両領域を一緒に解説していく．

　目はものを追視できるようになると，揺れる，回る，光るものの動きを楽しむことができる（#26）．特に自分の手の動きに興味を持ち頻繁に

---

*14　はじめ尺側で握る傾向があるが，握りが成熟するにつれ橈側方向へ移る．
*15　新生児期は色の弁別ができず，白黒の世界にいるといわれる．その後，赤，緑，黄緑，青緑が識別できるようになり，1歳前後であらゆる色覚がそろうようになる．
*16　プレーシング：空間に手を位置づけること．

Ⅶ．発達障害の作業療法の基礎となる知識

手を動かすようになる（身体遊び）[14]．ものを握る動作は，やがて毛布，衣服，おもちゃなど，手に触った周りのものに応用されるようになる[15]（＃29）．ラトル（ガラガラ）のような握りやすい形状のものを好む傾向がある．この頃，手あるいは握ったものはすぐに口へ運ばれる（口唇探索）．これらははじめ偶然に行われるにすぎないが，それを面白いと感じると自ら進んで再生し何度でも繰り返すようになる（第１次循環反応）[*17]（＃30）．

口へ持っていったものは，口から離し，それをまじまじと見たりする．このように口と手でとらえたものが目によって再認され，それが何であるか識別されるようになる（＃31）．したがって目と手の動きのコントロールが向上するにつれて，ものの識別能力も高まってくる．これが繰り返されるうちに，やがてものを見ただけで舐めたり触ったりしたときの感触が想起されるようになる．３カ月で哺乳瓶を見ただけで乳児は喜ぶが，これは口で体験したことを目が思い出すからである[*18]．

目で探し，それに手を伸ばし，それをつかみ，そしてまた見る．これら三つをうまく結びつけることで身の回りのものを理解していく．

首がすわり眼球のコントロールが向上してくると，顔の中心部にある目や鼻部に目を移せるようになる[16]．この目，鼻，口の識別によって人の顔の識別も可能になる[17][18]（＃32）．この時期には，母親の顔を見ると満面の笑みを見せ（＃33），乳児は特定の人（通常，母親）への愛着行動を示すようになる（＃34）．それまでは音でも，何か動くものでも反応して笑顔を見せていたが（反応微笑），人を識別するようになって好きな人にだけ笑顔を見せるようになる（社会的微笑）（＃35）．抱っこ，哺乳などの快経験を特定の人に結びつけて理解できているのである（＃33）．愛着行動の形成にはこのような運動面での準備が関与している．愛着が形成されるにつれて母親の感情も理解する（＃37）と同時に，甘え泣き，訴え泣き，怒り泣きというように，子どもは自己の感情を発信方法を使い分けて伝えるようになる（＃36）．この愛着行動の出現は次期の人見知りの前提を築くものである（＃38）．

〈手を見る〉〈ものを見る〉〈声を出す〉〈指を吸う〉〈頭を反らす〉〈ものを口へ運ぶ〉など，自己の身体部分に限られた感覚運動ではあるが，これらがこの段階での〈遊び〉といえる．模倣は啼泣感染[*19]や共鳴動作[*20]などの反射的なものから循環模倣に変化してくる．循環模倣とは，乳児が声を出したり体を動かしたりしている最中に，おとながその音や動作を真似るとそれを持続させる乳児の動作をいう．

人・もの・環境の理解では，受動的にものを見ているだけでなく，あたりをきょろきょろ眺めたり特定のものをじっと見つめ，視野外へ動いていくものを目で追ったりするように，ものを能動的に眺めるようになってくる．〈見る〉動作はそれだけに留まらず，手伸ばしに結びついていく[19]．この時期には音にも能動的に反応し，音のするほうへ顔を向けるようになる（聴覚定位）．聞こえたものを見ることは，乳児に聞いたものと見たものが同一であるという理解をもたらすようになる[20]．

[*17] 活動そのものから得られる刺激をより効果的に得ようとして行われる活動．効果的な刺激が得られている限り，その行為は止むことがない．このように動機と結果が同一なので，その行為は通常乳児が疲れるまで繰り返す．始めも終わりもないという意味で，そういう動作を循環反応（circular response）と呼ぶ．この段階では循環の誘因が身体そのものにあり，身体に原因を持つ循環反応を第１次循環反応（primary circular response）と呼んでいる．

[*18] MCC乳幼児精神発達検査では，３カ月の検査項目となっている．

[*19] 児が他の乳児の泣き声につられて泣き出すこと．この時期の乳児では，聴覚刺激のほうが視覚刺激より優位にはたらくので，聴覚刺激に反応しやすい．

[*20] 乳児に舌を出す動作を見せていると，やがて乳児も舌出しを繰り返すようになる．意図的な模倣というより反射的な動作なので共鳴動作という．

VII-E　発達段階

表VII-E-3　第Ⅰ期第2段階のキーワード

姿勢・移動技能	目と手の協調	精神的機能，遊び	生活リズム
・座位 ・寝返り ・手掌支持姿勢 ・体幹立ち直り ・ピボット ・上肢の保護伸展反応	・眼球運動コントロール ・対追視 ・リーチ＆グラスプ ・前腕の回内・外 ・持ち替え ・視覚的リリース	・第2次循環反応 ・ものの認識 ・身体図式 ・道具的微笑 ・分離不安 ・人見知り ・もの遊び	・離乳食 ・お菓子を口へ ・マンチング ・おむつが濡れると泣く

自分からものに手を伸ばし，振ったり，口へ持っていったりすることを繰り返す中で，母親の顔，哺乳瓶，ガラガラなど慣れ親しんだものであるならば，〈見分け〉〈聞き分け〉られるようになる．しかしこの段階では，ものは〈見えている間だけ存在するもの〉なので，それがいったん視野から消えると探さなくなる．

生理的側面では，食事は口腔反射が抑制され顎，舌の分化した動きがみられるようになるので（suckling→sucking），この時期の終わり頃に哺乳以外に離乳食が食べられるようになる．排泄面では，一定期間膀胱に尿を貯める機能がまだ備わっておらず，膀胱に少し溜まるとすぐに出てしまうか，体を動かされるとそれが刺激になって排尿してしまう．それゆえ排尿間隔も短く排尿回数も1日20回近くある．

VII-E-b
第Ⅰ期第2段階（5〜7カ月）
（表VII-E-3）（表VII-E-4）

1）　姿勢・移動技能

第2段階では①全身が伸展し，最初の姿勢変換の手段である②寝返りと，抗重力垂直位の姿勢である③座位が保持できるようになる．姿勢保持のために手を使う必要がなくなるので手で遊ぶ機会が増え，④ものに手を伸ばしつかむことが機能的になる．ものを操作する機会が増えることで，この時期には知的な能力も飛躍的に向上する．

寝返りに必要な条件は同時に座位に必要な条件でもある．第1段階で獲得した頭部のコントロール，頭の動きから分離・独立した四肢・体幹の動き，上肢の支持性，股関節での下肢の多様な動きと下肢の分離運動，体幹・骨盤のコントロールなどであり，それらを基盤に子どもは寝返りと座位とを獲得していく．

4カ月を過ぎると，首の立ち直り反応は体幹にまで及ぶようになる（#7）．背臥位では，手や足を盛んに口へ持っていったり空間に保持したりして遊ぶことが多くなる．また反対に，肩甲帯と踵を支持点にして腰を浮かせるブリッジなどもよくするようになる．腹臥位で頭を上げると重心が腹部へと下がり，脚で床を蹴ると重心が頭部へと戻る．この二つのベクトルがぶつかるところが肩甲骨周辺で，そこに安定性が生まれ，腹臥位での上肢の支持性が獲得される．その支持性を基盤に腹臥位でも肘で上体を持ち上げたり，また肘での支持を外して飛行機姿勢をとったりして遊ぶようになる．このように体幹を重力空間に保持する経験を多く持つことによって，さらに体幹の屈筋・伸筋が鍛えられ，両者のバランスのとれた収縮が高まるようになる．この同時収縮が体幹下部にまで及び，腹臥位で上体を手掌と恥骨周辺で支えられるようになると全身が完全に伸展するのである（#1）（手掌支持姿勢）．

背臥位での手・足の持ち上げ，腹臥位での手掌支持姿勢は，ともに支持面が狭くそこに動きが出現しやすくなる．乳児は背臥位や腹臥位で体幹の正中線を越えての左・右への重心移動を何度となく経験することによって，移動した重心を再び正中線に戻し（体幹の立ち直り），重心

167

Ⅶ．発達障害の作業療法の基礎となる知識

表Ⅶ-E-4　第Ⅰ期第2段階　各機能の相互関連性（本文の#番号に対応）

	領域・段階	現象1		領域・段階	現象2
			第Ⅰ期第2段階		
＃1	【姿勢】2 【遊び】2	・足の持ち上げ 　ブリッジ，飛行機姿勢	⇒	【姿勢】2 【姿勢】3	・体幹下部伸展 ・下肢の支持性
＃2	【姿勢】2 【遊び】2	・足の持ち上げ ・手掌支持姿勢	⇒	【姿勢】2	・平衡反応
＃3	【姿勢】1	・上肢伸展・外転	⇒	【姿勢】2	・正中線の自覚
＃4	【姿勢】2 【遊び】2	・足の持ち上げ ・手で足を触る	⇒	【姿勢】2	・重心線の自覚
＃5	【姿勢】2	・正中線・重心線の自覚 ・体幹の立ち直り反応	⇒	【姿勢】2	・寝返り
＃6	【姿勢】2	・寝返り	⇒	【姿勢】2	・座位
＃7	【姿勢】1	・首の立ち直り	⇒	【姿勢】2	・体幹の立ち直り
＃8	【姿勢】2 【目・手】2	・ピボット ・上肢の非対称的使用	⇒	【姿勢】2	・寝返り
＃9	【姿勢】2	・寝返り	⇒	【目・手】2	・対追視
＃10	【姿勢】2	・ピボット ・座位，寝返り	⇒	【姿勢】2 【目・手】2	・持ち替え
＃11	【姿勢】2	・寝返り	⇒	【目・手】2	・上肢非対称的使用
＃12	【目・手】1	・手を口へ ・手を身体部分へ	⇒	【精神】2	・身体図式
＃13	【遊び】1	・身体遊び	⇒	【精神】2	・身体図式
＃14	【精神】2	・身体図式	⇒	【精神】2	・顔の布を取る
＃15	【目・手】2	・ものを口へ ・リーチ＆グラスプ	⇒	【精神】2	・ものの認識
＃16	【精神】2	・ものの認識	⇒	【精神】2	・第2次循環反応
＃17	【遊び】2	・もの遊び	⇒	【精神】2	・第2次循環反応
＃18	【目・手】2	・リーチ＆グラスプ	⇒	【精神】2	・第2次循環反応
＃19	【姿勢】1～2	・姿勢の対称性	⇒	【目・手】3	・対把握
＃20	【目・手】1～2	・全方向追視	⇒	【目・手】2	・目の手の誘導
＃21	【遊び】2	・握れる玩具	⇒	【目・手】2	・握る
＃22	【遊び】2	・握れる玩具	⇒	【遊び】1～2	・引く・叩く
＃23	【精神】2	・ものの認識	⇒	【目・手】2	・視覚的リリース
＃24	【目・手】2	・視覚的リリース	⇒	【精神】3	・ものの因果関係
＃25	【目・手】2	・視覚的リリース	⇒	【精神】3	・目的と手段の分化
＃26	【姿勢】2	・座位	⇒	【目・手】2	・コミュニケーションの基盤形成
＃27	【精神】2	・ものの認識	⇒	【精神】2	・意図的動作
＃28	【精神】2	・顔の識別	⇒	【精神】2	・分離不安 ・人見知り
＃29	【生活】1	・舌の分化	⇒	【生活】2	・離乳食開始
＃30	【生活】1	・顎・舌の分化	⇒	【生活】2	・マンチング
＃31	【目・手】2	・ものの持ち替え	⇒	【生活】2	・お菓子を口へ
＃32	【目・手】2	・イメージ	⇒	【精神】2	・哺乳瓶理解
＃33	【精神】2	・第2次循環反応	⇒	【遊び】2	・いない・いない・ばー

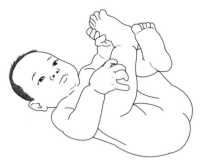

図Ⅶ-E-3 重心線の自覚
手で足を触って遊ぶことによって，上半身と下半身の境である重心線が自覚されてくる．

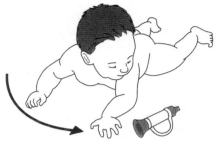

図Ⅶ-E-4 ピボット

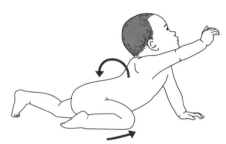

図Ⅶ-E-5 両棲類反応

の移動に伴ってそのまま転倒しないための平衡反応（体幹の側屈と上・下肢の外転）を育てていく（#2）．

また背臥位での手・足の持ち上げ，手で各身体部分を触る経験は，子どもの身体図式を形成していく（#12）．第1段階では両上肢の伸展・外転運動で体幹の正中線が自覚されていたが（#3），この段階では，それに加えて足を触るなど上肢と下肢を合わせることによって，身体の体幹下部，骨盤周辺に新たにもう一つの上・下の重心線が認識されるようになる（#4），（図Ⅶ-E-3）．身体にこの正中線と上・下の重心の線の二つの基軸が獲得され，体幹にねじれを戻す立ち直り反応が備わると，寝返りという全身的な回旋運動が可能になる（6カ月）（#5）．寝返りは，3カ月では背臥位から側臥位までしか寝返ることができないが，体幹の側屈筋肉群が賦活されるに従って，腹臥位から背臥位まで可逆的に寝返ることができるようになる．

腹臥位では，手掌支持姿勢からピボット移動[*21]を頻繁にするようになる（図Ⅶ-E-4）．この時期にはリーチ＆グラスプの能力も高まるため，前腕は片肘で体重支持する経験を多く持ち，これが上肢の支持性の強化につながっている．前腕支持姿勢からの手伸ばしとそれに誘発される体幹の回旋によって，骨盤から分離した下肢の動きが促通されていく[*22]（図Ⅶ-E-5）．

体幹の伸展，上・下肢の内・外転，体幹の回旋に加えて，この下肢の分離運動が準備されると寝返りはさらにスムーズになる．これらの寝返りに必要であった運動要素は，そのまま座位での姿勢コントロールにつながるものである（#6）．6カ月ではまだ体幹の支持性は十分ではなく4点支持座位である（図Ⅶ-E-6）．しかし，さらに1カ月経つと下部体幹まで伸展し両手が自由になる．

座位の獲得は，乳児が母親に対面に位置することを可能にするものであり，触覚を介して確かめられていた母子関係が，表情や声を通して確認されるようになるきっかけとなるものである．座位になると重心が高くなり，立ち直りが不十分か不意の体重移動が起こると，前後左右に倒れてしまう危険性が出てくる．しかし座位がとれるようになると，体が傾くと上肢を伸展して転倒を防ぐための保護伸展反応が同時に出

[*21] 腹臥位手掌支持位からの体重移動．上肢の交互運動を使って恥骨周辺を支持点として回転すること．
[*22] 両棲類反応という．

Ⅶ．発達障害の作業療法の基礎となる知識

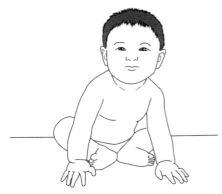

図Ⅶ-E-6　4点支持座位

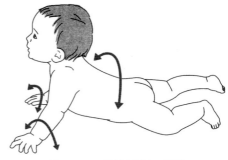

図Ⅶ-E-7　前腕の回内・回外

現するようになる．

2）目と手の協調技能

　寝返りができるようになると腹臥位になることが多くなる．しかし，もので遊ぶときは再び背臥位や側臥位に戻ってしまうことも少なくない．これはこれらの姿勢のほうが，手を使いやすいからである．腹臥位では手や肘をついて上体を起こしていられるが，その姿勢から腹這い移動やピボット回旋を開始するようになる．これによって子どもは手掌での体重移動を経験し，そのことが両前腕に回内・回外の動きを促通させるようにはたらく（図Ⅶ-E-7）．前腕の回内・外，左右上肢の非対称的協調動作は寝返りを容易にするので，この上肢の動きと寝返りとは，相互に作用し合う動作といえる（# 8）．寝返りでは，寝返るために一方の上肢を伸展しもう一方を水平回旋させるというように非対称な使い方がされるが，これが多くの道具の使用のときの上肢の協調動作の基盤となる（# 11）．
　寝返りにみられる姿勢の往復運動は目や手にもみられ，目を一つの対象から別の対象に移すだけではなく再びもとのものに戻すというように，注視点が二つの目標物を往復するようになる（対追視）[21]（# 9）．また手ではものを持ち替えるだけでなく，それをまたもとの手に戻したりすることができるようになる．姿勢変換とずり這い移動の獲得は，こういう左と右の両側間

での協調を促すように作用する（# 10）．
　座位に余裕ができると手を再び活発に動かすようになるが，体幹のほうにも目や腕の動きに積極的に合わせるような動きが出現し始めてくる．本格的な協調は次の段階であるが，見ている方向へ身体を向けたり，手を伸ばした方向に肩から身体全体を伸ばしたりするようになってくる（姿勢背景運動）．上肢の動きに姿勢がついてくるようになると，ものへの手伸ばしと把握もスムーズに行われるようになる．この時期での手の操作は，まだ肩からの動きが中心であるが，動きそのものが抑制の効いた動きになってくる．ものに手を伸ばし，それをつかみ，つかんだものを見ることによってものの理解が進み，自己とものとの関係がより身近なものとなる．
　眼球のコントロールが増すにしたがって，目は次から次へと新しい対象を探すようになる（# 20）．この時期，視力はまだ0.6くらいだといわれているが[22]，小さいものを持続的に注視することもできるようになる．手前に近づくものの追視には〈輻輳〉，手前から遠ざかるものの追視には〈開散〉という眼球の動きが必要になるが，このような眼球のコントロールも可能になる．注視の持続によってものへの興味が高められ，ものへの興味があらゆる方向への注視点の移行をさらに促進するようになる．眼球運動はまさに見ることによって精緻化されていくともいえる．注視点の移行は，これ以降獲得していく四つ這い移動，歩行と結びついて移動運動

をリードする.

手の活動も片手と両手で遊ぶ割合がほぼ同じくらいになってくるが, 一方の手でものを持ってもう一方の手で触るというような協調運動もみられるようになる. この時期には口に持っていったものを舐めたり噛んだりした後に必ず見るようになる. もの, 手や口での感触, 視覚の三者が統合されることによって, 一つの感覚が他を連想させるようになる. 手が視覚によって直接誘導されるようになるのは, こういう感覚間統合が基盤になっている (# 15). 寝返り, ものの持ち替え, 注視点の往復などにみられた動作の可逆性は, 視覚と運動という異なる系列の間でも同調するようになり, そのことによって目も手もともに探索の実用的な道具となっていく.

以前では両手に積み木を持っているところへもう1つを与えても, ただ見ているだけであったが, この時期になると今まで持っていたものを離して, 新しいものをつかもうとする. 両方の手にものを持ち続けられるようになるのは次の第3段階である (対把握)[23] (# 19). 触覚, 固有感覚刺激が手の動きを支配している間は, 刺激と動作の関係が閉鎖的に完結してしまうのでそこに新しい動きが生まれにくい. しかし視覚がここに加わることによって, この閉鎖的な感覚・運動関係は変化をきたし, 手はそのときの触覚刺激から離れて別の新たな刺激に向かうことができるようになる. そうなると視覚の遮断も運動発動のきっかけとなり, 身体図式の形成をまって, 顔にかぶせられたハンカチを手で払いのけることができるようになる[*23] (# 14).

3) 精神的機能

目と手が協応することで遊びの世界にも「もの」が取り入れられるようになる (# 17). おも

ちゃでは握ることができ, 舐めたり, 振ったり, 打ちつけたりできるような形や大きさのものが好まれる (# 21) (# 22). 触ると音が出たり動いたりするおもちゃでは, 動作と結果との関係が原因-結果の関係として理解されるようになる. こうなると, ものにはたらきかける動機は, そこから得られる感覚刺激より, 関係の発見そのもののほうに移ってくる. 偶然引き起こされたものの変化が手の動きを引き出し (# 18), 子どもはその再生を目指してさらにものにはたらきかけるようになる (第2次循環反応) (# 16) (# 17)[*24].

このようにしてはたらきかけによるものの変化の発見は, 遊びの対象を自分の身体部分から周囲の事物に拡大させていく. またものに手を伸ばす経験を重ねることにより, 手の及ぶ範囲内での距離感や自分の身体を中心にした前・後, 左・右の空間を理解するようになり, そういう主観的な空間理解が, 動作をさらにスムーズにするという良い循環を生むことになる.

おとなとの間にコミュニケーションが形成されるためには, 両者の間に意味しているもの, 意味されるものが共有される必要がある. この時期, 覚醒している間はその大半を座位で過ごすようになるが, そこでは背臥位に寝ていたときと違ってものは垂直位で眺められるようになる. 垂直姿勢とそこで見える映像の共有は, おとなとのコミュニケーションの基盤の形成を助けるものである (# 26).

感覚刺激がものに関わる面白さになっているときは, なかなか関わったものから離れることが難しい. しかしものが与える感覚ではなく, ものの機能を楽しみ, その機能が理解されると探索動作はいったん終了し, 別のものに向かうことができるようになる (視覚的リリース). 新たな目標が再生産されることによって, 動作が

[*23] 新版K式発達検査5〜6カ月.

[*24] 偶然に引き起こされたものの変化を維持・再生しようとして行われる動作を第2次循環反応 (secondary circular response) という. 結果 (ものの変化) と原因 (自己の動作) が連続している点では循環反応といえ, 結果が自己の身体から身体の外に移るという点で第2次と呼ばれ, 先の第1次循環反応とは区別される.

単発に終わらず探索活動が持続するようになる（♯23）.

　こういう探索を繰り返すことによって，周りの世界のさまざまな関係性に気づくようになる.〈布を払い，中にあるものを取り出す〉ことは，〈布を払った〉（原因）ために〈ものが取れる〉（結果）ようになったという理解をもたらす（ものの因果関係）（♯24）.またそのことは〈ものを取るために，布を払う〉ことでもあり，自分の動作が目的を実現するための手段になっていることを気づかせるものでもある（目的と手段の分化）（♯25）.因果関係の理解，動作の目的と手段の分化が本格化するのは，いずれも四つ這いによって移動が可能になる次の第3段階でのことであるが，第2段階においてもこのような芽生えが観察できる.こういう操作を繰り返す延長線上に，ものを実際に行う前に結果をある程度予想できるようになってくる.こうなると〈ものが出てくると思って布を払う〉というように，動作に明確な意図性が出現するようになる.意図性が出てくると好き嫌いがはっきりしてきて，嫌いなことは拒否するようになる（意図的動作）（♯27）.

　〈ものを握って振る〉〈ものを見ながら振る〉〈握ったものを舐める〉など，複数の動作を同時にあるいは連続して行うことによって，バラバラであった視覚，触覚，聴覚世界が一つに統合されるようになる.それとともにものは感覚ごとの個別なものから，複数の属性を備えた一つの実体として理解されるようになる.ものを把握したときの手掌での感覚から，そのものの形が想像され，ものの形からは握ったときの，舐めたときの触覚や味覚が連想されるようになる.これら相互的な作用は収斂されていき，やがて〈見ただけで，それが何かわかる〉というように，視覚によって諸感覚が代表されるようになっていく（ものの認識）.

　先の第2段階では，動作が行われているとき

のみの模倣であったが，この時期になると，子どもが声出しや動作を行っていないときでも，おとなが〈ブーブー〉〈首を振る〉など声を聞かせたり，動作を見せたりするだけで模倣するようになる.

　人の顔と声が識別できるようになり，相手の目もと，口もとを見て，おとなからのはたらきかけに耳を傾けるようになる.親が感情を込めて作る親しみ，怒りの表情や簡単な禁止の口調なども理解すると同時に，自らも喜び，怒りの表情をみせる.そうすると〈甘え泣き〉〈怒り泣き〉〈誘い笑い〉など泣き方，笑い方にもいくつかの種類が出てきて，相手を意識した表情・動作をみせるようになる.人へのはたらきかけも〈人に向かって声を出す〉（道具的微笑），おとなに自分が気に入ることをしてもらうために〈手足をバタバタさせる〉，抱いてもらうために手を伸ばす，母親を呼ぶために〈泣く〉など，人への期待と予測を込めたものとなる（依頼・要求）.母親がいなくなると怒り，見知らぬ人が現れるといわゆる〈人見知り〉をするようになる（♯28）.

　自己の身体の理解では，〈両手にものを持っていられる〉〈両手にものを持って打ち合わす〉など身体の両側が意識されると同時に，〈ものを持ち替える〉など，一方の手によるもう一方の手の発見がある.〈顔にかかった布を払う〉など，身体部分の位置関係の理解が正確になるが，〈鏡に映った自己〉はまだ自己として認識されていない.

4）　生活リズム・遊び

　顎と舌が一体となって動くいわゆるパクパク食べであるが，顎と舌の分化がある程度進むので*25，ものが食べられる口腔機能になる（マンチング）（♯30）.歯やまだ生えそろっていないので，咀嚼の必要のないペースト食が離乳食として与えられる（♯29）.

---

*25　顎と舌とが一体となって動くときはパクパク食べになる.マンチングとは顎の上下と舌の上下運動が微妙にずれてくるモグモグ食べのことである.

VII-E　発達段階

表VII-E-5　第Ⅰ期第3段階のキーワード

姿勢・移動技能	目と手の協調技能	精神的機能	遊び，生活リズム
・姿勢背景運動 ・姿勢変換 ・段階的動作 ・四つ這い移動 ・立ち上がり ・立位	・プレーシング ・つまみ ・上肢保護伸展 ・台乗せ反応 ・動作の連続性	・ものの永続性 ・インデックス ・目的・手段の分化 ・模倣 ・得意 ・ものの予測 ・好き嫌い・拒否 ・社会的参照 ・空間概念 ・指差し ・共同注視	・3項関係 ・お気に入りのもの ・排尿パターン成熟

左から右へ，右から左へ手でものを持ち替えることができるが，これが手と口に応用され，クッキーを口へ運び口唇で受け取り食べることができる（#31）．はじめは手を離すタイミングと口唇で受け取るタイミングが合わず，クッキーを落としてしまったり，指を噛んでしまったりすることがあるが，徐々にタイミングが合うようになる．ものの用途，目的がわかるので，哺乳瓶を見ると喜ぶ（#32）．コップからの飲みは，スプーンからの食べと違ってコップと口唇の接触が不安定なので，サックリングで対応し連続してゴクゴクとは飲めない．

いくらか貯尿できるようになる．貯尿の刺激で目覚めることもある．おむつが濡れると泣いて知らせる．勢いよく排尿するなど尿の出方にも一定のリズムが出てくる．

この時期に子どもが喜ぶ遊びに〈いない・いない・ばー〉がある．これは手で視覚刺激を遮断されても（きっとお母さんの顔があるという）イメージを抱くことができ，遮断を外したとき，やはり母親の顔がそこにあり，自己の予想が当たったことのうれしさがその原因になる遊びである．当たるか，外れるか，まだ自分の予想にそれほど自信が持てないとき（イメージの保持が強くない）だから，これが緊張になり結果との落差が喜びをもたらすものと考えられる（#33）．これが自分の予想に自信を持てるようになると（3歳以上），〈いない・いない・ばー〉は，それほどの興奮をもたらすものではなくなってくる．

■ VII-E-c
第Ⅰ期第3段階（8〜10カ月）
（表VII-E-5）（表VII-E-6）

1）　姿勢・移動技能

背臥位から座位への起き上がりはいろいろな起き上がり方があるが，この時期の終わり頃には上・下肢のコントロールが増して，伏臥位にならず側臥位から一側上肢で床面を押し上げそのまま座位をとれるようになる．自力で座位がとれ，そこからまた臥位に戻れる．このように座位から臥位，臥位から座位へと自由に姿勢変換を繰り返すことによって，その中間位置で動きを止めたり（中間位の姿勢保持）（#1）（図VII-E-8），段階的に動作を調整したりすることができるようになる（段階的動作）（graded movement）（#2）．このような経験を通して，四つ這い位の保持と四つ這い移動に必要な上・下肢の支持性や交互協調運動が準備される（#3）．

四つ這い移動では片手手掌で体重を支持する必要があるが，これは前段階での手掌支持姿勢，そこでの左右への体重移動への経験などで培ったものである．子どもは四つ這い位から左右，前後へ体重移動しながら，支持側上下肢の反対側を移動させる経験を繰り返し，四つ這い移動を覚えていく（#4）．

姿勢変換に加えてこれらの四つ這い移動の経験が，やがて立位に必要な下肢の支持性と分離

Ⅶ. 発達障害の作業療法の基礎となる知識

表Ⅶ-E-6　第Ⅰ期第3段階　各機能の相互関連性（本文の＃番号に対応）

	領域・段階	現象1		領域・段階	現象2
	第Ⅰ期第3段階				
＃1	【姿勢】3	・臥位⇔座位	⇒	【姿勢】3	・中間位の保持
＃2	【姿勢】3	・臥位⇔座位	⇒	【姿勢】3	・段階的動作
＃3	【姿勢】3	・四つ這い移動	⇒	【姿勢】3	・下肢の支持性
＃4	【姿勢】3	・四つ這い位での体重移動	⇒	【姿勢】3	・四つ這い移動
＃5	【姿勢】3	・立位	⇒	【姿勢】3	・下肢の平衡反応
＃6	【姿勢】3	・下肢の平衡反応	⇒	【姿勢】3	・伝い歩き
＃7	【目・手】2	・リーチ＆グラスプ	⇒	【姿勢】3	・姿勢背景運動
＃8	【姿勢】3	・中間位の保持 ・段階的動作	⇒	【姿勢】3	・姿勢背景運動
＃9	【姿勢】3	・臥位⇔座位	⇒	【目・手】3	・プレーシング
＃10	【姿勢】3	・四つ這い移動	⇒	【目・手】3	・ピンチ ・対把握
＃11	【姿勢】3	・臥位⇔座位	⇒	【目・手】3	・上肢保護伸展反応 ・台乗せ反応
＃12	【姿勢】3	・四つ這い移動	⇒	【目・手】3	・眼球のコントロール
＃13	【目・手】3	・分離した手指 ・機能分化した両手	⇒	【遊び】3	・もの調べ
＃14	【姿勢】3 【目・手】3 【遊び】3	・四つ這い移動 ・座位 ・もの調べ	⇒	【目・手】3	・動作の連続性
＃15	【遊び】3	・もの調べ	⇒	【目・手】2～3	・視覚的リリース
＃16	【姿勢】3 【精神】1 【目・手】3	・四つ這い ・愛着行動 ・調べる	⇒	【遊び】3	・3項関係
＃17	【目・手】3	・調べる	⇒	【精神】3	・イメージ
＃18	【目・手】3	・調べる	⇒	【精神】3	・ものの永続性
＃19	【目・手】3	・もので遊ぶ	⇒	【精神】3	・気持ちの立ち直り
＃20	【姿勢】3	・四つ這い	⇒	【精神】3	・不安 ・安心基地としての母
＃21	【目・手】3	・調べる	⇒	【目・手】3	・上肢の機能分化
＃22	【目・手】3	・調べる	⇒	【精神】3	・目的・手段の分化
＃23	【目・手】3	・調べる	⇒	【精神】4	・ものの機能的使用
＃24	【目・手】3	・調べる	⇒	【精神】3～4	・インデックスの成立
＃25	【精神】3～4	・インデックス	⇒	【遊び】3	・出し入れ遊び
＃26	【遊び】3	・出し入れ遊び	⇒	【精神】3～4	・ものの永続性
＃27	【精神】3	・ものの永続性	⇒	【目・手】3	・探索・移動
＃28	【目・手】1～2	・追視	⇒	【精神】3	・標識で予測，予期的追視
＃29	【精神】3～4	・予期的追視	⇒	【精神】3～4	・意図的動作
	【精神】3	・標識で予測		【精神】3	・好き・嫌い ・拒否
＃30	【姿勢】3	・四つ這い	⇒	【精神】4	・空間概念（上下，前後，横） ・距離，高さの感覚
＃31	【姿勢】3	・四つ這い	⇒	【精神】3	・社会的参照
＃32	【精神】3	・イメージ	⇒	【精神】3	・指さし　共同注視
＃33	【精神】3	・指さし	⇒	【精神】3	・共同性への気づき
＃34	【遊び】3	・3項関係 ・共同性への気づき	⇒	【精神】3	・褒め方，叱り方の理解
＃35	【精神】3	・褒め方・叱り方の理解	⇒	【精神】3	・得意
＃36	【遊び】3	・もの調べ	⇒	【遊び】3	・お気に入りのもの
＃37	【遊び】3	・3項関係	⇒	【精神】3	・模倣（バイバイ）
＃38	【精神】3	・得意	⇒	【精神】3	・おだてにのる
＃39	【精神】3	・共同性への気づき	⇒	【精神】3	・ことばの理解と使用
＃40	【精神】3	・共同性への気づき	⇒	【精神】3	・介助への協力

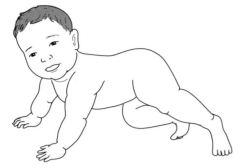
図Ⅶ-E-8　中間位の姿勢保持

性を準備することになる（#3）．四つ這いで壁や家具などに行き当たると，そこに手を着きそのまま膝立位になりつかまって立ち上がったり，あるいは机など登れるところならそのまま登ったりしてしまう．

立位では重心が最も上に位置する姿勢である．立位で重心が基底面から外れたときに，それを基底面内に戻す平衡反応が下肢にも備わるようになる（#5）．あるいは重心が大きく外れてしまい基底面内に戻らない（転倒の）場合は，上肢の保護伸展反応が出現する．保護伸展反応は前方から出現し側方，後方と，この時期の終わりまでにすべて出現する．対称性緊張性頸反射（STNR：symmetrical tonic neck reflex）は，首の伸展が上肢の伸展を助けるので四つ這い位の保持には助けとなるが，この反射が強く作用していると兎跳び様の移動になってしまい，交互性四つ這い移動の妨げとなる．首がどのような位置にあれ，上・下肢を伸展させたまま交互に動かすためには，STNRが抑制される必要があるが，まさに四つ這い移動することによってこれが抑制される．

この時期の終わり頃にはものにつかまっての体重移動をしながら歩いたり（#6），数秒手を離しても立っていたりすることができるようになる．伝い歩きは横に移動するので下肢の伸展の他，股関節の外転が必要となる．新生児期には，足底に体重を負荷すると足を突っ張る陽性支持反応がみられるが（1カ月），上半身の発達が盛んな3～4カ月頃には一時足に体重を負荷しない失立の時期がある．足底で体重を支持できるようになるのは5カ月頃である．つかまり立ちで頭部を回旋させたり手を伸ばしたりすることによって，足底で体重移動を経験する．またつかまり立ちの状態で身体を前・後へ揺することで，前後方向の体重移動も足底で経験する．

つかまり立ちでの体重移動の経験は下肢での支持性ばかりではなく，体重移動に対するアラインメントの修復の機制を足部に準備させる．つまり後方に傾いたときに，足首や足指を背屈させて重心を元に戻そうとするのである．同じく立ったままでの体重移動の経験は，倒れないようにする自動的な反応を下肢に準備する．つまり転びそうになった方向に足を踏み出して転倒を防ぐメカニズム（機制）であるホッピング反応（よろめき反応）である．この段階から，移動は目的を持った移動になってくる．目標を見つけては移動し，そこに座ってものをじっくり探索し飽きたらまた新しい目標に向かうというように，安定した座位と移動手段の獲得は乳児の探索世界を大きく広げることになる．

2）目と手の協調技能

座位が安定し手が姿勢の保持から解放されるので，もっぱら遊ぶために手を使うことができるようになる．座位からものに手を伸ばすとき伸展した腕のほうに体幹を傾け，体幹が協調して上肢がものに近づくことを助ける動きが前の第2段階の最終段階で出現し始めていたが（姿勢背景運動），上肢と体幹の連動がスムーズになる（#7）．これは臥位と座位との間の姿勢変換で練習した中間位の姿勢が身についてきたからといえる（#8）．座位でもゆとりを持って体幹を回旋させることができる．この時期は，臥位，座位，膝位の間で，繰り返し姿勢の変換が行われる．姿勢を変えるとき，手を床につくが，そこでの上体を支えながらの肘を遠心，求心両方向へコントロールする動きが筋肉の段階的コントロールを生む．この段階的コントロールが手伸ばしをスムーズにし，肩の動きに左右されない腕の動き，肘の動きに左右されない手関節

Ⅶ．発達障害の作業療法の基礎となる知識

の動きを生む．積み木を2個積めるようになる
（プレーシング）（#9）．

　また姿勢変換における手の支持経験は，ピン
チなどものの把握に必要な手掌内の尺側，橈側
の分化を促通する．手掌内の縦線と横線の二つ
の線が明確になり，それを基軸として尺側・橈
側，手掌部・手指部の分化が進むので，拇指と
他指との対立運動，手掌と手指，手指間の分離
運動が手に備わるようになる．この分化によっ
てものをしっかり握るために必要なアーチが手
掌に形成され，拇指と示指でものがつまめるよ
うになる（#10）．

　伸展した上肢での体重負荷は，四つ這い移動
の際，段差を越えるための台乗せ反応，バラン
スを失ったときに必要となる上肢の保護伸展反
応も洗練させる（#11）．

　移動手段を獲得し，動きながら一つのものを
見続けることによって，動くものの追視と自ら
が動きながら注視するという異なる二つの眼球
運動を体験するようになる．これらの追視体験
は，すばやい注視点の移行や眼球の輻輳運動を
さらに促進させていく（#12）．この時期には
余裕を持って腕を空中に保持し，手伸ばしの際
にも大きな弧を描かずに目標へ向かって一直線
に手を伸ばせるようになる[24]．また両手を分離
して動かすことができるようになり，一方の手
を伸ばしても他方の手が動いてしまうようなこ
とがなくなる[25]．両手に余裕を持ってものを
持っていられるようになる（対把握）．肩からだ
けではなく肘からの動きも加わり，引く，取り
出す，押す，振る，叩くなどの動作ができるよ
うになる．それが何かわかってしまうと視覚は
また新しい対象を探索するようになる．目が手
から離れることによって（視覚的リリース）（#
15），つまんだものを離すことが容易になって
くる（触覚的リリース）．握ったお菓子を口へ運
ぶことは前の第2段階においてすでに可能で
あったが，口の中に食べ物だけをうまく離すこ
とができないので，こぼさないように指ごと口
の中に入れていることが多かった．しかしこの
段階になると，つまんだものを口に上手に離せ

るので，卵ボーロのような小さいお菓子も一人
で食べられるようになる．

　座位と移動手段の獲得と眼球運動のコント
ロールが増すことによって，探索行動が積極的
に行われるようになる．覚醒している時間の大
半を興味ある対象に向かって移動し，それを手
に取って座り込み，分離した手指，機能分化し
た両手でそれを調べて遊ぶことに費やすように
なる（#11）（#13）（#14）（動作の連続性）．
ものを操作することによってこれまでの保護者
と自己の世界に「もの」が登場し，活動世界が
「自分-もの-母親」の3項関係へと発展する（#
16）．こうしたやりとりの中で，初めてものと人
への理解が内在化し，イメージの形成を促通す
る（#17）．この時期，ものを見失ってもそれを
探す仕草を見せるようになるが，それはものの
イメージができ上がりつつあることをものがた
るものである（ものの永続性）（#18）．ものの
永続性が育ってくると，ものが衝立に隠れても
それから先の軌跡が想像されるので，先回りし
て出口に目を移して待つことができるようにな
る．

　子どもの意識世界への「もの」の登場は，不
安の克服という点でも重要な役割を果たしてい
る．この時期，人見知りが顕著になり他人がい
ると緊張するようになる．人見知りは，他人の
出現が母親との関係を危機にさらすものと受け
取ることによって生じる対人感情である．しか
し気に入ったおもちゃで遊ぶことで自らの気持
ちを立て直らせることができる[26]．したがって，
寝返りが「姿勢のねじれ」を戻す立ち直りとす
るならば，人見知りのときのものへの手伸ばし
は，「気持ちのねじれ」を立ち直らせる手段とい
うこともできる（#19）．姿勢保持や移動運動
が，抵抗に遭遇して質的な変化を迎えたように，
情緒の面でも不安と安心の間を往復することに
より感情，要求，喃語などに質的な変化がもた
らされる．

　目が諸感覚を代表してものを識別するように
なると，触る前から見たものの形に合わせて手
の形を整えることができるようになる（図Ⅶ-

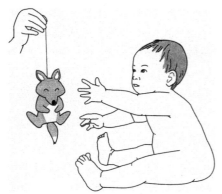

図Ⅶ-E-9　目による手の形の自動化
触る前に手はものをつかむ形になっている.

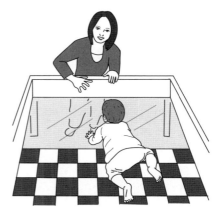

図Ⅶ-E-10　社会的参照
透明なガラスの下に見える落差に気がついて，這い運動を一瞬とめるが，母親の「おいで，おいで」という顔を見てまた前進できる.

E-9）．また動きの中で，ものと自己との位置関係も確かなものになってくるので，ものを倒したりものにぶつかったりすることが減ってくる．安全に移動するためには高低や奥行きの知覚が必要となるが，四つ這い移動を経験することによってこの奥行き知覚が発達する．移動することによって距離の感覚を，段差を上り下りすることによって，運動企画とともに，次の第Ⅰ期第4段階で高さ，深さを，前後，横，上下の感覚も身につける（# 30）．

行動範囲が広がるにつれ不安な思いもするが（# 20），あらためて安心基地としての母親のありがたさを知る（# 20）．母親の存在が特別なものになると，困難に遭遇し，気持ちに迷いが生じても，母親の顔色を見て自己の行動を決めるようになる（社会的参照）（# 31）（図Ⅶ-E-10）．

3）精神的機能

手の巧緻性と移動能力は，環境とその中のものの探索にすぐさま応用されていく．〈戸を開け〉，〈引き出しを開け〉，〈ものの出し入れ〉をし，〈取り出し〉たものを〈引っくり返し〉たり，〈口でかじっ〉たりして，ものをあらゆる角度から調べようとする．こういう探索にふけっているときは，母親から離れて子どもは一人でも遊んでいられる（# 19）．

手の動作のレパートリーが広がると，左手で〈蓋を開け〉ながら右手で〈中のものを取る〉というように，二つの動作を関連づけて使えるようになる（# 21）．手のレパートリーが増えることが，目的から手段を分化させるきっかけを生む（# 22）．手段が目的から分化してくることは，弾力的な目的実現を可能にするものである．ものにこだわり，儀式的な行動に縛られている自閉症児はこの部分でのつまずきがあるといえる[*26]．

ものをいろいろな角度から調べ，次の段階でものが機能的に使えるようになる．〈バチの一端を持って．おもちゃの太鼓の皮の部分を叩くことができるようになる〉〈コップからものが飲めるようになる〉〈スプーンや鈴の柄が持てる〉〈おもちゃを手で走らせる〉のは，そのものの機能が理解されるからである（ものの機能的使用）（# 23）．もの調べを繰り返すうちに見慣れたものだと，ものの一部を見てそれが何かわ

[*26] 排尿はどの便器にしても尿を出しさえすれば目的は完了するのに，排尿すること（目的）と便器の種類（手段）が分離していない自閉症児では，例えば偶然でき上がってしまったような三つの便器に少しずつ均等にするというパターンが崩せなくなってしまう.

かるようになる（インデックスの成立）（#24）.また〈出し入れ〉を繰り返し経験することにより（#25），布でものを覆っても覆いの下にものが存在していることを確信するようになる（ものの永続性）（#26）.またものの永続性が成立しているので，落としたものを探そうとするのである（#27）.

　母親が帽子を手に取ったら，外出できるものと思って喜びをあらわすようになる.何かの行動や出来事が，次に続くもののサインのはたらきをする場合もある（標識で予測）（#28）.こういうものごとの予測は乳児の中に何らかの意図を生むことになる.意図が生まれるから〈おもちゃを取られて不快を示〉し〈人にものを要求〉したり，あるいは人から頼まれたことを〈拒否〉したりするようになる（#29）.この段階の遊びはもの調べが中心なので，おもちゃ以外の日用品でも遊びの対象にしてしまう.指を使ってものをいろいろな角度から調べることによって，ものがもたらす予想外の刺激，その刺激を生むための操作方法を発見することもある.そのような発見のあったものほど，お気に入りになる.ここにはものの取り扱いからくる感覚刺激だけではなく，ものが提供する刺激，それを出現させる操作方法のプロセスがある（#36）.出生以来，快の源泉であり，遊びの基盤であった母親とのやりとりにこのものの世界が加わり，乳児はものを介して母親と遊べるようになる（3項関係の成立）.自閉症児などにみられる親の手を操作しようとする試み（クレーン現象）などは，おとなが自己の願望を叶えてくれるという因果関係の理解に基づくものである.

　四つ這いで部屋を移動し，さまざまなものに出会い，それらを手で調べる中で，もののイメージが形成されていくが，このイメージの形成と

ともにいくつかの象徴，サイン*27も理解するようになる.指さしが方向を意味していることがわかるので，指さされたとき，指ではなく指の先の方向を見ることができる.また自分でも方向を指差しで示すことができる.こういう指差し行為を通して母親との間で共同注視を経験し（#32），人の共同性に気づいていく（#33）.

　共同注視とは，文字通り何か同じものを二人で眺めることであるが，そのときに自分が感じていることを相手も感じていると受け取る感じ方である（#34）.さらにいえば，相手も自分の感じ方を共有していると思うことでもある.これは羞恥心や共感の喜びなどの感情の基盤をなすものである.この時期では，母親はそういう感情をやりとりできる存在であり，当然母親から褒められると得意がり叱られるとすねる.おだてられたりすると何回でも同じことをする（#38）.

　簡単なことばを理解し，自分からも意味のあることばを発するようになる（#39）.

　以前に経験していることに似ていれば，〈おつむてんてん〉〈いやいや〉〈ばいばい〉など新しい動作や音声でも模倣するようになる（#37）.

4）　生活リズム

　舌の回旋，下顎の段階運動がみられるようになるので咀嚼が本格化する.まだ歯が生えそろっていないので歯茎食べである.食事はスプーンで介助されているときによく手が出るようになる.マカロニなど形のあるものは手づかみで食べることもある.

　はじめ弱く次第に勢いがつき，最後に絞り出すというように排尿パターンが成熟してくる.排尿・排便は未分化なので，排便するとき尿も

---

*27 ピアジェは三つの形で表象機能が順次現れるという.第1段階は標識という形式.これはものの一部が全体をあらわしている場合である.お菓子の箱の一部分が見えているだけでも，子どもはすぐにその全体を思い浮かべる.第2は象徴である.象徴は，ものの形状などその属性の一部が，あるものを想像させるもの.泥を丸めて作ったおだんご.丸い形という形式が本物と似ている.最後がサインである.存在論的にはサインは，実物とは何の共通性も持たない.言語などがそうである.りんごという音は，音であって実物とは異なるが，実物をあらわしている.

VII-E　発達段階

表VII-E-7　第Ⅰ期第4段階のキーワード

姿勢・移動技能	目と手の協調技能	精神的機能	遊び，生活リズム
・歩行	・意味する手	・ちょうだいで渡せる	・手つかみ食べ
・ハイガード	・摘む手	・第3次循環反応	・コップ飲み
・しゃがみ姿勢	・機能的使用	・実験と試行	・自分で食べたがる
・対称的長座位	・容器への出し入れ	・意図・予想	・尿便の意識化
	・リリース	・言語模倣	・見立て遊び
	・なぐり描き	・権威関係	・絵本遊び
		・子ども同士の世界	・砂・水遊び
		・依頼・要求	

排出してしまう．おむつを交換するとき，脚を広げて介助に協力する（＃40）．膀胱，直腸の貯尿，貯便量が増す．排泄間隔が長くなる．

5）　遊び

ぐるぐる回し，高い高いなど少し激しい刺激が得られるような遊びを好む．布絵本などのように手触りがよくて，貼ったり，剝ぎ取ったりできるものを喜ぶ．自分で操作できるもの，握りやすいものなど，おもちゃにもお気に入りのものが出てきて，自分なりの遊び方を楽しむ（＃36）．感覚・運動遊びだけではなく，ものを並べたり，容器に出し入れしたりして構成遊びが楽しめる．

■ VII-E-d
第Ⅰ期第4段階（11カ月～1歳6カ月）（表VII-E-7）（表VII-E-8）

1）　姿勢・移動技能

誕生を迎える頃には自力歩行が可能になる．さらに歩行を重ねることで歩行が安定してくる（＃1）．時にはものにつまずいて倒れるようなこともあるが，手をついて上手に倒れることができる．上手に倒れることができるので歩くこと自体を怖がることはない（＃2）．手は指でものの調べができ，両手である程度ものが操作できる．そうした操作で手に取ったものが何である

かもわかるようになる．そうすると目は環境の中の目新しいものを探し，そこへ体を導こうとする．歩行が可能になるこの時期に，このような精神的機能が整えられることによって，歩行は単なる動作ではなく，何かを取りに行くなど歩行自体がはっきりとした目標に向かった意識的な移動手段となる（＃3）．

この段階では，四つ這い移動のほうが移動手段として実用的であるにもかかわらず，一度歩行を覚えると，子どもはおぼつかない足取りでも必ず歩行で移動しようとする．新しく獲得された歩行という移動手段は，這い移動とは比べものにならないくらいの魅力を備えているのである．独歩では自らの姿勢調整能力以外には，外部に頼るものがない独立した重心移動であるから，肩を張って上肢を担ぎ上げ，上肢を抗重力伸展姿勢の保持とバランスの調整に使わざるを得なくなる（ハイガード）（図VII-E-11）（＃4）．歩行の初期では下肢は支持基底面も広くとる必要がある[*28]．その歩隔は広く，左・右への体重移動も最小限に留められる．そのため骨盤の回旋も抑制され，股関節を大きく外転・外旋させ，遊脚の股関節と膝関節を過剰に屈曲させて足を踏み出さなければならない．その結果，しこを踏むような着地も足底全体での着地となってしまう（＃5）．片足での支持性を補強するため支持脚の膝も軽く過伸展にロックされる（図VII-E-12）．歩行バランスが良くなると上肢のガードも下がり（ハイガード→ミドルガー

[*28]　子どもは5頭身なので，おとなに比べ相対的に重心が高く不安定である．

179

VII. 発達障害の作業療法の基礎となる知識

表VII-E-8　第Ⅰ期第4段階　各機能の相互関連性（本文の＃番号に対応）

	第Ⅰ期第4段階			
	領域・段階	現象1	領域・段階	現象2
＃1	【姿勢】3	・よろめき反応	【姿勢】4	・歩行
＃2	【姿勢】2～3	・上肢の保護伸展反応	【姿勢】4	・歩行を恐れない
＃3	【姿勢】3～4 【遊び】3 【目・手】3	・もの調べ ・歩行 ・両手の協調 ・探索行動	【姿勢】4	・移動手段
＃4	【姿勢】4	・ハイガード	【姿勢】4	・上肢の抗重力伸展活動
＃5	【姿勢】4	・広い歩隔 ・外転，外旋股関節	【姿勢】4	・大腿の持ち上げ ・足底全体での着地
＃6	【姿勢】4	・股関節中間位 ・歩隔狭くなる	【姿勢】4	・横歩き ・後ろ歩き ・方向転換
＃7	【姿勢】4	・片足バランス	【姿勢】4	・段差をまたぐ
＃8	【姿勢】4	・片足バランス	【姿勢】4	・手すりを持って階段を昇る
＃9	【姿勢】2～4	・平衡反応	【姿勢】4	・しゃがむ
＃10	【姿勢】3	・座位バランス	【姿勢】4	・対称的長座位
＃11	【姿勢】4	・歩行バランス	【姿勢】4	・走る
＃12	【姿勢】4	・歩行バランス	【姿勢】4	・ものを持って歩く
＃13	【姿勢】3 【目・手】3 【精神】4	・座位バランス ・プレーシング ・意図	【目・手】4	・積む（積木3個），容器への出し入れ
＃14	【目・手】3 【精神】4	・協調動作 ・道具の機能	【目・手】4	・ドアの開閉 ・スイッチ ・ページめくり
＃15	【目・手】4 【精神】4	・運動的手がかり ・ペグ穴の構造の理解	【目・手】4	・手がかり抜き
＃16	【遊び】4 【姿勢】4	・もの落とし ・階段昇降	【精神】4	・第3次循環反応
＃17	【目・手】3	・プレーシング	【遊び】4	・クレヨンでのなぐり描き
＃18	【姿勢】4 【目・手】3	・歩行 ・ものの操作 ・ことばの理解	【精神】4	・身体部分の理解
＃19	【目・手】4 【精神】4	・ものの機能的使用	【遊び】4	・ぬいぐるみ ・砂遊び ・クレヨンでなぐり描き
＃20	【目・手】3	・探索	【精神】3～4	・褒め方，叱り方の理解
＃21	【精神】4	・ことばのやりとり	【精神】4	・権威関係
＃22	【精神】4	・意味あることば	【精神】4	・簡単な命令に従う
＃23	【精神】4	・権威関係	【精神】4	・子どもの世界
＃24	【目・手】3	・探索	【精神】4	・意味あることば
＃25	【目・手】4	・移動しながら見る	【目・手】4	・見比べる
＃26	【精神】4	・第3次循環反応	【精神】4	・駄々こね
＃27	【精神】4	・駄々こね	【精神】4	・不満，悲しさ
＃28	【精神】4	・駄々こね	【精神】4	・感情的立ち直り
＃29	【精神】4	・もののイメージ	【遊び】4 【精神】4	・見立て遊び ・つもり行動
＃30	【精神】4	・もののイメージ	【遊び】4	・延滞模倣
＃31	【精神】4	・エージェントとしての快感	【精神】4	・ふざけ，おどけ
＃32	【精神】4	・自我の芽生え ・象徴の理解	【精神】3	・自分の名前がわかる
＃33	【目・手】4	・見比べる	【精神】4	・入れ子3
＃34	【精神】4	・ものの機能的使用	【生活】4	・コップから飲む
＃35	【精神】4	・有能感 ・意図	【生活】4	・自分で食べたがる ・食べ物の好き嫌い
＃36	【姿勢】4	・しゃがむ	【生活】4	・おまるで力む
＃37	【精神】4	・もののイメージ	【生活】4	・着脱介助に協力
＃38	【精神】4	・もののイメージ	【遊び】4	・滑り台

VII
－
E

発達段階

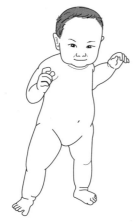

図Ⅶ-E-11　ハイガード歩行

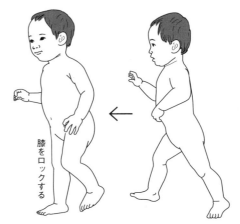

膝をロックする

図Ⅶ-E-12　支持脚のロック

ド），股関節の外転・外旋と過剰屈曲も改善され歩行はスムーズになる．これ以降，歩行は歩行を重ねることで，徐々に洗練されていき6歳くらいになると成熟した歩行になる．この時期の終わりの18カ月頃には200mくらいの距離が歩けるようになるとともに，短い距離なら走れるようにもなっている（#11）．また歩行バランスが良くなるにつれ歩隔が狭まり，過剰に外旋・外転していた股関節が中間位へ是正され，つま先が進行方向へ向くようになる．横歩きや後ずさりなどいろいろな歩き方ができるようになる．歩行バランスが良くなり上肢をバランス保持に使う必要がなくなるので，ものを持って歩けるようになる（#12）．方向転換もものにぶつからずにスムーズになる（#6）．

　ちょっとした段差なら，立ったまままたげるようになる（#7）が，大きな段差では四つ這いになり段差を降りるときは，体の向きを転換して必ず足から降りるようになる．手を引いてやると階段を昇ることもでき，高さへの挑戦にも意欲をみせる．この時期の終わり頃には手すりを持って階段を昇ることができる（#8）．

　立位姿勢も安定し立位から床に落ちたものが拾えたり，しゃがみ姿勢のまま遊んだりできる（#9）．座位では足を投げ出して，対称的長座位をとることができるようになる（#10）．この頃になると，座位は単なる立位への通過姿勢となっていることが多く，意図的に遊ぶとき以外は座っていることは少なくなる．歩行が自由にコントロールされるようになることによって，〈行っては戻る〉というように移動行動自体に可逆性が出てくる．

2）　目と手の協調技能

　歩行で重心移動がうまくコントロールされるようになると，立位や歩行の中でも余裕を持って上肢が使えるようになる．臥位や座位では上肢は姿勢の影響を受けなくなるので，座位で一方の手を床や机につけることなしに身体を傾けて手を遠くへ伸ばせるようになる（姿勢背景運動）．

　つまんだものをそっと離すこともできるようになる．積み木2つを積むだけならば，押しつけるような仕方でも積めるが，それが3つ以上になると，力を抜いて積み木をそっと離すことを学習しなければいけない．余裕を持って腕を空中に保持し〈積む〉〈入れる〉という意図を持って拇指と示指を調整する能力が必要とされる（プレーシング）（#13）．豆などを小さな容器に入れるときにも，このような力を抜いて指を調整する能力が手に備わってくる．はじめは容器の縁に手を置いて手首を安定させなければうまく入れられないが，これを繰り返すうちに縁に手を置かないまま，ものを入れることができ

るようになる（容器への出し入れ）（# 13）．

ものが置かれた位置によって，片手で取るか，両手で取るかかが決まってしまい，この段階では一側の上肢が正中線を越えて反対側で使われることはない．しかし砂をすくってバケツに入れるなど，食事動作の基礎となるような両手の協調はかなり機能的になってくる．

粗大な上肢の運動としては〈ドアの開閉〉〈障子の開け閉め〉など屈曲・伸展を可逆的に繰り返す運動が獲得される．巧緻動作では〈絵本のページをめくる〉〈テレビのスイッチを押す〉など，ものの特性が運動を規定するような動作が学習されるようになる．いずれもはたらきかけに対して，定型的な結果が戻ってくる道具や動きであるが，それはこの時期の子どもにはそれがわかりやすいからである（# 14）．

描画，粘土などの操作では，クレヨンをこすりつけた往復の〈なぐり描き〉〈粘土を押す〉〈ちぎる〉など，まだ簡単な動作に限られ，素材を十分に使いこなす手の使い方にはなっていない（# 17）．手首を背屈させて握れるようになるので強い握りが可能になるが，それと同時に，中指，示指，拇指を使って小さなものも上手につまめるようになる．

3） 精神的機能・遊び

ものを指先であらゆる角度から触り，叩き，動かし，そこからどういう楽しみが引き出せるか盛んに調べようとする．ペグの操作も，ある方向で引き抜くのに抵抗があると少し方向を変えて引き抜くようになる．ものを力まかせではなく摩擦や抵抗などを感じながら操作することができるようになる（手がかり抜き）（# 15）．ものの形を視覚だけで同定することは困難なため，円のような単純な型はめでも外すことはできても同じ形の穴へ入れることはまだ難しい．

しかし自己の動作の結果から対象に対するはたらきかけを変えようとする様子が，ペグや型はめのはめ・外しの両方の動作に観察することができる．二つのものが同形であるとの認識は，二つのものを単に見るだけではなく，視点を何

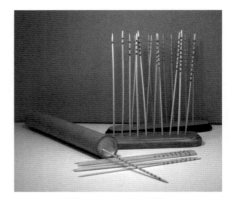

図Ⅶ-E-13　おみくじ

回も往復させて見比べる必要がある．前段階では四つ這いでの移動であったが，この段階では歩行による移動を頻繁に行うようになっている．自らが止まってものを見る見方の他に，移動しながらものを見る見方を獲得することによって，この見比べが促進されてくる．この時期の終わり頃になると，同じ形の大小もわかるようになり，円形の入れ子3つくらいができるようになる（# 33）．

〈おみくじ〉（図Ⅶ-E-13）は，容器を振ると中から竹串の頭が出てくる仕組みのおもちゃである．それをつまんで引き抜くと大吉とか小吉とか書かれてある．容器を引っくり返すと，中から竹串が必ず出てくるならば，第2次循環反応の延長線上の動作にすぎない．しかしこの容器は穴が小さいので，ただ振っただけではなかなか思うように竹串は出てこない．竹串の頭が出るように容器の振り方をいろいろ変え，中の竹串が穴から出やすいように，竹串が中で垂直のまま小刻みに移動するような振り方を探る必要がある．単に手持ちの動作のレパートリーを試しているだけでは不十分である．複数の手段を持っていなければ，いろいろな目的の実現は難しい．しかしまた手段が複数あっても，手持ちの手段では目的が果たせない場合もある．今までに獲得した方法を試すだけでなく，何かの新しい手段に巡り合うまで根気よく試行錯誤を繰り返すことが，この時期の特徴である．

この時期，歩行ができるようになり，部屋の

あちこちで棚のものを落としたり窓や縁側からものを落としたりして親を悩ませるようになる．しかし親にとってはいたずらにしかみえないものが，乳児にとっては試行錯誤による新しい手段の探索と発見に他ならない．子どもがものを落としては喜ぶ理由は[27]，ものが床に落ちたときの音やものの変化を面白いと感じるのであり，何でも落とそうとするのはこれを再現しようとする試みである（#16）．棚の花瓶を触っていたところ，何かのはずみでそれを床に落としてしまったとする．「ガチャン」という音とともに花瓶は割れてしまい，今まであった姿は一変してしまう．未経験の変化に出会った乳児はそれを面白いと感じる．そのことをきっかけに乳児は，投げるもの，投げ方，投げる場所を変えたりして，最も面白い音が出るような投げ方を盛んに工夫するようになる．棒をいろいろ操作しているうちに，前に突くとものが向こうに移動することがわかってくると，棒をそのように使えるようになる．このようにいろいろ試してみて，最も期待に適うような方法を見出そうとするのが，この時期の特徴といえる（第3次循環反応）（tertiary circular response）．

発見した新手段はただちに遊びに利用される．はたらきかけの仕方によって異なる対象の性質を総合して，対象の性質についてのある考えを持つようになる．ボールのようにその都度反応が変わるようなものより，〈テレビのスイッチの押し，消し〉〈戸の開閉〉など，ものへのはたらきかけに対して，常に一定の結果しか得られないようなもののほうが，この時期，ものの特徴を理解しやすい．

空間の理解では，〈ビンの蓋の開け閉め〉〈ものの容器への出し入れ〉〈戸の開閉〉〈水を容器に移す〉など，二つの空間を結合させたり分離させたりすることを喜ぶ．〈段差をよじ登る〉〈積み木を積む〉など自己の移動運動，ものの操作の両方から垂直方向の空間概念を身につける．因果関係の理解では紐を引っ張るとものがついてくることと同時に，原因と結果になるものの間に空間的接触が必要であることを理解する．

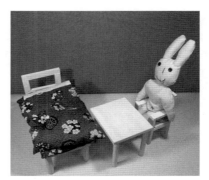

図Ⅶ-E-14　お人形は人の象徴
だから頭を上にして座らせるものという理解．

自分が倒さなくても，「風が吹いたら看板が倒れる」ことを知るなど，自己の行動が直接関与していない場合の因果関係も理解するようになる．

ものを操作することにより，ものそのものの機能が理解されるようになる．おもちゃのスコップは砂をすくうもの，クレヨンは絵を描く素材，お人形は人の象徴なので，頭を上にして椅子に座らせるもの（**図Ⅶ-E-14**）ということが理解される（#19）．ものの名前も身近なものであればわかるものが増えてくる．

指さしが象徴する意味がより理解されるようになると，指さされた方向を見たり言われて自分の身体部位を自分でも指さしたり，要求としての指さしが安定するようになる（依頼・要求）．共同注視は前の段階から出現していたが，この時期にはさらに安定する[28]．この時期，乳児は〈バイバイ〉の模倣などいろいろな芸をするようになるが，これは自らが獲得している動作シェーマに見たものを取り込むことによって可能になる．これまでは，その気はあっても「ちょうだい」に対してなかなかものが渡せないでいたが，ちょうだいの意味がわかるようになるので，この時期ではものがすんなり渡せるようになる．

歩けるようになることで，行動範囲が広がり，家庭の中でも家族との接触の機会が頻繁になる．褒められると得意になり，叱られるとすねるがそのような感情のやりとりを通して，こと

VII. 発達障害の作業療法の基礎となる知識

ばに意味があることを理解するようになる（#20）（#24）.何か偶然にしたことに対して,周りが笑ったりして反応すると,自分が他者に対するはたらき手（エージェント）になったことの快感からわざとおどけたり,受けを狙ってふざけたりすることもある（#31）.

問われれば目,鼻,口,耳など自己の身体部分が指さされるようになり,身体図式がはっきりしてくる（#18）.自分の名前を呼ばれると振り向くようにもなり（#32）,家族の中で人を呼びに行けるようになる.父母など身近なおとなに対して〈後追いをする〉〈親の顔をうかがいながらいたずらをする〉（#21）,〈褒められると同じ動作をする〉（#31）,〈困難に出合うと助けを求める〉（#21）,〈簡単な手伝いをする〉（#22）,〈ちょうだいで渡せる〉など,自己の欲求を満たし依存できる権威ある対象として親を認識するようになる（権威関係）（#21）.

同年齢の子どもに対しては,おもちゃを取り合ったりしてすぐけんかになってしまうが,子どもの中に混じっていると機嫌をよくしていることが多い（#23）.仲間意識というほどのものではないが,親とは違う自己との類似性を見出すからである.

移動ができ,ものもある程度操作できると「あそこへ行って,あれをしよう」というような意図も生まれる.実際にそれを試してみることによって,毎回新しい発見があることも知っている.しかしその分,危険が増えるので「それしちゃだめよ」というように,母親からの行動の抑制も増えてくる.そのような禁止や抑制によって,すねたり,駄々をこねたりする場面も多くなる.このような経験から悲しさや不満というような感情も経験することになる（#27）.ただし前段階と違うことは,もので遊ぶことを知っているので,もので遊ぶことによって自分で気分を立ち直らせることができるようになっている（#28）.

もの遊びでは,それを何かに見立てて遊ぶことができるようになる.まだごっこ遊びのように,他の子どもと集団でものを見立てることは

できないが,似た形の積み木などで,何かをイメージしながら遊ぶことができるようになる（#29）（#30）.

4) 生活リズム

昼寝を午前1回,午後1回するくらいで,昼間は覚醒,夜は睡眠というリズムができ上がる.食事では,下顎,舌,口唇がそれぞれ分離した動きをするチューイング（chewing）咀嚼ができるようになる.このため固形物も食べられるようになり離乳食は幼児食になる.食べ物にも好き嫌いが出てくる.スプーン介助している母親から,スプーンを取って自分で食べようとする意思をみせる（#35）.食器の機能もよく理解しており,コップは柄を持って飲むようになる（#34）.

衣服ではまだ介助が中心であるが,シャツの腕通しのときなど自分から腕を伸ばす（#37）.パンツの上げ下げなどは自分でできるようになる.

尿意は意識化することはできるが,まだ出てしまってからしか知らせられない.貯尿量が多くなるので排尿回数が減る.新生児期の約半分,一日10回くらいになる.おまるに座らせると排泄するので昼間はパンツでいられるようになる.しゃがみ姿勢が可能になっているので,排便で力むこともできる（#36）.尿や便がしたくなるとモジモジする.

靴下や衣類を引っ張ると脱げ,身体から離れることが面白く,自分で脱いでしまうこともある.

遊びとしては感触がよいこと,自分の思い通りに操作できるという点で水遊び,砂遊びを好む.昇る,滑るなど獲得している機能が使える公園遊具もお気に入りの遊び道具である（#38）.イメージが実物を象徴していることを知っているので,絵本を見たり,話を聞かせてもらったりすることを求める.話をしてもらった内容がイメージでき,その中に自分を置いてみることを楽しむのである.

VII-E　発達段階

表VII-E-9　第Ⅱ期第1段階のキーワード

巧緻・協調技能	認知・適応技能	心理・社会性	生活技能	遊び
・抵抗感の中の歩き ・走り ・両足ジャンプ ・二歩一段昇り ・道具を使う手 ・なぐり描き ・そっとつまむ	・基本形の識別 ・描画の意味づけ ・ものの名前 ・簡単な指示に従える ・円錯画 ・大小，長短 ・2語文	・子ども同士のふれあい ・親へのせがみ ・仲間とけんか ・泣く理由を説明	・咀嚼 ・排泄自立 ・着脱自立	・水遊び，砂遊び， 　粘土遊び ・乗り物好き ・感覚運動遊び

■ VII-E-e
第Ⅱ期第1段階（1歳7カ月～2歳6カ月）（表VII-E-9）

　学童期，青年期になると，運動面は弱くても学業面で優れているということはあり得るし，その逆もあり得る．発達を逆に遡れば遡るほど，発達過程における各機能の相互作用は強くなり，発達の均一性は高くなる．この幼児期では各機能の相互作用はみられるが[*29]，乳児期に比べその相互の影響力は相対的に小さくなる．このことは第Ⅰ期の運動発達が個体のDNAに書き込まれたプログラムである側面が大きく，第Ⅱ期以降のそれが本人の好みや環境により依存する側面が大きくなるともいえる．つまり幼児自身が練習を重ねた部分がそれだけ優れてくるのである．

　年齢を重ねるに従って個人内の各機能の均一性が低くなるということは，各機能が他から影響を受けずに独立して発達する側面が強くなることを意味する．歩行ができるかどうかは，知的発達に影響を与える可能性はあるが，水泳ができるかどうかはそれには無縁である．水泳はDNAに書き込まれた生得的能力ではなく，学習されるスキルだからである．

　しかし領域によっては機能間の相互作用性が高い領域もある．幼児期では，目と手の協調技能と知的水準との相互作用性は高い．どこの言語でも，理解の程度を手の状態で示した表現は多い[*30]．知的障害児では，姿勢・移動能力に関しては典型的発達児とさほどの乖離はなくても，目と手の協調技能が典型的発達児より著しく低下している場合が多い．社会性などは，児童期に入っても認知的な面と相互性が高い[*31]．したがって第Ⅱ期以降は，特に機能間，機能内の相互作用はあえて表には仕立てていない．協調・巧緻技能では，①協調・移動能力，②協調・操作の二つの下位項目を作り，前者では主に移動を含む四肢の協調，後者では主に上肢機能を中心とした動作を記述する．

1）協調・巧緻技能

① 協調・移動

　歩行では，足を進行方向に向けて踏み出せるようになる．着地も足底全体で着地していたものが踵から着地できるようになる．その結果，歩隔が狭くなり方向転換が容易になると同時に，歩行のスピードを上げることができるよう

[*29]　保育園児では，身体運動面ですばしっこい子どもが知的にも優れている場合が多い．年少児では動作が緩慢であることは，知的能力を評価するうえでの一つの示唆にはなり得る．

[*30]　理解：把握する（comprehend, prehend は「持つ」を意味する）．善悪：手を汚す（dirty one's hand），手を洗う（clean one's hand），掌を返す．支配：手なずける，手玉にとる，手練手管．断念：お手あげ（throw one's hands）．準備：手ぐすねを引く，手回し，手塩にかける（cap in hand）．援助・配慮：手加減を加える，手を貸す（lend one's hand），手厚くもてなす，手当てする．防御：手の内を見せない．教える：手ほどきなど．

[*31]　昔から手の機能と認知機能の相互作用は指摘されていた．古代ギリシャの自然学者アナクサゴラスは「人は手を持つために知的な存在になった」といい，アリストテレスは「人は知的な存在だから，手を使う」と主張した．

Ⅶ. 発達障害の作業療法の基礎となる知識

になる．しかしケイデンス*32が高く，ちょこちょこ歩きである．歩行の安定性を得て，水の中，砂の上，暗い所，幅の狭い場所，段差や傾斜面など，物理的，心理的に抵抗感のあるところでも歩けるようになる．こうなると，場所によって歩き方を調節することが楽しみとなり，水の中やぬかるみなど足場が悪い所をわざと歩くようにもなる．

歩行バランスの向上とともに空間認知も向上するので，走っても，ものにぶつかることも少なくなり，好んで走り回るようになる．段差も自分で降りられる高さかどうか，見ただけで判断できるようになる．縁側や玄関などの段差では，用心深く後ろ向きになって脚から降りることを覚える．階段はまだ足を一歩ずつそろえて昇る（二足一段式）が，手すりにつかまらずに昇れるようになる．ものを持って歩けるようになるだけではなく，身体を屈めて歩くなど二つの動作が同時にできるようになる．

歩行が安定してくると子どもは高さへ挑戦するようになり，跳び上がりや跳び降りを盛んにするようになる．両足跳び（ジャンプ）では，1歳半でまだ踵が離れてもつま先は床に着いたままであるが，これが2歳を過ぎるようになるとつま先が床から離れて両足ジャンプになる．ジャンプの初期段階でも両足をそろえて跳ぶことが難しく，片足ジャンプになっていることが多い．このジャンプとともに今まで片足を下ろして降りてきたものが，20 cmくらいの高さであれば両足そろえて下方へ跳び降りることができるようになる．跳び降りでは，衝撃を緩和するために膝の屈曲と伸展が使われるようになる．

歩行バランスの向上を基盤に，上肢，体幹，下肢を協調させて使えるようになる．しゃがんでものを拾ったり，手を伸ばして高いところにあるものを取ったりできるようになる．

② 協調・操作

ものの全体の構造を理解するので，椅子のような大きなものでも適切な部分を持って一人で運べるようになる．また左右，上下肢による重心移動のコントロールが余裕を持って行えるようになるので，木馬や遊動円木の揺れに全身を合わせて，乗っていられるようになる．

手はスコップ，へらなど簡単な道具が使えるようになる．砂はすくうだけでなく穴を掘ることができるようになる．へらも粘土に垂直に押し当てて切ろうとする．水，砂，粘土は操作しやすいので，この時期の子どもに好まれる素材である．マーカーやクレヨンでなぐり描きをしていても，よく持ち手を替える．左右の技能は同程度であり，手の優位性はこの時期にはまだ確立されていない．ビンの蓋開けなどのように一方の手を固定に，一方を操作というように両手の機能を分化させて使える．

指先や手首を細かく調整することもでき，積み木積みでは6個くらい積めるようになり[28]，水などもこぼさずにコップに注げるようになる．またドアのノブを回しながら押すというように，手は二つ以上の動作を同時に行えるようになる．手首と指先のコントロールが向上するにつれて〈ものをちぎる〉〈包みを解く〉などができるようになる．

クレヨンの把持では，示指を伸展してクレヨンを安定させようとするなど，回内握りに橈側でのコントロールが少し加わるようになる．対象に合わせて力を調節できるので，犬や生きた魚や虫なども適度な強さで，つまんだり抱いたりできるようになる．

ボール投げでは，ボールを離すタイミングと手を振り下ろす動きを連動させることができない．体の前に腕を伸ばし，前方にボールを突き出すといういわゆる"手投げ"である．捕球では空中に投げられたボールの行方を追ったり，ボールの軌跡を予想したりしてボールを捕球す

---

*32 もともと自転車の1分間におけるクランクの回転数をいうことばであるが，一定の距離にかかる歩数をいう．ケイデンスが高いと，ちょこちょこ歩きになる．

ることはできない．体の正面に転がってきたボールを，やっと受け止めることができる程度である．

2) 認知・適応技能

① 形の識別・ものの理解

形の識別では，幾何学的な基本形の○△□などは，運動的手がかりがある型はめ形式の課題で識別できる．2歳台になると視覚だけで台紙の絵に同じ形を載せる，触覚的手がかりがない課題でも，台形，ひし形，十字などを含めて識別できる．

② 描画・造形

描画では，最初偶然に引かれた線の跡に気づき，それを再現しようとする．なぐり描きもはじめ横線が中心であるが，そこに縦線が混じるようになり，2歳近くになるとぐるぐると円錯画が描けるようになる[*33]．いろいろな線を交えて形を描くようになる．折り紙では四角形の折り紙を二つに折って長方形にすることができる．粘土では両手で粘土を押し転がして，紐を作ることができる．

③ 模倣

模写は見本を正確に識別し筆写することが求められるので，単に自由に描くよりは難しい．この時期では，横・縦線から円，十字などが見本通り模写できる．積み木などによる立体構成模倣は4，5個の積み木を使った単純な形（トラック）くらいが再生できる（図Ⅶ-E-15）．

動作模倣ではリズムに合わせて身体を揺するなど，ごく単純な全身運動か，両手を頭に乗せる，両手を一緒に開閉する〈結んで，開いて〉など両側性動作であれば動作の模倣ができる[29]．

④ ことばの理解・表現

ことばに興味を持ち，新しいものに出合うと盛んに「これ何？」と質問を発する．自己の身体部分の名称を言うことができる．子どもの日

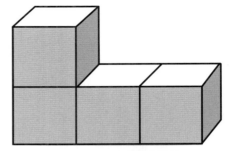

図Ⅶ-E-15 立体構成模倣
サイコロでトラックを構成する．

常生活で周りにあるものの名称を理解する．「新聞持ってきて」「パパ呼んできて」など簡単な指示にも従える．自分のしたこと，これからすること，父親，母親がしたことを2語文で話すようになる．

⑤ ものの関係性（時間，空間，数，因果）の理解

「まだまだ，もうちょっと」「お昼食べてから，後でまた遊ぼうね」など，排泄のしつけや日常生活の日課の中で，繰り返し言われる中で「後で」が「そこそこの時間経過の後で」の意味を持つことが理解される．これ以降，時間感覚が獲得されていくが，基本的には日課や行事など具体的な生活体験とともに育っていくものなので，色彩のある変化と多様性に満ちた生活が時間感覚の獲得を助ける．

〈積み木つみ〉〈もの並べ〉など，実際には引かれていない線（垂直線や水平線）をイメージして，そのイメージに沿って積み木を積んだり並べたりして遊ぶことができる（図Ⅶ-E-16）．2歳を過ぎると筒のはめ込み式のものであれば試行錯誤の末，入れ子も3つぐらいできる．

二つの間の量的関係，大小，長短をいえる．しかしこの段階では見え方が結果に影響する．同じ長さの棒であっても，一方を少し右にずらしておくと右端が出っ張ったところが長く見えるので，右にずらしたほうを長いと答える（図

[*33] 新版K式発達検査では6カ月～1歳9カ月の検査項目となっている．

Ⅶ．発達障害の作業療法の基礎となる知識

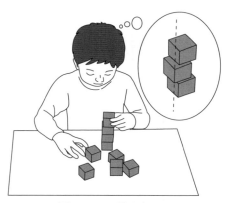

図Ⅶ-E-16　積み木つみ
積み重ねられたサイコロ上に，垂直線を想像しながら，それに沿って積み木を置いていくと数多く積み木が積める．

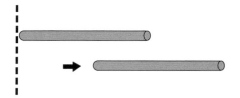

図Ⅶ-E-17　長さの保存
同じ長さの線とわかっていても，一方を右にずらすと，右端が伸びているように見えるので，下のほうを長いと感じてしまう．

Ⅶ-E-17）．

　数は，以下の四つの条件 ①数唱（1，2，3…と数えること），②1対1対応（1つのものに対して1つの数字しか当てはめないこと），③基数と序数の関係の理解（4番目であることは，その前に3つのものが存在していること，），④選択（4つといわれて，4つ取れること）を満たして初めて理解できたといえる．このうち④選択が一番難しいので，これを基準に数の理解度を判定できる．この段階では，「二つ取って」と言われて二つ取ることができる．つまり2までしか理解されていない．

　配分課題では，二つの皿に均等ではないがものを配分できるようになっている．

3）心理・社会性

　保育園という集団を経験することで，家族以外の人との人間関係を覚えていく．保育士に遊んでもらうことを好み，保育士に付きまとったりして，母親以外にも愛着を示すようになる．保育士の言葉かけで自己の動作を開始し終了することができるなど，家族以外のおとなも権威とみなすようになる．

　仲間と一緒にいることを好む．もらったもの，褒められたものなどを人に見せたがる．自己抑制が十分育っていないので，ものの取り合いなど，ささいなことからよくけんかが起こる．自己が被害を受けたと感じると仕返しをしたり，意地悪をしたりすることもある．しかし泣いている仲間をおもんばかって慰めることもある．

　自己の欲求をことばで言って親にねだることもあるが，順番を待てるなど自己抑制も覚える．泣くだけではなく，ことばで泣いている理由を言うことができる．「怖い」「やだー」など感情もことばで表現することができるようになる．夜寝るときにぬいぐるみやタオルが必要であるなど，不安な状態から立ち直るために，母親の代理として心の杖としての具体物が必要である．

4）生活技能

　20本の乳歯歯列が完了し固形物が食べられる口腔の準備が整う．スプーン，フォークなどは，前腕を回内・回外に動かして使えるようになるとともに，柄の中心を握れるようになる．片手で茶碗を持ち，片手でスプーンを持って食べる．これ以前では，図のようにスプーンを口元で引っくり返しているが（図Ⅶ-E-18），これ以降ではスプーンを返さず，凹面を上にして，そのまま口へ運ぶことができる．スプーンが水平に維持されるように肘と手首の角度を調整するようになるので食べ物をこぼさなくなる．「ごちそうさま，いただきます」などの挨拶ができ，食事中離席しなくなる．皆が使っている箸を自分も使いたがるが，ものを握りながら指を分離させて使うことが難しいので，箸も回内握りになってしまう．両手ではなく，片手でコップから飲み物が飲めるようになる．食べ物を食器の中でかき回すなど食べ物で遊ぶこともある．

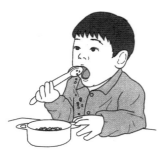

図Ⅶ-E-18 スプーン操作

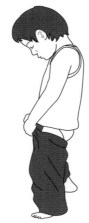

図Ⅶ-E-19 ズボンの引き上げ
衣服の前部を対称的に握って力まかせに引き上げるので、お尻の部分がよく引っかかってしまう。

おまるに座って排泄することができ、大便・小便はほとんど失敗しなくなるので、昼間はパンツにしておける。排泄を予告することもあるが、尿が最大容量近くにならないと通告しないので、通告してもトイレに連れていく間に漏らしてしまうことがある。男子の場合もまだ立ってする小便器を使えない。立位バランスの問題もあるが、大便・小便がよく分化していないので、小便をしていると大便がしたくなるからである。

立ったままパンツを下ろし、片足でパンツを踏んでもう一方の足を引き抜くやり方で、一人でパンツやズボンが脱げるようになる。パンツの足を入れる穴と足との関係を理解するようになる。一つの穴に両足を入れてしまっても、手伝ってやると足を抜いて自分で修正することができるようになる。パンツやズボンは、立ったままはくことができない。座ってパンツの穴に足を片方ずつ入れ、膝を過ぎるまで引き上げてから立ち上がり、パンツの前部を握ってそのまま引き上げる。パンツやズボンの引き上げは、衣服の前部を対称的に握って力まかせに引き上げるので、お尻の部分がよく引っかかってしまう（図Ⅶ-E-19）。靴や靴下も同様で、足先を靴や靴下に入れ、力ずくで引っ張るので踵の部分で引っかかることが多い。

セーターやＴシャツのようなかぶり式のものであるなら、衣服の襟の前部を持ってそのまま上方に引き上げて脱ごうとする。かぶり式シャツを着る場合は、襟ぐりに頭を通す部分を手伝えば自分でシャツの袖の中を探って腕を伸ばし、袖口から手を出すことができる。自分で着ようとする意欲は十分で、何度も繰り返し挑戦する。靴も一人ではけるようになる。

乳児期では時間がきたから寝るというより眠くなったから寝るという状態であったが、この時期では人から言われたら、眠くなくても就寝できるようになる。したがって、就床してもすぐには入眠しないこともある。

5) 遊び

水や砂の感触を楽しむという側面もあるが、水をまく、水をかける、水の勢いを調整する、容器に入れる、流すなど、素材にはたらきかけ、操作し、空間的な構成を楽しむ側面が強くなる。砂遊びもただ砂の感触を楽しむだけなく、砂山を作るというように創作遊びに発展する。この時期では扱いやすい水、砂、粘土を好む。子どもは何を作るかというイメージを持って、これらの素材を操作する。

前庭感覚や体性感覚が得られる、飛び降り、よじ登りなど高低のある空間の中で、身体全体を使う公園遊具を好む。腕力や高度なバランス能力、協調を必要とするものはできないが、木馬、遊動円木、滑り台などは飽かず何度も繰り返す。前庭感覚や体性感覚の他、視覚刺激も豊富なドライブ、遊園地の電車、ティーカップな

Ⅶ. 発達障害の作業療法の基礎となる知識

表Ⅶ-E-10 第Ⅱ期第2段階のキーワード

巧緻・協調技能	認知・適応技能	心理・社会性	生活技能	遊び
・歩行時膝屈曲 ・二歩一段昇降 ・踵をそろえた立位 ・股覗き・上体反らし ・ぶら下がり ・積み木つみ8個 ・洗濯ばさみ	・ほとんどの図形識別 ・色識別 ・描画（線，円） ・Vサイン ・何，どこ？ ・3がわかる ・所有の概念 ・入れ子5	・自己有能感 ・拒否 ・立ち直り	・食事自立 ・人のものを食べない ・おまる ・ボタンはめ ・着脱衣自立 ・歯磨き	・公園遊具 ・リズムとメロディ ・テレビ番組 ・粘土で紐を作る

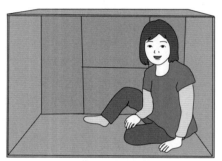

図Ⅶ-E-20 箱遊び
狭い空間が体性感覚・安心感を与える．

ど，乗り物全般がこの時期にはたいへん好まれる．ダンボール箱のような狭い空間，掘りごたつのような空間に出入りすることを楽しむ理由は，体性感覚で自己の身体と環境の境界が確認できる場所が安心感を与えるからである（図Ⅶ-E-20）．

象徴が理解され，それが遊びにも応用される．集団でのごっこ遊びはまだ難しいが，人形や食器を使った見立て遊びはよく好まれる．絵本を自分で見たり絵本や話を読み聞かせてもらったりすることも，そこに描かれる世界が現実を象徴しているものと理解するので楽しめるのである．

Ⅶ-E-f
第Ⅱ期第2段階（2歳7カ月〜3歳）（表Ⅶ-E-10）

1） 巧緻・協調技能

① 協調・移動

歩行では，支持脚の膝をロックしないで，軽度屈曲させたまま体重を支えるようになるので，足の踏み出しが滑らかになる（図Ⅶ-E-21）．この膝の軽い屈曲は接地の際の衝撃を緩和させると同時に，重心の垂直移動を抑えるはたらきをする．重心の移動が抑えられ，膝に遊びが出てくるのでお盆でお茶をこぼさず運ぶことができる．重心の垂直移動を抑えられると，疲れにくくなり長い距離を歩けるようになる．足を踏み出すときに骨盤の回旋が利用されるようになるが，これに伴って腕が脚の動きに同調するようになる．このように3歳前後になると，上体をまっすぐ垂直位に保ち，踵から着地し腕を交互に振りながら，進む方向に膝・足を一直線にして歩けるようになる．このように歩行が上手になるにつれて歩行速度も増してくる．走りながらすばやく方向転換できるようになったり，走っていてもものを倒したりぶつかったりしなくなる．階段では昇りは脚を交互に，降りは二歩一段で昇り降りする．

立位に広い支持基底面が必要なくなり，踵をそろえて立ったり，つま先で立ったりできるようになる．片足では3秒くらいしか立っていられないが，静止しているボールを蹴ったり飛び石を渡ったりすることができるようになる．

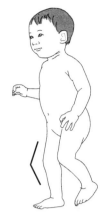

図Ⅶ-E-21　歩行時に膝を軽度屈曲したままの支持脚

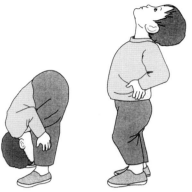

図Ⅶ-E-22　下肢のバランスの向上
股から覗き，上半身を反らす．

立位では，こういう下肢の支持性のよさとバランスを背景にして，上半身を前屈して股から覗いたり上体を後ろに反らせたりできるようになる（図Ⅶ-E-22）．

鉄棒でのぶら下がりや親の手につかまって宙返りをするなど，上肢を固定に使って体幹や足を操作する遊びができるようになる（図Ⅶ-E-23）[30]．

② 協調，操作

積み木つみでは 8 個程度積むことができるようになる．指先に力を込めながら指を分離させて使えるようになるので，洗濯ばさみをつまめたり指を立てて蜜柑の皮をむいたりすることもできるようになる．ハサミの操作では，ハサミを動かそうとすると指が全部伸展してしまい[31]，ハサミを動かすたびに肘も上下してしまったりする．ハサミを中間で止めてチョキチョキと切り進むことはできず，1 回ごとにハサミを全部閉じてしまう．3 歳近くになると，やっとハサミの開閉とそれを押し進める二つの動作を同時に行うことができるようになる．

描画では紙を非作業手の尺側や握った手で何とか押さえようとするが，作業手を動かすと紙を押さえていた手が動いてしまうこともある．はじめ回内握りにマーカー（筆記具）を持って肘の動きで描いているが，3 歳くらいから手首の動きが使えるようになる．それに従って，ものの握りも回内握りから橈側の 4 本あるいは 3

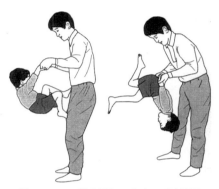

図Ⅶ-E-23　親の手につかまって宙返り

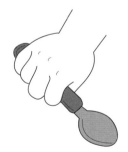

図Ⅶ-E-24　回内手指握り
橈側の 4 本あるいは 3 本の手指の回内手指握り

本の手指の回内手指握りに変化してくる（図Ⅶ-E-24）．

造形遊びでは，粘土で団子や紐を作るなど両手が同じ動きをするものであれば，うまく手を使うことができる．

手がボールを離すタイミングと腕の動きとの

タイミングが合い，何とかボールを前に飛ばせるようになる．しかし上半身や下肢は投げの動作に利用されていない．ボールは垂直，水平のいずれの方向にもコントロールされておらず，投げるたびに違うところに飛んでいってしまう．

3歳近くになると一側の手・足が優位に使われるようになる．

2） 認知・適応技能

① 形の識別・ものの理解

視覚だけによる形の識別は前段階から可能になっているが，この時期では，さらに識別できる図形が増える．幾何学的な模様で複雑なものでなければ，ほとんどの形が視覚的に識別できるようになる．その他，6色ぐらいの色の名称を理解する．

② 描画・造形

縦線，横線，斜め線，曲線を含む円などを描くことができるようになる．しかし角のある図形はまだ模写できない．描かれたものが実物と似てはいないが，描くものに「ママ」「おだんご」などと意味づけをするようになる．描く動作，筆記用具，紙がセットになって理解されるので，絵は壁や床ではなく紙の上で描かれねばならないことを理解し，絵が紙からはみ出さなくなる．折り紙を縦・横2回折って正方形を作ることができる．

③ 模倣

模写では横・縦線から円，十字などの模写が可能である．積み木などによる立体構成においても"門"など2次元の構成ができるようになる[32]（**図Ⅶ-E-25**）．

動作での模倣は指でVサインが模倣できる．指で動物の形を作ってみせても，それぞれの指をそれほど分離して動かせないので，どれも同じような形になってしまう[33]．

④ ことばの理解・表現

行動範囲が広がり，またいろいろなところに連れていってもらう経験も増えるので，新規なもの・人に出会う機会が多くなる．それに従っ

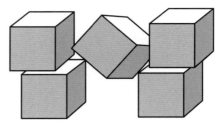

図Ⅶ-E-25 模倣―2次元の構成
積み木で門を構成する．

て「あれ何」「どこ」などの具体的な事象への疑問が増えてくる．感情をことばにするだけでなく，自己の行動の理由，目的なども話すことができる．現在を中心に，昨日，明日くらいの時制がわかり過去形が使えるようになる．

⑤ ものの関係性（時間，空間，数，因果）の理解

一日の時間的長さが自覚されると同時に，一日の中の朝，昼，夜の時間帯の感覚が持てるようになる．登園時に母親と別れても泣かずにすむのは，3時頃母親が迎えに来ることがわかっているし，それまでどのくらいの時間の長さかが体験的にわかっているからである．

子どもは，積み木，パズル板などで遊ぶ経験を通して同じものをくっつけたり離したりすることで，①全体の形が変化すること，②一つひとつのピースが全体の部分になっていること，③量的関係が数的関係になっていることに気づくようになる．大きい/小さい，長い/短いという二分律では相対的な比較だけであり，サイズの程度は無視される．長いものが分解されると，2倍長い，3倍長いというようにその程度がわかり，3倍は2倍の長さのものより，さらに長いことが理解できる．量的関係がこのように分解，結合を経験することで数的関係に直されることによって，子どもの中に数の概念というものが生まれる．2は1の2倍であり，4は2の2倍であるが1の4倍なのである．4は1より大きいだけでなく4倍大きいのである（**図Ⅶ-E-26**）．数は，長さにも，大きさにも何にでも使うことができる便利な概念である．数の概念はその時点でのものの関係性の理解を代表する点で

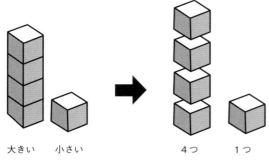

大きい　小さい　　　4つ　　1つ

図VII-E-26　サイズの理解が促す数的関係性
大きさ（サイズ）の関係をさらに数量の関係によみなおす．

重要である．

この段階では量的比較はまだ5つぐらいで，入れ子5個ができる程度である[*34]．運動的手がかりが少なくなる棒や球では，この順列化は大小中の3つくらいである．数の理解は3くらいで，「3つ取って」と言われて3つ取れる程度である．

配分課題では，二つの皿に均等にものを配分することができる．ヘラ，スコップで遊ぶのではなく，それらの道具を切るため，すくうため（手段化）に使え，粘土や砂を，おだんごや山のイメージを実現する（素材の目的化）ための材料として使える．そこでは動作の目的や実現するイメージが大切であり，もし素材や手段を調達できなければ，他のもので代用するというような柔軟さを持つ．

所有の概念がわかり，自分のものがわかるが，家庭の中で食器など家族のメンバーと関係づけて覚える．柔軟性を欠いた所属観なので，家族のものが違う人のものを使うと怒ったりする．

3） 心理・社会性

行きたいところに自分で行け，思っていることも口にすることができ，手でものをある程度操作することもできるので，自己有能感が高くなり自分でしたがることが多くなる．自分なりの思惑があるので，それに反することに対しては拒否することもある．

禁止されたり叱られたりするとすぐすねるが，おもちゃで遊ぶことなどで（母親に慰められなくても）自分で立ち直ることができる．「後で」を理解するので，欲求の実現を少し延滞させたり我慢したりすることができる．

親子，兄弟というような家族の中の人間関係を理解するようになる．兄弟は自分と同じように親の子どもであり，兄は自分より時間的に先に生まれていることを知っている．写真の中の家族のメンバーの名前を言うことができる．

友だちと手をつないで歩くことができる．

4） 生活技能

自己有能感が高まり何でも一人でしたがる．このことが生活技能の習得を後押しする．スプーンのコントロールも向上し，あまりこぼさなくなる．一人で食べられるようになるに従って，食べ物にも好き嫌いが出てくる．少し自己抑制がついてくるので，人のおかずを取って食べるようなことはなくなる．

排泄は事前通告もするし，尿意を感じたら一人でトイレに座りパンツの上げ下げも自分でできるようになるので，日中ほとんど失敗がなくなる．多くの子どもが，この時期にお尻を拭くことを除いて排泄がほぼ自立する．尿意を感じると「おしっこ」と言って自分でトイレに行く．

遊びで培った指同士の協調が着衣動作に応用されて，大きなボタンであれば自分ではめられ，前開きシャツ，パジャマの着脱などが一人でできるようになる．衣服の着脱が自立するにつれて衣服の好みも出てくる．かぶりシャツの脱ぎ方では襟の前部を持って，力ずくで上方に引き上げていたやり方から，持つ手を襟の後部に移し変えると同時に引く方向を変えて，シャツを引き上げるようになる（**図VII-E-27**）．かぶりシャツを着る場合には，一部分，視覚的な手がかりを欠いた状態で，手を操作しなければな

[*34] 入れ子は入れ込み式なのでサイズが違うものは入らず，この課題の形式自体が系列化の理解を助けている．これに対して棒や球など運動的手がかりがなく，視覚によってサイズが違うものは入らない．

Ⅶ. 発達障害の作業療法の基礎となる知識

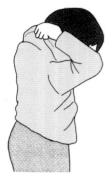

図Ⅶ-E-27　かぶりシャツの脱ぎ方
抵抗に応じてシャツの襟の持ち方を前→後へ移動させる.

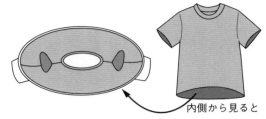

図Ⅶ-E-28　シャツの内部のイメージ

ない部分が出てくる．こういう場合，左と右に腕の穴があり，真ん中に頭のための大き目の穴があるという，シャツの内側のイメージがあると，手探りがスムーズになり効率的な腕通しになる（図Ⅶ-E-28）．

手の袖入れで視野が遮断されても，手を適切に動かせるようになるのは，こういうイメージが子どもの頭の中に存在するからである．そしてこのシャツのイメージは，眺めているだけではなく，かぶりシャツを繰り返し着る動作によって作られていくものである．

衣服のイメージができると，衣服をつかむ場所や手順が適切になってくる．前開きシャツは，左手と右手との協調がより求められるという点と，一部を目が届かない身体の後で操作しなければならないという二つの点で，シャツを見ながら着ることができるかぶりシャツより，着るのが難しいものである．

腕を袖ぐりに通すときに腕だけではなく，身体を少しひねりながら上肢の動きに体幹を合わせられると袖通しが楽になる．3歳近くになると段差から飛び降りたりものによじ登ったり，走りながら方向を転換したりして3次元空間をいっぱいに使った運動を盛んにするようになる．こうした動きが，前開きシャツを着るための腕の動きを容易にする体幹の回旋を準備するうえで役立っているのである．

2歳の後半になると，多くの子どもが一人で上衣を着ることができるようになる．ボタンも自分ではめようとし失敗しても何度も粘り強く挑戦し，3歳前後になると，多くの子どもがパジャマについているような，大きなボタンであればはめられるようになる．

整容動作のほうでは，おとなのしていることをよく観察するようになる．じっと眺めてから，手を洗ったり，風呂で身体を洗ったり，ブラシで髪をとかしたり，歯ブラシで歯を磨いたりするような動作を再現しようとする．この時期には，これらのいずれもまだ機能的にはなっておらず，すべて自己流の真似にすぎないが，自分でしようという意欲は極めて高い．整容ではタオルで顔，手，全身を拭くことができるようになる．

5）遊び

四肢の協調を必要とする公園遊具などの粗大運動遊び，象徴を楽しむテレビ，絵本，話，積み木，車などのもの遊び，踊り，リズムとメロディーのある音楽遊びが，この年齢の子どもに好まれる遊びである．

粗大運動遊びでは公園遊具で遊べる種類が増えてくる．滑り台，ジャングルジム，ブランコに加え，鉄棒からぶら下がることができるようになる．プールでの水浴びは，この頃の子どもに最も好まれる遊びの一つである．

象徴遊びでは『おかあさんといっしょ』などの子どものテレビ・バラエティ番組，絵本の読み聞かせにも感情を込めて聞き入る．

もの遊びでは，仕掛けのあるからくり絵本などを好む．ものを見立てて遊べるので，台所・食品玩具などを使ってままごと遊び，積み木つみで家や乗り物を作る創作遊びもできるように

VII-E　発達段階

表VII-E-11　第Ⅲ期第1段階のキーワード

巧緻・協調技能	認知・適応行動	心理・社会性	生活技能	遊び
・前転	・対概念の理解	・子ども同士の会話	・歯磨き・洗体	・三輪車
・飛び降り	・描画（顔）	・反抗	・箸を使う	・ジャングルジム
・足交互階段昇降	・腕組み模倣	・けんかと順番	・連続飲み	・ブランコ
・ケンケン	・格助詞	・くやしがる	・お尻拭き	・構成遊び
・ハサミで紙切	・独り言	・思いやる	・着る順番	・ごっこ遊び
・オーバーハンド投げ	・なんで，どうやって？	・おとなの介入で仲直り	・衣服の前後	・ボール
・利き手出現	・四角構成	・得意，自分	・手を洗う	・描画・絵本
				・歌10曲

なる.

　音楽遊びでは，手遊び歌，打楽器，キーボードなど，リズムだけでなくメロディも楽しめるものを好む.

■ VII-E-g
第Ⅲ期第1段階（3歳1カ月〜3歳6カ月）（表VII-E-11）

1）巧緻・協調技能

① 協調・移動

　40cmの高さから飛び降りられるようになる. 着地の際の衝撃を緩和させるために膝の屈曲を使えるようになり，いろいろな着地面に異なる高さから飛び降りることを楽しむ. 柔軟な膝の動きはストライド*35を大きく伸ばすので，歩き始めた頃のちょこちょことした歩きではなくゆったりとした歩き方になる. ゆったりした歩き方は重心の上下移動も少ないので長い距離を歩けるようになる. 階段では上りも下りも両足を交互に踏み出せるようになる.

　片足立ちが5秒くらいでき，狭い基底面でのバランスもよくなるので，平均台を渡ったり，ケンケンができるようになったりする. 前庭刺激に富む逆立ちや前転などにも挑戦するようになる.

② 協調・操作

　上・下肢の一側の手足が，かなり優位に使われるようになってくる. 利き手，利き足の分化は，対の器官の機能差の出現を意味するが，このような差は二つが一度，機能的に同水準に達してからでないと出現してこない. 2歳台のジャンプやぶら下がりなど，筋力の要る両側性の運動経験がこのような一側の優位性の出現を準備したのである.

　多くの子どもが利き手でハサミを使い，補助手で紙を持って形を切ることができるようになる. しかし切りやすいように紙の位置を調整することはまだ難しい. 左・右の手を使い分けて，紐にビーズを通すことができる.

　積み木つみは10個くらい積めるようになり，手の調整力は基本的スキル段階での最高水準に達する. ビンの蓋をひねって外すときは，はじめ手掌球握りに握っているが，蓋が緩むにつれて手指握りが変わり，指先に感じられる抵抗の程度に応じて効率的な動作をすることができる. このように手はものの抵抗を感じながら，動きを調整できるようになるので，生卵を割ったり，虫をそっとつまんだりできるようになる[34].

　投球は利き手側の足に体重を乗せ，反対側の足を前に踏み出すと同時に体重を踏み出した足に移動させ，利き手で肩から垂直に投げ下ろすことができるようになる. 成熟した投げ方に比べると脚の持ち上げも腰の回旋もまだ不十分であるが，投球時の上肢動作に下肢と体幹の動きが同調するようになり，ボールもオーバーハン

---

*35 同じ脚の踵が再び接地するまでの距離.

195

Ⅶ．発達障害の作業療法の基礎となる知識

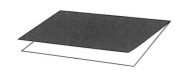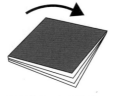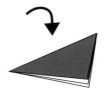

図Ⅶ-E-29　折り紙で三角を作成

ドで3mくらい投げられるようになる．目による予測も正確になってくるので，転がってくるボールをすばやく移動してボールの正面で捕えることができるようになる．ビーチボールなどは前腕全体で受けとめることができる．

2) 認知・適応技能

① 形の識別・ものの理解

袋の中にあるものを当てさせるなど，視覚を遮断して触って識別する触索が，身近な具体物であるスプーンやコップなどで可能になる．しかし，この段階では基本的な幾何学図形（丸や四角）は手だけではまだ識別できない．

② 描画・造形

この段階から，顔（丸）の中に目鼻（小丸や線）が，ある程度のものであるが，人物の顔を描けるようになる．①身体部分の描き方，②身体部分の数，③プロポーションがグッドイナフなどの人物画テストの発達年齢を同定するときの基準になっているので，加齢に従って，それらの部分がしっかり描かれるようになる．また描いたものに色を塗ることができる．

粘土をうすくのばして皿，丸めてだんご，細くのばして紐が作れる．折り紙の模倣では縦，横に2回折ったものをさらに斜めに折って三角が作れるようになる（図Ⅶ-E-29）．この斜め線が折れることで，飛行機，かぶとなどが折れるようになる．

③ 模倣

模写は，三角，四角などの形を模写できる．線を引く方向の切り替えが不十分なので角が丸くなってしまう．

動作の模倣では，モデルとなる姿勢を見て，同じ姿勢をとらせると，正面（前額面）から見て左右上肢が非対称であるものならだいたい模倣できる．腕組みなども腕を交差させて組むことはできるが，手首の先を組んだ腕の中に隠すというような細部にわたる模倣にはなっていない．前額面からはっきり非対称が識別できるものは大半が模倣できる[35]．

④ ことばの理解・表現

発達テストで短文復唱などがこの年代のテスト課題に入ることからもわかるように，子どもはおとなが話す語句や文章を覚えていて，よく復唱していることがある（口真似）．ひとかたまりの語句を一体として記憶できるようになっている（音声記憶）．第Ⅱ期まではことばを話すといっても，「あれがほしいの」「○○なのね」など，おとなの同意と補強によってしか意思疎通が図られなかった．しかし保育園では，子ども同士で意思疎通を行わなければいけない場面も多々ある．

子どもは語彙を増やしていく中で，おとなとの会話の中に格助詞（て，に，を，は）があることに気づき，それによって伝えたい内容が明瞭になることを知る．そしてそれを語彙とセットでひとかたまりの表現として覚えていく．格助詞が使えることによって，伝達内容が明瞭になり，子ども同士の会話が成り立つようになる．

一人で遊んでいるときなど，日頃親に言われているようなことを親の口調を真似てつぶやき，それに対してまた独り言で返答などをしていることがよくみられる．「また散らかしている．お兄ちゃんなんでしょ．自分で片づけなさい」「僕，お兄ちゃんなんかじゃないよ．りょうただよ．まあしょうがないか，ママがヒステリー起こすから片づけるか」（独り言）．ことばは単にコミュニケーションのための言語（外言語）

ばかりでなく，思考の手段としての言語（内言語）の側面も現れてくる．

仲間との協同の経験が増えてくるにつれ，他者の思惑への疑問，自己の意図との違いに気づく．また協同で何かを成し遂げたり，共有したりする思いも高まってくる．また行動範囲が広がるにつれ，未知の事象に遭遇することも多くなる．そうすると場所や対象の名称だけでなく，その事象が起こってくるプロセスや原因などにも興味を持ち，「なんで」「どうして」などの疑問詞が出現するようになる．

ことばだけでなく，「赤は止まれ」というように記号や色などが象徴していることも理解する．大きい-小さい，暑い-寒いなど多くの形容詞，名詞の対概念を理解する．

⑤ ものの関係性（時間，空間，数，因果）の理解

朝，昼，夜の理解に加え，今日を中心にして，連続した昨日，明日の日にちの連続性の時間感覚を身につける．会話の中でも，昨日，今日，明日が使えるようになる．特に保育園生活を経験するようになって，週の中の曜日の周期性に気づき「何曜日には何がある日」というように，具体的な日課との関係において曜日が理解される．そうなると「花やしき*36行きたい」と子どもに言われて「また今度ね」と答えると，「いつ，今度の日曜日？」と子どもは切り返してくる．おとなが「後で」を「行かない」方便として使うことを封じるためである．このようにいうとき，今度の日曜日までの時間的な長さが子どもには理解されている（図Ⅶ-E-30）．ただし，「もういくつ寝るとお正月」の歌にあるように何回寝るというような，具体的な体験に即して理解されているので，理解される数概念とも関係する．

量的関係の理解は，①比較尺度としては大きさ→長さ→太さ→厚さ→重さの順で理解されていく．②比較方法としては対の比較→少ない数

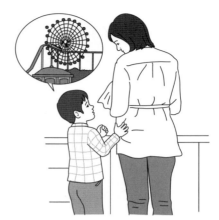

図Ⅶ-E-30　時間感覚の理解
『今度っていつのこと？』

の順列化→多い数の順列化，③道具としては入れ子などのはめ込み式のもの→吊り下げペグなど動作が余分に要るもの→カードのように視覚だけで処理するもの→誘引刺激のあるもの（中の絵だけでなくカードの大きさも異なるなど）である．この①～③の組み合わせで難易度が異なってくる．中の絵が順列になっていて，カードの縦・横がそれぞれまちまちである7枚のカードの順列化課題で「カードの横幅が長いものの順に並べてください」というような課題が一番難しく，答えが安定してくるのは学童期になってからである．5歳以前では，量の比較は知覚の影響を受けやすい（図Ⅶ-E-31）．

空間の理解では，空間を分解したり結合したりして新しい図形を創出することができる．この時期の発達検査課題に直角三角形を二つ用意し，それを組み合わせて四角形を作る「四角構成」という課題がある（図Ⅶ-E-32）．はじめは実際に三角形をいろいろ回転させる試行錯誤を経て，正しい組み合わせを覚えていくが，後に頭の中でイメージを回転するだけでできるようになる．

長短，大小の比較においても，まだ知覚の影響を受けるが，〈高い〉〈長い〉〈数が多い〉とい

---

*36 浅草（東京）にある日本最古の遊園地．

Ⅶ．発達障害の作業療法の基礎となる知識

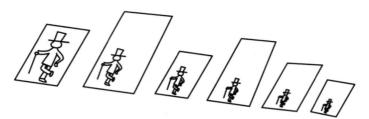

図Ⅶ-E-31　中身の絵のサイズの順列化課題
カードの外形と中身の絵のサイズが同調していないカードは並べにくい．

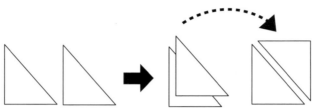

図Ⅶ-E-32　四角構成
二つの直角三角形から長方形を作るためには，一つの直角三角形を裏返しにして直角三角形の斜辺同士をくっつける必要がある．長方形の見本を見，いろいろな結合と分離を試行錯誤する中で，それぞれ別の形と思っていた図形が同一のものであることに気づくようになる．

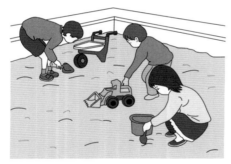

図Ⅶ-E-33　並行遊び
皆砂遊びをしているが，それぞれが別のことをしており，一つのものを共同で作っているわけではない．

う類似の要素は一つのグループとして考えられるようになる（群化）．数は3まで理解されている．配分課題でも三つの皿にものを配分することができる．

3）心理・社会性

一人の子どもが砂場に行くと，一緒についていくなど他の子どもも一緒に同じことをして遊ぶ場合が多い．必ずしも協力したり交流したりしているわけではないが，場所と課題だけを共有するいわゆる並行遊びである（図Ⅶ-E-33）．道具の取り合い，順番などささいなことからすぐけんかになってしまうこともある．けんかをすると仲直りしたい気持ちはあるが，おとなが介入してやらないと子ども同士で関係を修復することができない．

母親，保育士以外にも好きな友だちができ，人が喜ぶようなことをしようとする．好きな人や母親に頼まれれば不安はあるが留守番もできる．いろいろなことが自分でできるようになるので独立心も高まる．着る服，遊びなど自分で決めたがる．自分の決めたやり方を他者が変更したり，自主性が阻害されたりするようなことがあると抵抗する．自分でできると思っていることは，たとえ現実には上手にできていなくても，おとなの援助を拒否する．自分で決めたがるが，自分で決めたことに関しては約束を守る．

自主性，独立心は旺盛だが，おとなの賞賛を常に求めている．得意なことを褒められると自慢する．褒められることが誇らしく，褒められて自信を持つ．自己が注目されないと，すねたり「赤ちゃん返り」をしておとなの注目を集め

たりする.

会話の中に「僕の，私も，僕だって」など明確に「自分」が出てきて自己主張するようになる．こうなってほしい，こうなるはずだとの願望や予測があり，物事の事象に自分なりの見解を持つ．それが高じて，家族がどこかに連れて行ってくれた自慢話を聞いて「僕だって，○○に行ったんだよ」と，子ども同士の会話の中で作り話をしてしまうことも少なくない．

4) 生活技能

両手と上・下肢の協調は，遊びや日常生活においては十分機能的になっており，スプーン操作，衣服の着脱，トイレでの排泄は基本的に自立する．

コップでの連続飲みの嚥下と呼吸との調節もうまくとれるようになるので，呼吸するためにコップを口から離す必要がなくなり，飲みと呼吸を交互に行うことができる．また水分の嚥下の調節が向上し，コップからゴクゴクと連続して水を飲むことができるようになる．スプーンはすくうだけでなく，食べ物を寄せるようにも使える．箸を使いたがり，動的3指握りで指を使って箸が使えるようになる．手首，指の動作が段階づけられた動作になるので，適量醤油をかけたりお茶をそっと注いだりすることができるようになる．

〈たくさん-少し〉〈まずい-おいしい〉などの対概念が理解されるようになり，それが食べ物への要求に反映される．〈おいしいからちょーだい〉〈まずいから，いらない〉というように自己の要求を表出する．家族のメンバーの食器，座る場所，役割などを理解する．箸や食器を配る役割を他のものがすると泣いて抗議をし，一度元に戻して初めから自分でやり直したりする．

尿意，便意を感じたら一人でトイレに行く．失禁しないことが日常化してくるので，もし何かの理由で失禁をするとそのことを恥ずかしがる．実際にはうまくいかないがお尻を拭こうとする．排便は1日1回くらいの頻度になる．

衣服の着脱の際に，前開きシャツでは上・下，前・後がわかる．かぶりシャツでは絵柄など手がかりがあると前後が区別できる．着る途中で前後が逆になってしまっても絵柄のことを覚えていて，腕を抜いてシャツを回転させて修正する．靴下は，踵・甲，左・右は区別されていない．靴も左・右が区別されていないので修正してやる必要がある．パンツとズボンの二つが目の前に置かれても，パンツをはいてからズボンをはくというように，衣服の着る順番を間違わない．

スナップ，ボタン，ジッパーを一人ではめられるようになる．大きいボタンは一人ではめられる．小さいボタンではおとなの援助を必要とする．スナップやフックも，操作を教えてやると自分でするようになる．ジッパーは，金具をはめる部分を手伝ってやれば，自分で上げ下げができる．途中で引っかかった場合でも，力ずくではなくファスナーの方向を調整しながら滑らせるようになる．これらの付属品の操作は，手首の柔軟性という点で，一般的に女子のほうが器用だといわれている．

注意されなくても，泥んこになった自分の足を見て足を洗ってから部屋に入る．ゴミも自分でゴミ籠に入れる．手洗いでは，まだ手をもむような洗い方になっていないが掌をこする仕草になってくる．言われると鼻を拭いたり，鼻をかんだりすることができるようになる．歯磨きも教えるとブラシを縦・横に動かす．

5) 遊び

ハンドルをしっかり握って，進行方向を調整しながら三輪車のペダルをこぐ．3点確保で体重移動をスムーズに行い，ジャングル・ジムに登ることができる．ブランコの立ち乗りもできる．ブランコが前方方向に進むとき，自分の重心を前方方向へ移動し，ブランコが後方に戻るとき体重移動の方向をそれに合わせられる（**図Ⅶ-E-34**）．ほとんどの公園遊具に乗れるようになる．

積み木遊び，レゴ，プラレールなど，結合，

Ⅶ. 発達障害の作業療法の基礎となる知識

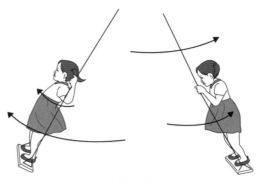

図Ⅶ-E-34　ブランコ
ブランコが前方方向に進むとき，自分の重心を前方方向へ移動し，ブランコが後方に戻るとき，体重移動の方向をそれに合わせられる．

表Ⅶ-E-12　第Ⅲ期第2段階のキーワード

巧緻・協調技能	認知・適応技能	心理・社会性	生活技能	遊び
・Heel strike, toe off ・運動の貯め ・ギャロップ，スキップ ・走行スピードアップ ・同時動作 ・雑巾絞り ・ペグ打ち ・ハサミで連続切り ・動的3指握り	・触索 ・描画斜線 ・描画（全身） ・円を切り抜く ・片目つむり ・中間概念 ・接続助詞 ・複文 ・週，月の周期性，連続性 ・汎心論・目的論的説明	・友だちができる ・他者への配慮 ・自己抑制 ・競争心 ・勝ち負け ・嫉妬，照れ，負け惜しみ ・手加減	・箸操作向上 ・食べながら話す ・お尻を拭く ・衣服の整え ・衣服の修正 ・洗体の芽生え ・手伝い	・ダンス ・前転 ・ブランコの立ち漕ぎ ・ぶら下がり ・パズル ・ブランコ ・ブロック ・塗り絵 ・紙芝居 ・水泳 ・男女の遊び

分解を重ねて自分の思う通りに，見た通りに空間に構成し，再現することに喜びを感じる．見立て遊びを2，3人の集団で行い，買い物，乗り物ごっこなどをする．機関車トーマスなど，気に入っているものであれば，いくつも収集したがる．歌える歌が10曲以上に増えてくる．

Ⅶ-E-h
第Ⅲ期第2段階（3歳7カ月〜5歳）（表Ⅶ-E-12）

1）巧緻・協調技能

①協調・移動

歩行の際の骨盤の回旋を助けるために，歩行時に腕の前後の振りが使われる．骨盤の回旋がリズミカルになると，続く足の踏み出しがスムーズになるので，この時期には1時間以上歩けるようになる．この頃，足の足根骨が7つ全部そろうようになり，足への体重負荷が適宜，分散されるので，膝による着地の衝撃の緩和とともに，跳躍では一挙に3歳台の2倍以上の80cmの高さから跳び降りられるようになる．足関節での支持性がついてくると，歩行時に踵から接地し（heel strike），最後に足指が離れる成熟パターンになっていく（toe off）．

立ち幅跳びでは，空中での全伸展を助けるために跳ぶ前に腰を屈め両手を挙げるなど，動作に貯めを作れるようになる．これは子どもに空中での姿勢の軌跡がある程度イメージされていることをものがたる（図Ⅶ-E-35）．足関節の柔軟さとともに，片足バランスも向上し（10秒以

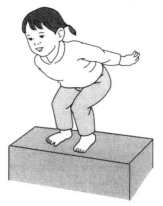

図Ⅶ-E-35　動作の貯め
立ち幅跳びで動作の貯めを作る.

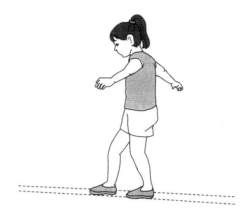

図Ⅶ-E-36　タンデム歩行
一方の足の踵に他方の足の親指をくっつけるようにして足の運びを連続させる歩き方.

上), ケンケン, ギャロップ, スキップ, つま先歩き, 踵歩き, タンデム歩行 (**図Ⅶ-E-36**), 平均台のような幅の狭いところでの歩行というように, 歩きの技術が多様化し, いろいろな環境に合わせた歩き方をすることができるようになる.

　歩行が成熟してくると, 歩きながら何かをするというように, 二つの動作を同時に行ったり, 二つの動作を結合したりすることができるようになる. 走りながらボールを蹴る, 助走をつけて幅跳びをする, ものを持ちながら移動する(運ぶ)ことができるようになる.

　下肢と上肢の動きを合わせられるので, 座位や立位でブランコをこげるようになり, 三輪車でも両手で舵をとりながら, スムーズにペダルをこげるようになる. この時期に泳げるようになる子どもが多いが, 水泳は平泳ぎなど手が水をかくときは足は休息し, 足が水を蹴るときは手が休むというように, 四肢の協調が求められる運動である. この時期, 子どもは手の動き, 頭の動き(息継ぎ), 下肢の蹴りのすべてを協調させることができるので, 水中での浮揚と推進を実現することができる. 走行時には膝が上がり, 足が後ろに蹴り上げられるのでスピードが増す.

② 協調・操作

　一方の手をものの固定に使い, もう一方の手で操作するという形の協調から, 糸巻きのよう

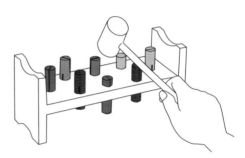

図Ⅶ-E-37　ペグ打ち
手首を効かせて木槌を打てる.

に両方ともダイナミックに動かしながら協調させることができるようになる. 雑巾絞りも握る動作とひねる動作とを連合させて, 雑巾をひねり絞ることができるようになる. ペグ打ちも木槌の柄を握って, 手首を効かせて打てるようになるので, 強い力で打つことができる(**図Ⅶ-E-37**).

　ハサミでの紙の切り方は, 1回で全部ハサミを閉じるのではなく, 途中で止めてチョキチョキと連続して, 切り進んでいくことができるようになる. 線だけではなく, 手首を橈側・尺側に動かして円や四角を切ることができる. 複雑な形を切るときは, 紙を方向転換させることを覚える.

　指先も器用に使えるようになるので, 止め結び(overhand knot)やひと結び(一重巻き)が結べる. 筆記道具は動的3指握りで握れるよう

になるので，鉛筆が使えるようになる．

投球時の姿勢に，下肢の体重移動，体幹の前屈が使えるようになり，投げる距離も増してくる（4～5m）．目標に対して体を正確に向けるようになるので，ボールの方向は正確になってくる．しかし腕全体の動きとボールを離すタイミングが同調していないので，ボールの高さはまだ一定してしない．ビーチボールは前腕全体ではなく，手掌でキャッチできるようになる．

2）認知・適応技能

①形の識別・ものの理解

袋の中に入れた基本的な幾何学図形（丸や四角）が手だけで識別できるようになる（触索）．角の角度（鋭角か鈍角か），角の数など断片的な触覚情報を総合して，頭の中で一つのイメージを作ることによって図形が同定される．したがって触索で識別できるものは，それ以前にその形が，すでに視覚的にイメージ化されているものに限られる．触索は部分的情報から全体を想像する能力が育ってきていることをものがたる．

②描画・造形

この段階から図形を描けるようになる．画数は少ないが，斜め線が入る三角形のほうが難しく，この時期では四角を描くことができるようになる．

前の第1段階では人物といっても顔だけの絵であったが，この第2段階では，耳，髪，手，足，胴体が描いてある全身の人物画になる．

マーカー（筆記用具）も親指を示指・中指と対立させて尖端部分を握れる（動的3指握り）ようになるので，線からはみ出さずに色を塗ることができる．線の方向の切り替えが鋭角的になるので，描かれた四角，三角もそれらしく見えるようになる．

子どもの頭の中に人物の全体像がイメージされているので，欠損部分を描き入れることもできる．描かれたものもそれらしく見えるようになる．色の使い分けをし，紙いっぱいにものを描けるようになる．

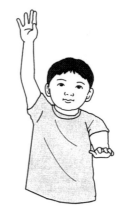

図Ⅶ-E-38　奥行きのあるポーズ

原則として，鉛筆で描けるようになってから，その形をハサミで切れるようになるので，この時期はハサミでも円を切り抜くことができる．

③模倣

図形の模写は角がある三角や四角を正確に描く．積み木構成課題では，それを作っている場面を見なくても結果だけを見て再現できるようになる[36]．

姿勢模倣では，片目つむりなども模倣できるようになる．前額面からは捉えにくい奥行きのあるポーズなども，模倣できるようになる（図Ⅶ-E-38）．両足を広げたバンザイの姿勢のように，前額面から見て対称的な姿勢であれば模倣できるが，下肢も加えた非対称のポーズになると，上肢か下肢かどちらか一方しか正確に模倣できない．

④ことばの理解・表現

対概念（明るい-暗い）はすでに第Ⅱ期において理解されていた．そしてそのような第Ⅱ期では，認知・行動面においても自己有能感に基づく自己主張も強く，自己の認識内容を基準に周りの事象が，「いい-悪い」など二分律で決められていた．この時期になると，対概念の中に中間概念が出現するようになる．つまり「暑い-寒い」の中に暖かいが出てきて「暑い-暖かい-寒い」になるのである．こうなると認知・行動面においても「好き-嫌い」という二分律が「好き-普通-嫌い」というように柔軟になる．「する-し

ない」から「する-今はしない-しない」というように、より現実に即した判断にもなる。

子どもの心的現実は「したい-したくない」というほど単純なものではない。しかし中間概念を獲得することにより「したい-したいけど怖い-したくない」「したくない-怖いけどやってみたい-したい」という複雑な気持ちを自ら知り、表現できるようになる。この中間概念の組み合わせを再構成するのが接続助詞（て、から、けど）である。接続助詞を使うことにより感情と意図の表明だけであった単文が、理由、時制、時間の観念、因果関係を説明する複文になるのである。複文を獲得することで「不安だが-好きなお母さんに頼まれたから-留守番する」という、その理由を含めての子どもの気持ちがより正確に描写される。おとなとの会話を参照し、子ども同士で会話を重ねながら、格助詞の使い方を洗練させていくとともに接続助詞（て、から、けど）が使えるようになる。

⑤ ものの関係性（時間、空間、数、因果）の理解

〈夏-プール〉〈8月-「おばあちゃんちにお泊りに行った」こと〉など、家庭と保育園生活での行事、出来事などを通して、月や季節にも連続性や周期性があることに気がつく。この連続性や周期性はカレンダーで視覚的にも確認でき、カレンダーを見ることがそのような理解を助けている。その延長線上の未来に、やがて楽しみにしている「クリスマスやお正月がやってくる」ことを理解する。

数は8まで理解されており、配分課題も3枚の皿に均等にものを配分することができる。

ものごとの因果関係の理解にも、ものの見え方や知覚体験の影響がうかがわれる。第Ⅳ期においても継続するのであるが、この時期ではものごとが目的論的、汎心論的に因果関係を説明することが多い。目的論的理解とは、「なぜ鳥は空を飛べるの→飛ぶと涼しくて気持ちがいいから」のような説明である。原因に対する質問に、その行為の目的から説明して本人は原因に対しての説明になっていると思っている。汎心論的

説明とは、倒れたカステラを見て「カステラさん、疲れてお昼寝」というように、すべてのものに生命があるかのように考えての説明である。かわいくて時には芸術的な表現でもあるが、自己の知覚経験を超えることができない判断に基づく表現である。

3） 心理・社会性

家族以外にも親しくなるものが仲間の子どもの中から出てくる。その子どもと遊び、その子どもと一緒に食事をし、いつもその子どものそばにいたいと思うようになる。その仲間は母親以外の人であって、同様の慰めと喜びを与えてくれる人なのである。このように家族以外の人に親しみの対象を持つことによって、4歳児は他者への配慮とセルフ・コントロールを覚えていく。3歳児は有能感に満ち満ちているが、自己主張にはけんかがつきものである。しかし友だちを持つことの楽しさ、かけがえのなさを経験することによって、それを失うことへの想像力が生まれる。そこに他者への配慮とセルフ・コントロールが生まれてくる。あいかわらずけんかも絶えないのであるが、そこにも手加減が生まれる。

この自己主張と配慮という両極の感情が、さらに複雑な感情を生むことになる。自己主張の延長線上に強いものへのあこがれを持つ競争心がある。競争心とは、何かに勝つことが自己の一部ではなく、自己そのものが優れていることを象徴すると感じる感じ方である。勝負の敗者からの勝者への感情が「嫉妬」であり、その自己防衛が「負け惜しみ」である。自己が「嫉妬」することを知っているので、勝者になって自己有能感に浸ることが気恥ずかしく褒められると「照れ」るのである。他者への配慮とセルフ・コントロールは、人間関係を密にするが、自己の不幸感の原因を人間関係に起因するものと感じると「恨み」の感情になる。この時期「うぬぼれ」「自慢」「嫉妬」「照れ」「恨み」の感情が観察される。

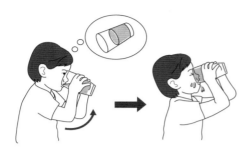

図Ⅶ-E-39　コップの水面の想像図

4）生活技能

4歳前後になると，生活全般にわたって，環境や周りの人に自分の行動を調整し合わせることができるようになる．この時期では子どもはまだよく飲み物をこぼす．飲み物が唇に触れたとたんに，すぐ口の形とコップの角度を修正するが，コップを傾ける角度が大きいので間に合わずにこぼしてしまうのである．図Ⅶ-E-39は，幼児がコップの中の液体を飲むために傾けると，その水面がどのように変化するかということの理解を示した図である．液体の水面の推測ができると，そのイメージに沿ってコップをゆっくり傾けるようになる[37]．この段階ではコップの傾きとともに液体の水面が変化するという認識が欠如しており[38]，コップをゆっくりと傾けられないのである．

食べ物，飲み物の種類や湯気の出具合など，対象が熱いかどうかの推測が不十分なので，この段階では熱いものをいきなり口の中に入れてしまう危険性もある．それゆえ，おとなは「熱いから気をつけて」という注意を，その都度欠かしてはいけない．

スプーン操作が洗練されると同時に箸でもつまめるようになる．道具の操作を余裕を持って行えないと，口が二つの動作を同時にすることが困難で，話をするためには食べているものを一度飲み込む必要があった．この段階になると道具の操作の上達もあり食べることに余裕が出てくるので，食べながら会話をすることができるようになる．しかし食べながら笑ったりふざけたりすると，食べ物が口からこぼれてしまい，

この頃はよく親から小言をくらうことになる．食事がすむまでは立ち上がってはいけないことをよく理解する．

排泄は，夜間もほとんど失敗しなくなり，お尻も一人で拭けるようになるので排泄の自立の時期といえる．手洗いやシャツをズボンの中に入れたりするなど，衣服の整えなどの排泄行動に関係するマナーは言われればできる．

更衣動作でも，ズボンの上げ下げは今までのようにズボンの前部を持ってするのではなく，始めからズボンの横を持って操作できるようになる．この時期の終わり頃には，ズボン下げではズボンの横に手を添えて，親指だけをズボンの中に入れる最も効率のよいズボンの下げ方ができるようになる[39]．目印になるようなマーク，ジッパーやポケットの位置をあらかじめ確かめてから着るようになるので，着てしまってから裏・表，前・後の間違いに気づくようなことは少なくなる．靴下の左右，足の甲と踵は修正できないが，ボタンのかけ違いも修正できる．

保育園では，年下の子どもに服の着方を教えたり手伝ったりすることもできるようになる．人や自分の服の汚れを見つけると布巾で汚れを落とそうとする．言われれば服をたたむ．脱いだもののたたみ方を教えると，教えられた通りに衣服をたたむことができる．保育園などでは，昼寝用の布団を二つにたたんで押し入れにしまうことができる．

歯磨きは，細かいところにまだおとなの援助が必要であるが，洗顔，手洗いなどは一人でできるようになる．手洗いでは蛇口をひねって水を出し，石鹸をつけて手を洗い，蛇口を閉めるという一連の動作を連続させることができる．歯磨きでも歯ブラシを濡らし歯磨き粉をつけて歯を磨き，磨き終わったら歯ブラシをゆすぐという，一連の動作を手順通り遂行することができる．

洗体では，身体の前面を中心に力を入れてスポンジでこすることができるが，背中やお尻など見えないところは飛ばしてしまい，体全体をまんべんなく洗えない．入浴後の身体拭きも同

Ⅶ-E 発達段階

表Ⅶ-E-13 第Ⅳ期第1段階のキーワード

巧緻・協調技能	認知・適応技能	心理・社会性	生活技能	遊び
・対称的起き上がり ・二つの動作の連結 ・ブランコ立ち漕ぎ ・跳び箱 ・毛糸巻き ・字を書く ・ガラスをそっと持つ	・識字 ・3角形の模写 ・ひし形描写 ・絵画に背景 ・階段構成 ・信号理解 ・実践知能 ・自己を中心に前後左右理解 ・時間概念（季節，年） ・数の保存 ・10以下の加算	・一番に関心 ・我慢できる ・待てる ・仲裁 ・仲直り ・競争と共同 ・所属の理解 ・ルール ・依頼，懇願	・スプーンでスープ ・配膳 ・食べながら話す ・トイレットペーパーの使い方 ・トイレの自立 ・習慣化	・競争遊び・スポーツ ・ルール遵守 ・ジグソーパズル ・ドリブル ・動作の結合 ・ことば遊び ・ストーリー絵本 ・自転車

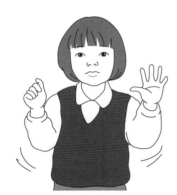

図Ⅶ-E-40 手の交互開閉運動

様で，濡れているところを確認しながら拭いてはいくものの，背中やお尻など目で確認できないところは，そのままにしていることが多い．

鼻が出そうになると自分で拭くために，鼻紙を要求するようになる．日常の生活では雑巾がけ，配膳，下膳の手伝い（お盆でのもの運び）ができるようになる．

5） 遊び

4歳になると手の交互開閉運動もうまくできるようになり[40]（図Ⅶ-E-40），それがダンスにも生かされるようになる．粗大な遊びとしては，でんぐり返し，木登り，ブランコの立ち乗り，鉄棒からのぶら下がり，人の合図や音楽に合わせた行進や遊戯，かくれんぼなどは，この時期の子どもがよくする遊びである．

室内遊びとしては，手遊び歌，紙芝居，塗り絵，ブロック，パズルなどが楽しめる．この時期以降，男，女に分かれて遊び，遊びにも女子に好まれるもの，男子に好まれるものが分化してくる．

■ Ⅶ-E-i
第Ⅳ期第1段階（5歳1カ月〜5歳6カ月）（表Ⅶ-E-13）

1） 巧緻・協調技能

① 協調・移動

幼児期前半の身長の伸びは主に座高の伸びであったのに対して，幼児期後半では脚長そのものが伸びてくるので，ストライドが伸び歩数が少なくなり，ゆったりとした歩きになる．背臥位からの起き上がりでは，体幹の回旋を利用しないでもそのまま対称的に座位，立位に起き上がれるようになる（図Ⅶ-E-41）．

また複数の協調動作が洗練されてくる．左・右，上・下肢の協調が向上し〈ブランコで大きく立ち漕ぎをする〉〈縄跳びをする〉〈スクーターを蹴って進む〉〈竹馬に乗る〉〈のこぎりをひく〉などのことが，この時期にできるようになる．

② 協調・操作

毛糸を糸巻きに巻くときに毛糸玉を握ったほうの手と毛糸を巻く手とをそれぞれ反対方向に

Ⅶ．発達障害の作業療法の基礎となる知識

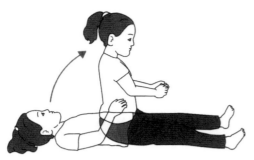

図Ⅶ-E-41　背臥位からの対称的起き上がり
背臥位から対称的に座位，立位に起き上がる．

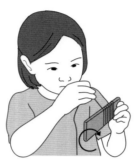

図Ⅶ-E-42　両手を反対方向に回す糸巻き

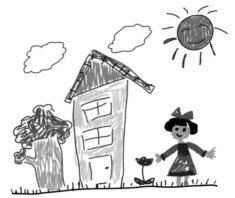

図Ⅶ-E-43　5歳児の絵
木も，家も，人間も，地面から遊離しておらず，大地に接地している．

回すなどのように，左・右の手のダイナミックな協調が一段と進み，効率的な糸の巻き方になる（**図Ⅶ-E-42**）．

手による識別性が増し，指先に力を込めてものを操作できると同時に対象に応じた手首や指の調整ができるようになる．指先で牛乳パックを一人で開けるというように指に力を込めた仕事ができると思えば，ガラスのコップをプラスチックのそれとは違うようにそっと取り扱うことができるようになる．針に糸を通すこともできるようになる．

ハサミ動作では，上肢の空間に保持する能力，手首の調整能力，ハサミの開閉を段階的にコントロールする能力，紙を持つ手の調整能力などが総合されるので，曲線を含めていろいろな形を切ることができるようになる．紙を使った造形では，飛行機，かぶとなどを折ることができる．手の優位性が確立し，教えれば，多くの子どもがこの時期に文字が書けるようになる．

2）認知・適応技能

① 形の識別・ものの理解

多くの子どもが10字くらいの平仮名を識別でき，読むことができる．

② 描画・造形

斜めの線が入った図形〈三角形〉が描けるようになる．色塗りも線からはみ出さずに塗れるようになる．また保育園などでは，一つの絵を共同で仕上げることもできるようになる．

印象の強いものが大きく描かれるなど，描かれるものの相対的なサイズは正確さを欠くが，描く絵に地面と背景が描き加えられるようになる．地面と背景が描かれることで，対象が重力空間的にきちんと整理されている．鳥は空に浮遊しているが，木も，家も，人間も，地面から遊離しておらず大地に接地している（**図Ⅶ-E-43**）．

描画の対象としては，思ったこと，経験したことはもちろん，人から聞いたことなども想像しながら描ける．粘土でもヘラ，ナイフを使い，切る，押す，潰す，伸ばすなどの技巧を使い，球，平面，立体，紐状のもの，豆状のものなどを作り，それを組み合わせて実物に見立てて遊ぶ．折り紙では対角線を折れるようになり，紙飛行機，かぶとなどを折る．

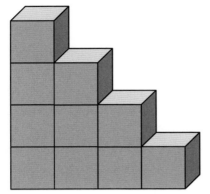

図Ⅶ-E-44　サイコロによる積み木構成─階段

③ 模倣

斜めの線の入った，ひし形を模写できるようになる．積み木構成では図のような"階段"が再生できる（図Ⅶ-E-44）．

動作模倣では，上下肢の複雑な組み合わせでも6歳までにはほとんど模倣できるようになる．姿勢を模倣する能力は，7歳以降も緩やかではあるが，向上し続ける能力といえる．タレントの流行歌などの振りつけのある踊りが踊れる．

④ ことばの理解・表現

この時期の特徴は文字が読めるようになることである．「く」と「つ」が読めると，続けて「くつ」と読める．「くつ」と読んでみて，それが第Ⅱ期からそのことばを知っていた「くちゅ」であり，ことばが文字に表記され，表記された文字が何らかの意味を持つことを理解する．文字が音声をあらわし，複数の音声の合成であることばが，複数の文字の合成によって表現されることを知ることは，第Ⅳ期での子どもの大きな発見といえる．文字は自然に覚えるものではなく，あくまで教えられるものであるが，音声が文字で表現されることの驚きが文字の学習の推進力となる．自分の名前に使われる平仮名から始め，すぐにそれ以外の平仮名が読めるようになる．

しかし「り」「ん」「ご」と読んで，初めて「りんご」を理解するわけではない．「りんご」という文字の塊と「りんご」という音声が合体して「りんご」と読めるのである．したがって必ずしも，平仮名を覚えないと漢字を理解しないわけではない．覚えられる範囲の長さの音声と文字であって，頻回目にするものであれば，「コスモ石油」「LAWSON」「三菱UFJ銀行」などアルファベットでも漢字でも覚えられる．文字だけでなく，サインが何らかの意味を持つことも理解するので，数字の他，交通信号も理解する．

「○○をしなさい」と言うと，自我が過剰に膨張している第Ⅱ期くらいでは「やだ」ということが多い．しかし同じことを「これやれる人」と言うと「はーい」と半ば反射的に答える．しかしこのように答えることによって，子どもはやる気を改めて自覚する．そのようにことばそのものの中に，行動を律する側面，行動をリードする側面がもともと存在する．子どもは必ずしも自覚的ではないが，ことばを実際に口に出して理由づけ，断定，拒否，推量している．

ことばが，現実を説明するものであることを知ることによって，ことばは現実の問題を解決する能力となる．「寒くなったら，どうする？」「おなかが減ったときは？」「お腹が痛いときは？」という質問に対して，ことばで答えが出せると現実においても実際にそのように振る舞える．食べ物を引っくり返してテーブルを汚すようなことがあったとしても，第Ⅲ期ではモジモジしているだけであったが，この年齢になるとはっきりとおとなに訴えることができる．

⑤ ものの関係性（時間，空間，数，因果）の理解

時間の理解では，先週，今週，来週，先月，今月，来月，去年，今年，来年が理解できる．基本的に時間の長さの理解は体験に基づく．おとなでも3千万年前といわれたら，遠い昔という抽象的な思いがあるだけで具体的なイメージを持てない．しかし65年生きてきた人は，65年がどれくらいの時間的長さかを自覚することができるので，それの2倍や3倍などと想像すると，例えば明治維新から現在までどのくらいの時間が経ったかについての具体的なイメージを持てる．この時期の子どもはまだほんの数年

Ⅶ．発達障害の作業療法の基礎となる知識

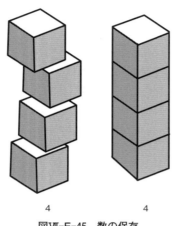

図Ⅶ-E-45　数の保存
どんな並び方でも4は4.

しか生きていないので，おとなになるまでどのくらいの時間の長さなのか想像がつきにくい．1万年前でも300年前でも古さの区別が実感できないので，童話はすべて「むかし，むかし」で始まるのである．

この時期の子どもは，量の比較に関して正確な判断を下せるようになる．二つのものの長さ，大きさ，広さの比較において，ものの見え方に左右されず，基準に照らして，二つを比較して正解を出すことができるようになる．例えば図Ⅶ-E-45のように左の四つのサイコロはいびつに積まれたものと，右のように整然と積まれたものとを比較させ「どちらが高い」と尋ねてみると，両者ともに四つであるにもかかわらず，4歳台では左が高いというもの，あるいは右が高いというものがかなりの数いる．

左が長いというものはジグザクに見えるので距離が長いのだろうと判断するのである．右が高いというものは整然とスラッと並んでおり，高く見えるのでそのように答えたのである．しかしどのように並べられていても同じ数のサイコロなので，高さは同じはずであるという判断，つまりは"見え方"ではなく，同数だから同じであるという論理からしか正解は求められない．このように判断できるのは，この段階に入ってからであるが，この段階ではまだ二つのものの比較において，それも大きさや長さにおいて，

正しく判断できる程度である．

自己の身体を基準にした左・右の理解ができるようになる．足した答えが10以下（位が変わらない）の加算ができる．しかし7+5など，どちらかが5以上であるとわからなくなってしまう．配分課題では，いずれも三つの皿くらいなら均等に配分して余りも言える．実際の場面でも，複数の皿に大皿からおかずをほぼ同量ずつ分けるなど，連続量でも均等分配できるようになる．

3）心理・社会性

ひとに賞賛されると喜ぶ．勝ち負けで勝つと誇らしく思い，負けると悔しがる．何でも一番になることに関心があるのでおとなに誰が一番かよく聞く．一番になることにあこがれる．

自制心がついてくるので，口の中で「…けど…する」と言って我慢したり，親や保育士の求めに応じたりする．

トラブルを起こした相手と直接仲直りすることはできないが，おとなの介入を受け入れることで友だちと仲直りをすることができる．こういう経験を通して友だちとトラブルを起こさないように妥協を覚えると同時に，皆が納得する優先権，偶然，取引などの自我の衝突をけんかに発展させないためのコツを覚える．先に来たものに優先権がある，じゃんけんは偶然，「前は○○だったから，今度は△△させてあげる」は取引で，皆が了承するこれらのルールを自我が衝突する前に適用することができる．約束や皆で決めたことを守ろうとする．約束やルールを破るものを「ずるい」と言って非難する．しかし年少の子どもへは配慮をし，遊びなどではハンディを与える．

配膳，下膳などの世話を焼くことができるようになる．自分が属する集団，家族や保育園の組での集団行動に参加することが喜びとして感じられ，手伝いや協力をする．

運動会のときには運動着，外出のときにはよそ行きの服というように，好き嫌いとは別に他人の期待を意識して服を選べるようになる．ま

た言われなくてもシャツの裾をズボンの中に入れるなど，人に自分がどう映るかということがある程度，想像できるようになる．

4） 生活技能

スプーンでスープをすくって飲める．ナイフでパンにジャムを塗ったり，パンケーキを切ったりすること，みそ汁やご飯をよそうこともできる．母親はこぼされることを心配するが，子どもは食事時にそういう役目を負いたがる．保育園などでは，机並べ，手洗い，配膳，下膳，後片づけなど一連の動作を先生の指示のもとで行うことができるようになる．

5歳を過ぎると遊び食べが少なくなり，食べ方も速くなるので，30分以内に食事を終えることができるようになる．食事中はよくしゃべり，昼間体験したことを家族に話すなど会話を楽しみながら食事をするようになる．

お尻を拭く，指先に力を込めて2〜3回ぬぐうだけで肛門を拭けるようになる．トイレットペーパーも，3，4歳台では，引っ張ってぐるぐると丸めていたものが，4〜6枚くらいに小さくたたんで使うようになる．このように就学前には，お尻を拭く，トイレットペーパーを効率的に使う，ズボンの中にシャツの裾を入れる，手を洗う，というトイレに関する動作がすべてできるようになり，実質的にトイレが自立したといえる．寝る前にトイレに行くことも習慣づいてくるので，夜間も失禁はなくなる．

更衣動作の手順がしっかり頭に入っているので，動作に無駄や試行錯誤がなくなってくる．あらゆる位置で，手首や指を柔軟に使えるようになるので，エプロンの紐も正面だけではなく背中に手を回しても縛れるようになる．立ったままズボンを着脱できる．

朝起きたら顔を洗う，食事の前に手を洗う，食後には歯を磨く，トイレの後に手を洗うというように，日常生活の中で適切な時間にそれぞれの動作を行えるようになる．シャンプーや洗体などを除くと，ほぼすべての整容動作がこの時期に習慣化してくる．

5） 遊び

テレビゲーム，運動遊び，盤ゲームなど，勝ち負けのあるゲームに熱中するようになる．どちらが速いか，どちらが上手かというように，遊んでいることに自分たちで競争原理を持ち込むこともある．ルール違反を「ずるい」と言って摘発するように，競い合いながらもルールは遵守する．

毛糸であやとりをしたりすることができるようになる．ものを動かすときの抵抗を感じながら手を調整するので，ジグソーパズルも力ずくではめようとせず，形をよく見ると同時に板片と穴とのフィット感を探りながらはめようとする．紙に糊をつけるときも指で糊と紙面との抵抗を感じながら，広く伸ばせるようになる．

また〈ボールをつきながら歩いたり〉〈身体を屈めてトンネルをくぐる〉など，複数の動作を同時に行ったり〈助走をして跳び箱を跳ぶ〉など動作を連続させることができるようになるので，3次元の空間を使った遊びのレパートリーが格段に増えてくる．ダンスでは片方の足を軸にして，くるりと身体を回転させることができると同時に，10以上の振りを覚えることができる．

絵本は，ストーリー絵本など，子どもの生活の現実に即したストーリーのあるものや，反対に数絵本のように概念を中心にした絵本も楽しめるようになる．

■ VII-E-j
第IV期第2段階（5歳7カ月〜7歳）（表VII-E-14）

1） 巧緻・協調技能

① 協調・移動

片足立ちが20秒以上できる．うんていにぶら下がって数段移動する，鉄棒で逆上がりをする，縄跳び，長縄跳びをする，平均台渡りをする，跳び箱を跳ぶなど3次元空間を存分に使っ

Ⅶ. 発達障害の作業療法の基礎となる知識

表Ⅶ-E-14　第Ⅳ期第2段階のキーワード

巧緻・協調技能	認知・適応技能	心理・社会性	生活技能	遊び
・片足バランス20秒 ・うんていからぶら下がり ・長縄跳び ・走行に前傾姿勢 ・ドリブル ・自転車乗り ・針に糸通し ・タモ網操作	・書字 ・依頼と勧誘 ・時間の周期性,連続性理解 ・主観的時間 ・順列化 ・数の保存 ・量の保存 ・道順理解	・自己抑制 ・口げんか ・手加減 ・待つことができる ・他者の目を意識 ・嘘泣き ・こらえ泣き	・団欒としての食事 ・トイレを報告しない ・裸を気にする ・一人で買い物	・鉄棒 ・うんてい前進 ・バッティング ・創作遊び ・ことば遊び ・カードゲーム ・盤ゲーム ・探検 ・地図に興味

た粗大運動を展開することができる[4.]. 片足を軸にしてくるりと回ることもできる.

〈縄の回転にタイミングを合わせて入り-跳び-抜ける〉〈ボールを見て-打ち-走る〉〈ボールを突きながら-前進して-ボールを投げる〉というように, 動作を三つ以上連結させることができるようになるので, 相手のいるボール遊びなどが持続するようになる. 上肢と下肢の協調もスムーズになるので, 練習すれば, 補助輪なしの自転車にも乗れるようになる.

走行では前傾姿勢をとり, 腕の振りがみられ, 全力疾走しても蛇行しなくなる. 脚が長くなるので, ケイデンスは変わらないがスピードがついてくる. 走行は技能であり, この時期では走り方のコツを覚えたものとそうでないものとで, スピードに大きな差がついてくる.

② 協調・操作

投球では, 腕を真上からではなく斜めに振り下ろすことができる. 足を上げて, 投球と同時にその足に重心をうまく移動させることができる. 投球に手首が使えるようになるので, ボールの飛距離が伸びると同時に（6〜7 m）, ボールがうまくコントロールされるようになる. この頃から, 投げ方に男女差が出て, 総じて男子のほうが女子より上手になる. 捕球の技術も正確になり, ソフトボールくらいの大きさのものであれば手掌でつかめるようになる. またものの特性が理解されるので, 弾むボールの動きを利用して10回くらいならボールもつけるようになってくる. 6歳になると, 指先をうまく使って〈針に糸を通す〉〈三つ編みを編める〉〈紐を

蝶結びに結ぶ〉ことができるようになると同時に, 棒の近位と遠位とを持ち分けるようになるので, タモ網をうまく扱って虫や蝶を捕れるようになる.

2)　認知・適応技能

① 描画・造形

斜め線で構成されたひし形が描けるようになる. 文字は斜め線, 曲線, 縦・横線で構成される形である. つまりひし形が描けるということは, 字の学習の準備が整ったことを意味する. そしてこの時期に教えれば平仮名が書けるようになる.

文字を模写するだけでなく, 文字の発音を聞いて記憶でそれらの文字を書けるようになる. しかし文字も自分流になることが多く, 逆文字, 鏡文字などがみられることもある.

② ことばの理解・表現

着衣動作などを通して, 自己を中心として, 自己がいる場所を中心に, 前・後, 左・右, 上・下が言えるようになる.

人に伝達しようとする気持ちが高まり, 形容詞, 副詞を使って, いろいろ表現を工夫するようになる. 相手の反応や, 周りの出来事の推移をことばに出しながら, 整理することができるようになり,「…に行かない?」など勧誘や依頼のときの表現を要求のときの表現と変える.「…だって, …だもん」というように言い訳や, 自己をよく見せようとする表現も覚える.

③ ものの関係性（時間，空間，数，因果）の理解

「朝，昼，晩」「昨日，今日，明日」「先週，今週，来週」「先月，今月，来月」「去年，今年，来年」「春夏秋冬」「午前，午後」の時間的長さの感覚，周期性，これらの単位の階層性などが理解される．しかし体験に基づく理解なので，主観的である．午後はお昼ご飯を食べた後の時間なので，昼ご飯が遅れると午後1時でも午後とはいわない．走っていくと，時間が速く過ぎると感じている．

客観的な時間を理解するようになるのは，分，時間という単位を理解し，時計の針が読めるようになる次の具体的操作期の小学3年生頃である．

量（長さ）の判断に関して，大きさ，長さ，広さ，厚さ，高さにおいて正確な判断をくだせるようになる．しかも二つのものの比較においてだけではなく，複数のものを長い順に，大きい順に（あるいはその逆）順列的に並べることができる（順列化）．この順列化は，5以内の数であるとか，同じ太さであるとか，条件をそろえれば，前段階からできていたものであるが，この段階からは無条件で順列化が10以内の数でできるようになる．例えばペグの太さがまちまちでも，7本のペグを長い順に並べることができる．しかし正確に順列化はできるが，そのやり方は隣り合う二つを比較しながら順列化していくやり方である．次期の学童期に入ると，このやり方が組織的になってくる．まずすべてのペグの一端をそろえて，長さだけに着目して順列化するという効率的な方法を考えつくのである．この段階ではまだ，そのような方法を獲得していない．

量（大きさ）や数に関しても，この段階では多くの子どもが，その"見え方"を排して，論理的に判断することができるようになる．おはじきを五つくっつけて並べたものと，間隔をあけて並べても同じ数という判断ができる．また同じ大きさの粘土の量を一つは伸ばして紐に，もう一つは丸めてだんごにして，どちらが大きいかを問うても正しく判断できる．「どうして」と聞くと，「何も足していないから」というふうに答える．これはすでに"見え方"ではなく，頭の中の論理から導き出された答え方である．これは「粘土を伸ばすと長くなったが，細くなる」という二つの見え方（二つの属性の相補性）に気づいている回答でもある．このように知覚的な判断ではなく，論理から判断された量の判断を，ものの保存，数の保存などという．第Ⅳ期第2段階でこの保存が確立する*37〔図Ⅶ-E-45（208頁）〕．

傾いたコップの水面を想像させるような課題は，自己の見え方から離れることができないのでこの段階でも図Ⅶ-E-39（204頁）のように考えている．

空間の結合，分離課題（模様構成）では，斜め線が入った模様でも，いろいろな組み合わせを考えることができる．

前段階では，空間概念は自己の左，右というように，常に自己を中心に考えられていたが，この段階では自己から離れてもの同士の相対的関係から，左右，上下，前後を言える．保育園から家までの道順を言える．

3）心理・社会性

他者の目を意識でき，ある程度自己抑制もできるようになる．自我の衝突も身体の衝突の場合も手加減をするなど抑制が効いてくる．ルール違反は容赦なく責めるが，相手の気持ちを察することもできる．けんかは身体的な衝突を避け口げんかになる場合が多い．けんかの仲裁を受け入れるようになるだけではなく，仲間のけんかの仲裁をすることもできるようになる．

得意と思うことを認められ，不安を慰められた経験を多く持つ子どもは，基本的に自己が持

---

*37 ピアジェはこれは，具体的操作期つまり次期の学童期（7歳以降）の課題としている．

つ適切なニーズは実現されるという信頼を家族をはじめ，周りの人に対して抱くことができる．したがって，すぐに実現されなくてもしばらく"待つ"ことができる．

感情が人間関係に作用することを知っており，「嘘泣き」のように「泣く」ことを周りに作用するための道具として使うようになる．他者の目を意識して，自己の感情を抑制したいが十分に抑制し切れないので「こらえ泣き」になる．

挨拶をし，道ややり方を聞いたり，周りのおとなに対して直接，依頼，要求，懇願したりすることができるようになる．

4) 生活技能

食事中によくしゃべるようになる．口腔機能，手の動作ともにスムーズになるので，食べることと話すことを同時に行うことができるからである．保育園であったこと，週末にやりたいこと，誕生日に欲しいプレゼントのこと，この時期の子どもには話したいことがたくさんある．食べながら会話を楽しみ，楽しむ中で，団欒としての食事の側面に気づいていく．

誕生日などには，料理の種類だけでなく，デコレーションや，参加人数など食べる環境，食べる方法にも関心を寄せる．

お尻拭きも含めてトイレを適切に処理できるので，トイレに行ったことをいちいち報告しなくなる．風呂あがり，言われなくても服を着ることができる．裸のままでいることを気にするようになる．自販機や店で一人で買い物ができるようになる．

5) 遊び

鉄棒前転，逆上がり，うんていぶら下がりなど身体を動かしたり，移動させたりすることができる．両手も，一つの目的のために左と右が異なる動きをしつつ，協調させることができるので，バッティング，タモ網の操作など棒状のものの操作がうまくなる（図Ⅶ-E-46）．

ボール遊び，縄跳びなど，ボールや縄の特性を理解するので，手と足もその動きに合わせて

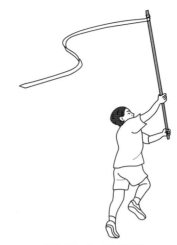

図Ⅶ-E-46　棒の操作
さおを，利き手を前にして持てると，操作しやすくなる．

協調させることができる．

何かを創作することを楽しめる．粘土，描画などは，何を造り，描くか決めてから描くようになる．実物の特徴をよく捉え，自分なりのデフォルメを加える．作る遊びに，競う要素を加えて，出来栄えを競うことも楽しむようになる．素材も紙（折り紙，描画），粘土に加え，ことば（替え歌，しりとり）なども扱えるようになる．絵本などは，自ら読むこと，さらに自分の朗読を聞いてもらうことを好む．神経衰弱・ババぬき，カルタなど偶然の要素を楽しめるようになるのも，この時期の特徴である．

未知なものへの興味も高く，探検と称して，近所の水辺や田畑，空き地，工場裏などを徘徊したりすることを楽しむ．地図や地球儀にも興味を示す．

文献

1) Field TM, et al：The Play of Handicapped Preschool Children with Handicapped and Non-handicapped Peers in Integrated and Non-integrated Situations. Topics in Early Childhood Special Education 2. pp28-35, 1982
2) 片倉信夫：僕と自閉症．学苑社，p68，1989
3) ブライ L（木本孝子，他訳）：写真でみる乳児の運動発達—生後10日から12カ月まで．協同医書出版，

p103, 1998

4) Bobath B, et al（梶浦一郎，他訳）：脳性麻痺の類型別運動発達．医歯薬出版，p20，1997

5) 宇佐川浩：感覚と運動の高次化と自我発達．全国心身障害児福祉財団，pp8-10，1974

6) 田中昌人，他（監）：子どもの発達と診断 1〜5 巻．大月書店，1984

7) アレキサンダー R，他（高橋智宏訳）：機能的姿勢・運動スキルの発達—誕生から 1 歳まで．協同医書出版，p44，1997

8) von Hofsten C：A Perception-Action Perspective of the Development of Manual Movement. In Attention and Performance vol 13. Jeannerod M（ed），Hikksdale NJ：Lawrence Erlbaum Assoiates. pp739-762, 1990

9) Fantz RL, et al：Early Visual Selectivity. InInfant perception：From Sensation to Cognition. Vol 1. Cohen LB, et al（ed）：Basic Visual Process. Academic Press, New York, pp249-345, 1975

10) Jan JE, et al：Visual Impairment in Children and Adolescents. Grune and Stratton, New York, 1987

11) Chase WP：Color vision in infants. *J Expntal Psychol* **20**：203-222, 1937

12) Greenberg DJ：Accelerating visual complexity levels in the human infant. *Child Dev* **42**：905-918, 1971

13) 再掲 7），p70

14) バウアー TGR（鯨岡俊訳）：ヒューマン・デベロップメント．ミネルヴァ書房，p128，1982

15) 再掲 7），p61

16) Fantz RL：The origin of form perception. *Sci Am* **204**：66-72, 1961

17) Field TM, et al：Discrimination and imitation of facial expressions by neonates. *Science* **218**：179-181, 1982

18) Melzoff AN, et al：Newborn infants imitate adult facial gestures. *Child Dev* **54**：702-709, 1983

19) 浜田寿美男，他：子どもの生活世界の始まり．ミネルヴァ書房，p141，1984

20) 再掲 19），p125

21) 田中昌人，他：子どもの発達と診断 1 乳幼児期前半．大月書店，p129，1984

22) 下條信輔：乳児の視力発達．基礎心理学研究 **2**：56-67，1983

23) 田中昌人，他：子どもの発達と診断 2 乳幼児期後半．大月書店，pp48-49，1984

24) エアハルト RP（紀伊克昌訳）：手の発達機能障害．医歯薬出版，p55，1988

25) ゲゼル A（山下俊郎訳）：乳幼児の心理学．家政教育社，p115，1968

26) 再掲 21），pp124-127

27) 再掲 23），pp71-73

28) 再掲 23），pp130-131

29) 田中昌人，他：子どもの発達と診断 3 幼児期Ⅰ．大月書店，p180，1984

30) 再掲 29），p86

31) Levine KJ：Video material "Development of Prewriting and Scissors Skill" Therapy Skill Builders.

32) 再掲 29），p134

33) 再掲 29），p84

34) さくら・さくらんぼ保育園：ビデオ さくらんぼ坊や 2．共同映画株式会社，青銅プロダクション

35) 前田優也：幼児の動作模倣とそれに関連する諸能力との相互作用分析．平成 18 年度群馬大学大学院医学系研究科保健学専攻 理学・作業療法分野 基礎作業療法学領域修士論文．

36) 田中昌人，他：子どもの発達と診断 4 幼児期Ⅱ．大月書店，p95，1984

37) 再掲 14），p248

38) 波多野完治（編）：ピアジェの認識心理学．国土社，pp40-71，1976

39) 奥 祐子：健常児の排泄動作の完成と身体図式の発達の関係．群馬大学医学部保健学科作業療法学専攻卒業研究論文集 **7**：64-70，2009

40) 再掲 36），p135

41) Magalhaes LC, et al：Bilateral motor coordination in 5- to 9-year-old children：a pilot study. *Am J Occup Ther* **43**：437-443, 1989

〔参考文献〕

1) Illingworth RS：The Development of the Infant and Young Child；Normal and Abnormal. Churchill Livingstone, pp131-166, 1975

2) ロイス ブライ（本木孝子，他訳）：写真で見る乳児の運動発達．協同医書出版，1998

3) 田中昌人，他（監）：子どもの発達と診断 1〜5 巻．大月書店，1984

4) ゲゼル A（山下俊郎訳）：乳幼児の心理学．家政教育社，1968

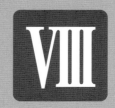

発達障害の作業療法の基礎となる手段―遊び

Ⅷ-A 子どもにとっての遊びとは
Ⅷ-B 遊びの発達的意義
Ⅷ-C 遊びの楽しさの分析
Ⅷ-D 遊びの発達
Ⅷ-E 遊びの種類と遊具

Ⅷ-A
子どもにとっての遊びとは

Ⅷ-A-a
遊びの3要素

　発達障害児の臨床では，遊びは主要な治療手段であるというより，すべての治療的手段が遊びとして展開されなければ治療として成立しにくい側面がある．そういう遊びの重要性を考え，ここに章を独立させて遊びを取り上げる．

　遊びについての研究は，主にその本質を究明するものと，治療や教育の手段としての実用的側面を追求する二つの方向からなされている．前者では遊びを思想や文化との関係から考える哲学・文化史的な考察[*1]，子どもの発達過程との関係から捉える発達心理学的な考察[*2]，精神分析的な考察[*3]などがある．遊びの実用的側面の研究に関しては，ロシアの心理学を基盤にした遊びの指導論が多い[*4]．発達障害児の臨床に根ざした遊びの研究としては，アメリカの作業療法士たちによる遊びの評価表の作成[1)~6)]，検査道具や治療手段としての有効性に関する研究などがある[7)~18)]．

　子どもにとっての遊びは，費やされる時間やエネルギーの量，生活に対して持つ意義において，おとなにとっての遊びとは異なる．おとな

にとって遊びは仕事や身辺処理活動に対比される活動領域で，ストレスの解消，気分転換，エネルギーの充填としての機能を持つ．子どもの遊びにもそういう面がないわけではないが，遊びの気分は活動の隅々にまで浸透し，むしろ生活すべてが遊び化しているとさえいえる．子どもにはすべての活動や対象を遊びにしてしまう才能がある．アンリオ（Henriot J）は「遊びとは行為である以前に意識である」と述べているが[19)]，子どもにとっての遊びは，おもちゃで遊ぶ特定の活動だけをいうのではなく，ものと他者へのはたらきかけのあり方を示す存在形式といってもよい[20)]．その特徴を2，3の遊びの定義の中に求めてみると，自発性，非現実性，快経験という三つの要素が浮かび上がってくる[21)*5]．

Ⅷ-A-b
自発的で自由な活動

　強制されたり，義務感が伴ったりすると，楽しいことも興ざめしてしまうように，遊びはまず自発的に行われることによって成立する活動である．遊びには相手があり，ルールもあって意のままに振る舞えるものばかりではないが，その遊びを選択し，それへの参加や撤退を決める主体は，自分自身である．子どもは遊びにおいて，遊び相手と相互に依存し合っているようにみえる．しかしその依存さえも，内発的な喜びのもとに行われていることに注目する必要がある．多かれ少なかれ，他人の思惑を気にせざ

---

*1　哲学的な考察としては，アンリオ（Henriot J），西村らが挙げられるが，ギリシャの時代から遊びに言及する哲学者，思想家は多い．文化史的な観点からは，ホイジンガ（Huizinga J），カイヨワ（Caillois R），チェスタートン（Chesterton K），リード（Read H）などがいるが，詩人のシラー（Schiller JCF）も遊びについて言及している．
*2　発達心理学的な考察としては，ヴィゴツキー（Vygotsky LS），レオンチェフ（Leontiev K），エリコニン（Elkonin DB），ピアジェ（Piaget J）などがいる．
*3　エリクソン（Erikson EH），ウィニコット（Winnicott DW）らは精神分析医の立場から遊びについての考えを披露している．
*4　ダニイル・ボリソヴィチ・エリコニン；1904~1984年．ソビエト連邦の心理学者．発達を主導するキー活動としての「あそび活動」の研究で有名．主著『遊びの心理学』（1978年）．
*5　アメリカの作業療法士のバンディー（Bundy A）は遊びの要素を，非現実性（suspension of reality），主体性（perception of control），内的欲求（intrinsic motivation）としている．

るを得ない日常の諸活動の中では，遊びほど自己が完全に活動の主体になり得る活動は見当たらない．自発的で自由な活動であるからこそ，興の赴くまま何時間でもそれに没頭することができるのである．

■VIII-A-c
非実利性・非現実性

　子どもは遊びを通して，知識や技能だけではなく，葛藤を解決し人とうまくやっていく能力を身につけていくことを多くの研究者が指摘している[22]~[24]．しかし子ども自身がそのような目的を持って遊びに臨んでいるわけではない．アラン（Alain W）は「人は一貫した脈絡のない活動，すなわち後の続きが出発点から切り離されて出発点が消し去られることを前提としているような活動を，遊びと呼ぶ」[25]といい，必ずしも何かを意図し，その実現を図るというような首尾一貫した実利行動ではないことを指摘している．まさに遊ぶために遊ぶものである．

　この遊びの非実利性こそ本来の人間のあり方だとする見方は昔からある．紀元前のプラトンは，人間にとって真っ当な生き方とは「できるだけ遊びを楽しみながら，その生涯を送ること」といい[26]*6，18世紀の詩人シラー（Schiller JCF）も「何らかの欠乏が動物を"はたらき"に駆り立て，それが充たされると"遊び"が生まれるので，人間は遊んでいるときだけが本来の姿に戻る」と述べている[27]*7．ものやからだが意識

によって完全にコントロールされなければ，仕事や身辺処理活動はうまくいかない．しかし「人とものとの関係はそれでよいとしても，人は操作や支配の対象とされるものではなく，自己の主体性を守りつつも相手と一体化し，相手の一部となることによって自己も本来の姿を現す」とブーバー（Buber M）はいう[28]．遊びとはこういう人間観が具体化される場であるというのが，遊びに人間の本来のあり方を求める考え方の根拠になっている[29]~[32]*8．

　新生児が生まれながらに持つ泣き声は，初めから生体の危機警告手段として機能している．しかし機能的である泣き声は実際のことばにつながらず，むしろ声の遊びともいえる喃語が意思伝達の手段に発展していく．高等動物になればなるほど，生存に直結しない遊びに多くの時間を費やすといわれているが[33]，ただ生きるだけではなく，よく生きることが高等動物の頂点に立つ人間の証しであるとするならば，そういう生を生き抜くための能力の獲得過程にも，特殊な側面があっても不思議ではない．厳しい現実に適応するための豊かな能力が，発達の初期から遊びの中で培われるのは合理的なことといえる*9．現実には何の利益ももたらさず，目先の課題を解決するうえで何の役にも立たないが，そういうものこそ，人間の生を最も深いところで支えているという指摘をする学者は少なくない[34]*10．

---

　*6　プラトン：『法律』803C～804D．遊びを人間形成と結びつけて考えていた．643B～Dでは，教育手段としての遊びの効用について触れている．このように遊びを陶冶価値としてみる考え方は，それ以降ルソー（Rousseau JJ）などにおいてもみられる．

　*7　ベートーベン「第九交響曲」の合唱曲〈歓喜に寄せて〉の作詞者．イエナ大学でシラー（Schiller JCF）に学んだフレーベル（Fröbel FWA）は，後に幼児教育の創始者となった．

　*8　吉本隆明は人の生き方を「日常からの聖なる逸脱あるいは聖なる遊び」と述べる．人は日常性に徹することが価値ある生き方であるが，人には何らかの理由でそこから逸脱していかざるを得ないという．それは向こうからやってくることであり，その〈向こう〉側に応えることであるという．

　*9　遊びの生活準備説を説くグロース（Groos K）は「動物は幼年であるから遊ぶのではなく，遊ばなければならないから，幼年期がある」といっている．

　*10　宗教学者エリアーデ（Eliade M）は，仕事に費やされる時間を「俗なる時間」と呼び，遊びに費やす時間を聖なる時間と呼んだ．

VIII. 発達障害の作業療法の基礎となる手段―遊び

■ VIII-A-d
快の追求とその経験

遊びは面白く，面白くなければ遊びでない．遊びはまず何よりも楽しみを求める行為である．すなわちそれは快の追求に他ならない．快の追求は古今・東西，老若・男女を問わず誰にでもみられる．見ようによっては，快の追求は人間の行動がそれに基づいて起こる原則といえなくもない[35]．食べ物の獲得，生殖など生存に直結する諸活動は，動物の本能の最も中心に位置する活動であり，それ自体は快をもたらすものである．しかしそれに伴う生産活動，育児は必ずしも快とばかりはいえない側面を持っている．自己保存は時に競争を余儀なくし，競争は多大の苦痛をもたらす．人は快を求めて苦痛に出合い，それを解消するためにまた快を求めるという循環を繰り返すことになる．

こういう現実にあって，遊びを死という人間の本来的な宿命から気を紛らわすための気晴らしとみなし，遊びを人間の有限性と関係づけて眺めるパスカル（Pascal B）のような見方もある[36]*11．生存にまつわる葛藤の解消を遊びに読み取ろうとする考え方はまだ他にもある．ウィニコットは，内的現実と外的現実の間に少し余裕を持った過渡的空間を想定し，そこで学ぶ問題解決の仕方を〈遊び〉とする[37]*12．いずれにしても人間は，動物としての快を内に含みつつ，またそれに尽きない快を求めることを止めない．そういう探求の萌芽が遊びという形で発達初期の諸活動にみられることはむしろ自然なことでもある．

---

*11 パスカル：『パンセ』には気晴らし（divertissement）に触れた断章は 1，11，39，142，143，164～168，170，171，324，421，462 と多い．

*12 イギリスの小児精神分析医．フロイトやクラインは内的心的現実に関心を向けたが，彼は移行対象（transitional object）というような概念を用いて，この中間領域のはたらきに関心を寄せた．

VIII-B
遊びの発達的意義

VIII-B-a
カタルシスとしての遊び

1) 子どものストレス

遊びにはストレスの解消として機能する側面がある[38]．またそれが将来の生活人・職業人として必要とされる能力を準備するものであることを強調する研究者もいる[39][40]*13．食欲，性欲，闘争など古い大脳皮質の機能がそのままの形であらわされると，とかくもめごとの原因になりやすい（快楽原則）．そこで新しい大脳皮質は，それが暴走しないように監視を余儀なくされる．しかし，始終監視されるとストレスがたまるので，時々それを発散させなければならないが，その発散はあくまで社会的に受け入れられる形になっている必要がある（現実原則）[41]．おとなにおける気分転換とはだいたいこのような仕組みを持つが，文化交流のなかった太古の時代からこのストレスの発散の仕方にも一定の型があったという．特に歌，踊り，飲酒，勝負ごとなどは，通常，他者との交わりの中で行われる気晴らしである．人間にとって最もストレスの原因になりやすい人間関係が，また解消の最善の場であったというのも興味深い．

子どもには「そんなささいなことで泣かなくても」と思うようなことが多々あるが，子どもにも等身大のストレスはある．そしてもともと幼児期の活動のあり方の主流が遊びそのもので

あるから，そのストレスの発散の場もまた遊びにしかない．子どもの遊びには〈つもり〉がつい本気になって，自我のぶつかり合いになることがしばしばある．むしろ子どもの遊びのほうが，楽しみとストレスが隣り合わせになっている度合いは高く，ストレスがあってもおとなのように仕事に逃げることもできない．子どもにとっての遊びは見かけよりも厳しい問題解決の場ともいえる．

2) 子どものストレスの解消法

発達の初期には，外界と自己との境界の皮膚感覚にストレスの解消があることがよく指摘される[42]．乳幼児の情緒発達の研究家たちは，こぞってそれを養育者との肌の接触を通した情緒的交流としている．彼らは身体の境界に子宮環境を想起させる心地よい刺激を感じることが，子どもに安心感をもたらし，この安心感が自・他を意識させ，自我を育てるとともに人に向かう愛着を育てるという[43]．指しゃぶりが乳児のストレス解消法であり[44]，愛情の欠如や内面の不安が皮膚のかゆさとなって現れるという解釈[45]も，ストレスと皮膚感覚との密接な関係を指摘するものである．

上肢が使えるようになると，タオルケットやぬいぐるみをもてあそんだり，口へ持っていったりすることが多くなる．毛布をかぶったり，布団の間に潜ったりすることもある．さらにイメージが育ち，それを駆使できるようになると，人形遊びや空想遊びを通して，ストレスを解消するようになる．子どもが空想上の友だちを作るのは，自分の衝動をコントロールしようとすることの現れといわれている[46]*14．子どもが3歳くらいになると，周りの出来事を自分なりに

---

*13 古くはカー（Carr H）がいるが，精神分析学派は多かれ少なかれ，遊びのカタルシスとしての側面を重視している．一方，遊びの生活人・社会人としての能力を準備するという側面に注目する人々としては，古くはグロース（Groos K）がおり，ピアジェ（Piaget J），ヴィゴツキー（Vygotsky LS），多くのアメリカの作業療法士たちなど，多くの研究者が，遊びが社会人としての能力の獲得に役立っていることを指摘する．

*14 してはいけないと言われていても，ついやってしまうことが幼児には多い．その場合，母親を悲しませたくもないが，また自分のしたことの責任をとれないことも知っている．こういうとき，空想上の友だちに責任を転嫁することができる．やめさせようとしたのだけれど，彼がやってしまったのだというように．

捉え，ものごとを一定の予測を持って眺められるようになる．そうすると「そうなるはず」のことに対して，「こうしよう」という心づもりが出てくる．こういう意図性が育ってくるとものごとの理解の程度に応じて，嫌なものでも我慢できるようになる．子どもにとっての仕事意識（やらねばならないと感じること）が遊びの中から分化してくる過程は，こういう自己統制の芽生えと関連する．しかし仕事意識が増えるに従ってストレスもたまりやすくなり，遊びのカタルシス（浄化作用）としての機能の比重も大きくなってくる．遊びが持つカタルシスとしての機能に着目し，それを心因的な問題の治療の手段として位置づけたのが遊戯療法[*15]である[47]．

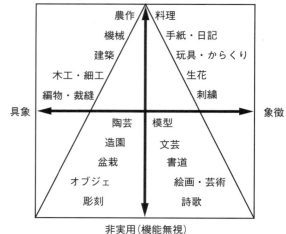

図Ⅷ-B-1 演じる遊びの周辺領域
（文献48を引用改変）

Ⅷ-B-b
生活の準備としての遊び

増田は実生活の活動と遊びを類比させ，実生活での挨拶，礼儀作法が，〈演じる〉遊びと共通点を持ち（図Ⅷ-B-1），経済行為が〈賭ける〉遊びに通じる点を指摘している[48)〜50)]．キールホフナー（Kielhofner G）[51)52)]やライリー（Reilly M）らも遊びの意義を，クラフトマンシップ（職業人），スポーツマンシップ（余暇人），シチズンシップ（社会人）に必要な能力を準備する点に求め，遊びで培われる能力と社会的能力との連続性を指摘している[53)]．ピアジェも遊びの中で身につけたルール感覚が，社会で求められる道徳へ連続的に発達するものとみている[54)]．

社会のルールの本質は人間同士の契約，つまり約束事にあるが，道徳，倫理は善・悪という価値に基準を置いた判断であって，必ずしも人間同士の契約から直接的に発展するものではない．それゆえ遊びのルールがどの程度，社会のルールや道徳につながるかはそれほど自明ではないが，他人に迷惑をかけず自分のことは自分でし，できれば人の助けができるような能力が遊びの中でも養われるとしても不思議ではない．

子どもの遊びではしばしば自我がぶつかり合い，それが子どもの人間関係を危うくする．すでに仲間関係の楽しさを知っている子どもにとって，この関係の喪失は耐え難い苦痛である．子どもはペナルティーを恐れて友だちとけんかをしないのではなく，交友の楽しさを知ればこそ，その関係を壊したくないと願い，けんかもどの程度までは許されて，どの線を越えてはいけないかというようなさじ加減を覚えていくのである[55)]．皮肉にも遊びの意義が強調されればされるほど，いわゆる教育的な遊びなどが考え出されて逆におとなの操作を招きかねなくなる危険性がある[*16]．古謡に「遊びをせんとや生れ

[*15] 遊戯療法は，遊びを使った治療というように使われることが多いが，厳密にはデビット・レヴィ（Revy D），バージニア・アクスライン（Axline VM）など，遊びを意図的に使っている療法を指す．デビット・レヴィは，はじめ子どもに自由に遊ばせ，徐々に難しい遊具にしていき（ストレスを与え），それを何とか解決して遊ぶことによって自らのトラウマを克服する（開放療法）．バージニア・アクスラインは遊びを非指示的に使い，コントロールしたり，支持したりしないで遊ばせることによって，子どもは自己認識するとした．

[*16] 中学校でのクラブ活動全員加入，幼児教育産業による超早期からの教育的遊びは，子どものストレスになりやすい

VIII-B　遊びの発達的意義

表VIII-B-1　遊びの分類の代表例

ホイジンガ	カイヨワ	アンリオ	増田
1.　闘争としての遊戯	1.　闘争（アゴーン）		1.　競う
2.　表現としての遊戯—模倣と演技	2.　模倣（ミミクリー）	1.　模倣	2.　演じる
		2.　仮面と人物	
	3.　偶然（アレア）	3.　偶然	3.　賭ける
	4.　眩暈（イリンクス）	4.　眩暈	4.　感じる
			5.　作る

表VIII-B-2　遊びの〈動詞による〉分類とその内容（文献 48 より）

	具体的な内容（動詞）
1.　感じる	〈ぐるぐる回る〉〈触れる・触る・触れ合う〉〈動かされる・動く〉〈錯覚〉〈見る・聞く・読む〉〈食べる・飲む〉〈驚かす・恐がる〉〈スリルを楽しむ〉〈壊す・やっつける〉〈集める〉〈とる〉〈飼う・育てる〉〈使う・与える〉
2.　演じる	〈あわせる・つられる〉〈繰り返し同じことをする〉〈ねり歩く〉〈まねをする〉〈役を演じる〉〈ふざける〉〈歌う〉〈踊る〉〈鬼ごと〉〈かくれんぼ〉
3.　競う	〈どっちが先か〉〈奪い合う〉〈的に当てる〉〈ものをやりとりする〉〈力を比べる〉〈遠くへ投げる〉〈出来栄えを比べる〉〈見つける・見出す〉〈不意をつく〉〈追いつめる〉
4.　賭ける	〈当てる〉〈三すくみ〉〈占う〉〈さいころ〉〈挑む〉〈賭けごと〉
5.　作る	〈もので作る〉〈形を作る〉〈自然物で作る〉〈からくり〉〈ことばで作る〉

けむ，たわむれせんとや生れけむ」とあるように[56] [*17]，子どもは遊ばせなければいけないというよりは，本来遊ぶものなのである．おとなによる遊びへの不適切な介入こそ，用心しなければならないものである．

　遊びの本質は楽しさの追求にある．しかし何を楽しく感じるかは，感じる側の問題でなかなか他から判断できるものではない．ものの理解の程度，姿勢・移動能力，手指の巧緻性，協調性，母親の同席の有・無，作業療法士や部屋が持つ雰囲気，そこにはたらく集団力動性など，遊びの楽しさを左右する因子は多様で複合的である．同じことをしても作業療法士が変わった

り，母親がいなくなったりすると遊べなくなってしまうこともある．そうかと思えば，目先を少し変えるだけで退屈していた子どもが再び目を輝かせて遊び出すこともある．臨床場面での遊びの様態は不確定で流動的である．「面白いはずだ」と思うことでも子どもが喜ばず，「こんなことが」と思うようなことでも子どもに大受けすることが結構ある．遊びの面白さとは，常に子どもが喜ぶ事実の中に，模索されるべきものである．

　表VIII-B-1 は，遊びの研究家による遊びの分類を並べたものである．多少の視点の差異はあるものの[57]～[60] [*18]，遊びの楽しさを構成するも

　いという指摘がある．また「スポーツは健全な精神を育てる」「漫画は子どもによくない」「テレビゲームは仲間を作らない」というような発言は，いずれも本当かどうかよく吟味する必要がある．

*17　平安時代末期，「梁塵秘抄」巻第二．雑 86 首の中．明治 44 年，和田英松により発見．

*18　ホイジンガ（Huizinga J）は文化史，カイヨワ（Caillois R）は社会学的，アンリオ（Henriot J）は哲学的，増田は文化的にそれぞれ〈遊び〉を考察している．

221

のとして,「闘争」「模倣」「偶然」「眩暈」「製作」「玩具」の六つの要素が挙げられている.それぞれの概念内容は多少異なるが,この中で遊びの〈楽しさ〉を動詞で記述している増田の五つの分類を下敷きに,遊びの楽しさを考えてみる(**表Ⅷ-B-2**).①〈感じる〉②〈演じる〉③〈競う〉

④〈賭ける〉⑤〈作る〉の中で〈作る〉は〈演じる〉の延長線上にあるものと考えられ,〈賭ける〉は主に成人における遊びの要素なので,ここでは①〈感じる〉②〈演じる〉③〈競う〉の三つについて,それぞれの内容を明確にしながら,その発達的な関連を探ってみる.

VIII-C 遊びの楽しさの分析

■VIII-C-a
〈感じる〉楽しさ

　〈感じる〉面白さは,感覚刺激の処理過程での面白さといえる.感覚刺激を直接楽しむものから,見聞きしたものの意味やイメージを頭の中で組み立てるようなものまでを含めて,そこに面白さが"感じ"られれば,すべて〈感じる〉遊びといえる.カイヨワ,アンリオらはこれを〈めまい〉と表現しているが,前庭感覚だけではなくすべての感覚にそういう面白さがある[61)62)]*19.

　実社会でうまくやっていくためには,周りの人や状況に気を配る必要がある.そこではすべての感覚が動員され,互いに補い合ってうまくことが運んでいく.しかしすべての感覚を動員し,調整することは大変なエネルギーが求められ,実生活での感覚情報の制御はストレスを生むことになる.したがってそれらの統合された諸感覚の中の,ある感覚だけを一時的に切り離して使うことが,それらの束縛からの解放となってくる(図VIII-C-1).子どもでも幼稚園や学校では,家庭とは違った気の遣い方が求めら

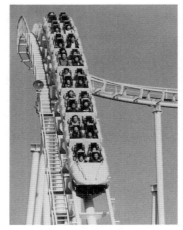

図VIII-C-1　緊張と弛緩の落差
ジェットコースターでは非日常的な刺激と大地の安定性の落差を楽しむ.

れ,特に集団の中では人のいうことをよく聞くことが求められる.歌や音楽を〈聴く〉ことは,〈聞く〉感覚をそういう気を遣う現実から解放することになるので,子どもにとって歌うことや歌を聴くことが楽しみになる.絵本も〈見る〉ことだけが気遣いから切り離されるので,楽しみの行為に転ずる.ケーガンJ（Kagan J）は乳児の何か理解したときの笑いを,わからないことの緊張の緩和と述べているが[63)],故桂枝雀も落語の笑いの本質を緊張と緩和の落差にみている[64)].日本の優れた喜劇映画を数多く手がけてきた山田洋次は,おかしさが客観的に存在するのではなく,おかしさとは感覚の落差とそれを見る視点に依存すると述べている[65)]*20.

---

*19　いろいろな宗教でみられる修行も日常生活からの逸脱の試みと考えることができる.鎌田東二によると修業とは,まず日常性から離れる中で追求されるが,その日常性は重力と加速度によって象徴されている.したがって修行は重力と加速度からの脱却という形をとることが多いという.生活や仕事の現場では不安定性に気を遣う.ものを倒さないように,転ばないように,不安定な足元に常に気をつける.それらの感覚から自らを解放する必要が時々出てくる.熊野奥駆けの山伏修行では,断崖から身を乗り出す修業があり,比叡山千日回峰などでも山中を駆け下りる修業がある.西洋でもモンテ・カッシーノのカルメル会修道院など断崖の上に建っていることが多い.宗教的な修行にも,子どもが喜びそうな前庭感覚や体性感覚が多用されていることは興味深い.

*20　昭和20年代後半の新宿に,50円食堂といってどんな丼物でも50円で食べさせる店があったという.いくら物価が安い時代とはいえ,50円でうな丼が食べられるわけがないが,ある日一人のおばさんがそれを注文し,期待を込めて蓋を取ったところ消しゴムのような小さなうなぎが出てきたらしい.山田はそのときの「あっ」という情けない声が今でもおかしさをもよおすと語っている.50円を食事にかけられない人は,うなぎが食べられるだけでもありがたいと思うだろうし,金持ちも同情こそすれ,これを笑えないだろう.その人の気持ちがわかりつつ,

Ⅷ．発達障害の作業療法の基礎となる手段—遊び

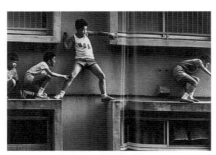

図Ⅷ-C-2　危険だから面白い
（文献66より）
面白さは恐さと紙一重である．

1）喜びとしての刺激の落差

　感覚には〈慣れ〉がつきまとうので，感覚刺激が刺激として感じられるためには，それが変化する必要がある．〈感じる遊び〉でも，感覚刺激に変化があり，それが非日常的な感覚刺激になると楽しみになる．人がくしゃみをすると喜ぶ子どもがいる．一瞬ハッとして（緊張），「くしゃみか」と安心し（弛緩），その安心の共有の確認が思わず笑いとなるのである．ぐるぐる回しや，手足を持ってマットに放り出すような少々乱暴な遊びをしてもらいたがる子どもがいる．空中に放り出されたとき，一瞬の緊張がありマットに沈んで再び身体のコントロールが可能になった自分を取り戻して安堵する．この落差が子どもの許容範囲内であれば面白さとなり，それを越すと恐怖に転じ，泣き出してしまう．子どもであれおとなであれ，恐怖はいかなる場合においても快の対象にはなり得ない．しかし面白さと恐怖は紙一重の差であり，許容範囲を超えた感覚刺激が面白さにならないことは当然としても，落差や混乱を感じさせない感覚体験もまた面白さにつながらない（図Ⅷ-C-2）．精神の緊張と弛緩の落差という発想は，臨床場面で「遊び」を提供するときの原則ともいえる．

子どもが「はっ」とし，それが何かわかって，「なーんだ」という気分上の落差を味わうとき，「面白い」と感じるのである．

2）楽しみとしての体性感覚，前庭感覚

　発達の初期段階では，子どもは触覚，固有感覚，前庭感覚に面白さを感じやすい．揺すられること，撫でられること，手・足を動かされることは，自己と外界が未分化な状態にある新生児の時期からの楽しみでもある．
　もともと大脳辺縁系は小脳と密接な連絡網を持っているので，揺すられることも快につながりやすい[67]*21．これらの感覚の変化を快として感じると，それに能動的に応答しようとするはたらきが芽生えてくる．刺激の変化がさらに自発的な行動の結果として実感できるようになると，〈感じる〉楽しみは一層増幅されてくる．この時期，子どもはわざとものを〈壊し〉たり，〈落とし〉たりすることがよくある．自己が原因となって，存在するものが消えたり，形を変えたりするということが面白いのである．このように能動的に感覚の変化を作り出せるようになると，〈揺すられる〉ことから〈揺する〉こと，〈触られる〉ことから〈触る〉こと，〈動かされる〉ことから〈動く〉ことへと刺激の楽しみ方に変化がみられるようになる．子どもは走れるようになると，誰でも多少多動になる．何かの目的のために動き回るというより，動くこと自体が楽しいのである．自分で動いている分には，自己の処理能力を超えて刺激が与えられることはない．自らの動きによって得られる感覚が楽しいはずである（図Ⅷ-C-3）．回転，加速度，振動，触覚をもたらすような遊具が保育園や幼稚園に必ず備えつけられているのは，この時期の子どもの要求に応えようとするものである（図Ⅷ-C-4）[68]*22．

　少し優位に立って見るところにおかしさが出てくると山田はいう．

*21　ヒースは，猿の誘発電位を調べた実験から，小脳深部と大脳辺縁系で最も著しい電気生理学的活動が起こったことを報告している．

*22　幼稚園設置基準では滑り台，ブランコ，砂遊び場が規定され，幼稚園設備整備費補助金による補助金対象には太

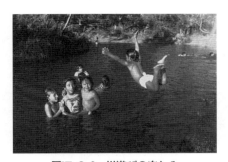

図Ⅷ-C-3　川遊びの楽しみ
（文献 69 より）
子どもは，多くの体性感覚刺激をもたらす水遊びが大好きである．

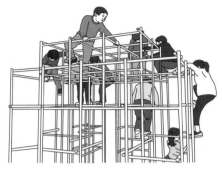

図Ⅷ-C-4　ジャングルジム
公園遊具は，就学前児にとって楽しみである．

3) 楽しみとしての視・聴覚，イメージの操作—受容遊び

　知覚経験がイメージとして蓄えられるようになると，感覚間の落差と同時に，直接知覚体験と内的なイメージとの落差も楽しみの誘因となる．「いない・いない・ばー」では，おとなの顔の消失と再現を視覚によって確認する．しかし単なる消失や再現だけでは驚きになっても，楽しみになるとは限らない．あると期待したもの（イメージ）が期待通りに出現すること，つまり知覚体験がイメージに同調することによって，面白さが生じるのである．それゆえ「いない・いない・ばー」には〈ものの永続性〉が背景となるが，またそれが確実になってからでは，面白みも出にくいのである．〈ものの永続性〉が不安定で，期待が叶えられるかどうかがはっきりしていないからこそ緊張が生まれ，期待が叶ったときの緩和との落差が生じる．馴染みの顔のほうが子どもの笑顔を誘いやすいという報告[70]もあるので，これは愛着的な関係にある相手とだけできる遊びともいえる[71]．

4) 〈感じる〉楽しさの発展

　はじめは非日常的な刺激など外的要因が優位であるが，イメージや身体を随意にコントロールできるようになるにつれて，能動的にはたらきかけ，それによって得られる自己と対象の変化が刺激自体の面白さに勝るようになる．いろいろな場所で飛んだり，跳ねたりするのは，身体を動かすこと自体が楽しみでもあるが，支持面の抵抗感の違いを感じることにもある．よくわざと水溜まりに入ったり，側溝の縁を歩いたりする子どもがいるが，そういう刺激を楽しんでいるのである[72]．

　絵本を見たり，童話を聞くことの面白さも，物語のおかしさや怖さを感じるだけでなく，それを聞いている人と感情を共有したり，登場人物と同じ感情を持ったりすることにもある．〈脅かしごっこ〉などでは，感覚の落差だけではなく，相手の驚きを予想したり，自・他の内面の変化が楽しめたりするようになる．3歳児くらいでは，感じる楽しみもその場に局限されることが多いが，余裕を持ってイメージを操作できるようになると，前もって想像したり，準備をしたりすることができるようになる．そうなる

鼓橋，登り棒，登り綱，吊り輪，滑り台，ブランコ，低鉄棒，平均台，シーソー，跳び箱，マット，三輪車，ジャングルジム，キャッスルジム，グローブジャングル，遊動木，木馬，ジャンピング，巧技台，積み木，組木，粘土板，木工道具，ままごとセット，動物人形セットなどがある．前庭感覚，触覚，固有感覚を中心とする遊具が圧倒的に多い．

Ⅷ. 発達障害の作業療法の基礎となる手段─遊び

と第三者がやっている〈脅かしごっこ〉を見ることも面白くなってくる．幼児・学童期のものの収集は，実用的な目的から離れ，その行為自体が自己目的化するところに楽しみがある．子どもにとっては，散歩，買い物に出かけること，レストランに行くことは，日常性からの変化の経験であり，そのことが楽しみなのである．

　おとなの娯楽である「お笑い」もこの〈感じる〉楽しさの延長線上にあるといえる．ただし，緊張と緩和の落差を感覚レベルではなく，話の内容，つまり認知レベルで感じるところにその面白さがある．1960年代にシャボン玉ホリデーというハナ肇とクレージーキャッツが演じるコントとザ・ピーナッツの歌がメインの人気バラエティ番組があった．毎回，ピーナッツが演ずるシリアスな場面に，場違いの男が闖入(ちんにゅう)してきて「およびじゃない．これまた失礼」という台詞で皆がずっこけるというワンパターンの笑いであったが，これが緊張と弛緩の落差の創作による戦後日本の典型的な笑いの原型となった．

　人生は苦であり，悲しみに満ちたものであることは，わざわざ物書きが書くまでもなく，人々はそのことを身に沁みて実感している．しかしだからこそ，無理やりにでも「笑い」を創作する努力がされなければならないと言ったのは，多くの優れた小説・戯曲を残した井上ひさしであった．その井上ひさしも，駆け出しの頃，てんぷくトリオ*23のコントの台本などを手がけていたという．これにも緊張と弛緩の典型的なパターンがみられる．考えてみれば，お笑いの元祖，喜劇王と呼ばれたチャップリンの笑いの本質も，この緊張と弛緩の落差にあった．どうやら「お笑い」に関わる芸人たちは，この原則を熟知していたようだ．〈感じる〉楽しさは最も

シンプルな構造を持つ楽しみだけに幼児から高齢者まで，どの年齢の人にも通じる普遍性が認められる．

Ⅷ-C-b 〈演じる〉楽しさ

　〈演じる〉とは俳優がある役を演じるように，現実の自分とは違うものになることを意味する．いくら真に迫った演技をしても，別人になれるわけではないので，演じる意識がどこかには残っているはずである．しかし演技がまったくの虚構かというとまたそうではなく，山田洋次監督によると，演技には必ず自分の一部が現れるという[73]*24．

1) 未分化な自我の周辺をさまよう楽しさ

　子どもの〈ふりをする〉遊びの根底には模倣がある．しかし〈寝たふり〉において，寝ることを完全に模倣するならば，模倣する人も寝なければならないことになるが，本人が寝てしまっては〈ふり〉にはならない．そういう意味では〈ふりをする〉とは役の特徴をただ真似することではない．本当の姉妹が〈姉妹ごっこ〉をしたときのほうが，姉は姉らしく，妹は妹らしく振る舞ったという報告[74]があるが，〈ごっこ遊び〉での子どもの役作りをよく見てみると，省略や誇張があり，子どもなりの役のアレンジがある．つまりふりをする対象はありのままに模倣されるのではなく，「姉とはこういうものだ」という理解に基づくイメージの再現といえる．〈ふりをする〉とは必ずしも違う自分になりきることではなく，別の人を装いつつ，同時に実際の自分もそこに現れるのである[75]*25．自我

---

*23 1960年代から1970年代にかけて活躍した3人組のお笑いグループ．現在，生存しているのは伊東四朗のみ．このコントは三宅裕司演出によって舞台で再現されている．

*24 兵隊，ヤクザ，娼婦を演ずれば俳優はみんなうまくみえる．しかし「男はつらいよ」の〈とらや〉の家族がご飯を食べながらふと「あらこのお芋おいしいわね」などという演技のほうがずっと難しいという．演技には，役者のパーソナリティーが不可避的に現れるからである．

*25 おかあさんごっこをしている3歳の子どもに，「○○子ちゃん何してるの」と聞いたところ，「○○子ちゃんじゃ

がそれほど明確になっていない段階では,〈ふりをする〉こともおとなの演技ほどはっきり意識されているわけではない.〈ふりをする〉ことの面白さは,実の自分と別の自分の間を往来し,完全にはでき上がっていないこの自我の境界線の周辺をうろつくことにある[76]. この〈つもり〉が他者と共有されると,その楽しみがさらに倍加するので[71], お団子のつもりで出された泥のかたまりは,「むしゃむしゃ,ああおいしい」と受けてやるのが,ふりをしている子どもへの礼儀なのである.

〈ごっこ遊び〉の面白さとは,この未確立の自己の周辺を揺れ動くこと,つまりこころの宙吊り状態のスリルを,仲間と共同で味わうことにある[78]. 幻想(illusion)の語源が,ラテン語の in lusi ＞ ludere(遊びの中)にあることを思うと,〈ごっこ遊び〉とはまさに共同で幻想の中に入ることに他ならない.これに競争意識が加わって,〈ごっこ遊び〉は鬼ごっこ,かくれんぼなどに発展する.

2) 自我の浮遊状態の共有

演じる遊びの本質がこの不確かな自我にあるとすれば,自我の確立の程度に応じて,この種の楽しみは徐々に低下していく.自・他の意識がそれほど明確になっていない頃の子どもは仲間と群れるのが好きである.魚や小鳥のように,一人が動けば他が追従し,一人が何かを言い出せば「ボクも,ワタシも」と呼応する.することの内容より,一緒に群れていること,一緒に〈ねり歩く〉こと自体が楽しいのである(**図Ⅷ-C-5**).

自我の浮遊状態を共有することへの願望があるので〈あわせる・つられる〉ことも楽しくて仕方がない.そこでは〈繰り返し同じことをし〉ても,飽きることがない.また大声で「歌った」り,「踊った」りすることの中にも,〈ふりをする〉〈群れる〉要素をみることができる.歌や踊

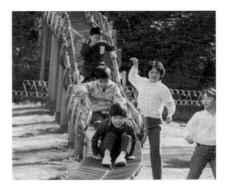

図Ⅷ-C-5　群れること
子どもは群れていること自体が楽しい.

りは,初期には文字通り固有感覚や前庭感覚に躍る(興奮する)のであるが,表象的な模倣ができる段階では,何かをイメージし,それを演ずることのほうにより陶酔を感じるようになる.

かつて農業国であった日本には,春駒,ドンド焼き,虫送りなど農作業から祭礼化した行事がどの地方にも残っている.そういう伝統行事では,子どもたちがいつも嬉々としている.祭礼の意味さえ意識できないような子どもでも,集団でおとなについて回って群れることが誇らしく,うれしいのである.

3) 他者を志向する〈演じる〉遊び

児童福祉施設では,四季の移り変わりとともに,よくいろいろな行事が行われる.筆者が勤めていた施設でも師走にはクリスマス,春には節分というように,日常生活にアクセントをつけるためにさまざまな意匠が凝らされる.ある年の節分は,おなじみの赤鬼,青鬼の他に若い作業療法士が扮した山婆がいた.後で本人から「雪女だったんです」と聞かされたが,白塗りのおもてに長い髪を振り乱し,打ち掛けの裾を翻して病棟を駆け抜けるさまはなかなかの迫力であった.

子どもの反応はというと,まったく意に介さない.おかあさん」と叱られたと教育心理学者の河崎道夫は述べている.しかし,おかあさんであるなら返事をしなくてもよさそうなものである.

Ⅷ．発達障害の作業療法の基礎となる手段—遊び

表Ⅷ-C-1　遊びの楽しさと認知，心理・社会的発達との関係（岩崎，1999）

	1．〈感じる〉遊び以前	2．〈感じる〉遊び	3．〈演じる〉遊び	4．〈競　う〉遊び
A．楽しみの本質	物理的・身体的安定	物理的・身体的浮遊	自我の浮遊	自我の対立
B．認知発達	近接受容感覚	遠隔受容感覚	イメージ	概念
C．情緒・心理的発達	母親との共生状態	自・他の区別の芽生え	未熟な自我	明確な自我

ないもの，おびえるもの，ニヤニヤしているもの，表象の理解の程度に応じてその反応はさまざまである．「○○先生」と正体がわかっていても，なお目の前の雪女を怖がる子どもがいるが，〈演じる〉遊びを一番楽しめるのは，この段階の子どもたちである．テレビを見ていても，自分が登場人物になったように感じられるのも，この段階に達した証拠といえる．〈演じる〉遊びが楽しめる段階の子どもの特徴といえる．この段階にいる子どもは，よくふざけ，いわゆる〈かまってもらう〉ことを好む．たまたま失敗したことを笑われると，それ以後，その失敗をわざと再現して，受けを狙おうとする子どももいる．

このように〈演じる〉遊びには〈感じる〉遊びと違って，いつも他者への志向性が認められる．つまり他者のまなざしを意識することが，演じることをより面白くさせているのである[26]．〈感じる〉遊びでは，ハンモックやブランコなどで実際の物理的空間を浮遊することが楽しみであった．〈演じる〉遊びでは，その楽しみは自己の意識における浮遊に変わっていく．〈感じる〉遊びから〈演じる〉遊びへの発展は，知的，社会・心理的な発達と同一歩調をとるものである．表Ⅷ-C-1 は1．〈感じる〉遊び以前の遊び，2．〈感じる〉遊び，3．〈演じる〉遊び，4．〈競う〉遊びにおける，さまざまな属性をまとめたものである．A．それが楽しみとして感じられる条件，つまりそこで提供される楽しさの本質，B．それを感知できる知的能力，C．情緒・心理的発達という視点でその属性が整理

されている．

〈感じる〉遊び以前においては，重力に逆らって姿勢を維持できないので，自己の身体を安定させる外からの環境的枠組みが存在しないと，なかなか〈安心〉が感じられない．しかし抱かれていたり，おくるみに包まれていたり，身体が安定した基底面を感じていたりするとそれが即〈快〉となる．その快は口や肌を通して感じられるので，知的能力の基盤となる感覚処理技能そのものがそれを感受する能力といえる．安心の基地は母親なので，心理的にも身体的にも母親に密着していることが，その快の源泉となる．

次の〈感じる〉遊びでは，緊張と緩和の落差の感受が〈快〉になるので，その落差を身体と心理に生む不安定要因が必要になる．したがって身体が空中に揺れたり，不安的な基底面を感じたりするなど，一種の浮遊感がその快の本質といってもいい．その浮遊感を〈快〉として感じさせる能力は，固有受容感覚・前庭感覚に加えて，スウィングする音や映像など視覚，聴覚などにも拡張される．身体的，環境的安定感の中で育まれた安心感は，子どもを環境への探索に駆り出すが，一方，環境からその安心が損なわれることも経験する．こうした経験を通して，他を意識するようになり，その他の意識が自己を自覚させるようになる．その自他の区別の芽生えの不安感が浮遊状態を快と感じさせているともいえる．

〈演じる〉遊びで感じる〈快〉は，感覚．運動

---

[26] 暴走族の青年たちも，誰も見ていない山道を群れて走ることはない．観客が多い街中で走ることで，暴走することを演ずるのが楽しみなのである．

的現実ではなく，自己の感じ方，自己の思いの中に存在する．ものを介した遊びではあるが，そこで楽しまれているものは，物自体というより自分で作り上げたイメージである．自己の空想世界の中で，イメージを思う存分操作することが，そこでの快に他ならない．空想と現実の世界を出たり入ったりしてその区別が明確になっていないので，〈ごっこ遊び〉や〈ふり〉が楽しめるのである．

　自我の意識が高まってくると，快の源泉を再び現実世界に求めるようになる．自己の優越性が現実世界の中で確認できることが快になる．学業や仕事など生活世界においても自己が優れていることが証されることを願うのだが，この領域での競争は他者との関係を歪める危険性をはらんでいる．そこに代償としての〈競う〉遊びが出現する．そこで勝っても実生活に何の影響も与えないのに，遊びの勝ち負けにこだわり，勝つことに執着するのは，それが自己の優越性の代償になっているからである．こういう象徴機能が育っていないと，〈競う〉ことは快にならない．〈競う〉遊びでは自己の優越性の証明に向けての他との対立そのものが楽しみとなる．

■ Ⅷ-C-c
〈競う〉楽しさ

　3歳児では走ることはできても，競い合って勝つことが走ることの動機にはなってはいない．特別支援学校の運動会などでは，逃げ足は速いくせに，徒競走で前に人がいると追い抜けない子どもをよくみかける．綱引きで綱を引くと，引き返したりせず，引かれたほうについてきてしまう子どももいる．こういう子どもとは，押すとそのまま土俵から出てしまうので相撲にならず，またおしくらまんじゅうも成立しない．こういう子どもたちは，いずれも競うことが遊びの動機になっていない．

1）　対立を明確にするルール

　競う遊びを英語でゲーム（game）というが，

〈感じる〉遊び，〈演じる〉遊びの遊びにはプレイ（play）ということばが使われる．欧米の言語ではこのプレイは，楽器を弾く，劇を上演するときの動詞として使われるが，日本語ではハンドルに遊びがあるというように，機械の動きやこころに少し余裕のある状態を〈遊び〉と呼ぶことがある．以下は西村による解説だが[79]，play（英），spielen（独），jouer（仏）には，ハンドルの遊びを意味する意味が含まれているとのことである．つまり遊ぶときの手の動きは，仕事や身辺処理活動のときのような秩序立った手の使い方ではなく，楽器の演奏にみられるような余裕のある自由闊達な使い方だというのである．漢語においてもそのような区別があるとのことで，遊戯の〈遊〉は，遊民，遊泳などのように規範が緩やかなものもあらわし，〈戯〉はもともと武器を意味し，秩序立った手の動きを表現するものとのことである．縁台将棋の指し手にも，駒を指す手に，うちわを使う仕草とは違う真剣さが垣間みられるのは，そこに勝負の要素が介在するからである．

　〈競う〉遊びには，感じる遊び，演じる遊びと比べると，もう少し秩序立った形式があり，それが〈競う〉遊びの楽しさを生む基盤となっている．落語家の故金原亭馬生が得意としていた「笠碁」は，碁の「待った」から，大家の商人同士がおとなげないけんかに発展してしまう噺であるが，へぼ碁でもあまり「待った」を繰り返していると，確かに面白くなくなってしまう．ゲームには方法，勝敗の判定などに何らかの基準が規定される必要があり，その規定を明確にする対立関係こそが〈競うこと〉を面白くしているものである．したがって，〈競う〉遊びが楽しめるためには，勝つという目的意識，ルールの了解，〈ふりをする〉能力などが必要になってくる．〈演じる〉遊びでも述べたように，〈ふりをする〉ことは虚構ではない．虚構でありつつ，現実の自分もそこに現れるので，勝つことによって名誉心，意欲，自尊心が満たされる．それに勝つことで自尊心に結びつくことが，〈競う〉ことの本質であり，報酬であるので，そこ

で競われる内容は二の次というような場合もある. ギネス世界記録には,「氷水の中にどのくらい長くいられるか」とか,「ホットドッグを何個食べられるか」などくだらない記録がある（というより多い）. それでもそこで勝つことが, 自尊心に結びつく人がいることを示している.

しかし勝つことがまた〈競う〉ことの面白さを決定するものではない. 素人将棋でも実力の差が歴然としていれば勝ってもそれほど面白くないように, 能力が拮抗していることが競うことを面白くする条件となる. もっとも保育園児でもここら辺の理屈はよくわかっており, 一方勝ちになりそうになると, 変幻自在にルールを変えている. 鬼ごっこで年少のものがすぐつかまってしまうことが重なると,「J ちゃんと M ちゃんはタイムあり」とか,「そこへ逃げるとつかまらない」不可侵の陣地を作るなどのハンディをすぐに発明してしまうのである.

2) 〈競う〉遊びの発展

競争心をあおり, 挫折感をもたらすという理由から, 低成長の時代になって小学校の運動会の種目から勝ち敗けのあるゲームが払拭されてしまったが, 勝負の負けが悔しさ, 挫折感をもたらすものであれば, その勝ちは自尊心を満たすものでもある. 競う形にはいくつかの形式があるが, 時間的な速さ, 力, 正確さなどの心身の能力を競う点にその原型がある. それが〈どっちが先か〉〈奪い合う〉〈的に当てる〉〈力を比べる〉〈遠くへ投げる〉というような形で争われることが多い[80]. 心身の機能を直接競う形から, 結果としての作品の出来栄えや活動の質を競うという方向にその発展がみられるが, 競う形がさらに進むと, チーム同士の競争のように仲間意識に基づいたり, 相手が過去の自分自身であったりすることもある. 縄跳び, バレーボールのラリーでは相手を負かすのではなく, 自分たち自身で作った目標に向かって, なるべく長く続けることが共同の面白さになる. バレーボールのラリーでは相手が受けやすいようボールを渡す技術が競われるのである.

勝ち負けがある競技が退けられる反面, 集団で行う競技は歓迎されることがある. クラス全員で走る二人三脚や長縄跳びなどである. 集団対抗戦はクラス内の団結を強めるとなぜか信じられているふしがある. しかし集団には必ず運動が苦手な子どもがいるはずである. そういう子どもが, つまずいてクラスの足を引っ張ったというような非難が, 陰では必ずあるものである. 集団競技がよくて, 勝敗のある競技が悪いなどという根拠は何もない.

硬い透明のプラスチックのボールの中に, 水に浮かぶアヒルがいて, ボールが転がると中のアヒルも動くダックボールというおもちゃがある. 今は見かけなくなったが 1950 年代にはベストセラーで, どこの家庭でも見かけたおもちゃであった. これはある大学の幼児教育の先生[*27]の発明である. この先生は, 戦後の高度成長期における子どもの盤ゲームが子どもの競争心を過熱させるのではないかと心配し, 相手と協力して完成させるダイヤモンドゲームを考案した. 2 匹目のどじょうを狙ってというわけでもなかろうが, 玩具会社も左前になっていた会社を建て直してくれた先生なので, その提案を無下に断ることもできず, 相手と協力しなければできない不思議な盤ゲームができ上がった. 案の定, この盤ゲームは子どもの関心を買うことはなかった. この年齢における〈競う〉遊びは, おおげさな言い方をすると, 動物の本性に根ざしたもので, おとなの観念によって弱めることのできないエネルギーを腹蔵している.

3) 遊びの中にみられるルール

河崎は, 拾ったボールを近くにいる誰にでもかまわずぶつけてよいという激しい遊びの中に観察された, 子どもの他者への配慮について報

[*27] 松村康平；1917〜2003 年. 御茶の水女子大学家政学部幼児教育教授. 『子どものおもちゃと遊びの指導』（フレーベル館, 1970）などの著書がある.

表Ⅷ-C-2　遊びの本質としての浮遊の枠組みの発展 （岩崎，1999）

	1.〈感じる〉遊び	2.〈演じる〉遊び	3.〈競う〉遊び
浮遊する空間	身体的・物理的空間	自己の内面空間	人的空間
規定する枠組み	遊具の形態・特質	イメージ	人との好意的な関係
	ブランコ	お母さんごっこ	追いかけっこ

告している[81]．この遊びには特にルールらしきものは見当たらないが，よく観察するとボールをぶつける場所も顔を避けていたり，大きい子どもは年少児に手加減をしたりする傾向がみられたという．つまり子どもたちは，人間関係のルールを自然に見つけるというのである．

協力，援助，配慮，誠実などは，幼児期からの母子関係を中心とする対人関係に起源を持つものであるが，〈競う〉という関係の中で開花し，洗練されるといってよい．落語「笠碁」の後半は，ささいなことからひびが入ってしまった人間関係を修復する過程に焦点が絞られているが，大家の主人がなかなか素直に謝りに行けず，その心理が3，4歳の幼児のけんかの仲直りを思わせるところが笑いを誘う．しかしおとなの対人関係における修復の技能も，本質的にはこの頃に獲得するものである[82]．

4）　楽しさを規定する枠組み

遊びの楽しみを規定する何らかの枠組みが考えられる（**表Ⅷ-C-2**）．〈感じる〉遊び，〈演じる〉遊びでは，物理的空間と心的空間という違いはあったが，〈浮遊する〉ことにその面白さの本質があった．ブランコなどでの〈感じる〉遊びでは，放り出される感覚はブランコのロープ（物理的特質）によって規定されるのに対して，〈演じる〉遊びではふりをする役が〈ふりをする自分〉の枠組みとなって，その楽しさが生まれている．〈競う〉遊びでも，所属する社会の人間関係のあり方（ルール）がそこに枠組みとしてはたらいている．遊びは実生活と違って，何度でも試行錯誤することが許される場である．むしろ遊びの中で失敗を繰り返すことによって，適切な人間関係の維持への意欲と技術が学ばれていく．とりわけ遊びでは，自我のぶつかり合いが多くなるが，その機会が多い分だけ，他者の視点を自らの行動の規範に取り入れるための良い機会となる．

VIII-D
遊びの発達

　ピアジェ（Piaget J）は遊びを〈練習遊び〉〈象徴遊び〉〈ルール遊び〉の三つに分けて，これをそのまま遊びの発達の方向としている（**表VIII-D-1**）[83]．先に遊びの楽しさの要素として〈感じる〉〈演じる〉〈競う〉を挙げたが，〈感じる〉楽しみの中に表象レベルにおける遊びまでを含めた点を除くと，これらはピアジェの分類による遊びの内容にほぼ同調するものである．つまり〈練習遊び〉は〈感じる〉楽しみ，〈象徴遊び〉は〈演じる〉楽しみ，〈ルール遊び〉は〈競う〉楽しみに相当すると考えてもよい．

　マック（Mack W）はピアジェの知的発達を軸に作業行動理論と感覚統合理論の考えを加え，それぞれの遊びの入力的要素と出力される機能に触れることによって，遊びをより構造的に理解しようとしている（**図VIII-D-1**）[84]．

　遊びを心身の機能の総合として捉えるライリー（Reilly M）は，遊びの発達の方向性に，①探索行動，②コンピタンシー行動，③達成行動という概念を指標としている[53]．〈探索行動〉とは，感覚刺激に誘導される行動で，行動を主導する誘因が自己の外にある形式を持つものである．それに対して〈コンピタンシー行動〉とは，自己が結果の原因になりうることに楽しみを感じる行動の形式といえる．〈達成行動〉とはそれを目標として行う行動である．競争で他者に勝つという目標であったり，自分で作った目標に向かって挑むということであったり，その目標

はさまざまであるが，目標が達成されたとき，大きな満足が得られるような遊び方である．**図VIII-D-1**における入力とは，遊びの誘因や素材になるもの，出力とはその遊びによってもたらされる能力を意味し，中央の欄はその処理過程における中心的なはたらきを示すものである．ここでは〈感覚・運動遊び〉〈構成遊び〉〈社会的遊び〉という枠組みを階層的に並べているが，これは下位のものが上位のものの発達的基盤になっていることを意味している．この図を下敷きに，特に遊びの連続性に焦点を当てながら，遊びの発達を概観する．

　マック W も，遊びを〈感覚・運動遊び〉〈構成遊び〉〈社会的遊び〉の三つのタイプとして捉えている．これはピアジェによる分類〈練習遊び〉〈象徴遊び〉〈ルール遊び〉に重なる．それと同時に，これらの３者の発達学的関係も示している．つまり〈感覚・運動遊び〉が基盤となって，〈構成遊び〉が生まれ，その〈構成遊び〉の延長として〈社会的遊び〉が出現するのである．

　それぞれの遊びが，何度も繰り返される中で内部発展し，次のタイプの遊びに移行するのであるが，左側，中央，右側の三つの枠にそのはたらきのキーワードが明示されている．最初感覚刺激に画一的に，短絡的に反応するだけであった運動出力は，それが繰り返される中で，自発的で，自由度のある選択的動作に変わっていき，環境からの要請を満たす動きに変貌していく．感覚・運動遊びの欄の最上段，最右側に〈運動技能〉というキーワードがあるが，これは，この遊びを通して獲得されるのは，運動企画能力，つまり，最も効率的な運動を形成する能力である．

　〈構成遊び〉では，その効率的な動きを通して，

表VIII-D-1　ピアジェによる遊びの分類（文献83より）

遊びの種類	出現年齢	内　　　　容
1．練習遊び	0〜1歳	身振り，喋る，触る，壊すなど
2．象徴遊び	2〜6歳	模倣，役割ごっこ，想像など，象徴と虚構の遊び
3．ルール遊び	7〜12歳	協力，競争，義務を必要とする集団の遊び

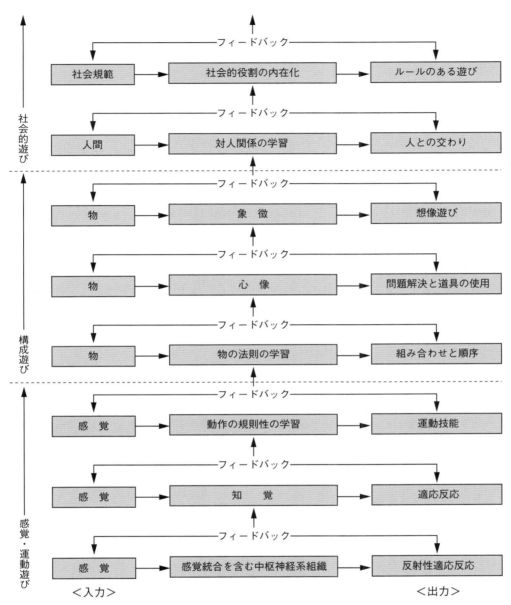

図Ⅷ-D-1 遊びの発達の発展的階層モデル
（文献84より）

対象とするものの本質が帰納され，ものが頭で理解されるようになる．自分の頭の中にいろいろなイメージを浮かべ，そのイメージに沿ってものを扱えるようになる．最上段，最右側にある〈想像遊び〉とは，〈ふり遊び〉〈ごっこ遊び〉を指し，〈構成遊び〉での最終産物となる．

その〈ふり遊び〉〈ごっこ遊び〉は，人と共同で遊ばれることによって，より一層楽しいものとなる．最上段の〈社会的遊び〉は，その人的共同性を含んだ遊びを意味する．競争原理がはたらく人の中で行われる遊びである．そこには当然ルールが必要になり，またルールに従うことがその遊びの〈楽しさ〉を保障する〈ルールのある遊び〉になるのである．

Ⅷ. 発達障害の作業療法の基礎となる手段―遊び

■Ⅷ-D-a
感覚・運動遊び

1) 感覚処理過程とその結果

　感覚・運動遊びとは，自らの運動や環境からの感覚刺激を楽しむ遊びである．はじめ偶然に行ったことがきっかけとなってこれを繰り返すようになるが，徐々にその結果を想定してものにはたらきかけるようになる（第1次循環反応→第2次循環反応）．

　感覚刺激が快く感じられるためには，それらが中枢神経系の処理能力の範囲内になければならないが，処理能力と感覚・運動経験との関係は相補的であり，感覚・運動遊びをすることによって感覚処理能力も高められていく．繰り返し行われることがこの遊びの特徴でもあり，ピアジェがこれを〈練習遊び〉（practice play）と呼ぶ理由もそこにある．同じ刺激を求める遊びでも，〈対物遊び〉を〈身体遊び〉から区別して，対象遊び（object play）と呼ぶこともある．見ること，聞くことを楽しむ遊びを感覚・運動遊びと区別して〈受容遊び〉（receptive play）と呼ぶ研究者もいる．視覚のコントロールが良くなる6カ月過ぎから，ものを触ることより，見・聞きする楽しみが増えてくるが，その後，見・聞きすることの意味を想像することが受容遊びの中心になっていく．それゆえ受容遊びには，次の段階の構成遊びの要素を持つものも含まれる．

　視覚が諸感覚を代表するようになると動作が連続するようになり，一つの目的に向かってまとまりを持つようになる．操作方法をあらかじめ頭の中で描けるようになると，動作も自動化されてくる．〈蓋なら開ける〉〈ボタンなら押す〉〈紐なら引く〉〈積み木なら倒す〉というように対象の機能に沿ってものを操作することができるようになるので，この遊びは〈機能的遊び〉（functional play）とも呼ばれる．

2) 感覚・運動遊びの発達

　この遊びの原初的なものは，〈人の声〉〈物音を感じる〉〈動くものを見る〉など〈見・聞きすることを楽しむこと〉と，〈手・足を動かす〉〈声を出す〉〈指しゃぶりをする〉など〈身体を動かす〉遊びがある（1～4カ月）．

　身体遊びでは，はじめ寝返りをしたり，姿勢を変えたりするなど，身体をダイナミックに動かすことを楽しんでいる．触覚遊びも，はじめ身体部分を触っていたものが，衣服，毛布など身の回りにあるものを手当たり次第に触るようになり，その対象が身体部分から徐々に周りのものに移っていく．ものをじっと見，追い続けることができるようになると，目で確認したものが手伸ばしの動機となり，手の方向を誘導するようになる．もの遊びでも，この感覚・運動遊びの段階では，〈触る〉〈いじる〉〈こする〉〈舐める〉〈叩く〉〈落とす〉など比較的，単純で瞬間的な動作が中心となる．

■Ⅷ-D-b
構成遊び

1) ものの法則性の理解とその結果

　感覚・運動遊びの中での探索行動は，ものの理解を促すと同時に，身体の各部分の位置関係（身体図式）の理解を助ける．対称的な姿勢がとれるようになると，両手を合わせ，それを口へ持っていったり，頻繁に寝返ったりするようになってくる．これらを通して，体の中心軸が自覚され，それを中心に身体の両側が分化してくる．

　空間関係もはじめは頭や身体を揺する範囲の中で，前・後が理解されているにすぎないが，手を伸ばせるようになると，より広い範囲の中で上・下，左・右の位置関係を理解するようになる．さらに移動が機能的になると，ものと自己との距離も正確になる．左手で触るものが左というように，はじめ空間の理解は自己の動作

の中に限定されているが，身体の位置関係の理解が外の世界に適用されることにより，もの同士の間で理解されるようになる．

ものへはたらきかけることによって，ものにも変化が生じるが，その変化は時間感覚と原因-結果の感覚をもたらす．空間の理解には視覚が主に関与するが，時間の理解には聴覚が大きく関与する．時間関係，因果関係も空間関係の理解と同様，はじめ自己の運動との関係から理解されているが，後には対象それ自体の変化に感じ取れるようになる．

以上のように，空間，時間，因果関係という枠組みを得ることによって，ものへのはたらきかけは新たな次元で楽しむことができるようになる．ものがもたらす感覚刺激だけではなく，もの同士の〈関係〉の操作が楽しさの中心になる（ものの法則の学習）．ものによっては，はたらきかけに対して一定の反応しか得られないものもあれば，多様な反応をみせるものもある．子どもはある予想を持ってものにはたらきかけ，その予想が実現すると，その楽しさがさらに増幅される．このように直接的な感覚刺激から内在化されたイメージが媒介となって，構成遊びは〈ふりをする〉遊びに発展する．

イメージがさらに抽象化されると，ことば（概念）になる．概念の操作が楽しめるようになると，ことば遊びやことばのやりとりが頻繁になってくる．この遊びの範囲は広く，2～7歳くらいまでにみられる遊びの多くに，この象徴的要素が存在する．マックMはものの性質の理解，道具やおもちゃの操作から，イメージや概念の操作である〈ごっこ遊び〉や〈空想遊び〉までを構成遊びの範疇に入れている．ピアジェJはこの遊びを，文字通り象徴遊び（symbolic play）と呼んでいるが，その中には前操作的段階での能力を前提とするものまで含めている．ビューラー（Karl B）は構成遊びの中で，ふりをする遊びを〈想像遊び〉と呼び，構成遊びを〈製造遊び〉と呼んでいるが[85]，ものを作る楽しみの根底には，この〈想像遊び〉がある．

2) 構成遊びの発達

ものの機能に沿ってものが扱えるようになり，〈握る〉〈突く〉〈押す〉〈引く〉〈回す〉〈つまむ〉ことができるようになる．それが二つ以上のものの操作につながり，〈ものを打ち合わせる〉〈並べる〉〈積む〉〈壊す〉〈中に入れる〉〈取り出す〉こともできるようになる．ものの位置を変更したり，偶然に起こったことを再現したり，簡単な見本を摸倣したりする．さらに自分のイメージに合わせて，ものを組み合わせたり，並べ方を工夫したりする．こういう操作はおもちゃにも発揮され，おもちゃの受話器を耳元に持っていったり，おもちゃのスプーンで食べる格好をしたりするなど，本来の機能通りにおもちゃを使えるようになる（8～11カ月）．

これらの動作を子どもが行う日常動作に重ねると，食べる真似，飲む真似になり，〈ふりをする〉ことに楽しみの比重が移ってくる（12～15カ月）．このふりを楽しむ感覚が，周りの対象に広げられると，人形に食べさせる真似をしたりするようになる．〈人形の髪をとかし，ベッドに寝かせ〉〈受話器を耳に当てて，ボタンを押す〉というように，その動作も複数になり，動作が連続するようになる（16～19カ月）．このように自分の中にあるイメージが膨らんでくると，積み木や棒をコップやスプーンに見立てて，ふり遊びをすることができるようになる（20～22カ月）．このふりが仲間と共有されることを〈ごっこ遊び〉という．こうなるとおもちゃに遊ばれるのではなく，自分で計画を立てて遊ぶようになる．3歳過ぎでは，具体物がなくても，自分の考えやイメージを他者と取り交わすことを楽しむようになる．

積み木，ブロック，粘土などが構成遊びの代表的玩具であるが，同じものを使っていても，叩いたり，舐めたりするのであれば，それは感覚・運動遊びに留まるものである．ことばもやりとりの手段になっていないならば，構成遊びとはいえない．またこれらの遊びも，やりとりにより比重が置かれると，それは次の段階の社

会的遊びということになる．構成遊びの中では，そこで得られる感覚刺激はむしろ，選択的に抑制されていることが多い．

3) 感覚・運動遊びから構成遊びへの移行における三つの壁

図Ⅷ-D-2 は遊びの発達を図式化したものであるが[14)86)]，連続して発達するようにみえる遊びの発達も，楽しみの内容に注目するといくつかの段階に分けることができる．そしてその中に発達障害児が乗り越えにくい壁がいくつかある．

① 第1の壁―自分の身体からものへ

図Ⅷ-D-2 における「でたらめ」「Ⅰ 口・視覚」「Ⅱ 手」から「Ⅲ 機能的」に飛翔する場面である．感覚・運動遊びの中では，第Ⅱ期目での操作部位が口や目から手に移ること，触る対象が自分の身体からものに移るという二つのことが，遊びをさらに発展させるかどうかの一つの大きな分岐点である．入居施設における重度知的障害児の遊びを調査した報告によると，知能が低くなればなるほど，対物・対人遊びが少なく身体遊びが多くみられたという[18)]．そして2歳以下の精神年齢では，おもちゃが提示されても身体遊びを減少させることが困難になってくることが報告されている．感覚・運動遊びは頻繁に繰り返される中で，そこから得られる刺激のフィードバックを得て，技能も徐々にスムーズになり，多彩になっていく．常同行動と呼ばれる行動は，この変化が起こらず身体遊びが停滞し，定型化したものである．自分自身の身体で遊ぶことに留まる子どもたちは，もので遊ぶことが楽しみにならない．

② 第2の壁―動作からもの同士の関係へ

「Ⅲ 機能的」から「Ⅳ 関係的」に飛翔する場面である．ものへはたらきかけることによって，ものに変化が生じる．このようなものの変化に気づくようになると，ものへのはたらきかけはまた新たな次元での楽しみに拡大していく．ものから直接得られる感覚刺激だけではなく，もの同士が持つ〈関係〉そのものを操作すること

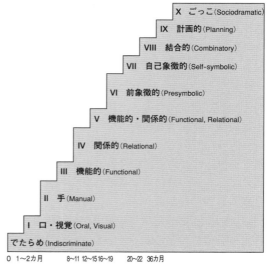

図Ⅷ-D-2 遊びの発達段階
(文献14より)

が楽しみとなる．子どもがある予想を持って，ものにはたらきかけるようになると，その予想の実現がさらに楽しみとなる．単におもちゃを触ったり，引っ張ったりすることから，二つ以上のものを打ち合わせたり，並べたり，出し入れするようになると，この関係の操作が楽しみになってきた証拠である．さらに自分のイメージに合わせて，ものを組み合わせ，並べ方を工夫するようになることもある（図Ⅷ-D-3）．こういう構成的能力がなかなか芽生えてこない子どもたちもいる．20人の知的障害児の遊びを調べた報告は，精神年齢1歳以下では，遊びがこの関係的な操作に発展しにくい点を指摘している[17)]．

③ 第3の壁―ものの操作から〈ふり〉へ

「Ⅴ 機能的・関係的」から「Ⅵ 前象徴的」へ飛翔する場面である．第3の壁は，第Ⅵ期，前象徴的段階のものを何かに見立てることができるかどうかという点にある．こうなるともはや，おもちゃに遊ばれるのではなく，自分で計画を立てて遊ぶという感じが強くなり，自分で望んで遊べるようになる．自閉症児などでは，比較的早く器用に積み木を並べたり，くるくる回したりすることはできるようになるが（第Ⅴ期，

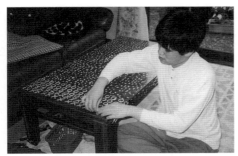

図Ⅷ-D-3　自閉症児の粘土遊び
粘土で自分のイメージしたことを再現するのが楽しみになっている.

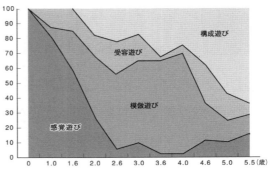

図Ⅷ-D-4　遊びの種類の経年変化
（文献85より）

機能的・関係的段階），ここから第Ⅵ期，前象徴的段階に進むところに大きな壁ができる．自閉症児の遊びはふりをするなどの象徴性がみられない点で，知的障害児の遊びと質的に異なるといわれている．

■Ⅷ-D-c
社会的遊び

1）社会的遊びの中心的なはたらきとその結果

社会的遊びとは，人を人として意識し，人とのやりとりを楽しみとする遊びであり，感覚・運動遊び，構成遊びはともにこれに向かう．人とのやりとりをするためには，共有できるイメージや概念がそれぞれに育っている必要があり，特に言語的なやりとりが重要な手段となる．構成遊びでは，ものの変化の原因が自己にあることが面白さの原因の一つであるが，ここでは自分と相手の双方が相互に変化をもたらす原因となりうることが楽しみになる．

しかしすでに述べたように，構成遊びがそのままこの社会的遊びに発展するわけではない．

子どもはかなり初期から人とものとを区別しており[87]，親との信頼関係を同年代の子どもとの関係に適用していく．社会的遊びの主要な要素である競争の中で自信と挫折を経験し，協力，義務，他人への配慮などの能力が培われることについては，〈競う〉楽しさのところですでに述べたところである．この遊びの出現時期にも大きな幅があり，3歳半過ぎ頃から，学童期（7～12歳）における仲間遊びには，多かれ少なかれこの社会的遊びの要素がみられる．社会的遊びの例としては，ゲームなど競う遊びが代表的なものになるが，散歩などでも人と関わることが楽しみの中心であれば，社会的遊びといえる．

以上マック M，スパーリング（Sparling J）の図に沿って，遊びを発達的な順序で説明してきたが，これを遊びの発達の基本的な流れとして理解することは差し支えないが，これを一つの直線的な連続として理解すべきではない．図Ⅷ-D-4はビューラー（Buler C）による加齢に伴う遊びの種類の出現頻度をみたものである．出現率の変化によって確かに何らかの発達的傾向はうかがわれるものの，それぞれの出現時期は重複しており，その出現期間もかなりの幅があることに注意する必要がある．

Ⅷ-E 遊びの種類と遊具

Ⅷ-E-a 遊びにみられる普遍的形式

　図Ⅷ-E-1 はウィーン美術史美術館所蔵，16世紀のフランドルの画家ブリューゲルの〈子どもの遊び〉と題された絵である[88]．この中に246人の子どもが描かれており，当時の遊びが91描かれているという．この他，19世紀のイギリス，ヴィクトリア朝時代の子どもの遊びを紹介したグリナウェイの絵本[89]や嘉永年間の歌川芳虎の〈子ども遊びづくし〉という版画にも，その時代のその地域における子どもの遊びが描かれている[90]．それらの遊びと現代の子どもの遊び[91]を比較してみると，共通する遊びが多数存在することに気づく．子どもの遊びには，住宅事情，環境，風習など社会構造の変化に影響される側面もあるが，古今・東西に共通する普遍的な内容や形式を持つ部分もある．先に遊びの楽しさの分析で触れた〈感じる〉〈演じる〉〈競う〉〈賭ける〉〈作る〉などが遊びの基本的な形式とすれば，具体的な遊びや遊具にもいくつかの共通性がみられても不思議はない（図Ⅷ-E-2〜4）．治療に用いる遊びをどのように思いつくかは，作業療法士自身の遊びの経験と想像力に負うところが大きいが，これらの普遍的な形式とその発達における順序などが自覚されていると，治療的な遊びを考えるときの参考になる．

Ⅷ-E-b 固有な文化を背景とした遊び

1) 日本の文化の特徴

　長い時間をかけて形成されてきたその国・地域の衣食住の慣習や振る舞いの様式から生まれた感性や美意識が文化である．そのような固有の文化が子どもの遊びの形式や内容に影響することも当然考えられる．

　武道，華道，茶道などいわゆる伝統文化が日本文化として紹介されることが多いが，むしろ意識しないくらい当たり前と思っていることがその国の文化であることが多い．日本に滞在する外国人に毎回テーマを決めて，自由に語らせ

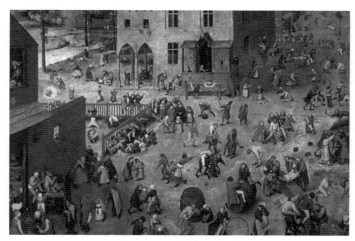

図Ⅷ-E-1　子どもの遊び
（文献88より）
この絵の中に当時フランドル地方で行われていた子どもの遊びが91描かれている．各遊びはまたそれぞれ長い歴史を持つものなので，この絵に描かれた遊びは欧州の遊びの集大成とみてもよい．

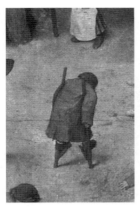 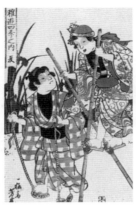 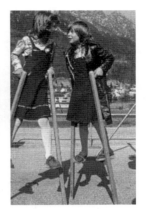

図Ⅷ-E-2 竹馬にのる子ども（文献88より）　　図Ⅷ-E-3 竹馬（文献90より）春好斎北州, 江戸時代　　図Ⅷ-E-4 竹馬にのるスイスの子ども（文献69より）

る「COOL JAPAN～発掘！ かっこいいニッポン」という番組（NHK, BS 2008～）がある．これまでポップ・カルチャー，ハイテク・カルチャー，伝統文化，しきたりや社会の仕組みなどの領域で160以上のトピックを扱ったそうである[91]．それらを参考に筆者が日本文化の特徴としてまとめたものが，①異国の文化・文物を積極的に取り入れ，それをより使いやすく変化させること[*28]，②個と全体の調和を図るバランス感覚[*29]，③配慮と合理性[*30]，④もののあわれと無常観[*31]などである[92]．

2）和の遊び

われわれが固有のおもちゃと思っている，お手玉，おはじき，ビー玉，カルタ，福笑い，けん玉，あやとり，花一匁，せっせっせ，カゴメカゴメ，ゴム飛び，竹とんぼ，コマ，竹馬，紙相撲なども，そのほとんどが外国に類似のものを見出せる．先に挙げた日本文化の特徴である四つの側面を色濃く持ち，かつ臨床場面でも治療手段として実施可能な活動として，以下のものがある[92]．

① 茶道・生け花—何かの「ふりをする」を楽しむ

客をもてなすことが本来の目的なので，辞儀，礼儀作法が大事にされる．特徴の③「配慮と合理性」を端的に示す活動である．非言語的所作が中心なので，言語・対人的な能力が低下していても，威圧感が漂わない．また型を尊重し，形式が明確なので，自由を行使する負担感も少なく，形式に沿うことで一定の自己抑制効果も生まれる．生け花では，やがて枯れていくものを扱うので，瞬間的な所作を慈しむという④無常観の要素を持つ．学習障害，高機能自閉症，知的障害を伴わない脳性まひ児などに適している（図Ⅷ-E-5）．

[*28] 仏教をそれまであった固有の自然信仰と結合させるなど．
[*29] 均一化と個性化の両傾向によって個と全体のバランスが図られている．ファッションから結婚式の挙式の仕方まで，日本人には均一たることを志向する傾向がある．一方，個性化は，ゴスロリ・ファッション（ゴシックアンドロリータファッション），携帯のストラップやデコ電（デコレーション電話）などにみられる．
[*30] カーブミラー，道路工事のときの道路誘導員，宅配便，洗浄機付きトイレ，使い勝手のよい日本の家電製品，家電量販店，代行タクシー，集団登校，日帰り温泉，出前などが「クール・ジャパン」ではクールとして挙げられている．
[*31] 〈もののあわれ〉「わび」「さび」の感覚である．〈無常感〉変化していくもの，消えていくもの，など変化そのものを味わう感覚（無常観）が，少し盛りを過ぎたものも愛でるという感性を生むことになる．

Ⅷ．発達障害の作業療法の基礎となる手段―遊び

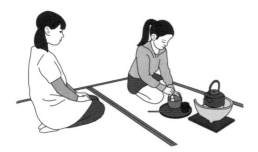

図Ⅷ-E-5　茶道

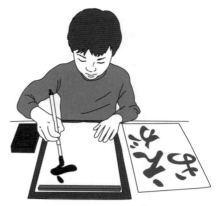

図Ⅷ-E-6　書道

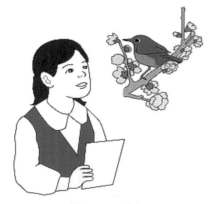

図Ⅷ-E-7　俳句

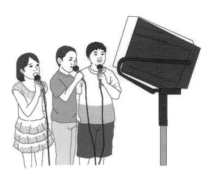

図Ⅷ-E-8　カラオケ

② 書道・座禅―思いへのとらわれから自分を解放する

書道では書くという所作があるが，本質的には心を無にすることに主眼が置かれるので，座禅と同様，静的な所作，あるいは動作そのものを抑制する活動といえる．しかし「あれこれ考えない」ことを求められるので，精神的には主体的な活動といえる．ADHD，学習障害のほか，過去の事象，感覚的刺激に過剰に左右されることが問題である対象者すべてに有効である（図Ⅷ-E-6）．

③ 俳句―写生と「褒め合い」「自慢し合い」を楽しむ

俳句は定型の詩作であるが，省略の美学ともいえる．言語を用いた創作だが，基本さえ学習すれば，児童でも十分楽しめる．ことばによる物事の描写は一つの客観視であり，客観的にものごとをみる練習は，自己の感情の把握，抑制につながる．学習障害児，知的障害を伴わない脳性まひ児に有効である（図Ⅷ-E-7）．

④ カラオケ―「過去の振り返り」「声を出して歌うこと」を楽しむ

カラオケは，Karaokeとなっているようにもはや国際的に知られた活動である．2～4，5人のグループだと，歌う頻度がちょうどよくなる．他人に聞かせると同時に，他人の歌を聞く練習になる．音楽が精神を賦活する作用について触れた文献は多い[93]．知的障害児，ダウン症児，自閉症児に有効である（図Ⅷ-E-8）．

⑤ カルタ・紙芝居―日常を外から眺めることを楽しむ

紙芝居はテレビの，カルタはテレビゲームが出現する前の，最もポピュラーな子どもの観劇，カードゲームであった．カルタ・紙芝居は電子媒体にはない固有の面白さがあるので現在でもそれなりに楽しめる．地域によっては，両親，祖父母も学校で習ったローカルなカルタもある

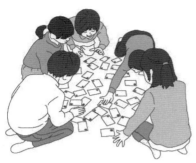

図Ⅷ-E-9　カルタ

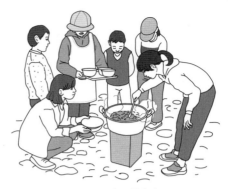

図Ⅷ-E-10　芋煮会

ので，世代間で親しむことができる．身近な題材を取り上げたカルタや紙芝居の製作は参加者の興味を高めると同時に，製作過程も治療的意義に満ちている．絵や字がわかるすべての発達障害児に使用できる（図Ⅷ-E-9）．

⑥鍋料理―団欒を自分のペースで楽しむ

調理は外国でもよく使われる治療活動であるが，これを，グループで，しかも宴会風に会食するところはいたって日本的である．地域の芋煮会などに参加するのもよし，施設や病院でのイベントや，他職種との合同治療で計画してもよい．そうめん流しや鍋料理は，会食のときの交流を円滑にするためには有効である．話し合いなどと違って，関わり方を自分のペースで選択できる点で，弾力的な活動といえる．すべての発達障害児が参加できる（図Ⅷ-E-10）．

⑦ひな祭り・七夕，節句―時間の節目を楽しむ

飾り物をし，特別な食べ物を作ったりして家人がかいがいしく準備する行事の思い出は，誰しも心躍る経験である．子ども心にも伝統に連なる喜びと厳粛さを体感する瞬間でもある．連続する時間の流れに節目をつけるのがこれら行事であり，こういう行事を確保することがおとなの役目ともいえる．会合し，会食，歌やゲームなどを加えることにより，〈ふり〉や〈見立て〉ができるようになった幼児から成人まで幅広く楽しめる活動といえる．すべての発達障害児が参加できる（図Ⅷ-E-11）．

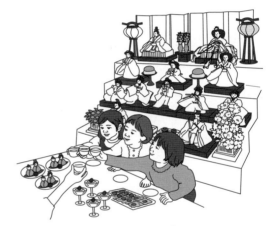

図Ⅷ-E-11　ひな祭り

Ⅷ-E-c
おもちゃと遊具

遊びには，もの遊びと人と遊ぶ遊びがあるが，これらは並行して相互に作用しながら発展する．それゆえ人と遊ぶことにつまずきを持つ子どもでも，おもちゃを介して人との交わりを促していくことができる．またおもちゃで遊べない子どもも，おとなが介在すると遊べるようになることがある．おもちゃは遊びの素材であり，それが子どもとのやりとりの技術の代替になるわけではないが，素材がよくてその品揃えも豊かであると，子どもとのやりとりを容易にすることは確かである．おもちゃは発達課題に見合うものでなければ，子どもはそれに面白いと感

Ⅷ．発達障害の作業療法の基礎となる手段─遊び

表Ⅷ-E-1 おもちゃとの関わり方の変化（文献94より）

0カ月	6カ月	1歳2カ月	2歳6カ月	4歳6カ月	6歳
(1) おもちゃとの出会い					
	(2) おもちゃに遊ばれている				
		(3) おもちゃに誘われて遊ぶ			
			(4) おもちゃと一緒に遊ぶ		
				(5) おもちゃを生かして遊ぶ	

じないので，代表的なものが2，3あればいいというものではなく，なるべく系統的に豊富にそろえておくべきものである．丈夫で優れたおもちゃは世代を超えて使え，発達障害の臨床現場では有力な武器になる．

■Ⅷ-E-d
おもちゃとの関わり方の変化

表Ⅷ-E-1は，就学前の乳幼児の主体性からみたおもちゃとの関わり方の変化を示すものであるが[94]，それぞれの時期でのおもちゃとの関係が適切な表題で記されている．

1) 第Ⅰ期：おもちゃとの出会いの時期（誕生～6カ月）

この時期では，視覚や聴覚を使って外の世界を発見すると同時に，自分の手を発見する時期である．最初は手で遊んでいたり，それを口へ持っていったりしているが，徐々に目が手を誘導するようになり，目と手を使っておもちゃへはたらきかけることが楽しみになる．

2) 第Ⅱ期：おもちゃに遊ばれる時期（3カ月～1歳2カ月）

動くものを目で追い，見たものに盛んに手を伸ばすようになる．動作はおもちゃに誘われ，おもちゃがある限り動作が持続するが，おもちゃに振り回されて遊んでいる感じである．どこかに移動しようとしても，途中におもちゃがあるとそれにとらわれてしまう．手の操作が未熟なので自分のできる仕方でしかおもちゃで遊べない．

3) 第Ⅲ期：おもちゃに誘われて遊ぶ時期（8カ月～2歳6カ月）

おもちゃで遊んでいるうちに，はたらきかけの違いによるおもちゃの変化が楽しくなる．基本的にはまだおもちゃに遊ばれているのであるが，因果関係，空間関係，時間などおもちゃの法則性に気づくようになると，おもちゃの好みが出てくるようになり，「こうしよう」というように意図的におもちゃで遊べるようになる．

4) 第Ⅳ期：おもちゃと一緒に遊ぶ時期（2～4歳6カ月）

おもちゃの変化を予想してはたらきかけるようになり，それに従っておもちゃへの関心がさらに高まっていく．固有の使い方を要求するおもちゃも扱えるようになる．しかしおもちゃの性質を生かして遊ぶというより，まだおもちゃと自分が一つになって遊んでいる感じである．

5) 第Ⅴ期：おもちゃを生かして遊ぶ時期（4～6歳）

おもちゃをいろいろ工夫したり，組み合わせたりして，自分がそれらを変化させる主体となる．自分でものを操作するとともに，その出来栄えを楽しむ．

表Ⅷ-E-2　遊びが育てる能力（文献94より）

		遊びの種類	遊びが育てる能力
②認知面	①情意面	(1)音楽リズム遊び	→音楽を聞いたり，表現する能力
		(2)絵本遊び	→絵を理解し，楽しむ能力
		(3)ことば・数遊び	→思うことを他に伝達する能力
		(4)造形遊び	→ものを創造したり，観察する能力
	③社会的側面	(5)構成・創造遊び	→ものをまとめる能力
		(6)探索・適応遊び	→問題を解決する能力
		(7)役割遊び	→人と自分の役割を理解する能力
		(8)協同・競争遊び	→他人とうまくやっていく能力
④運動能力面		(9)運動遊び	→技能や運動能力

表Ⅷ-E-3　音楽リズム遊びの発達

	6カ月〜	1歳2カ月〜	2歳6カ月〜	4歳6カ月〜6歳
(1)音楽リズム遊び	・楽しめる音 ・単純な操作で音が出る楽器	・リズム楽器 ・簡単な操作で音が出る楽器	・旋律楽器へ	・リズムと旋律の両方 ・歌いやすい歌
	・童謡 ・オルゴール ・がらがら	・太鼓 ・ラッパ	・木琴 ・キーボード	・ピアニカ ・ピアノ ・たて笛

Ⅷ-E-e 遊びの種類とその育てる能力

　同じく松村は遊びを九つの領域に分類し，それぞれの領域での発達を具体的なおもちゃを例にとりながら簡略にまとめている．**表Ⅷ-E-2**はそれらの遊びが伸ばすであろう能力の領域と能力の内容をまとめたものであり，**表Ⅷ-E-3〜11**はそれぞれの領域における遊びの発達に即したおもちゃの使われ方を示したものである．

1）音楽リズム遊び

　最初はオルゴールなどのような柔らかな音や歌に聞き耳を立て，①音を聴くこと自体が楽しみとなっている．②1歳過ぎ頃から自分で音を出すことが楽しくなり，打つ，押す，吹くなど簡単な動作で音が出せるおもちゃを喜ぶようになる．③その音の出し方もはじめ，リズムが一定していないが，徐々にリズム感が出てくるようになり，リズムをとることを楽しむ．④6歳近くになるとリズムだけでなく，メロディーを

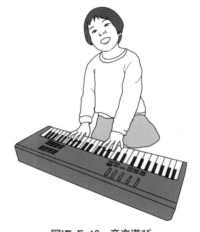

図Ⅷ-E-12　音楽遊び
音楽を聴き，楽しみ→音を出し→リズムをとり→メロディーを弾く→人と合わす

模倣することが楽しみの中心になってくる（**表Ⅷ-E-3，図Ⅷ-E-12**）．

2）絵本遊び

　上肢機能が機能的になる6カ月過ぎから，盛んに見たものに手を伸ばし，手で確かめること

Ⅷ．発達障害の作業療法の基礎となる手段―遊び

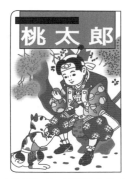

図Ⅷ-E-13　写実的な絵本

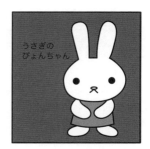

図Ⅷ-E-14　抽象的な絵

はじめは写真や写実的な絵のほうが抽象的な絵よりも子どもにわかりやすい（**図Ⅷ-E-13**，**図Ⅷ-E-14**）．**図Ⅷ-E-15**は，今話題のロボットなどで使われている人工知能によるものの認識のプロセスの図式化である．まず輪郭が認識され，さらにパーツ，その配置の相対的位置関係というように，段階を踏んでデータを整理していく深層学習（ディープラーニング）という手法が使われるそうである．デザイン的に省略化された対象の認識が発達初期の子どもにとって難しいのは，ほぼこれと同じ理由による．

またその内容も，食べ物や身の周りの日用品など身近な題材のほうが理解しやすい．動物，乗り物などは食べ物や日用品と違って，まず絵を見てものの名前が言えるようになり，後で実物と出会うことによってそれが定着する．2歳半頃から記憶がしっかりしてくるので，③ストーリーのあるものも楽しめるようになる．実際にものに触らなくてもことばを聞いてストーリーを追うことができるので，紙芝居も見ていられるようになる．④文字や数字が出てくる絵本は表象化の機能が進んでくる4歳頃から楽しめるようになる（**表Ⅷ-E-4**）．

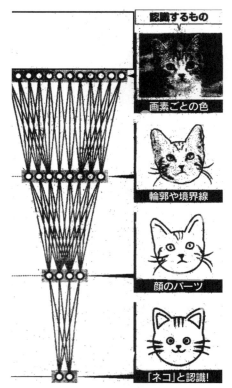

図Ⅷ-E-15　人工知能がものを認識するプロセス
（文献95より）

図の説明　具象物の持つさまざまな要素を〈色⇒輪郭⇒パーツ〉の順に分解・整理をして，それを記憶の映像と照合することにより，〈ネコ〉（最下段）と認証する．抽象的な絵（図Ⅷ-E-14）は，この最下段の絵のように，それなりの抽象化を経なければ認証されないのである．

3）ことば・数遊び

ことばは主に人に向けられることが多いが，①心地よい触覚刺激や印象の強いおもちゃでも発声が誘発されやすい．②1歳過ぎ頃から声や音が出る人形，声を出すと手足を動かす人形などで話しかけが誘発される．③電話などもジェスチャーとともに発語を促すおもちゃとな

が多くなる．①この時期には布絵本などのように，絵を取ったり貼れたりするような絵本や，触ると音が出る絵本などがよい．1歳過ぎくらいから絵本の中身をよく見るようになるが，②

表Ⅷ-E-4　絵本遊びの発達

	6カ月〜	1歳2カ月〜	2歳6カ月〜	4歳6カ月〜6歳
(2)絵本遊び	・取り外しができる絵本	・身近なものの写実的描写からものの特徴を捉えた描写	・空想が広がる絵本 ・話の筋が楽しめる絵本	・文字や数字が出てくる絵本
	・布絵本	・乗り物，食べ物，日用品の絵本	・立体絵本 ・からくり絵本 ・童話絵本	・紙芝居 ・数絵本 ・ストーリー絵本

表Ⅷ-E-5　ことば・数遊びの発達

	6カ月〜	1歳2カ月〜	2歳6カ月〜	4歳6カ月〜6歳
(3)ことば・数遊び	・気持ちが引かれる玩具	・話しかけたくなるような玩具	・話しことばを促進する玩具	・文字や数字の学習を促す玩具
	・ぬいぐるみ ・キャラクター人形	・声，音を出す人形 ・声で動く人形	・電話器 ・音声録音玩具	・いろはブロック ・文字スタンプ ・文字カード ・時計

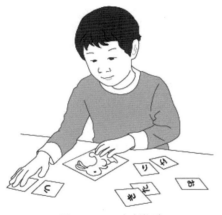

図Ⅷ-E-16　文字遊び

る．④4歳過ぎ頃から文字や数字を口に出して言うことが楽しくなると，触ったり並べたりして楽しんでいたカードやブロックなども，文字を読んで遊べるようになる（**表Ⅷ-E-5**，**図Ⅷ-E-16**）．

4） 造形遊び

1歳前では，①手で直接塗りたくったり，こねまわしたりするだけで，筆記用具で描くことが難しいが，1歳過ぎ頃から②クレヨンを握りしめてなぐり描きをするようになる．しかしはじめは手の動きが瞬間的で，方向がコントロールされていないので，なぐり描きも点描きになっていることが多い．③2歳半過ぎ頃からものを使って立体的な形を作ることができるようになるが，形が保存しやすいという点で，はじめは砂よりも粘土のほうが扱いやすい（**図Ⅷ-E-17**）．4歳過ぎ頃から手首のコントロールがよくなるので，④筆を使って絵が描けるようになる（**表Ⅷ-E-6**）．

5） 構成・創造遊び

6カ月過ぎ頃から，①手に触れるものは何でも握り，叩いたり，振ったりするが，1歳過ぎ頃からものとものとの位置関係が意識されるようになると，②ものを並べたり，積んだりすることに興味を持つようになる．2歳半過ぎ頃からその並べ方も自分で工夫するようになり，③自分のイメージに沿って構成することが楽しくなる．4歳過ぎ頃から④他児と協力してものが作れるようになる（**表Ⅷ-E-7**，**図Ⅷ-E-18**）．

6） 探索・適応遊び

楽しめる対象は手の操作性が向上するにつれて変化するが，最初は〈突く〉〈押す〉〈引く〉など単純な動作で変化するものを好む．①はたらきかけに対してものが揺れたり，転がったり

表Ⅷ-E-6　造形遊びの発達

(4)造形遊び	6カ月〜	1歳2カ月〜	2歳6カ月〜	4歳6カ月〜6歳
	・かき混ぜるもの	・描けるもの	・思う通りに作れる素材，道具	・作る動作の拡大を促す素材，道具
	・水 ・砂 ・泥	・フェルトペン	・シャベル，バケツ，じょうろ，ふるい ・粘土	・絵の具 ・テープ ・折り紙 ・ビーズ

表Ⅷ-E-7　構成・創造遊び

(5)構成・創造遊び	6カ月〜	1歳2カ月〜	2歳6カ月〜	4歳6カ月〜6歳
	・つかみやすい積み木	・積みやすい積み木	・考えながら使うもの	・他児と協力して作るもの
	・軽く，手のひらに入る積み木	・たる型積み木 ・ブロック	・組み積み木 ・ドミノ	・大型積み木 ・レゴ

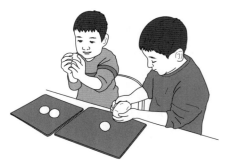

図Ⅷ-E-17　粘土遊び

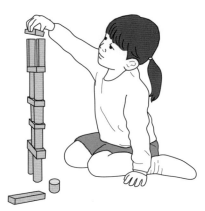

図Ⅷ-E-18　積み木つみ

する変化そのものが楽しいが，最初は画一的な変化のほうがわかりやすい．② 次第にものに変化をもたらす自己のはたらきかけそのものが楽しくなる．ものの関係性が理解されるようになってくると，ものから得られる刺激よりも，③ もの同士の因果関係を発見することのほうがより楽しくなってくる．4歳過ぎ頃からは決まりきった遊び方ではなく，④ 自分でいろいろ工夫して変化を作ることが面白くなる（表Ⅷ-E-8，図Ⅷ-E-19）．

7） 役割遊び

イメージができてこないと，遊びもその〈ふり〉をしたり，役割ごっこというような形にはなりにくい．1歳前では，① 母親を介して，心地よい刺激をもたらすぬいぐるみなどと遊ぶこ

とができる．② 動物のぬいぐるみなどを素材にした話のやりとりが楽しめるようになって，次第にものにも話しかけるようになる．2歳を過ぎる頃になって〈ふり〉をする遊びができるようになる．③ おもちゃの電話などを実物に見立てて遊べるようになる．さらに ④ 自分や家族の生活動作をそこに反映させて，人形を相手にミルクを飲ませる，髪をとかす，服を着せるなど世話をすることができるようになる（表Ⅷ-E-9，図Ⅷ-E-20）．

8） 協同・競争遊び

1歳以前では，① 単に場所を共有しているだ

表VIII-E-8　探索・適応遊びの発達

	6カ月〜	1歳2カ月〜	2歳6カ月〜	4歳6カ月〜6歳
(6)探索・適応遊び	・ゆっくりした動きの玩具 ・固有な性質を保って変化する玩具	・簡単な操作で動かせる玩具 ・筋道がわかる玩具	・構造に興味を持たせる玩具	・変化が作れる玩具 ・筋道を考えさせる玩具
	・自動車 ・起き上がり小法師 ・ビジーボード	・ミニカー ・汽車遊び ・プルトイ	・プラレール ・リモコン自動車 ・型はめ→パズル	・ジオラマ ・あぶり出し

表VIII-E-9　役割遊びの発達

	6カ月〜	1歳2カ月〜	2歳6カ月〜	4歳6カ月〜6歳
(7)役割遊び	・誰かに似て親しめる人形	・触れ合える人形 ・社会的な関係を体験する玩具	・友だちになって遊べる人形 ・社会的な行動を誘う玩具	・役をつけて遊べる人形 ・鑑賞用人形 ・社会的関係を理解する玩具
	・ぬいぐるみ ・布の人形	・ぬいぐるみ（大）	・おしゃべり人形 ・買い物ごっこ ・一人電話 ・ままごとセット	・着せ替え人形 ・職業ごっこ

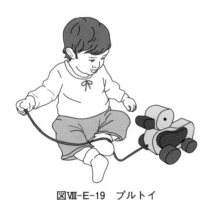

図VIII-E-19　プルトイ

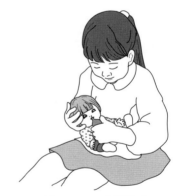

図VIII-E-20　人形遊び

けで，相互交渉はほとんどみられないが，②乗り物や，揺れ遊具などに一緒に乗ったりする体験を重ねることにより，次第に他児を意識するようになる．またそれと同時に，③スイッチを押して蓋をあけるというように，順番があるおもちゃで数多く遊んで，おもちゃの仕組みを理解するようになる．④他児と遊ぶことが楽しくなること，遊びの仕組みがわかるようになって初めて，他児と競争することが楽しみとなる（表VIII-E-10，図VIII-E-21）．

9）運動遊び

6カ月以前では腹臥位，座位などをとらせたり，自ら姿勢を変換させたりするようなはたらきかけがよい．そこで，①子どもは体重移動といろいろな姿勢からの手伸ばしを経験することになる．②姿勢バランスを余裕を持って保てるようになると，高低のある3次元の空間を移動したり，前進したりすること自体が楽しみになってくる．さらに，③支持面が不安定な所，

Ⅷ. 発達障害の作業療法の基礎となる手段―遊び

表Ⅷ-E-10 協同・競争遊びの発達

(8) 協同・競争遊び	6カ月〜	1歳2カ月〜	2歳6カ月〜	4歳6カ月〜6歳
	・他の子どもと場所を共有する	・一緒に遊べる遊具	・順序が覚えられる玩具	・ルールがあって集団で楽しめる玩具
	・砂場 ・遊びのコーナー	・滑り台 ・プール	・ゲーム ・パチンコ	・テレビゲーム

表Ⅷ-E-11 運動遊びの発達

(9) 運動遊び	6カ月〜	1歳2カ月〜	2歳6カ月〜	4歳6カ月〜6歳
	・手足の動きを促す玩具	・手足の動きと姿勢の保持を促す	・粗大運動とバランス感覚を育てる	・巧緻動作，協調動作を促す遊具
	・起き上がり小法師	・カタカタ ・木馬 ・プルトイ	・三輪車類 ・ボール類 ・ブランコ ・サーキット	・バッティング ・ローラースケート

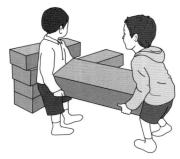

図Ⅷ-E-21 もの運び

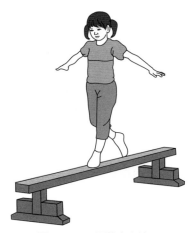

図Ⅷ-E-22 平均台を渡る

狭い所，高い所など，より高度なバランスと全身の協調を要求するような遊びが楽しめるようになる（図Ⅷ-E-19）．4歳過ぎ頃から，④粗大な運動から協調性，巧緻性などいわゆる技能が要求されるような遊びが楽しみとなる（表Ⅷ-E-11，図Ⅷ-E-22）．

Ⅷ-E-f
それぞれの発達段階で遊ばれる主なおもちゃ

表Ⅷ-E-12，13はおもちゃを発達的にみたものである．表Ⅷ-E-12は年齢別に好まれるおもちゃを並べたものであるが，表Ⅷ-E-13はそれをさらに各発達機能別に並べ直したものである．実践編（第Ⅴ章「遊びへの支援」）では，これらのおもちゃ・遊び，あるいは改造したものを，作業療法の臨床場面でどのように使うか紹介する．

表VIII-E-12　発達年齢からみたおもちゃ遊びの種類（岩崎，1999）

3カ月	・音と一緒に，回転したり，揺れたりするもの（メリーゴーランド類など） ・ピカピカ光るもの
〜6カ月	・やわらかな材質で握りやすいもの（ウレタン，毛糸，スポンジ製のぬいぐるみ） ・振ると音が出るもの（アレイ型のガラガラ） ・握りやすく，振ると動くもの ・つつくと動き，離すと元に戻るもの（起き上がり小法師）
6カ月〜1歳	・単純で大きく，カラフルな絵本 ・いろいろな材質の丸や四角の積み木（木製，プラスチック，ウレタン） ・つかめるもの（紐，布，スポンジ片） ・つまんで引き出せるもの（ティッシュペーパー） ・握って振ると音が出るもの（アレイ型より複雑な形のラトル） ・絞るとへこんだり，音が出るもの（スクイーズトイ） ・生活に関連する道具のおもちゃ（スプーン，カップ） ・取り出せるもの（入れ子式の重ねコップ） ・ゆっくり動くもの（風船） ・音の出るもの（オルゴール） ・叩くと音が出るもの（太鼓） ・容器の開け閉め（蓋のついた箱）
1〜1歳6カ月	・容器からのものの出し入れ（箱に入ったブロック） ・紐を引くと動くもの（プルトイ） ・積み重ねることができるもの（積み木） ・はめる，差し込むおもちゃ（ペグボード，はめ絵，パズルボックス） ・押すと音が出て動くもの（カタカタ） ・砂をすくったり，入れたりする道具（シャベルとバケツ） ・両手で持つ大きいブロックやボール ・生活に関連する道具（鍋，スプーン，コップ） ・ハンマーで叩くもの（もぐら叩き） ・日常生活でみられる身近な品物が載っている絵本 ・ぬいぐるみ，人形（いろいろな形，色，素材） ・動くおもちゃ（自動車，バス） ・子どもの歌
1歳6カ月〜2歳	・滑り降りるもの（滑り台） ・よじ登れるもの（階段，ジャングルジム） ・揺れる乗り物（揺れ木馬，揺り椅子） ・両手で持たなければならない大きく少し重いもの（木製ブロック） ・ぬいぐるみ，人形（いろいろな形，色，素材） ・動くもの（車，バス） ・閉めたり，開けたりすることができるもの ・形を見て差し込むもの（はめ絵） ・大きさに沿って順番に入れるもの（入れ子カップ） ・叩くもの（ハンマー） ・ページをめくるもの（絵本） ・短いお話を聞くこと
2歳	・揺れる乗り物（揺れ木馬，揺り椅子，ブランコ） ・登ったり，中に入ったりするもの（大きな段ボール箱） ・乗ってこぐもの（三輪車） ・実物の形をした乗り物（トラック，電車） ・投げたり，転がしたりするもの（いろいろな大きさのボール） ・生活に関連する道具（電話，ままごとの食器，その他の生活用品） ・叩くもの（ペグをハンマーで叩く） ・叩いたり，こすると音が出る楽器（太鼓，マラカス） ・描くもの（クレヨン，紙，絵の具，筆） ・絵を見てはめるもの（はめ絵） ・ハサミで切ること（ハサミと紙） ・こねて形を作るもの（プレイドー，紙粘土，クッキーの型抜き） ・手で塗りたくるもの（フィンガーペインティング） ・抱くもの（いろいろなサイズのぬいぐるみ，人形） ・並べたり，めくったりできるもの（カード） ・水遊び（プール，水道） ・歌うこと（子どもの歌）

Ⅷ．発達障害の作業療法の基礎となる手段―遊び

（表Ⅷ-E-12　つづき）

	・見るもの（身近なものが載っている絵本） ・公園，動物園，遊び場などに行くこと
3歳	・揺れる乗り物（揺れ木馬，揺り椅子） ・滑り降りるもの（滑り台） ・乗って運転するもの（三輪車，車） ・取ったり，貼ったりできるもの（シール絵本） ・描くもの（筆，絵の具，フィンガーペインティング） ・形を見て差し込むもの（8片以上のはめ絵） ・叩いてリズムをとる楽器（太鼓，マラカス） ・いろいろな手の操作で音の出るおもちゃ ・吹くもの（ラッパ，しゃぼん玉） ・電車セット ・紐通し ・並べ ・踊ること（ふりのついた歌） ・動物園，公園へ行くこと ・買い物，探検に行くこと
4歳	・形を見て差し込むもの（幾何学模様のはめ絵） ・形を見て並べるもの（幾何学模様の積み木） ・実物に似たもの（トラック，飛行機） ・自分で並べたり配置するもの（ドールハウス） ・操作できるもの（荷台の上げ下げができるダンプカー） ・バチで叩く楽器（シロホン） ・ごっこ遊びをするもの（ままごとセット） ・登ったり，中に入ったりするもの（大きな段ボール箱） ・形を作るもの（紙粘土） ・折るもの（色紙） ・お話ごっこ
5歳	・跳び跳ねるもの（縄跳び） ・ふりをするもの（着せ替え，ままごとセット，おもちゃの兵隊） ・こいで進むもの（スクーター） ・吹いて音を出すもの（ラッパ，笛） ・絵を見てはめるもの（ジグソーパズル） ・自然環境を見に行くこと ・生き物と接すること（魚，鳥，動物）
6歳	・糸を通すもの（ビーズ） ・のって運転するもの（自転車） ・描くもの（塗り絵） ・狙ってものを操作するもの（バッティング，ボーリング） ・手をよくコントロールして動かすもの（魚つりセット） ・指で弾くもの（おはじき） ・描く，作る（クレヨン，粘土，レゴ） ・リズムをとって音を出すもの（打楽器） ・バランスをとるもの（平均台） ・実際の社会的な機能を果たす場所へ行く（消防署，図書館，お店）
7歳	・ドールハウス ・数合わせ ・ヨーヨー ・コマ ・ゲーム盤 ・凧 ・ジグソーパズル
8〜12歳	・複雑なゲーム盤，TVゲーム ・プラモデル ・切手，コイン，石の収集 ・木工道具 ・指人形 ・カード ・ボール遊び

表Ⅷ-E-13　機能別にみたおもちゃ遊びの発達（岩﨑，1999）

	3カ月	6カ月	9カ月	1歳
見る	メリーゴーランド類，光るもの	吊り下げ玩具	絵本	
手・腕		ラトル類 触る，握るもの 起き上がり小法師 ビジーボード	ぬいぐるみ，ボール 積み木（手に入るもの）スクイーズトイ 引く，押すと動くもの（自動車，ダックボール）	
指			入れるもの 指先でつまむもの 叩くもの	
聴く			オルゴール，子どもの歌	

	1歳6カ月	2歳	3歳	4歳	5歳	6歳
操作	容器からの出し入れ，容器の開け閉め					
	入れ子		紐通し，はさみ			
	ペグボード，はめ絵			8片以上のはめ絵		ジグソーパズル
	自動車		プラレール，パズル	ジオラマ		
	ブロック，ジョイント遊び，組み積み木，レゴ			大型積み木		
	イタズラボックス→動かすおもちゃ					
	縫いぐるみ，人形→話しかける人形			→ポーズ人形→着せ替え		
	ままごと道具		電話	→ドールハウス		
	水遊び，砂遊び		クレヨン，粘土，砂遊び道具	→絵の具，折り紙		
			カード	ゲーム		
	ピアノ，太鼓，ラッパ		カスタネット，マラカス，キーボード	シロホン		ハーモニカ，縦笛
見る・聴く	布絵本→絵本（写実的，身近なもの）→シール絵本→立体絵本→ストーリーのある絵本→字のある絵本					
	子どもの歌			ふりのついた歌		
		お話を聞く		お話ごっこ		
粗大運動	引く・押すおもちゃ					
		揺れ木馬			縄跳び	
		滑り台，ジャングルジム				
			ブランコ			
			三輪車		スクーター	
	砂場		段ボールの家，プール，公園，買い物，探検		ペット	

文献

1) ノックス S（山田孝訳）：遊びの尺度. 協同医書出版, pp311-335, 1981
2) Takata N：The play history. *Am J Occup Ther* 23：314-318, 1969
3) Parten MB：Social play among school children. *J Abnorm Psychol* 28：136-147, 1993
4) Morrison C, et al：The contribution of motor skills and playfulness to the performance of preschoolers. *Am J Occup Ther* 45：687-694, 1991
5) Bledsoe N, et al：A study of reliability and validity of a preschool play scale. *Am J Occup Ther* 36：783-788, 1982
6) Behnke C, et al：Examining the reliability and validity of the play history. *Am J Occup Ther* 38：94-100, 1984
7) Harrison H, et al：Examining the reliability and validity of a preschool play scale. *Am J Occup Ther* 40：167-175, 1986
8) Kielhofner G, et al：A comparison of play behaviors on non-hospitalized and hospitalized children. *Am J Occup Ther* 37：305-312, 1983
9) Howard A：Developmental play ages of physically abused and non-abused children. *Am J Occup Ther* 40：691-695, 1986
10) Bundy A：A comparison of the play skills of normal boys and boys with sensory integrative dysfunction. *Occup Ther J Res* 9：84-100, 1986
11) Clifford J, et al：Play preference and play performance in normal boys and boys with sensory integrative dysfunction. *Occup Ther J Res* 9：202-217, 1989
12) Shepherd J, et al：Play skills of preschool children with speech and language delays. *Physical & Occupational Therapy in Pediatrics*, 1994
13) Anderson J, et al：Integrating play in neurodevelopmental treatment. *Am J Occup Ther* 41：412-426, 1987
14) Sparling J, et al：Play techniques with neurologically impaired preschoolers. *Am J Occup Ther* 38：603-612, 1984
15) Esdaile S：A play focused intervention involving mothers of preschoolers. *Am J Occup Ther* 50：113-123, 1996
16) Wulff SB：The symbolic and object play of children with autism；a review. *J Autism Dev Disord* 15：139-148, 1985
17) Murphy G, et al：Increasing simple toy play in profoundly mentally handicapped children 1：Training to play. *J Autism and Develop Dis* 15：375-388, 1985
18) 渡辺勧持, 他：最重度精神遅滞児のあそびと遊具. 発達障害研究 1：123-132, 1976
19) アンリオ J（佐藤信夫訳）：遊び―遊ぶ主体の現象学へ. 白水社, p131, 1986

20) 西村清和：遊びの現象学. 頸草書房, p19, 1990
21) Bundy A：Assessment of play and leisure；Delineation of the problem. *Am J Occup Ther* 47：217-222, 1993
22) ハートレイ R, 他（上田礼子訳）：子どもの発達と遊び. 岩崎学術出版社, pp1-16, 1989
23) マイケルマン S, 他（山田孝訳）：遊びと探索学習. 協同医書出版, pp193-257, 1981
24) 再掲23）, pp357-387
25) アラン（所雄章編, 森有正訳）：定義集. みすず書房, pp106-107, 1988
26) プラトン（森進一, 他訳）：法律.〈岩波文庫〉岩波書店, p424, 1976
27) シラー F（浜田正秀訳）：西洋の教育思想 9 美的教育. 玉川大学出版部, 1982
28) ブーバー M（稲葉稔, 他訳）：哲学的人間学. みすず書房, 1969
29) 大沢正道：遊戯と労働の弁証法. 紀伊國屋書店, p138, 1984
30) フィンク E（千田義光訳）：遊び―世界の象徴として. せりか書房, 1976
31) 再掲20）, p28
32) 町沢静夫, 他：遊びと精神医学. 創元社, pp222-227, 1986
33) 梅津八三, 他編：新版心理学事典. 平凡社, 1981
34) エリアーデ M（堀一郎訳）：永遠回帰の神話. 未来社, 1963
35) マルクーゼ H（南博訳）：エロス的文明. 紀伊國屋書店, 1958
36) パスカル（松波信三郎訳）：パンセ. 河出書房, p127, 1965
37) 牛島定信, 他編：ウィニコットの遊びとその概念. 岩崎学術出版社, p63, 1995
38) エリクソン EH（仁科弥生訳）：幼児期と社会 I. みすず書房, pp285-301, 1977
39) Groos K：The play of man. New York, 1898
40) Robinson A：Play：The arena for acquisition of rules for competent behavior. *Am J Occup Ther* 31：248-253, 1977
41) 大島 清：脳が快楽するとき. 情報センター出版局, p38, 1989
42) エインスワース S（依田明訳）：アタッチメント―情緒と対人関係の発達. 金子書房, 1983
43) 小嶋謙四郎：乳児期の母子関係―アタッチメントの発達. 医学書院, 1983
44) ダン J（古澤頼雄訳）：赤ちゃんときげん. サイエンス社, p32, 1979
45) モンタギュー A（佐藤信行, 他訳）：タッチング―親と子のふれあい. 平凡社, p154, 1980
46) ニューマン B, 他（福島富護訳）：新版生涯発達心理学―エリクソンによる人間の一生とその可能性. 川島書店, p136, 1990
47) アクスライン V（小林治夫訳）：遊戯療法. 岩崎学術出版社, 1972
48) 増田靖弘（監）：演ずる遊びの解説 遊びの大辞典. 東京書籍, p361, 1989
49) 再掲48）, p643

50) 再掲48），p871

51) Kielhofner G：A model of human occupation, Part 1：conceptual framework and content. *Am J Occup Ther* **34**：572-581, 1980

52) Kielhofner G：Ontogenesis from the perspective of temporal adaptation. *Am J Occup Ther* **34**：657-663, 1981

53) ライリー M（山田孝訳）：遊びと探索学習．協同医書出版，pp139-181，pp179-180，1981

54) ピアジェ J（大伴茂訳）：臨床児童心理学Ⅲ 児童道徳判断の発達．同文書院，1956

55) 河崎道夫：あそびのひみつ．ひとなる書房，p83，1996

56) 佐佐木信綱：梁塵秘抄．好學社，p146，1948

57) ホイジンガ J（里見元一郎訳）：ホモ・ルーデンス．河出書房新社，p31，1974

58) カイヨワ R（清水幾太郎，他訳）：遊びと人間．岩波書店，pp19-55，1970

59) 再掲19），pp59-74

60) 再掲48），p50

61) 湯浅泰雄：身体論〈講談社学術文庫〉．講談社，p22，1998

62) 鎌田東二：身体の宇宙誌〈講談社学術文庫〉．講談社，pp23-24，1994

63) Kagan J：Change and continuity in infancy. Wiley, 1971

64) 野村雅一：ボディランゲージを読む―身ぶり空間の文化．平凡社，pp306-309，1994

65) 山田洋次：映画を作る．大月書店，p63，1984

66) 萩野矢慶記：萩野矢慶記写真集―街から消えた子どもの遊び．大修館，1994

67) レスタック（河内十郎訳）：脳の人間学．新曜社，1981

68) 清水民子：遊びと保育（特集「保育を考える」）．教育と医学 **36**：623-629，1988

69) 田沼武能：地球の子どもたち．朝日新聞社，1994

70) 伊藤良子：「いないいないばあ」はなぜ面白いのか．山崎愛世・心理科学研究会（編著）：遊びの発達心理学．萌文社，p11，1991

71) アラン J，他：情緒育ち・育て方．全国心身障害児福祉財団，p13，1986

72) アフォルター FD（冨田昌夫監訳）：パーセプション．シュプリンガー・フェアラーク東京，p7，1993

73) 再掲65），p178，p184

74) ヴィゴツキー L（柴田義松，他訳）：児童心理学講義．明治図書，p30，1976

75) 再掲55），p200

76) 再掲55），p157

77) 上山真知子：つもりの伝えあい．山崎愛世，他（編著）：遊びの発達心理学―保育実践と発達研究をむすぶ．萌文社，p86，1991

78) 再掲20），p57

79) 再掲20），p20

80) 再掲48），p59

81) 再掲55），p99

82) 再掲38），p331

83) ピアジェ J（大伴茂訳）：遊びの心理学．黎明書房，1967

84) Mack W：A synthesis of occupational behavior and sensory integration concepts in theory and practice, part 1；theoretical foundations. *Am J Occup Ther* **36**：365-374, 1982

85) Buler C：From Birth to Maturity. Kegan Paul, Trench, & Trubner, London, 1935

86) Anderson J, et al：Integrating play in neurodevelopmental treatment. *Am J Occup Ther* **41**：421-426, 1987

87) バウワー TGR（鯨岡峻訳）：ヒューマン・ディベロプメント．ミネルヴァ書房，p386，1982

88) ブリューゲル P：ブリューゲル（美術選書）．美術出版社，p60，1972

89) グリナウェイ K（岸田衿子訳）：ケイト・グリナウェイの遊びの絵本．立風書房，1993

90) 江戸子ども文化研究会（編）：浮世絵のなかの子もたち．くもん出版，1993

91) 堤　和彦：日本のここがすごい！外国人が見たクール・ジャパン．武田ランダムハウスジャパン，2011

92) 岩崎清隆，他：日本の遊びと作業療法．OT ジャーナル．**46**：1260-1264，2012

93) http://www.npr.org/2012/04/18/150891711/for-elders-with-dementia-music-sparks-great-awakenings

94) 松村康平：子どものおもちゃと遊びの指導 保育学講座 7．フレーベル館，pp64-65，pp150-176，1978

95) 朝日新聞．平成30年1月10日〈教えて！人工知能〉

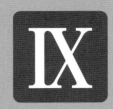

発達検査から学ぶこと

- IX-A　発達検査とは
- IX-B　発達検査の種類と内容
- IX-C　発達検査の構成に関する神経心理学的知識
- IX-D　発達検査の実施に関わる問題
- IX-E　発達学習の道具としての知能検査・発達検査
- IX-F　発達検査の紹介
- IX-G　発達検査からの学びの応用

IX-A
発達検査とは

IX-A-a
情報収集の道具としての発達検査

　親が子どもの養育上の困難を訴え，子どもの持つ課題が示されると，その状態を改善するために，作業療法が依頼（処方）され，作業療法士が治療を開始する．しかし治療者は何を，どのようにしたらよいのであろうか．この治療の中身（方法と内容）を形作るために，必要な情報を収集し，分析し，解釈しつつ，子どもの課題の原因とその出現の機序を探る作業を行う．その一連の作業を〈評価〉と呼ぶ．その評価の中でも，子どものさまざまな能力を測定することを〈検査〉という．

　子どもにどのような能力が，どの程度備わっているのか，あるいは遅滞，低下しているかについての情報は，治療の内容を考える手がかりを得るうえで不可欠である．発達の検査は，このように必要な検査項目をセットにして，組織的に集めるような仕組みになっているため，評価者は何を測定するか頭を悩ます必要がない．

　時には，検査は，評価者が思いつかなかった領域の能力も，必要なものとして提示してくれることもある．

　このように発達の検査は便利な道具ではあるが，どの子どもに対しても万能というわけではない．検査は子どもにある質問（はたらきかけ）をして，その反応をみるものであるため，検査項目の内容が，対象とする能力の測定に際して妥当なものであっても，まず子どもがその質問の意味を理解する必要がある．さらに，それをことばなり，動作を通して表現する力も必要とされる．このように検査を適切に実施するためには子どもの側に一定の発達的条件がそろっていることが前提になるため，その利用は対象者の能力に依存する側面が強い．

　しかし検査そのものだけが評価ではない．検査中の子どもの，観察，はたらきかけへの反応，これら情報の収集・分析・総合・解釈のすべてが評価であり，検査は評価の一部であるにすぎない．検査は便利で，かつ有効な情報収集の方法ではあるが，あくまで評価の一つの手段であることをわきまえておく必要がある．したがって検査が実施できないとしても，評価の手段がまったくなくなるというわけではない．検査が利用できなければ，治療者は自らの目と手で治療の根拠となるような情報を探らなければならない．

IX-B
発達検査の種類と内容

IX-B-a
発達検査の概念

要素的機能としての知的能力（認知機能）の測定を主な目的にしている検査を「知能検査」と呼び，運動機能，心理・社会的機能など，その他の要素的機能も含めた総合的な測定を意図した検査を発達検査と呼んでいる．2歳半以前では，知的能力を，他の機能から分化させ独立した機能として測定することは困難である．またそのようにすることの意味も乏しいため，通常，2歳半以前の乳児の機能・能力について測定できる検査はすべて発達検査と呼んでいる．

したがって知能検査と名のつくものは，その適用の下限年齢は，知的能力を，他の機能から分化した独立した領域として是認できる2歳半くらいになるはずである．またピアジェ（Piaget J）によると，思考方法の最高の形式とされる形式的操作段階は，14，5歳くらいと考えられているので，知能検査適用の上限年齢もそのあたりということになる[*1].

発達検査は運動機能，心理・社会的機能なども測定するとはいえ，測定する内容は，対象，発達段階によって多様である．粗大運動に関し

ていえば，歩行以降の段階では，各技能獲得における学習的要素が高くなるので，階段昇降，ケンケン，スキップくらいまでしか発達の指標としては機能しなくなる．もちろん学童期以降も，運動機能，粗大運動，移動運動は発達し続けるが，他機能との相互作用性も低くなると同時に，学習的側面がますます大きくなる[*2]ため，いわゆる発達の指標としてではなく，幼児後期，児童期では体力の測定などとして取り扱われるようになる[*3].

心理・社会的機能に関しても，自他の意識，感情の分化など，情緒や対人スキルの基盤となるような基本技能くらいまでしか，発達の指標とすることはできない．その後の心理・社会的機能の発達は，この乳児期での情緒的経験や子どもの周りの人的環境の影響が大きくなるので，個に備わった能力の測定としては，ほぼ幼児期前半くらいまでの機能に限られてくる．そのようなことから発達検査は，運動機能，心理・社会的機能などの測定も含むものとはいいながら，その測定内容にも制限があり，発達過程の全期間を総合的に測定するというものでもない．

したがって知能検査と発達検査の適用対象は，その特性から自ずと決まってくる．つまり発達診断が目的の場合は，2歳半という年齢が基準になり，それ以上であれば知能検査を，それ未満であれば発達検査を使用すればよいことになる．または重度あるいは発達の初期段階に留まっていると思われる子どもの場合，障害児のプロフィール（障害の構造）を知りたい場合

---

*1 最近は14歳を超えて，成人まで測定範囲にしている知能検査が増えてきた．したがってこれには偏差IQなどの統計学的工夫が必要となる．

*2 学習する機会によって，向上の度合いが変化する能力を技能（スキル）という．それに対して，学習の機会に左右されず，個に生まれながらに備わった運動能力を基本的能力という．基本的能力はほぼ幼児期前半までにそろい，それ以降の運動発達は技能的側面が強くなる．

*3 狩野・オゼレッキー式運動能発達検査など，幼児期以降の運動能発達を測定する標準化された検査がないわけではない．しかしその数は限られている．運動発達測定検査が少ない理由は，運動の障害としての特徴と関係がある．運動障害が主訴となるような疾患の場合，脳性，脊髄性，末梢神経性，骨・筋肉性のいずれの障害にしても，それらが典型的発達からの単なる遅滞ではなく，偏倚や逸脱だからである．脳性まひの子どもの運動機能を○歳レベルと表記することはできない．典型的発達のどの状態にも当てはまらないからである．運動発達測定検査の適用の対象は，運動発達の遅れが筋緊張の異常ではない対象に限られている．

なども，知能検査ではなく発達検査が妥当ということになる[*4]．

　発達過程の中にいる子どもの場合は，通常内在する能力は上昇的に変化しているので，発達の検査は，すべて各能力の発達の程度を測定することをその目的としているといってもよい．したがって筋力検査，関節可動域検査，性格検査，職業適性検査，学力検査など必ずしも発達の程度の測定を意図していない検査に対して，知能検査も，発達検査も，ともに広義の発達検査ということができる．発達検査は，発達診断をすることを主目的とする道具なので，それを可能にする標準化が必要となる．

　知的能力を含め人間関係，性格などの精神的機能の測定する検査を指して，心理検査，能力検査という場合もある．また発達障害の現場では，治療や指導の効果をみるために，病的あるいは不適応状態がどの程度改善したかをみる，臨床像の逸脱性を測定する検査がある[*5]．これらも広義の意味で発達検査と呼ばれることもあるが，通常の意味での発達検査ではない．

■IX-B-b
検査目的に応じた検査

　子どもが示す能力が発達過程の中で，どの段階にあるのか，つまり何歳何カ月レベルであるのかを明確にすることが，臨床的に何らかの意味がある場合は，そのような機能を持つ発達検査，知能検査を用いる意義がある．しかし対象が超重症児のように生命維持の段階に留まっている場合，身辺処理において長く全介助状態に留まっている成人重度知的障害者の場合，進行性疾患で終末期にある患児の場合は，あえて発達診断をすることの意義は乏しい．したがって当然のことながら，すべてのケースにおいて発

達検査を実施する意味があるわけではない．

　しかし機能の獲得や能力の上昇的変化を目指すことだけが，作業療法の目的ではない．将来失われるかもしれないものであっても，現存している能力のよさを認識し，今できていることをなるべく長く維持し，残された時間の質を保障することも，作業療法のはたらきかけの目的の一つである．そのような場合，典型的発達を追うだけの臨床像の理解は，治療の本意と目的をあいまいなものとしてしまい，治療者と対象者の両者に無為な努力を強いる危険すら生むことになる．また典型的発達を追い求めるだけの治療を目指せば，治療者側にそれに期待が持てないことを治療の中止の言い訳にする傾向も生まれてくる．

　上記の子どもたちの場合は，発達診断目的を持つ発達検査や知能検査の代わりに，ステージを特定するような尺度評定，チェック・リスト，観察などを通して臨床像を記述するほうが，現実的で意味のある検査になる．

■IX-B-c
知能検査の開発の経過とその種類

1)　知能検査が生まれた背景

　20世紀の初頭，フランス人心理学者ビネー（Binet A），彼の弟子で医師シモン T（Simon T）によって作られた知能測定尺度が世界で最初の知能検査である．ピネル（Philippe P），イタール（Itard JMG），セガン（Séguin EO）と発達障害児の教育をリードしていたフランスで，最初の知能検査が生まれたことは自然な成り行きであった．

　19世紀から20世紀にかけて近代国家として

[*4]　多くの知能検査は，複数の検査領域を持つので，認知機能内のプロフィールは表示できる．
[*5]　自閉症児の行動チェック・リスト（CLAC Ⅱ），日本版 PEP-3 自閉症・発達障害児　教育診断検査［第三訂版］
　　Psychoeducational Profile-3rd edition，ABC-J（異常行動チェック・リスト日本版），強度行動障害判定基準項目
　　（旧法），学習障害児のための PRS-R（The Pupil Rating Scale Revised）など．

の歩みを始めた欧米の各国にとって，国家建設に有意な人材を育てるために，教育制度とその内容を整えることは急務であった．学校教育を効果的にするためには，まずカリキュラムが適切なものである必要がある．各学年で学ぶことが，難しすぎても，やさしすぎても教育の効果は半減する．教育内容は常に異なる年齢の学童の精神年齢に応じたものでなければならない．つまり年齢ごとの精神年齢を調べるために，学校教育の現場で知能検査が必要になったのである．カリキュラムができたならば，次はその運用である．一定の集団の構成員には，知能の差があるのは自然であり，当然カリキュラムについていけない児童がいることが想定される．

以上のように，知能検査が必要とされた背景には，基本的には，このような能力に応じた教育内容の提供を目指す，主権在民，民主主義を志向する近代国家の心意気が感じられる[*6]．

2)　知能検査の発展

知能検査の作成には，①形式的側面（適用年齢の範囲，年齢区分，各年齢級の項目数）の整備，②検査項目内容の妥当性の検討，③実施方法の制定，④結果の表記方法の制定，⑤標準化検定など，多くの作業が付随する．特に②〜④は，実際に施行してみなければわからない部分も多く，知能検査の黎明期には，何もかもが試行錯誤の繰り返しであったように思われる．ビネー，シモンたち自身によっても，彼らの知能検査は数回改訂されているが[*7]，そのたびに検査項目が多く入れ替えられている[1]．このような検査項目の採用過程の中に，初期の知能検査開拓者が検査項目を選定するために手探りの状態で取り組んだ様子がよく伝わってくる．

知能検査が次の発展段階を迎えるのは，20年後の1920，30年代のことである．この時期に起こった新しい動きとは，①世界にビネー知能検査が紹介され始め，形式と内容，標準化の3点において改良が進んだこと，②乳幼児向けの発達検査が生まれたこと，③ビネー知能検査とはまったく形式の異なる知能検査が生まれたことなどである．

ビネー知能検査はアメリカに渡り，スタンフォード・ビネー版[*8]（1916年）となったが，①結果の表記において知能指数を使ったこと，②本格的な大規模な標準化を行い，信頼性と妥当性を高めた点が特筆すべきことであった．スタンフォード・ビネー版も数回改訂を重ね[*9]，3〜12歳，成人級，各年齢級6検査項目という現在の形式に近いものとなった．

ビネー知能検査は基本的に言語を媒介とするものであるので，その適用対象や年齢に限界があった．スタンフォード・ビネー版には，この時期ことばを用いない動作性の検査も開発された[*10]．またビネー版以外に，3歳以前の乳幼児に対しても適用できる発達検査が新たに生み出された[*11]．乳幼児版テストは，知的能力だけを取り出して測定することが困難であり，乳幼児のすべての要素的機能を発達指標とするが，そこにそれらを整理する領域という概念が生まれるようになった．ビューラー（Buhler C）とヘッツァー（Hetzer Z）の幼児テスト（1932年）では，①感覚，②身体運動，③社会性，④記憶と模倣，⑤ものの扱い，⑥想像力の六つが測定の6領域となっている．

この時期に知能検査をめぐる動きの中で，最

---

*6　20世紀は，世界が二度の世界大戦を経験した世紀であったが，とりわけアメリカ版スタンフォード・ビネー式などは，移民の選別基準，兵士の配置の基礎資料などに使われた事実もあった．

*7　1905，1908，1911，1921年版．1921年版では3〜10歳，12歳，15歳，成人の計11年齢区分，各年齢級8項目の内容．現在の形の原型がすでに整っている．

*8　アメリカ，スタンフォード大学心理学教授ルイス・マディソン・ターマンにより改良された検査である．

*9　1916，1937，1960，1986年版．

*10　1937年版にはL式とM式があり，L式は従来のものであるが，M式は動作だけで答える問題形式になっている．

*11　ビューラーとヘッツァーの幼児テスト（1932年），ゲゼル発達検査（1925，1941年）など．

も画期的出来事は，ウェクスラー・ベルビュー知能検査（1939 年）[12]という，ビネー式知能検査とは形式の異なる知能検査が生まれたことである．ビネー式では，各月齢，年齢ごとにいくつかの検査課題を準備し，暦年齢から測定を開始し，年齢級内のすべての検査課題を通過した年齢を精神年齢とみなし，結果は単一の IQ という指標で表記されることになっている．検査項目は年齢特性が現れるような課題が選ばれているので，検査項目は年齢ごとにすべて異なっている．

これに対してウェクスラー式では，知能にあらかじめさまざまな領域（側面）を認め，その領域ごとに易から難へ検査課題を配し，その総合を知能とみなそうと考える．それゆえ基本的に異なる年齢群に対しても，類似の検査課題を使うことになる．またウェクスラー式では，全領域の検査項目を終了して初めて結果が出るようになっているが，このような形式にすることによって，領域ごとの比較が可能になり，各人の知的能力の特徴も描写できるようになった．

日本における知能検査，発達検査の発展もビネー式知能検査から始まっている．その導入は極めて早く[13]，ほぼ世界の動向と同期しながら，日本版のビネー式知能検査が開発されている[14]．1920, 30 年代に，スタンフォード・ビネー版を下敷きにして，鈴木治太郎，田中寛一らが高いレベルのビネー式知能検査を完成させている[15]．前者は鈴木ビネー式知能検査として，後者は田中ビネー式知能検査として，改訂を重ねながら現在まで出版され続けている[16]．

知能検査が次に大きく飛躍する時期は，第二次世界大戦終戦後である．1940, 50 年代は，①いわゆるウェクスラー式に類する多くの知能検査が出現したこと，②乳幼児版発達検査の数が増えてきたこと，③ウェクスラー式の知能を多面的に捉える見方を取り入れ，検査項目の領域を取り込んだりするなどして，ビネー知能検査自体が変化してきたこと，④感覚・知覚検査が出現するようになったこと，⑤脳機能理論に基づく神経心理学的検査，軽度発達障害や高次脳機能障害に適応できる知能検査が開発されたことなどが，特徴として挙げられる．

20 世紀前半は，脳機能に関する学問が大きな飛躍を遂げた時代であったが，さまざまなウェクスラー式知能検査には，この時期の脳機能に関する新しい見解[17]が反映されている．20 世紀の初頭では，子どものさまざまな能力・機能の出現時期を時間系列に沿って記述することが発達心理学の課題であった[18]．認知機能に関しても，一般的知能と呼ぶ全体を総合するような知的能力が想定されていた．しかし脳機能の解明が進み，脳の多元的かつ統合的な機能が次第に明らかにされるにつれて，知能検査も知能の多様な側面を認め，その側面ごとに測定するほうが，知能の実態をより正確に反映したものになるのではないかという理解に傾いてきている．その多様な脳機能の解釈が，さまざまなウェクスラー式の知能検査を排出させたともいえる．

感覚・知覚検査が出現したことも，この脳機能の理解の動向と深く関わっている．ビネー知能検査は，もともと言語を媒介にした検査であったが，発達的には，聴覚系感覚処理技能の

---

[12] 現在のウェクスラー式知能検査の初版である．

[13] ビネー，シモン知能検査の最初の紹介は三宅鉱一；医学中央雑誌，第 6 巻 1-3 号，1908 年なので，オリジナルの発表以来，数年で紹介されたことになる．

[14] 日本で最初の標準化テストを開発したのは，久保良英「小学児童の智能査定の研究」（1918）である．

[15] 鈴木治太郎「実際的個別的智能測定法」（1930），田中寛一「田中ビネー式智能検査法」（1954）．

[16] 鈴木ビネー式知能検査の改訂；1920, 1925, 1928, 1930, 1941, 1956 年，田中ビネー式知能検査の改訂；1947, 1954, 1962, 1970, 1987, 2003 年．

[17] ペンフィールド（Penfield W）の「脳機能局在論」，シェリントン（Sherrington CS）などの「神経細胞研究」など．

[18] その代表がゲゼル（Gesell AL）である．

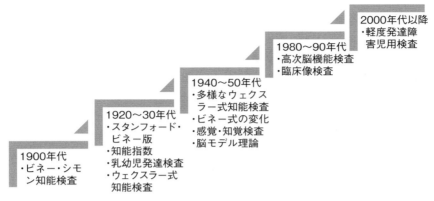

図Ⅸ-B-1 知能・発達検査の開発過程

前に，すでに視覚系感覚処理技能が機能している．さらに視覚系感覚処理技能の発達の基盤として，前庭，体性感覚系の感覚処理過程が存在している．そうであるならば，知的な機能をみるためには，視知覚検査からではなく，前庭，体性感覚系からみる必要があるのではないかという見方が生まれてきたのである．これが感覚・知覚検査が生まれてきた背景といえる[*19]．

ウェクスラー式知能検査が提起した，知能をみる多元的視点は，ビネー知能検査自体にも反映されて，スタンフォード版も，日本版も，領域といったジャンルで整理する枠組みを取り入れるようになっている[*20]．

戦後に乳幼児版発達検査の数が増えてきたことも，この学問の動向の一つであるが，これは発達障害児の教育，治療が定着してきたことに同調する動きでもある．特に1960, 1970年代の障害の早期発見，早期治療などの医療福祉の運動は，精度の高い乳幼児版発達検査を必要としたのである．最初の乳幼児版発達検査は，ビューラーCとヘッツァーZの幼児テスト（1932年）である．これはゲゼル発達検査を原型としたビネー式検査であるが，そのすべてがウェクスラー式の領域や分野といった整理の枠組みを同時に持っている．

また1980年代以降，その存在がクローズアップされてきた高機能群の発達障害児に対応するための知能検査が生まれるようになった．これらの検査内容には，成人脳血管障害の治療の中から生まれた，神経心理学的検査，高次脳機能検査の検査項目が多く取り入れられている．

以上が知能検査，発達検査の開発の経過の概観である（図Ⅸ-B-1）．検査の下位項目の選択には理論上の指針だけではなく，信頼性など実施上の問題も考慮されなければならない．検査項目が決定されても，データを集めて標準化されなければ鑑別検査としては完成しない．ビネー式であれ，ウェクスラー式であれ，現在，21世紀初頭に利用されている発達検査，知能検査は，このような試行錯誤を10回以上経たものである．これらの検査の製作に費やされた多大な労力と時間を思うと，これが後に続く研究者・実践者にとっていかに大きな遺産であるかがよくわかる．本書では，発達に関する情報が満載されているこれら発達検査，知能検査の内容を十分に吟味し，存分に活用していきたいと

[*19] エアーズAJ以前では，フロスティッグの視知覚検査のように，検査は常に視知覚検査から始まっており，視知覚の発達の基盤に目を向けられることはなかった．
[*20] 日本でのビネー式知能検査の最新版（2005），田中ビネー式知能検査Ⅴでは，結晶性，流動性，記憶，論理推理などの4分野での結果も表示できるようになっている．

IX. 発達検査から学ぶこと

考えている.

■IX-B-d
領域別による発達検査の分類

「障害児理解の方法-臨床観察と検査法」(坂本, 1985)[2]*21には, 1980年代での発達関連の検査(邦文で出版されているもののみ)が*22, 10領域で103紹介されている. この30年ほどの間に, すでに絶版になったもの, 改訂されたもの, 新たに出版されたものがあり, 収録された検査の種類は変化しているが, その数はおよそ100前後であり, 数にはそれほど変化がない.

発達検査, 知能検査は, 知能や発達に関する何らかの理論をもとに, 検査領域を構成し, 検査項目が選定されている. それゆえ発達, 神経, 学習の知見や理論の発展とともに, 検査領域や検査項目の構成に変化が出てくるのはむしろ自然である. 新しい概念のもとに, まったく新しい検査項目が作り出されることもあるが, 実際にはすでに存在する検査項目が新しい枠組みの中で, 洗練されたり, 組み換えられたりして, 再編される場合のほうが多い. 有効な検査項目は長く生き続けるものである. 反対に棄却された検査項目もある. 実践の中で自然消滅したものは, 理論上, 実施上, 消滅せざるを得なかったものと考えてよい. 類似のものであれば, 劣ったものが淘汰され, より優れたものが生き残るのが自然なので, 発達検査, 知能検査に関しては, 基本的に学問上の淘汰性を楽観してよい. わざわざ過去の検査を掘り起こす必要はなく, 現在流通しているものだけを対象にしていても, 道具としての信頼性は確保される. 坂本のリストにもあり, 現在も存在しているもので, 20年以内の間隔で改訂を重ねているような検査が, 一応学問の進歩や利用者のニーズに敏感であり, かつ人気があるものと判断できる.

一人の作業療法士が100近くある発達検査・知能検査を知悉することは不可能であり, またそうする必要もない. 本書では, 作業療法の現場でよく出会うような子どもの疾患を想定し, 最近のものの中から, 9領域で, 作業療法士が親しむべきものとして27の検査を厳選して紹介する(表IX-B-1, 表IX-G-1:301頁). フロスティッグ視知覚発達検査などは視知覚検査としては草分けであるが, そのコンセプトは, その後の他の検査に受け継がれているので, 本書ではあえて選択していない. 通称津守式と呼ばれる乳幼児精神発達診断法もよく知られたものではあるが, 同様の理由で取り上げてはいない. 本書で取り上げた27の検査の中で, その検査項目までを知っておくとよいと思われる16の検査をさらに選抜し, 検査項目の内容にまで踏み入って紹介する.

■IX-B-e
知能検査の分類の基準

1) 一般知能検査と診断性知能検査

検査結果の表示の仕方によって, 一般知能検査か, 診断性知能検査かに分ける検査の分け方がある. いずれもIQ表示*23ではあるが, 結果が一つのIQで表示され, 全体的な知能を表示するものが一般知能検査と呼ばれている*24. 結果が複数の領域別IQで表示され, 個人の強い点・弱い点がよくわかるようになっているものが, 診断性知能検査と呼ばれるものである. 個人内の能力間のバランス(プロフィール)が示されるため, いくつかの典型的な疾患の臨床像

---

*21 現在絶版. その時点での発達検査を網羅し, それぞれの特徴に触れつつ, 各検査内容を紹介したこの手の本は1985年以来, 出版されていない.

*22 これ以降は発達検査, 知能検査の一覧を紹介するような著作が出版されていない.

*23 精神年齢(MA;mental age)を実年齢(CA;calendar age)で割り, 100をかけたものが知能指数(IQ;intelligent quotient)であり100が標準値になる. 2標準偏差値を超える70以下が知的障害とされている.

*24 能力を統合する全体的な知能である一般知能というものが想定されている.

表IX-B-1　作業療法士が親しむべき発達検査，知能検査

番号	検査領域，時期	検査名
1	新生児期	1．ブラゼルトン新生児行動評価法（NBAS）（ス） 2．プレヒテル教授の早期乳児の神経機能評価法―診断的手段としての General Movements
2	発達	3．乳幼児分析的発達検査法（遠城寺式）（ス） **4．KIDS 乳幼児発達スケール**（Kinder infant development scale）（ス） **5．日本版デンバーⅡ**（デンバー発達判定法）（ス） **6．MCC ベビーテスト**（乳幼児精神発達検査） **7．新版 K 式発達検査**
3	感覚・運動	8．狩野・オゼレッキー式運動能発達検査 **9．JPAN 感覚処理・行為機能検査**（JPAN；Japanese Playful Assessment for Neuropsychological Abilities）
4	感覚・知覚	**10．日本版ミラー幼児発達スクリーニング検査**（JMAP）（ス） **11．感覚プロファイル**（SP：Sensory Profile）
5	知能	**12．田研・田中ビネー知能検査法V** **13．WISC-Ⅳ知能検査法** **14．WPPSI 知能診断検査法** **15．K-ABC Ⅱ心理・教育アセスメントバッテリー** 16．DN-CAS（Das-Naglieri Cognitive Assessment System） 17．グッドイナフ人物画検査（DAM）
6	高次神経機能	18．ルリアの神経心理学検査
7	言語・聴覚	19．絵画語い発達検査（PVT）
8	生活適応	**20．新版 SM 社会生活能力検査** **21．日本版 Vineland-Ⅱ**（Vineland Adaptive Behavior Scales, Second Edition）
9	病態像	**22．日本語版 M-CHAT**（Modified Checklist for Autism in Toddlers） **23．日本語版 SDQ**（Strength and Difficulties Questionnaire） 24．自閉症の行動評定（CLAC） 25．自閉児の発達尺度（NAUDS） 26．自閉児・発達障害児教育診断検査（PEP） 27．小児自閉症評定尺度（CARS）

（ス）：スクリーニング・テスト
太字は，その検査項目まで知っておくとよい検査

プロフィールとの比較から，ある程度の診断的な示唆が得られるので，診断性という修飾語がついている．

　神経心理学的モデルに照らしてみてみると，一般知能検査は，①感覚の処理と運動の表出過程がどの水準にあるかを明らかにするが，②感覚の処理と運動の表出過程のどこに問題があるかは明確にはしない．その点で，診断性知能検査は，この①②をともに満たす．最初の知能検査である知能測定尺度（ビネー・シモン法，1905 年）は一般知能検査であったが，ウェクスラー・ベルビュー知能検査（1939 年）以来，知能を多重的にみる見方が優勢になり，現在ではほとんどの検査が複数の領域別 IQ を定めた診断性知能検査になっている．一般知能検査の代表のように思われていたビネー式知能検査も，最新版の田中ビネー知能検査 V（2005 年）では，領域別 IQ が表示できるようになっており，一部[25]，診断性知能検査の特性も持っている[26]．本書が紹介する発達検査の中では，MCC ベ

---

[25] 14 歳以上となる．
[26] 長い間，研究者，臨床家から田中ビネー知能検査の結果は WISC の結果より IQ で 10 ほど高いといわれてきた．

ビーテスト（乳幼児精神発達検査），鈴木ビネー知能検査のみが一般知能検査である．

2) ウェクスラー式知能検査とビネー式知能検査

ウェクスラー式など診断性知能検査のほとんどが，検査指標別に2～5の下位検査項目を用意し，検査項目ごとに得点が集計されるようになっている．WISC-IVを例にとれば，言語理解指標3項目，知覚推理指標3項目，ワーキング・メモリー指標2項目，処理速度指標2項目が，それぞれ統計学的処理によって偏差値知能指数（DIQ；deviated intelligence quotient）で表示されるようになっている[*27]．これに対して，ビネー式知能検査では，その発達段階で可能になると考えられている検査項目が発達順に並べられている．代表的なものがビネー知能検査やゲゼル A の発達輪郭表[3)]であるので，ウェクスラー式知能検査に対して，これらはビネー式知能検査と名づけられている．

ウェクスラー式知能検査では，知能の算定は，換算表を用いて偏差知能を求める方式がとられているので，すべての検査項目か，あるいは少なくとも指標内の検査を全部実施しなければ，偏差知能に換算できない．それに対してビネー式知能検査の結果表示は，比例知能つまり精神年齢÷生活年齢方式で算定される．

ビネー式知能検査でも，総合結果表示は全検査項目の総合でなければならないが，ビネー式では，その結果に信頼が置けそうな検査項目が1つでもあれば，その項目に関しては，精神年齢，発達年齢を同定することができるので，その領域での精神年齢，発達年齢もある程度推測できる．それはビネー式知能検査では，検査項目が時間系列で発現する順に並べられており，検査項目ごとに，何歳何カ月という精神年齢を読み取れるので，そのようなことも可能になるのである．限られた検査項目からだけでも，ある程度発達レベルがわかり，同じ発達段階の他の領域の能力に対しても推測することができる[*28]ということは，臨床において利便性が高い．

本書に紹介した検査でいうと，ウェクスラー式は，JPAN，JMAP，WISC-IV，WPPSI，K-ABC，DN-CAS，ITPA，ABS適応行動尺度，新版SM社会生活能力検査などであり，ビネー式は，KIDS，日本版デンバーII，MCCベビーテスト，新版K式発達検査，田研・田中ビネー知能検査法などがそれに相当する．テスト・バッテリー[*29]を組む場合は，同種のものを選んでも意味がないので，この二つの中からそれぞれ一つずつ選択されるとよい．

これを解消するために，14歳以上ではDIQ（Deviated Intelligence Quotient）で解析するようにしたのである．

[*27] 精神年齢（MA；mental age）を実年齢（CA；calendar age）で割り，100をかけたものが知能指数（IQ；intelligent quotient）であり100が標準値になる．精神年齢が14，5歳くらいがプラトーと考えると，年々増える実年齢を考えると（分母が大きくなるので，同じ精神年齢でありながら，数値が下がるので），10歳代の後半になると，この単純なIQ表示では，知能の発達状態を反映しなくなる．この点を考慮して考えられたのが，偏差知能指数である．その計算方法は，（個人の得点－同じ年齢集団の平均）÷（[15分の1または16分の1]×同じ年齢集団の標準偏差）+100である．このような統計的な処理を経ることによって10歳代後半になっても，分母の影響は受けなくなる．

[*28] できない理由が，集中力や問題の理解不足など，認知能力以外の要因がはたらいていると考えられる場合のみである．

[*29] 検査を二つ以上組み合わせて使うこと．

IX-C 発達検査の構成に関する神経心理学的知識

IX-C-a 行動の五因子と感覚処理過程

　発達検査では，行動を構成する因子として①感覚（sensory component），②運動（motor component），③認知（cognitive component），④情緒（intra-personal component），⑤対人関係（inter-personal component）の五つの機能が考えられている場合が多い[4]．これらの五つの機能が相互にどのような関係になっているか，その構造を見てみると図IX-C-1のようになる．発達検査の結果を解釈するとき，あるいはその後の支援を考えるとき，これら五つの機能の相互作用，相互の関係性を知っているかどうかが鍵になるので，ここで少し，人の心理的構造を復習しておく．

　環境からの情報であれ，体内からの情報であれ，脳に入力されるものはすべて感覚刺激であり，体内・外の環境からの情報はまず①〈感覚〉に変換されなければ脳に伝えられない[*30]．反対に脳から環境（の中にいる人）に向けて発信される信号は，遠心性神経回路を通って神経終末に至り，最終的にすべて筋肉の収縮活動に反映される．周りの人々は個体の発信内容を〈運動〉を通してしか知ることはできない．表情やことば，姿勢を普通運動とは呼ばないが，それらも筋の収縮活動の結果であるので，ここでいう②〈運動〉の範疇に含まれる．つまり個（脳）という箱への入り口が〈感覚〉で，出口が〈運動〉ということになる．

　感覚刺激は運動として現れるまでに脳内でさまざまな処理を受けることになるが，この代表的な処理方法が③〈認知〉と④〈情緒〉である．両者は処理方法なので，そのはたらきを直接目で確かめることができず，動作，表情，ことばを通してその内容を推測するしかない．〈感覚〉と〈運動〉がそれぞれ箱の入り口と出口であったなら，箱の中身が〈認知〉と〈情緒〉ということになる．

　ここでいう〈運動〉は，認知的あるいは情緒的な両方の処理を経ているが，そのうち認知的な処理を多く受けるものは，認知・適応行動と呼び，情緒的な処理が勝る運動を〈情緒〉と呼ぶ．例えば，遠い向こうから自分に向かって歩いてくる人がいるとする．それが誰か識別でき

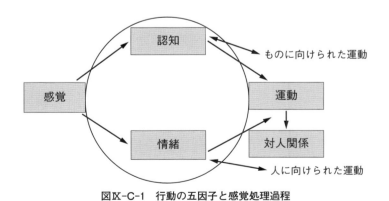

図IX-C-1　行動の五因子と感覚処理過程

[*30] 感覚経路の最初の入り口である受容器（Receptor）で神経の中を伝導されるために＋，－の電気信号に変換される．電気信号となって体内・外環境の情報はまず脳内の感覚野に到達する．

ること，つまり，服装や歩き方，顔などから○○さんと判別することが，〈認知的な処理〉を経た〈運動〉ということになる．

また人の識別の場合は，対象の判別に伴って，うれしいとか，楽しいとか，あるいは反対に，不安や嫌悪の気持ちを起こすことがある．つまり「○○さんだ，うれしい」と感じてその人の接近を心待ちにする人もいれば，「○○さんだ，まずいな」と隠れたくなる人もいるかもしれない．〈認知〉も，〈情緒〉も，脳内の処理過程なので直接目にすることはできない．しかし表出された運動（表情，言動，態度，行動）によって，どのように処理されたかを想像することはできる．この表出されたものの中で表情，言動，態度に焦点を当てているのが，〈情緒〉という領域である．〈情緒〉は，入力された情報への処理過程ではあるが，結果としての運動の中で，態度，行動により重点的に注目する領域が⑤〈対人関係〉とか〈社会性〉とか呼ばれる領域である．

人に向けられた運動があるとすれば，ものに向けられた運動もあるはずである．姿勢・移動運動，上肢協調運動など通常，運動機能と私たちが呼ぶものは，この〈ものに向けられた動作〉に含まれている．姿勢・移動運動は環境そのものの中での動作であり，巧緻動作，四肢の協調運動などは，環境の中のものに向けられた動作である．つまりいずれも環境に適応し，環境の事象を利用するための動作である．以上のように⑤〈対人関係〉は，①〈感覚〉，②〈運動〉，③〈認知〉，④〈情緒〉と次元を異にする概念であるが，行動を構成する五つの要素と考えられている．

IX-C-b 感覚処理過程の神経心理学的解説

感覚受容器で電気信号に変換された感覚刺激は，脳において二つの異なる経路を通る（図IX-C-2）．一つは〈感覚⇒知覚⇒認識⇒記憶〉という認知系処理回路であり，もう一つは〈感覚⇒知覚⇒認識⇒感情〉という情緒系処理回路である．これを脳の使用される部位でいうと，前者

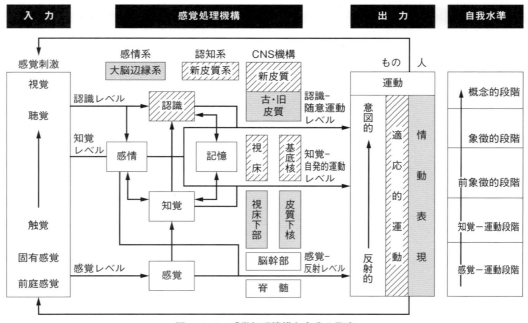

図IX-C-2 感覚処理機構と自我の発達

は〈感覚神経⇒感覚の中継核である視床⇒新皮質⇒運動の中継核である基底核⇒運動神経〉という回路を構成するので，新皮質系回路とも呼ばれる（斜線部分）．後者は〈感覚神経⇒中脳⇒感覚の中継核である視床下部⇒梨状葉，海馬と歯状回⇒運動の中継核である扁桃核，中隔核〉を経由するので古・旧皮質系回路とも呼ばれる（墨色部分）[5]．

感覚入力は脳内で処理されるが，その処理の次元に〈感覚レベル〉〈知覚レベル〉〈認識レベル〉という三つの水準があり，運動もそれに対応して三通りの現れ方をする．一番低次の処理は，①感覚刺激が脊髄，延髄レベルで処理される過程である．電気信号に変換された感覚入力は運動神経に中継され，そのまま運動に表出されるもので，反射あるいは反射的運動と呼ばれている（感覚-反射レベル）．

第2の処理過程は②感覚刺激が視床，頭頂葉感覚野に到達するが，皮質の広範囲からの関与を受けないまま，運動に変換されてしまうものである．ダイエット中で，頭は「だめ」と言っても，おいしそうなケーキが目の前に出されると，つい手が出てしまうことがよくある．このように対象の刺激に誘われて思わず出してしまうような手伸ばしがこれに相当する．感覚・運動遊びで感覚刺激を楽しむような常同的な動きなど（知覚-自発的運動レベル）もこれに類するものである．

最高次の処理過程は③感覚刺激が大脳皮質の広範な部分の関与を受けるものであり，意思に基づく動作，創造的な動作などがこれに当たる（認識-随意運動レベル）．先の例でいうと，頭の判断に従って，ケーキに手を出さないでいられる行動がとれることが，認識-随意運動レベルの動作である．処理されるレベルが高次化するに従って，感覚刺激は脳の他の部位からのはたらきかけをより多く受け，動作は精緻になるとともに意思や判断などの反映となる．このよう

に認識には，多かれ少なかれ情緒的な色彩が加えられる．

感情系の処理のレベルは認知系ほどはっきりこれらの3水準を峻別することは難しいが，感情表出も処理するレベルに応じて異なってくる．空腹，疲れ，覚醒状態などの生理的な原因による快・不快の感情は，〈感覚-反射レベル〉に相当する最も低次レベルでの感情表出といえる．人に向けられた感情であれば，それらは最も高次レベルの感情表出といえる．

以上のように，情報の処理のされ方が二つあり，その処理に三つのレベルが存在するということが，人間の環境への適応を効率的なものにするといえる．新生児期では，もはや子宮から飛び出したので，個として環境の中で①"たくましく生き"ていかなければならない．しかし大脳皮質の機能は未分化で十分機能していない．この段階での課題に対処するために備わった能力が，〈感覚-反射レベル〉の処理である．しかし，乳児，幼児になるとともに，家庭に，保育園に適応することが求められるようになる．このように②"たくましく"だけではなく，"（効率）よく生きていく"ことも求められるに従って，より高度な処理方法〈認識-随意運動レベル〉が動員されるようになる．発達とは，別のことばでいえば，この3水準の高次水準への漸進的な推移といえる．

初めて経験することはそれが何かわからないが，その感覚だけはしっかり記憶される．〈感覚⇒知覚⇒認識⇒記憶〉ではなく，〈感覚⇒知覚⇒記憶〉という短縮回路が，この場合の処理経路である．

聴知覚，視知覚を通して入力された情報は，情報処理過程（脳）で，音やイメージ（映像）として貯蔵される（作業記憶[*31]）（**図Ⅸ-C-3**）．音の記憶とは，結局，時間軸での音声の生起，消滅の順序の記憶なので，そのことを継次的処理（時間軸に沿った処理）という．イメージ（映

[*31] ワーキング・メモリー，かつては短期記憶といった．

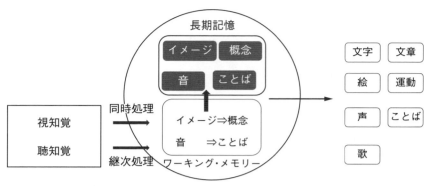

図Ⅸ-C-3　視・聴知覚の処理過程

像）としての記憶とは，ものを形，サイズ，位置関係など空間の中で捉えることなので，同時処理（いつでも再認できる）といえる．これらの記憶が整理され，抽象化されることによって，イメージは概念となり，音はことばとなる．そのようにしてイメージ，概念，音，ことばは作業記憶からさらに長期記憶として脳に貯蔵されることになる．不断に取り入れられる情報は，この長期記憶との照合によって，概念化され，言語化され文字，文，絵，運動，声，ことば，音楽などの形となって出力される．

　これと同じように情緒における短縮回路もある．音や感触が不快な感情を直接催す場合がそれである．目隠しをしてものを触ろうとすると，手がどうしても防衛的になるが，この「よくわからないものは用心する」メカニズムは，危険に満ちた環境を生き抜くためにはむしろ合理的な機制といえる．外界は複雑で過剰な刺激に満ちており，時にそのままの形で利用することが難しい．認知系の処理がそういう混沌に構造を与え，取り込みやすくする変換機能であるとすれば，情緒系の処理はその活動にエネルギーを与える役割を負っているといえる．環境の中の事象が理解されるとうれしいし，それらをうまく操作できるようになってもうれしく感じる．楽しいから何かするのであり，苦痛だからその行動を停止するのである．認知と情緒はともに，人が環境の中でより豊かに生きていくために備わった神経系の自己制御装置であり，しかもそれは適応の度合いに応じて，装置自体が自動的にバージョン・アップする装置なのである．

IX-D

発達検査の実施に関わる問題

IX-D-a
発達検査の実施に求められる技能

　治療に必要な情報を集める主な手段は観察や聞き取りであるが，そのような方法だけで治療に必要なすべての情報が得られるわけではない．子どもの観察から，その子どもが何を理解し，何ができるかはある程度読み取ることはできる．しかしその子どもの持っている最高度の力や潜在能力までをみたいと思うのであれば，子どもにそれらを発揮させるような課題を与えて，その反応をみるしかない．子どもの日常場面の観察からは，通常子どもが余裕を持って行っていることしか観察できないからである．

　発達検査は，臨床像の解明とその治療にどのような情報が必要とされるのか，またそれはどのようにして得られるのか，それらをパッケージとして提供してくれる点で便利である．便利な道具ではあるが，その実施には，通常考えられている以上に高い技術が求められる．

　発達検査の各検査項目が，測定すべき能力に対して，名目通り妥当であるためには，マニュアルが指示する通り，厳密に実施される必要がある．つまり標的とする能力以外の他の要因，条件，背景などがコントロールされていないと，測定した結果は標的能力の反映とみなされないからである．しかし実施基準が厳密になればなるほど，またコントロールされる条件が多くなればなるほど，子どもに強い自己コントロールが求められる．

　検査内容を遊び仕立てにするなど，各発達検査は，それを取り組みやすくするために，さまざまな工夫を凝らしている．しかしそうであっても，検査課題は遊びとは根本的に異なる．自分のやり方で，自分の思う通りにやっていいのが遊びであり，遊びの本質は思い通りにすることにある．「ああしろ，こうしろ」とそばからの指示が多くなれば，面白いはずのものも面白くなくなってしまう可能性がある．結果への信頼性を高めようとすれば，実施が難しくなり，取り組みやすいようにすれば，結果への信頼性が危うくなる．検査項目には，このような二律背反が，本質的に存在していることをまず知っておくべきである．

　自閉症の子どもに神経心理学的検査を，月に1度，1年を通して実施しただけで，子どもの行動が変わってきたという報告を聞いたことがある．もともとテストの実施は，一定時間椅子に座っていられる，人の話をよく聞いて，言われた通りに行動できるなど，検査を受ける側に一定の態度を求めるものである．12回検査を行ったということは，その都度子どもにとるべき態度を12回求めたことになる．そして検査が12回も滞りなく実施できたことは，その都度検者の子どもへの求めが効果的であったことを意味する．それだけ効果的な指導が行われたのならば，子どもの行動が変わってきたのも当然と思われる．検査の実施は，子どもが検査を受けるに必要な指導を内蔵しているが，そのような指導とは，初心者が一朝一夕に身につけられるものではない．

　初心者は，検査においても子どもの能力を実際より低く評価しがちである．それは検者のほうに，子どもの潜在能力を引き出す力量が不足しているからである．検査項目は，検者にとっては意味のあるものであっても，元来子どもの内発的な動機に裏づけられたものではない．それを子どもにさせようというわけであるから，検者にはそれなりの技能が求められるのは当然である．子どもが持てる能力を発揮するためには，時になだめ，おだて，時に励ますというように，臨機応変の態度が評価者に求められる．発達検査が満足に実施できるようになったら，専門家として一人前になったと考えてもよく

らいである.

　発達障害の臨床現場は，いつも臨戦態勢である．子どもは，「やる・やらない」という"すった・もんだ"のやりとりを治療者との間で繰り返す中で，徐々に治療者を信頼するようになり，治療者の指示に従えるようになっていく．治療者も，またそのような子どもとの汗と涙のつき合いの中から適切で効果的な指導技能を体得していくのである．そのような指導力に裏づけられて，発達検査の中で現時点での，その子どもの潜在能力が顕在化するのである．発達検査を上手にとれるようになるコツは，子どもとの親身のつき合いの中で格闘を繰り返しながら，身につけていくものである.

■IX-D-b
臨床推論の基盤としての検査情報

　着席困難，指示理解困難，こだわりなどのために，発達検査が実施できなかったり，一部しか実施できなかったりすることは，発達障害の臨床場面ではよくあることである．しかし全部の検査項目ができなかったとしても，できる項目は確実に検査しておくことは重要である．子どもによって，すべての検査項目が行われない場合も当然ある．しかし数少ない情報であっても，結果が確実なものであれば，それを元手に推論する余地があるからである.

　確実なことだけが判断の材料になるので，検査項目は，子どもの反応に対して確証が得られるまで，着実に行う必要がある．子どもが〈できない〉ことが明白であればそれも情報となるが，〈できるか，できないかわからない〉〈できたが，当てずっぽうかもしれない〉〈マニュアルに指定されたようには答えていないが，本当はわかっているのかもしれない〉などは，いずれも推論の基盤としての情報にはならない．検査者は，個々の検査項目の結果が，その時点での子どもの能力を真に反映したものであるかの確証が持てるまで，根気強く調べる必要がある.

部分的な情報からはあくまで推論しかできないが，不確実な情報からはその推論すら生まれない.

■IX-D-c
発達検査の実施者

　発達障害領域の専門職が複数いる施設や病院の場合，発達検査の実施を特定の職種に委ねていたり，検査の内容によって，実施者を分散させていたりすることがある．発達全般あるいは知能検査は臨床心理士が，その他，言語・コミュニケーション領域は言語聴覚士が，運動機能は理学療法士，作業療法士が，感覚・知覚検査は作業療法士が，というような分担の仕方である.

　発達検査の精度が高まるにつれて，より高い施行技能が求められるようになる．主要な発達検査は，施行技術の質の維持・向上のため，研修会を開催しているところが多い．発達検査の実施に当たっては，このような研修会，ワークショップでの研鑽は大いに勧められるべきことである．しかし業界内には発達検査を臨床心理士などの専売業務にしようとする政治的運動がないわけではない.

　発達過程における認知機能は，治療者自身が発達検査や知能検査を実施することによって深く理解され，技術として体得される．本で読んだ発達の知識は，発達検査や知能検査を実施することによって，治療者の血となり肉となるといってもよい．知識を身につけて，臨床場面で役立てるためには，発達検査や知能検査の習熟が不可欠なのである．そういう意味で発達検査，知能検査の実施は，発達障害領域の療育に携わるすべての専門家に開かれているべきである．特定の職種による検査業務の独占を防ぐためにも，作業療法士も普段から発達検査を実施し，それに親しむ事実を作っておくべきである.

IX-D-d
検査実施の時期

　その結果をもとに治療を組み立てるわけであるから，発達検査は，一般には当然治療が始まる前に実施されなければならないものと考えられている．しかし高い技能が求められる検査を，治療者と子どもとの友好的な人間関係が築かれていない段階で実施するには，困難があまりにも大きい．何とか検査を実施できたとしても，そのような状況では，被検者の潜在能力までも顕在化させているかどうかは，甚だ疑わしい．検査は，あくまで治療に資するためのものである．検査を強行することで，それに続く治療に影響が出るようであれば，元も子も失うことになりかねない．臨床家としては，まず子どもとの人間関係を築くことを最優先させる判断は妥当である．検査の実施の時期としては，子どもとの適切な人間関係の構築に意を注ぎつつ，頃合いをみながら，発達検査を実施するようにしてかまわないのである．

IX-D-e
スクリーニング・テスト

　スクリーニングとは，「ふるいにかける」を意味し，スクリーニング・テストとは，母集団の中から，非典型的な発達を示す子どもたちをふるい分けすることを目的にした検査である．したがって，スクリーニングとは，すでに支援が必要と判断された子どもたちがいる施設や病院の臨床場面で行うものではなく，通常，保育園，学校，母子保健センターなどで行われるものである．これに対して個別的な発達状態や行動特性を詳細に測定するビネー式，ウェクスラー式知能検査などは「診断検査」と呼ばれる．診断検査は，通常スクリーニング検査よりも時間と手間がかかり，それなりの検査者の能力・経験が必要となる．

　非典型的発達を示す子どもの出現率は，いろいろな疾患を総合しても1％以上ということは考えにくい．したがって乳幼児検診などのように検査対象が多数の場合，最初から詳細な検査を実施するのは，時間的にもコスト面でも非効率である．まずおおまかなふるい分けをして，そこでふるいに残された要注意群に対して詳細な検査を施すほうが当然効率的である．以上のことからスクリーニング・テストは，①（特定の領域だけではふるい分けしたことにならないので）発達のすべての領域をカバーしていること，②実施が簡便であること（専門家以外の職種でも実行できるよう），③短時間で実施できることなどの特徴を持ったものでなければならない．

　本書で紹介する検査の中で，スクリーニングの名称が付されているものは，日本版ミラー幼児発達スクリーニング検査（JMAP），日本版デンバーⅡの二つだけである．しかしそのように明記されてはいないものの，KIDS乳幼児発達スケール，遠城寺式乳幼児分析的発達検査法，津守式乳幼児精神発達診断検査なども，日本語版SDQ（Strength and Difficulties Questionnaire），感覚プロファイル（SP；Sensory Profile）スクリーニング・テストと考えてよい．多くの場合，測定項目を親に記述してもらうか，報告してもらう形式のもの（間接検査）で，時間（15分以内）と手間がかからず，検査者の特別な能力・経験を必要としないものは，すべてスクリーニング・テストといってよい．日本版ミラー幼児発達スクリーニング検査は，スクリーニングという名称がついているが，決して簡便なものではないので，当然スクリーニング機能はあるがスクリーニング・テストというよりは，診断検査と考えたほうがよい．

　ふるい分けすることがスクリーニング・テストの目的なので，結果の表示はわかりやすいものがよい．JMAPでは①下位5％以下を赤色，②下位25％以下を黄色で表示し，この両方がさらなる詳細な検査の対象とされている．診断検査では，すべてIQとかDQといった指標に測定データが還元されて，判定基準に使われるが，スクリーニング・テストでは，IQという単一の

IX. 発達検査から学ぶこと

指標（基準）を持っていないので，発達の各側面を理解するための「分析検査」に分類される．

あらかじめ障害がわかっている場合は，ふるい分けをする意味はないが，スクリーニング・テストを使って典型発達からの逸脱の程度をみることはできる．オリジナルな検査項目のいくつかを抜粋した圧縮版，KIDSのタイプTなどがそれである[*32]．

しかし乳幼児健診[*33]などの保健・福祉の現場では，日本版デンバーII，遠城寺式乳幼児分析的発達検査法などの発達スクリーニング検査が実施される場合もあるが，親からの子どもの養育上の主訴あるいはチェック・リストを使った聞き取りのようなものでスクリーニングがされる場合のほうが多い．そしてふるい分けられた要注意群を，病院，児童発達支援センター，児童相談所などに紹介し，そこで（スクリーニング・テストを経ることなしに）詳細な発達検査（診断検査）を受ける場合が多いようである．

そのような状況なので，行政機関ではたらく作業療法士や，保育園等訪問支援や特別支援教育アドバイス事業に関わる作業療法士は，このようなスクリーニング・システムをより効果的にする方向で，自己の仕事の内容を再考するとよい．障害の早期発見につながる観察ポイントを総合的に，明確に，かつ簡略に記した有効なチェック・リストの作成は学校，保育園ではたらく人々にとって有益なものである．実際に学校や保育園に赴いて，障害を持つ子どもの早期発見につながる観察ポイントについて指摘をするのも，作業療法士に期待される仕事といえる．

IX-D-f
子どもの主要な問題に沿った検査の選択

発達検査は，発達障害のある子どもの感覚の

処理と運動の表出過程のどこに問題があるか，そしてそれが発達過程のどの段階にあるか，の2点を明らかにすることを目的にしている．一つの発達検査でその両方をカバーできる場合もあるが，複数の発達検査が必要な場合もある．

通常，発達検査は，①感覚入力から脳内で感覚情報が処理される領域，②認知的処理過程領域，③情緒的処理過程領域，④人に向けられた運動（対人関係）領域，⑤もの・環境に向けられた運動（姿勢・移動運動，巧緻・協調動作）領域などの複数の領域をカバーする．知能検査は，それらの中でも②認知的処理過程領域を中心にカバーしている．もし，⑥社会で暮らしていくための能力という観点から，持てる機能や能力を測定する必要がある場合には，そのような社会適応検査を選択するとよい．

子どもの問題点や課題の構造を明らかにすることが検査の目的なので，まずその子どもの問題点にリンクした領域をカバーしている検査を選択することが肝心になる．**表IX-B-1**（263頁）の検査領域からいうと，2の〈発達〉領域は，主に②〜⑤を，3〈感覚・運動〉領域，4〈感覚・知覚〉領域は①，②，⑤，5〈知能〉領域，6〈高次神経機能〉領域は②，7〈言語・聴覚〉領域は④，8〈生活適応〉領域は，④，⑤をそれぞれカバーしている．

したがって，例えば子どもの主要な問題が言語にあるような場合は，ITPA言語学習能力診断検査が選択されるとよい．発達障害領域では，成人の中途障害でいう〈高次神経機能〉領域を特に区別していない．それはおとなのように一度脳が機能分化をすませた後の能力の喪失ではなく，発達過程の認知機能そのものに高次神経機能が内包されているからである．子どもの高次神経機能を測定したいと思うならば，ITPA言語学習能力診断検査，JPAN感覚処理・行為機能検査，日本版ミラー幼児発達スクリーニン

[*32] KIDSのタイプTは，遅れの程度が大きい子どもの場合は7歳を超えても，14，5歳まで適用可能である．

[*33] 母子保健法に基づいて乳児健診，1歳6カ月児健診，3歳児健診が行われる．発育状況の他，精神発達，言語発達などもチェックし，そのおおまかな検査結果を親に伝えて母子手帳に記載することになっている．

グ検査などがそれにふさわしい検査である（ITPA は発売中止，検査用紙のみ 2020 年まで発売）．

9〈病態像〉領域は，臨床像の変化を記述する

もので，作業療法の臨床では欠かせないものではあるが，そこに発達診断的な意図がないので，正確には発達検査とはいえない．

IX-E

発達学習の道具としての知能検査・発達検査

IX-E-a
知能検査・発達検査の特徴を知る意義

　各検査のコンセプトや依拠する理論を知ることによって，子どもの主要な問題に沿った検査を選択することができる．各検査は，知能や発達の構成要素に関する理論をもとに，検査項目が決められ，その内容が構成されている．したがって各検査は，知能理論や発達に関する基本的事項のコンセプトを異にする場合，当然，その下位検査項目が異なってくる．各検査は，そのコンセプトを具体化するための下位項目をすべて用意しているはずなので，テストの構成が異なっているとしても，それぞれのコンセプトにおいては完結している．したがってテスト・バッテリーとして複数の発達検査を使用する場合でも，診断性知能検査から二つを選ぶことはあまり意味がない．検査は，複数すればいいものではなく，対象疾患の障害構造に合わせて適切なものが選ばれているかが重要になる．

　例えば，ウェクスラー式発達検査[*34]の旧版であれば，基本的に答え方（動作で答えるか，口

頭で答えるか）で知能を動作性と言語性知能に分類し，その概念を構成する下位概念を五つずつそろえている（**表IX-E-1**）．ITPA では，言語能力の基盤が，入力刺激の回路の種類（視覚か聴覚か）をさらに受容，連合，表現の3過程，表象・自動水準の3次元の枠組みの中で立体的に考えられている（**図IX-E-1**）．K-ABC の場合は，旧版以来，知能が学習内容を含めて，知能を認知処理尺度と習得度尺度という二つから測定されている[*35]（**表IX-E-2**）．通常，発達検査，知能検査では，認知処理過程に焦点を当て，象徴的な学習内容以外は，学習された成果（学力）については触れないので，その点でこの K-ABC は特殊である．

　しかし知能理論や発達理論は，常に時代の学問上の成果が反映されるので，発達検査のコンセプトも，常に発展途上の過程にあり可変的である．現代の発達検査，知能検査は，多かれ少なかれ脳機能の理解の成果である神経心理学的知見に基づいている．例えばルリアの3ブロック神経心理学的理論[6][*36]，エアーズ（Ayres AJ）の感覚統合理論，キャッテル（Cattell RB），ホー

表IX-E-1　WISC-Ⅲの検査項目の構成

動作性知能検査	言語性知能検査
1．絵画完成	2．知識
3．符号	4．類似
5．絵画配列	6．算数
7．積み木模様	8．単語
9．組み合わせ	10．理解
11．記号探し（補助）	12．数唱（補助）
13．迷路（補助）	

[*34] WPPSI，WISC，WAIS など，動作性，言語性知能という分類形式を共有している．

[*35] 同じ K-ABC であっても，米国版では習得度尺度はない．これはアメリカでは標準化された年齢別の学力のデータが存在するからで，知能が認知処理尺度と習得度尺度から構成されるという基本コンセプトに変わりはない．

[*36] ブロック1：脳幹網様体を中心とした脳の活動性の水準をコントロールする機能．大脳皮質の緊張状態をコントロールして適切な認知的活動ができる状態を保つはたらきをする．ブロック2：側頭葉・後頭葉・頭頂葉を中心とした外界情報を，受容し，加工し，貯蔵する機能．視覚情報の処理，聴覚情報の処理，皮膚-運動感覚の処理を行う．ブロック3：前頭葉を中心とした心的活動を計画し，実行する機能．複雑な行動の調整やコントロールを行う．この三つのブロックが相互に作用し合って，調和のとれたはたらきをすることが認知処理活動，知能のはたらきと考えた．

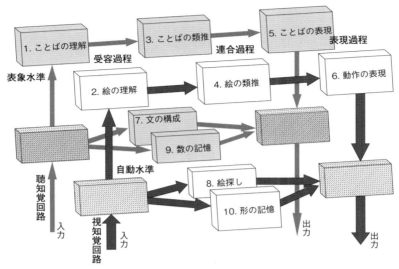

図IX-E-1　ITPA 検査項目の構造

表IX-E-2　K-ABC II の検査項目の構成

認知検査	習得検査
継次尺度（短期記憶尺度）	語彙尺度（結晶性能力尺度）
1）数唱 2）語の配列 3）手の動作	12）表現語彙 13）なぞなぞ 14）理解語彙
同時尺度（視角処理尺度）	算数尺度（量的知識尺度）
4）顔探し 5）絵の統合 6）近道探し 7）模様の構成	15）数的推論 16）計算
計画尺度（流動性推理尺度）	読みおよび書きの尺度
8）物語の完成 9）パターン推理	17）ことばの読み 18）ことばの書き 19）文の理解 20）文の構成
学習尺度（長期記憶と検索尺度） 10）語の学習 11）語の学習遅延	

ン（Horn JL），キャロル（Carroll JB）の CHC 理論[7]*37 などはその代表的なものである．

WISC-IVの新版（2010 年）では，下位項目は変わらないものの，これらの新しい知見を入れて，知能の枠組みが〈言語性，動作性〉から〈言語理解，知覚統合，注意記憶，処理速度〉の四つの機能的な指数に変更されている．比較的新しい DN-CAS（日本語版 2007 年）では，計画性，注意，同時処理，継次処理が分類基準であり，これは，ほぼルリアの 3 ブロック神経心理学的理論に沿ったものである（図IX-E-2）．もともとルリア理論に依拠していた K-ABC は，改訂版 K-ABC II（2013 年夏に出版された）では，認知処理尺度に従来からの継次処理尺度，同時処理尺度の他に，学習尺度，計画尺度の二つを加えている．習得検査ではさらに語彙尺度，算数尺度，読み書き尺度の三つの尺度を持っている．これは，ルリア理論と同時に，CHC 理論を導入しているからである．

以上のように，各検査のコンセプトを知っていると，対象疾患の障害構造と重点を置くべき評価領域に見合った検査が選択できるようになる．言語能力を重点的にみたいと思うなら IT-

---

*37 キャッテル RB は，一般知能は流動性知能と結晶性知能の 2 因子から構成されると考えた．ホーン JL は，その一般知能は，さまざまな能力が 100 くらい集まったもので流動性知能と結晶性知能に大別されるとした．キャロル JB はそれらの 100 の能力を三つの階層に整理した（第 I 階層；限定的能力で約 70 個→第 II 階層；広域的能力で 10 個→第 III 階層；一般的能力）．CHC 理論（Cattell-Horn-Carroll 理論）とはこの三つの総合である．

Ⅸ．発達検査から学ぶこと

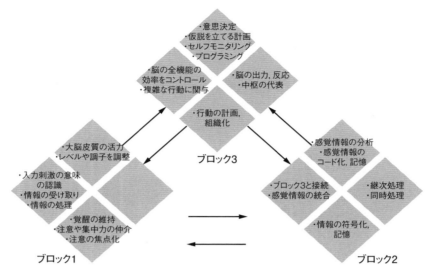

図Ⅸ-E-2　ルリアの神経心理学的理論の3ブロック

PAが最適であり，認知機能と学業との関係をみたいのなら習得尺度のあるK-ABC Ⅱということになる．認知の運動学的基盤や感覚の処理過程に焦点を当てるならJPAN，感覚の処理過程，特に受容，行動への組み立てという部分に重点を置くならば，WISCやDN-CASということになる．

Ⅸ-E-b
各検査項目の内容の理解

個々の検査の実施方法は細かく指示されているが，それが子どものどのような能力を測定しているかは，検査によっては明確に記載されていないものもある．しかし各検査項目には，それによって調べるべき子どもの能力が明確に定められており，その検査項目に対して，子どもがどの程度それを獲得しているかを調べるのが，個々の下位検査項目の目的である．

例えば，積み木重ねという課題がある．積んだ積み木の個数によって，発達年齢がわかることになっている．この課題は，そっと離す能力（リリース），その基盤となる腕を空中に保持する能力（プレーシング）を調べようとしていることは容易に理解できる．しかしこれは運動機能ではなく，むしろ認知課題として位置づけられている．したがってなぜこれが認知課題なのか，その理由を理解しておく必要が出てくる．積み木つみは，いくらそっと積み木を置いたとしても，前の積み木から重心がずれていると，高くは積んでいけない．つまり積み木の中心に垂直線を想像し，その見えない垂直線に沿って積むことが求められるのである．積み木課題はこの現実には見えない垂直線を想像できているかどうかをみる要素を持つので，認知課題といえるのである．

このように各検査課題の中に，それが測定しようとしている能力とその能力の序列を整理する必要がある．これが明確になっていれば，その能力とそれを具体的に調べる方法をセットにして思い浮かべられる．例えば，子どもの空間概念の理解を調べたいとする．空間概念とは自己とものとの空間，ものとものとの空間における関係を意味するが，それでは抽象的すぎて，空間概念の理解の程度の測定方法を何ら示唆しない．しかし空間概念を①形の識別，②形の再生（描画，造形），③大小，長短の比較，④サイズ，長さの順列化，⑤自己とものとの（ものとものとの）位置関係，⑥道順通りの移動（距離と方角の理解）というように理解できると，空

間概念の理解の測定の方法がわかってくる．また逆に，それら①〜⑥までの具体的動作がすべて空間概念の理解という枠組みで括られることがわかっていると，具体的行動の概念的整理がしやすくなる．

評価項目の概念は，検査によって違う名称になっている場合がある．しかしその検査項目にはどのような能力が必要とされるかが具体的にわかると，それが異なる名称であってもその内容が類似のものであったり，類似の名称を使っていても異なる能力を測定していたりすることがよくわかる．例えばK-ABCやDN-CASでは〈継次的処理〉という概念で整理されているものは，ウェクスラー式発達検査では〈短期記憶〉の枠組みの中の検査項目と類似の内容を示している．そこから順番を理解する能力〈継次的処理〉とは，実はものを記憶する能力を基盤にしていることがわかってくるのである．

■IX-E-c
〈病態像〉を測定する検査の意義

〈病態像〉領域の検査とは，発達障害がある子どもたちの問題行動や，病態像がどの程度改善されたかを測定する検査である．問題行動や，病態像はそれ自体が典型的発達からの逸脱なので，比較する標準値もなく，発達段階での位置づけをする意味を持たないが，〈病態像〉の変化は，親も，治療者も，強い関心を示すところなので，この領域の測定は大きな意味がある．

ほとんどが段階尺度であるが，問題行動の出現の程度や頻度が一定の基準に則って測定されるので，客観的なデータといえる．自閉症の行動評定（Check List For Autistic Child；CLAC-II），自閉児の発達尺度（名大式自閉児発達スケール；NAUDS），自閉児・発達障害児教育診断検査（PEP III），小児自閉症評定尺度（The Children Autism Rating Scale；CARS），学習障害児，ADHD児の行動（病理性）の測定を目的にしたPRS-R（The Pupil Rating Scale Revised），強度行動障害判定基準項目（旧版），行

動援護基準項目（新版），ABC-J（異常行動チェックリスト日本版）などがこれに相当する．日本版Vineland-II（Vineland Adaptive Behavior Scales, Second Edition）は，基本的には発達検査であるが問題行動を測定する部分を持っている．本書では自閉症児の行動障害に焦点を置いた日本語版M-CHAT（Modified Checklist for Autism in Toddlers）を紹介する．

脳性運動障害ではない子どもの運動機能検査に関しては，狩野・オゼレッキー式運動能発達検査があるが，やり方を定型化しさえすれば，作業療法士が臨床の中で使っている運動課題を検査課題としても使える．これは治療者が子どもの各発達段階におけるパフォーマンスをイメージすることができれば，治療の最中であっても，子どもの運動機能を測定することができる（利点がある）．

■IX-E-d
医療，教育からみた知能検査，発達検査

文部科学省が，特別支援教育現場で，知能検査，発達検査として採用している検査は表IX-E-3の通り8ある．このうち言語関係の測定は言語聴覚士，心理的側面の測定は臨床心理士，絵画の分析や軽度発達障害児の行動の分析は教師の守備範囲と考えると，教育現場で採用される検査と本書で取り上げている検査とはほぼ重なってくる．感覚，知覚処理過程，運動協調技能など要素的技能，総合技能としての身辺処理技能，生活関連技能は，このリストに網羅されていないため，それらの領域は作業療法士に期待される守備範囲と考えるべきであろう．

診療報酬単価は，知能検査，発達検査を，その実施にかかる時間を基準に，(1)操作が容易なもの…実施に40分以上かかるもの（80点）[*38]，(2)操作が複雑なもの…1時間程度かかるもの（280点），(3)操作と処理が極めて複雑なもの…1時間半程度かかるもの（450点）の3区分であり三つに分類している．それぞれの区

Ⅸ．発達検査から学ぶこと

表Ⅸ-E-3　学校教育で採用されている知能検査，発達検査

1．自閉症児の行動チェックリスト（CLAC-Ⅱ）	自閉症児の状態像（病理性）を測定する検査
2．絵画語い発達検査（Picture Vocabulary Test（PVT-R）	カードを使って語彙の獲得状況を測定する検査
3．新版ポーテージ早期療育プログラム	0歳児からの発達の測定と指導内容がセットになった検査
4．PFスタディー®（絵画欲求不満テスト）	他責的，自責的，無責的などの行動特徴の測定
5．MPI（Maudsley Personality Inventory）	イギリスで開発された「外向性-内向性」と「神経症的傾向」の二つの性格特性を同時に測ることを目的とした各24項目の「質問紙法」の性格検査
6．ムーブメント教育・療育プログラムアセスメント（MEPA-Ⅲ）	運動・感覚（姿勢，移動，技巧），言語（受容言語，表出言語），社会性（対人関係）の3分野6領域を測定する発達検査
7．PRS-R（The Pupil Rating Scale Revised）	学習障害児，ADHD児の行動（病理性）の測定を目的にした検査
8．バウムテスト	木の絵を描かせ，それを分析する性格検査

表Ⅸ-E-4　区分番号「D283」による知能検査，発達検査の診療報酬費（平成30年4月1日より適用）

（1）操作が容易なもの 80点	（2）操作が複雑なもの 280点	（3）操作と処理が極めて複雑なもの 450点
実施に40分程度かかるもの	実施に1時間程度かかるもの	実施に1時間半かかるもの
1．津守式乳幼児精神発達検査 2．牛島乳幼児簡易検査 3．日本版ミラー幼児発達スクリーニング検査 4．遠城寺式乳幼児分析的発達検査 5．デンバー式発達スクリーニング 6．DAMグッドイナフ人物画知能検査 7．フロスティッグ視知覚発達検査 8．脳研式知能検査 9．コース立方体組み合わせテスト 10．レーヴン色彩マトリックス 11．JART	1．MCCベビーテスト 2．PBTピクチュア・ブロック知能検査 3．新版K式発達検査 4．WPPSI知能診断検査 5．全訂版田中ビネー知能検査 6．田中ビネー知能検査Ⅴ 7．鈴木ビネー式知能検査 8．WAIS-R成人知能検査（WAISを含む） 9．大脇式盲人用知能検査 10．ベイリー発達検査	1．WISC-Ⅲ知能検査 2．WISC-Ⅳ知能検査 3．WAIS-Ⅲ成人知能検査

分に属する検査の具体例は**表Ⅸ-E-4**の通りである．

　現在のところ，医師が自ら，または医師の指示により他の従事者が自施設において検査および結果処理を行い，かつ，その結果に基づき医師が自ら結果を分析した場合にのみ算定できる

とされている．要するに，発達検査は医師が指示し，結果を分析することになっているのである．

　検査実施に要する時間を考慮すると，検査実施の時間当たりの単価が出る．ほとんどの発達検査，知能検査セット，記録用紙の価格[39]を勘

---

*38　1点は10円を請求できる．80点では800円ということである．検査実施に要する時間を考慮すると，時間当たりの単価が出るが，医療が発達検査の価値をどのように見ているかがよくわかる．

*39　ほとんどの発達検査は，10万円前後であり，高いものであると30万円を超える検査もある．検査用紙も一枚100円前後の費用がかかる．

278

案，さらに検査が20年くらいで改定されることを考えると[40]，かなり頻繁に検査用具を使用しなければ，発達検査，知能検査はほとんど減価償却もできない計算になる．

---

[40] 新版が出て，旧版になってしまうと単価が安くなる．

IX-F

発達検査の紹介

本項では，発達検査，知能検査の中でも代表的な16の検査を選び，検査の概要，分析される子どもの能力について紹介する．紹介する検査は①K-ABC Ⅱ心理・教育アセスメントバッテリー（20項目），②WISC-Ⅳ知能検査（15項目），③WPPSI-Ⅲ，④DN-CAS（13項目），⑤JMAP日本版ミラー幼児発達スクリーニング検査（25項目），⑥感覚プロファイル（SP；Sensory Profile）（125項目），⑦JPAN感覚処理・行為機能検査（32項目），⑧MCCベビーテスト，⑨田中・ビネー知能検査Ⅴ，⑩新版K式発達検査2001，⑪日本版デンバーⅡ，⑫KIDS乳幼児発達スケール，⑬日本語版SDQ（Strength and Difficulties Questionnaire），⑭日本版Vineland-Ⅱ（Vineland Adaptive Behavior Scales, Second Edition），⑮適応行動尺度ABS（Adaptive Behavior Scale），⑯日本語版M-CHAT（Modified Checklist for Autism in Toddlers）である．この中の①〜⑤が診断性知能検査，⑧〜⑫が一般知能検査[41]．⑨⑪はその両者の混合型，⑭，⑮が分析検査である．

このうち，①K-ABC Ⅱ心理・教育アセスメントバッテリーは，一部アチーブメントテスト[42]を内包している．作業レベル（遊びやADL）の活動項目が含まれているものは，⑫KIDS乳幼児発達スケール，⑭日本版Vineland-Ⅱ，⑮適応行動尺度ABSの三つであり，その他のものはすべて要素的機能を測定するものである．作業レベルの検査は基本的に保護者が記述する自記式か，あるいは保護者から情報を得て記述する形式であり，要素的機能を測定

するものは検査者が測定して検査用紙に記入するものである．知能検査に特化した検査は，①K-ABC Ⅱ心理・教育アセスメントバッテリー（20項目），②WISC-Ⅳ（15項目），③WPPSI-Ⅲ（13項目），④DN-CAS（13項目），⑨田中・ビネー知能検査Ⅴの五つであり，その他は認知機能以外の運動機能，情緒・社会性などを含む発達検査である．⑤JMAP日本版ミラー幼児発達スクリーニング検査と⑪日本版デンバーⅡの二つは，スクリーニング・テストという名称がつけられている．

発達検査も心理学，神経学，発達学など関連する学問の進歩，臨床上の動向に沿って変化し，統合され，新しいものも生まれ続けている．本書『発達障害の作業療法』もその改訂版（2015年）からイリノイ言語学習能力診断検査ITPA，SM社会生活能力検査の二つを削除し，日本語版SDQ，日本版Vineland-Ⅱ，日本語版M-CHATの3つを新たに加えている．

本書で検査項目を紹介する目的は，それらが子どものどのような能力を測定するものであるのか，読者が何らかのイメージを持てるようになるためである．実際に検査を実施する場面では，各検査のマニュアルに直接当たっていただきたい．

IX-F-a

K-ABC Ⅱ心理・教育アセスメントバッテリー

K-ABC Ⅱ心理・教育アセスメントバッテリー（K-ABC Ⅱ，2013年発行）は，初版（1997年）以来16年ぶりに改訂されたものである．これはもともと米国で開発された発達検査であるが，米国も同様に初版から20年くらいで改訂版を出している．その米国版K-ABC Ⅱ心理・教育アセスメントバッテリーの改訂の意図を踏

---

[41] MCC乳幼児発達検査以外は，いくつかの領域別の表示が可能で，診断性知能検査のように個人内差も測定できる．しかしその枠組みは緩く，基本的に一般知能検査に近いものである．

[42] 学習達成度，つまり教えたことがどれだけ覚えられているかをみる学力テスト．

まえたうえで日本版の改訂である.

K-ABC IIの特徴の一つは，ものごとをどのように理解するか（認知処理尺度）だけでなく，教わったものがどの程度活用できるか（習得処理尺度）が検査項目に含まれている点である[*43]. つまり知能検査と学力検査を兼ねているところに，この検査の特徴がある. したがってこの検査では両者の比較によって，学力と知能との関係もわかるようになっている. ただし近年の認知発達学，神経心理学の成果を踏まえ，新版は旧版で依拠していたルリア理論の脳モデルの他に，CHC（Cattell-Horn-Carroll）理論をも理論的基盤として持つようになった，そのため認知処理尺度も，ルリア理論からの概念〈継次処理尺度〉〈同時尺度〉の二つだけではなく，CHC理論から〈計画尺度〉，〈学習尺度〉を加え，認知能力を四つの概念から眺めている. 習得尺度も旧版と概要は同じであるが下位検査を増やしている. 習得尺度は〈語彙尺度〉〈読み尺度〉〈書き尺度〉〈算数尺度〉の四つを測定基準にしている.

K-ABC IIが依拠しているルリア理論による認知処理過程の理解を（**図IX-E-2**，276頁）[*36]で解説すると，まず脳の機能は部位別におおまかに①脳幹部分（ブロック1），②大脳皮質前頭葉部分（ブロック3），③大脳皮質側頭葉，頭頂葉部分（ブロック2）に3分され，この三者が相互に作用しつつ，依存しながらそれぞれの機能が発揮されているという.

ルリアの高次認知機能理論とは，脳の活性化の手がかりをその三者の関係から得ようとするものである. つまり覚醒レベルが低かったり，興奮していたり，疲れていたり，周りに過剰な刺激があったりすると，それらに妨害されて，必要な対象に注意を向けることが難しくなる（ブロック1）. 注意が散漫であると当然，物事を正確に理解し（ブロック2），行動に移すこと

（ブロック3）が難しくなる. しかしよく理解することができ（ブロック2），何をすれば最も有効であるかがわかれば，それに携わることが面白くなるはずである. つまりうまく操作できること（ブロック3）で，面白く感じることができ，そのことでより一層注意が喚起され，覚醒状態が上がる（ブロック1）ことになるというのである.

人を取り巻く事物はすべて時間と空間的な次元の中で存在しているものである. 周りのものごとをよく理解しようとするブロック2のはたらきは，実はそのものの時間と空間的な特性を理解することに他ならない. 例えば着衣は，パンツとシャツの形を識別でき，手を通すために必要な袖ぐり，襟ぐり（空間的側面）を選べることで初めて可能になる. しかし着衣動作を完成させるためにはそれだけでは不十分で，下着→シャツ→セーターというような着るための手順も知る必要がある（時間的側面）. このように，ものごとを二つの側面から考えられるということが，同時的処理，継次的処理であり，動作の基盤はこの二つの認知処理過程に依存する. このように脳機能をブロック1→ブロック2→ブロック3というように単に階層的に考えるだけではなく，これらが相互依存しつつ作用するものと理解するところが，ルリアの脳機能理解の新しさである.

K-ABC IIの依拠するようになったもう一つのCHC理論とは，キャッテル（Cattell RB），ホーン（Horn JL），キャロル（Carroll JB）ら3人の認知発達学の学説をひとまとめにしたものであり，その名CHCとは彼らの名前の頭文字を取ったものである. ルリア理論の脳モデルのブロック3の能力（一般知能というもの）をさらに詳しく分析したものである. 一般知能が100くらいの能力から成り立ち，これらはキャッテルが提唱した流動性知能と結晶性知能

[*43] 認知処理尺度，習得処理尺度の両方が含まれているのは日本版のみ. アメリカ版では認知処理尺度のみ. アメリカでは年齢別に標準化された学力のデータが存在するので，これを検査の中に持ち込む必要がなかったが，日本ではそれが存在しなかったので検査の中で取り込んだのである.

という概念で大別できると考えたのがホーンである。キャロルはさらにそれらの能力群に3層構造を認め、一般的能力の下位に、〈広域的能力〉〈限定的能力〉という二つの階層を想定している。70くらいの〈限定的能力〉が10くらいの〈広域的能力〉にまとめられるというのが、その構造の内容である。

この CHC 理論からは新たに〈学習尺度〉〈計画尺度〉という分類概念が想定されるが、改訂版 K-ABC Ⅱは、それらをルリア理論からの〈継次処理〉と〈同時処理〉の尺度に加え、併せて四つの分類尺度から、認知処理過程を受け持つ能力を測定しようとしている。習得尺度としては、〈語彙〉〈読み〉〈書き〉〈算数〉の尺度を分類基準としているが、これらは変更されていない。

改訂日本語版もこれら分類基準から下位検査が案出されているが、米国版のコピーに留まらず、日本人の特性、教育の現状、文化などを加味して、独自の発達検査に仕上げている。適応年齢もその上限が旧版の12歳11カ月から18歳11カ月に拡大されている。**表Ⅸ-E-2**(275頁)が K-ABC Ⅱの下位検査項目の一覧である。多様な視点を持ち、より細かな分析を行いつつ、全体像を明確にし、一般知能の実体に迫ろうとする作成者らの気迫が感じられる検査ツールである。

◼ Ⅸ-F-b
WISC-Ⅳ知能検査

知能に動作性知能と言語性知能という二つの側面を認め、その両者から知能を眺めるという視点が、従来からのウェクスラー式発達検査の特徴であった。最新の2010年出版の WISC-Ⅳ[*44]では、これらが〈言語理解〉〈知覚推理〉〈注意記憶（ワーキング・メモリー）〉〈処理速度〉の4指標に変更され、それらの指標に10の検

査項目、5の補助検査項目が配備された。学習障害児などでは、その臨床像にいくつかのパターンがあり、それに沿った指導・教育が必要とされている。WISC-Ⅳがその枠組みを大きく変えた理由は、K-ABC Ⅱなどと同様、上述のような臨床的な視点を重視する現代の傾向が関係しているものと思われる。

第1の指標〈言語理解〉は、その内容は旧WISC-Ⅲの言語性知能と重なるが、ここでは言語による理解と表現（推理・思考力）と結晶性知能（意味や価値、表現されたことばの真意の理解）の測定が意図されている。検査項目としては、「類似」「単語」「理解」があり、ITPA の表象水準、聴知覚回路、受容過程と行動の規範となるような実践理性を組み合わせた独自の指標である。つまり聞いた内容を理解し、それによって行動を整備し、開始できる能力を問うものであり、ルリアの脳モデルではブロック2と3にわたる機能に相当する。

第2の指標〈知覚推理〉には、「積木模様」「絵の概念」「行列推理」などの検査項目があり、これらは ITPA でいう表象水準の視知覚回路、連合過程の課題に相当する。ここでは(1)流動性能力（視覚直感による推理・思考力）と(2)視空間能力（視覚認知、視覚運動協応、構成能力）が求められる。ルリアの脳モデルでいうと、第2ブロックの機能である。

第3の指標〈ワーキング・メモリー〉には、「数唱」「語音整列」の検査項目が配してある。それらは(1)聴覚的ワーキング・メモリーと(2)注意力・集中力が求められる課題である。ITPAでいう自動水準の聴知覚回路課題であり、表象の理解の程度ではなく、記憶のキャパシティーなど、もともと持っているオリジナルな機械的知的能力の測定が意図されている。ルリアの脳モデルでいうと、第1ブロックの機能である。

第4の指標〈処理速度〉では、視覚的なワーキング・メモリー、注意・集中の持続、戦略の

[*44] WISC-Ⅴが最新（2014年、アメリカ）のものだが、2019年現在、日本語版はまだ出版されていない。

プランニングが必要とされる.ここでの課題「符号」「記号探し」は,ワーキング・メモリー指標の課題の視覚版と考えてよい.あるものをセットとしてコード化したり,あるものを視覚的に記憶したりするキャパシティーなど,もともと持っているオリジナルな機械的能力の測定が意図されている.課題そのものは機械的な操作であるが,作業の速さが求められているという自覚（動機づけ）が,効率のよい作業を意図させ,戦略の何らかの修正,変更,合理化を行わせようとする.このような行動を企画するエージェントは,ルリアの脳モデルでいうと,3ブロックである.

学習障害児などの軽度発達障害児では,視覚的なイメージの指示は通りやすいが,言語が理解しにくいタイプ,注意力がすぐ散漫になるタイプ,イメージや直感より,ことばで考えるタイプなどいろいろなタイプの臨床像が報告されている.

WISC-IVには,以上の〈言語理解〉,〈知覚推理〉,〈注意記憶〉,〈処理速度〉の4指標の得点から,多様な臨床像を説明し,適切な支援を提供への意図がうかがわれる.WISC-IVの下位検査項目はWISC-IIIと同様である（**表IX-E-1**,274頁参照）.

■ IX-F-c
WPPSI-III知能検査

WPPSI は WISC と同じコンセプトに基づく年少児用検査である.1969年版は3歳10カ月～7歳1カ月までの適用年齢であったが,第3版以降は,2歳6カ月～7歳3カ月までと,その適用年齢を広げている.作業療法の臨床現場では,WISC より WPPSI の対象者が圧倒的に多いが,2002年,米国で出版された WPPSI-III[*45]が日本では,2017年12月に翻訳・出版された[*46].第3版になると,整理する指標が大きく変わり,もはや VIQ, PIQ は使われておらず,WISC-IVと同様,より多様な臨床像に相応すべく実践的な枠組みになっている[*47].

第3版から2歳6カ月～3歳11カ月群と4歳～7歳3カ月群の二つに分けられ,年少群では,3領域〈言語理解（「知識」「類似」）〉,〈視空間（「積み木模様」「組み合わせ」）〉,〈ワーキング・メモリー（「絵の記憶」「動物の家」）〉に分けられ,年長群では,5領域〈言語理解（「知識」「類似」）〉,〈視空間（「積み木模様」「組み合わせ」）〉,〈流動的推理（「行列推理」「絵の概念」）〉,〈ワーキング・メモリー（「絵の記憶」「動物の家」）〉,〈処理速度（「虫探し」「絵の抹消」）〉に分けられている.

WISC-IVでは,最終的に①〈言語理解〉,②〈知覚推理〉,③〈ワーキング・メモリー〉,④〈処理速度〉の4指標にまとめられたが,WPPSI-IIIでは,①〈言語理解〉,②〈視空間〉,③〈流動的推理〉,④〈ワーキング・メモリー〉,⑤〈処理速度〉の5指標になっている.幼少時の②〈視空間〉,③〈流動的推理〉能力が,年長時の〈知覚推理〉に統合されると考えたら,両者の指標は連続していることになる.WPPSI の下位検査項目は,WISC-IVに類似するので省略する.

■ IX-F-d
DN-CAS（Das-Naglieri Cognitive Assessment System）

DN-CAS は,1977年米国で出版され,2007年,日本語版が出版された比較的新しい知能検査である.DN-CAS もルリアの高次認知機能

[*45] Wechsler Preschool and Primary Scale of Intelligence™-Third Edition

[*46] 2013年,標準化のためのデータ収集が行われている最中である.2017年12月22日に発売された.

[*47] WPPSI-IIIの下位項目：言語理解指標（1. 知識,2. 単語,3. 語の推理,4. 理解,5. 類似）／知覚推理指標（6. 積木模様,7. 行列推理,8. 絵の概念,9. 絵の完成,10. 類似組合せ）／処理速度指標（11. 符号,12. 記号探し）／語彙総合得点（13. ことばの理解,14. 絵の名前）

理論をもとに著者の Das JP と Naglieri JA らが PASS と呼ばれる枠組みから知能を再解釈したものである．PASS とは，Planning（計画），Attention（注意），Simultaneous（同時的処理），Successive（継次的処理）の頭文字をつなげたものである．

　四つの機能は相互に依存・作用し合っていると考えれば，低下している機能を支援することは，効率的に全体としての認知活動を改善することにつながる．このように計画，注意，同時的処理，継次的処理の相互作用として知能活動を捉えることで，それぞれの機能の状態を測定することの必要性が生まれたのである．

　そのような意味では DN-CAS も，ITPA やウェクスラー式発達検査が，かつての知能の概念的，理論的な理解から，より発達障害児の支援に役立つべく実践的な枠組みに移行する動向に同調するものといえる．**別表Ⅸ-Ⅲ**（章末に掲載）に DN-CAS の下位検査項目の一覧を示す．

　DN-CAS では，この脳の三つのブロックの代表的機能を，注意（ルリア脳モデルのブロック1），プランニング（ブロック3），同時的処理（ブロック2），継次的処理（ブロック2）とし，それぞれの機能と全体としての知能を測定するとともに，その機能間の関係を明らかにすることにより，必要な支援を提供できると考えられた．認知処理過程の理解を，ルリア理論の高次認知機能のブロック2に依拠しており，〈継次的処理〉と〈同時的処理〉という二つの概念で整理している．〈同時的処理〉できるものは視覚刺激だけであるため，〈同時的処理〉は ITPA の視知覚系回路と重なっている．〈継次的処理〉とは，時間的な順序の認識である．出現と同時に消去する音声は時間的感覚（変化の感覚，経過する感覚）を意識させるには有利な刺激であり，聴知覚系処理過程と重なる部分を持つ．

■Ⅸ-F-e

JMAP〔Japanese version of Miller Assessment for Pre-schoolers（日本版ミラー幼児発達スクリーニング検査）〕

　JMAP（日本版ミラー幼児発達スクリーニング検査）は，1982年，アメリカの作業療法士，ミラー（Miller J Lucy）によって開発された発達障害児のスクリーニング検査であり，日本では1989年に日本感覚統合障害研究会，JMAP標準化委員会によって標準化されている．日本でも軽度発達障害を持つ子どもが，作業療法の臨床現場にも登場し始めた時期と重なり，認知機能だけではなく，感覚-運動機能も含めた全領域を評価することが期待された作業療法士には，この領域をカバーする本検査は待ち望まれた検査道具であった．認知処理過程は，感覚刺激が入力されて知覚されるまでの前半と，それが脳内に蓄積された情報と照合されて行動に移される後半の部分がある．JMAP とこれまで紹介してきた知能検査との違いは，JMAP が前半部分，感覚処理過程レベルでの能力測定を主眼に置いた検査であるという点である．この次に紹介する JPAN とともに，この領域で標準化されたデータを持っている点で，独自の価値を持つ検査である．

　検査領域としては，スクリーニング・テストとしての性格上，姿勢・運動から言語まで幅広い領域がカバーされている．この検査の表示分類に従うと，1．感覚-運動領域（①基礎，②協応性），2．認知領域（③認知-言語，④認知-非言語），3．複合領域（運動と認知能力の複合）の3領域になっている．①基礎は，立体覚，身体図式，バランスなどの基礎的運動能力などに関する検査項目，②協応性は，複合的な粗大運動，巧緻運動，口腔運動機能などの検査項目，③認知-言語は，継次的処理を含む言語理解・表出能力に関する検査項目，④認知-非言語は，視知覚回路の同時処理能力課題に関する検査項目が中心になっている．複合領域とは，感覚-運動

領域と認知領域の両方の能力が求められる課題を含む領域である.

JMAPは幅広い領域をカバーしているが,検査項目が認知領域,複合領域ではそれぞれ4項目しかないのに対して,感覚-運動領域では17項目と圧倒的に多いため,検査の中心は感覚-運動領域にあるといえる.スクリーニング・テストの目的は,典型的発達からの早期の偏倚を知ることにある.そのためJMAPでは2歳9カ月から使用でき,2歳9カ月〜6歳2カ月を6カ月ごとの7群に分け,それぞれに応じた実施方法が指定されている.結果は①下位5%以下(赤),②下位25%以下(黄),③それ以上(緑)の三段階に色分けされており,結果の意味が理解しやすく表示されている.**別表Ⅸ-Ⅳ**(章末に掲載)にJMAPの下位検査項目の一覧を示す.

■Ⅸ-F-f

感覚プロファイル(Sensory Profile:SP)(別表Ⅸ-Ⅴ)

2013年に改訂された米国精神医学会による精神疾患の診断・統計マニュアル(DSM-5)からは,自閉スペクトラム症(ASD:Autism Spectrum Disorder)の診断基準の一つである「行動,興味,または活動の限局された反復的な様式」に「感覚刺激に対する過敏さまたは鈍感さ,または環境の感覚的側面に対する並外れた興味」といった感覚の受け取り方の偏りについての記述が追加されている.そしてASDでは感覚刺激に対する反応異常が80〜90%あると報告されており[8],その感覚処理機能の特性を把握することで,特別な支援を必要とする人たちの行動の理解と安定して生活できる環境作りに役立てることができると思われる.

1999年に米国の作業療法士ダン W(Dunn Winnie)によって,開発された感覚プロファイルは,この感覚処理機能の特性を把握することができる検査である.日常生活でのさまざまな行動や行為の観察から,感覚処理機能が,それらにどのような影響を与えるものか,その輪郭を包括的にみることを意図したものであり,標準化もされている.

日常行動に対する感覚処理機能の影響を観察することから,被検者の感覚刺激に対する反応傾向を明らかにし,どの感覚処理システムが機能的な振る舞いに役立ち,どの感覚処理システムが障害になっているか,それらを判断するための情報を提供することが本検査の目的となっている.

原版では3〜10歳が評価の対象とされていたが,2015年に標準化された日本版では,障害を持つ対象者の感覚特性に関する研究の国際的な動向を反映して,3〜82歳までの評価を可能にしている.しかし一般的にはこの種の評価では5〜10歳の対象者が最も適しており,11歳以上の対象者には,自己評価式の青年・成人感覚プロファイル(AASP:Adolescent/Adult Sensory Profile)を使用することが望ましいといわれている.3歳以下の年齢群に対しては,0〜36カ月の乳幼児の感覚刺激への反応傾向を評価する乳幼児感覚プロファイル(ITSP:Infant/Toddler Sensory Profile)もある.各感覚プロファイルにはスクリーニングや研究に利用しやすい短縮版も用意されている.

この検査では日常的に接している保護者またはそれに準ずるものが,対象者の行動を観察して,各行動ごとにその頻度を,「いつも」「しばしば」「ときどき」「まれに」「しない」の5つのうち,いずれかで回答をする形式が採られている.質問は125項目からなり,それらは①「感覚処理」,②「調整」,③「行動や情動反応」の3つに大別されている.①「感覚処理」では基本的な感覚システムに対する反応が取り扱われており,さらに「聴覚」「視覚」「前庭覚」「複合感覚」「口腔感覚」という下位項目を持っている.②「調整」では,感覚刺激による種々の反応(亢進反応,抑制反応)から,子どもの神経学的制御機能をみようとしている.この領域も,「耐久性・筋緊張に関する感覚処理」「身体の位置や動きに関する調整機能」「活動レベルに影響する運動の調整機能」「情動反応に影響する感覚入

力の調整機能」「情動反応や活動レベルに影響する視覚の調整機能」の5つの下位領域を持っている．③「行動や情動反応」は，感覚処理能力が行動に及ぼす結果を取り上げ，それらを「情動的・社会的反応」「感覚処理による行動のあらわれ」「反応の閾値を示す項目」の3下位領域に分けている．質問する項目は，「感覚探求」「情動的反応」「耐久性の低さ・筋緊張」「口腔感覚過敏」「不注意・散漫性」「低登録」「感覚過敏」「寡動」「微細運動・知覚」の9の因子にまとめられている．

感覚刺激が処理されるタイプとして，閾値と能動性の二つの座標軸を基準に分類し，A「低登録（高閾値＋受動的）」，B「感覚探求（高閾値＋能動的）」，C「感覚過敏（低閾値＋受動的）」，D「感覚回避（低閾値＋能動的）」の四つのモデルにまとめている（図Ⅸ-F-1）．A「低登録」群は多くの刺激がないと反応できないので，刺激に気づきにくく，無関心・無気力のようにみえる傾向を示す．B「感覚探求」群には感覚入力を増やそうとする傾向があるので，頻繁に動いたり触ったり興奮しやすかったりする傾向がみられる．C「感覚過敏」群は刺激に対して必要以上の反応を示してしまうグループである．注意散漫であり，多動になることもある．新たな刺激に注意を向ける傾向があり，そのために課題遂行が滞ってしまうこともある．D「感覚回避」群には刺激に圧迫され，刺激を避けるための能動的行動がみられ，破壊的行動をとることもある．日常生活の中で起こる変化になじめず，それらを攻撃として捉え，抵抗を示すことも多い．

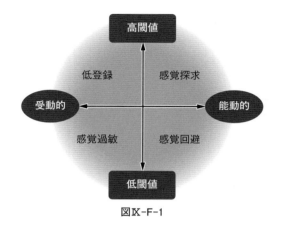

図Ⅸ-F-1

Ⅸ-F-g
JPAN感覚処理・行為機能検査（Japanese Playful Assessment for Neuropsychological Abilities）

アメリカの作業療法士エアーズ（Ayers AJ）は，発達障害の根底に感覚統合障害という感覚処理過程の不全状態を想定しており，その感覚処理能力の測定を目的とした南カリフォルニア感覚統合検査（SCSIT）（1975年）を作成した．そしてわが国でも，1980年代以降，感覚処理能力の本格的な測定にはこの日本語版が使われてきた．しかし1989年アメリカ版が，その改訂版としてSIPT（Sensory Integration and Praxis Test）を出版したとき，日本感覚統合学会はそれを翻訳することを断念し，この領域の日本独自の検査道具の開発に着手し始め（2001年），2012年にJPAN感覚処理・行為機能検査（Japanese Playful Assessment for Neuropsychological Abilities）を完成させた[*48]．

この検査は，4領域（視知覚・目と手の協調領域，体性感覚領域，姿勢・平衡機能領域，行為機能領域）に32の下位項目を配している．SCSITが17項目であったことを考えるとほぼ倍の項目数になっている．表Ⅸ-F-1は，SCSIT

[*48] SIPTの日本語版を作らなかった理由は，検査者が自ら検査結果の分析・解釈を行うことができず，アメリカの著者に送られ，解析されるというシステムとセットになっていたことが関係している．

IX-F　発達検査の紹介

表IX-F-1　感覚処理過程の検査の下位検査項目の比較

検査名	SCSIT（南カリフォルニア感覚統合検査）1975	SIPT（Sensory Integration and Praxis Test）1989	JMAP 1989	JPAN 2012
適用年齢	4～10歳11カ月	4～8歳11カ月	2歳9カ月～6歳2カ月	4～10歳11カ月
領域・項目	4領域16項目	4領域17項目	5領域26項目	4領域全32項目
	視知覚領域 (1) 空間視覚化テスト (2) 図-地テスト (3) 空間位置テスト (4) 図形模写テスト (5) 運動正確度テスト	視知覚領域 (1) 空間視覚化テスト (2) 図-地テスト (3) 図形模写テスト (4) 運動正確度テスト	視知覚領域 (1) 積み上げ (2) 図地判別 (3) 迷路	視知覚・目と手の協調 (1) ぶたさんの顔　（運動正確度） (2) おっす！　穴あけ　（空間認知） (3) 恐竜のたまご　（図-地テスト） (4) ねずみさんはどこ？　（空間視覚情報統合）
	運動覚-触覚領域 (1) 運動覚テスト (2) 図形操作知覚テスト (3) 手指判別 (4) 手背文字判別 (5) 局徴 (6) 2点同時刺激識別	運動覚-触覚領域 (1) 図形操作知覚テスト (2) 運動覚テスト (3) 手指判別 (4) 手背文字判別 (5) 局徴	感覚-運動領域 (1) 立体覚 (2) 手指判別 (3) 指鼻テスト	体性感覚機能 (1) ヨットでピタッ！　（運動覚テスト） (2) 指当てゲーム　（手指判別） (3) お宝さがし　（触索） (4) 蝶がとまったら教えてね（局徴） (5) にぎりくらべ　（硬さ触索） (6) さわりくらべ　（触索） (7) 同じコインはどれ？　（触索）
	知覚-運動領域 (1) 立位バランス-開眼，閉眼	知覚-運動領域 (1) 立位歩行バランス (2) 両側運動協調 (3) 回転後眼振	感覚-運動領域 (1) 片足立ち (2) 足踏み (3) 線上歩行 (4) 背臥位屈曲 (5) 体軸回旋 (6) 足交互反復	姿勢・平衡機能 (1) フラミンゴになろう（立位バランス） (2) ひこうき　（腹臥位伸展） (3) ボールになろう　（背臥位屈曲） (4) 足跡をたどろう　（線上歩行） (5) 手足をのばしてエクササイズ　（四つ這い姿勢） (6) クレーンゲーム　（体軸回旋）
	行為機能 (1) 肢位模倣 (2) 正中線交叉運動 (3) 両側運動協調 (4) 左右の判別	行為機能 (1) 口腔行為 (2) 姿勢行為 (3) 言語指示行為 (4) 構成行為 (5) 継次行為	行為機能 (1) 舌運動 (2) 構音 (3) 線引き (4) 点線引き (5) 肢位模倣 (6) 人物画 (7) 積み木構成 (8) パズル	行為機能 (1) ヨットでゴー！　（口腔） (2) コインをゲット！　（線引き） (3) 島渡り　（運動企画） (4) かっこよくまねしよう　（肢位模倣） (5) おっとっと　（運動切り替え） (6) 仲良くおひっこし　（正中線交叉） (7) こえてくぐってエクササイズ　（運動切り替え） (8) ケンパ　（運動切り替え） (9) 公園で遊ぼう　（運動企画） (10) 大工のつよしくん　（積木構成） (11) 秘密サインをおぼえよう　（動作記憶） (12) けがして大変　（巻く動作） (13) 顔まねゲーム　（表情模倣） (14) 秘密サインを見落とすな　（動作模倣） (15) 磁石でつくろう　（構成，模倣）
			言語・その他 (1) 一般的知識 (2) 指示の理解 (3) 文章の反復 (4) 数の復唱 (5) 順列 (6) 物の記憶	

（1975 年），SIPT（1989 年），JMAP（1989 年），JPAN（2012 年）の検査項目の種類を比較したものである。年を追うごとに検査項目が増えてきただけではなく，検査内容にも変化がみられる。一貫して検査項目として採用されている項目がある一方，新しい項目に取って代わられた項目もある。有効性や実施上の問題など，この30 年間の実施経験が反映されてのことと思われる。この検査項目の変遷から，検査領域がほぼ定着しつつあること，行為機能に関する項目が増えてきたこと，JPAN にはこれまでの諸検査の検査項目が総合されていることなどが，特筆すべき事項として浮かび上がってくる。

これら四つの検査は，検査項目を束ねる検査領域概念が異なるが，検査項目の内容に着目すると，検査項目は JPAN の四つの検査領域に再分類することができる[49]．このことは，A．視知覚・目と手の協調機能，B．体性感覚機能，C．姿勢・平衡機能，D．行為機能が感覚処理過程能力を測定するときの適切な測定領域と考えてよいことをものがたっている。

A．視知覚・目と手の協調機能では，①図と地の弁別課題，②形や位置，方向の識別課題の他，③目による運筆のコントロール課題などがその具体的な検査課題となる。B．体性感覚機能では，①触索での大きさ，形状，硬さ，材質感覚の識別課題，②触られた部位の同定課題，③運動感覚，位置感覚を再現する課題などである。C．姿勢・平衡機能は，①片足・歩行バランス，②抗重力姿勢の保持（腹臥位伸展，背臥位屈曲），③抗 ATNR 姿勢，④体幹の回旋能力などをみるとよい。D．行為機能では，両手の協調，姿勢，表情，動作の模倣課題，積み木などでの形の構成課題，手順や全身の効率的な操作が必要な動作課題，身体図式や運動企画が求められる動作課題，運動の切り替えと俊敏性が求

められる動作課題などが適切な課題といえる。

下位検査は A～C の 3 セットに分かれており，階段的に子ども感覚統合機能の評価を求めることができるようになっている。**別表IX-VI**（章末に掲載）に JPAN の下位検査全 39 項目の一覧を示す。

IX-F-h
MCC 乳幼児発達検査

これ以降紹介する検査は，多くがビネー式で，その中でも MCC 乳幼児発達検査はこれらの中で唯一一般知能検査でもある。MCC（Mother-Child-Counseling）乳幼児発達検査は，キャッテル P[50]による乳幼児発達検査を日本版に翻訳したもので，日本で開発されたものではない[51]。

ここまで六つ紹介した診断性知能検査では，まず特定の能力の領域やコンセプトが決められ，そのテーマのもとに選定された同一の検査項目を被検者に行わせるものであった。そしてその正答率の解析によって VIQ（言語性知能）が算出される仕組みになっていた。しかしビネー式では，それぞれの時期に出現するような特定の行動が検査項目として選ばれ，発達的順序で並べられている。したがって，その検査課題の通過点がそのまま発達年齢となる点で簡便といえるが，検査項目は多岐にわたっている。

検査課題は，生後 2 カ月目から，1 歳までは毎月，1 歳以降は適用年齢の上限である 2 歳 6 カ月まで，2 カ月ごとにそれぞれ 4～5 項目ずつあり，合計 97 項目になっている。検査項目は多いが，該当する年齢近辺だけを実施すればよいため全部を行う必要はない。紙面の関係上，それらの具体的内容を紹介することはできないが，これらは以下のような 9 の領域に分類する

---

[49] JMAP はスクリーニング・テストとしての性格上，言語，記憶課題など，これら四つの検査領域には属さない項目を含んでいる（表IX-F-1 参照）。

[50] 知能には結晶性知能と流動性知能があるとした。

[51] 古賀行義によって 1967 年に翻訳されたもので，日本の乳幼児のデータをもとに開発された日本版ではない。

表IX-F-2　MCC乳幼児発達検査の構造

	第1期第1段階 2〜3カ月	第1期第2段階 4〜6カ月	第1期第3段階 7〜9カ月	第1期第4段階 9カ月〜1歳5カ月	第II期第1段階 1歳6カ月〜2歳11カ月
1．姿勢・移動	首のすわり 首の保持能力と眼球運動コントロール↑				
2．環境への気づき（見える⇒見る）（聞こえる⇒聞く）	眼球のコントロール（追視⇒固定視）視覚・聴覚的気づき（人の声，顔）ものの理解　哺乳瓶	聴覚定位 動くもの⇒静止しているもの⇒小粒注視⇒おもちゃ	⇒空間関係（鐘の内部，紐を引く）探す（ものの永続性）目的・手段の分化	⇒ハンカチをほどく ⇒衝立の向こうの玩具 ものの機能の理解　鉛筆，スプーン	探す⇒位置記憶 ⇒棒でたぐり寄せる はめる⇒片づけ 形の識別○，△，□（1歳8カ月）⇒盤の回転（2歳2カ月）
3．リーチ＋グラスプ（見る⇒見てつかむ）（つかむ⇒つまむ）（つまむ⇒放す）	⇒手が開く	つかむ（4カ月）⇒見る＋リーチ（5カ月）⇒リーチ＋グラスプ⇒プレイス（6カ月）	熊手つかみ（7カ月）	はさみつまみ（9カ月）⇒ピンチ（10カ月）⇒入れる（リリース） 3指握り（描く）	
4．両側統合（単⇒両側⇒両手操作）（正中線交叉）		持ち替え	対把握	3個目にリーチ ものを打ち合わす 二つのおもちゃで遊ぶ	
5．手の操作（指の動作＋協調性）（肩関節⇒指の動き）			調べる（紙，紐）グラスプ＋引く	入れる⇒出し入れ 入れる⇒はめる⇒積む 描く　殴り描き	長方形の箱の蓋⇒片づけ（箱に入れる）積み木3個（1歳6カ月）折る：二つ折り（2歳4カ月）縦線，横線（2歳2カ月）
6．模倣（声，姿勢，動作の模倣）（描画，積み木見本の模倣）			スプーンで机を叩く	スプーンでかき回す スプーンでコップを叩く 人形を叩く（二つのもの）	積み木構成　橋（2歳4カ月）
7．もの（と関係性）の理解					3個の位置記憶（1歳8カ月）数1の概念（2歳6カ月）2字の数唱（2歳6カ月）用途の理解（2歳6カ月）
8．言語			声を出す（7カ月）2音節（8カ月）言葉に反応	2語⇒3語（1歳）	2語以上で要求（1歳8カ月）2語文（1歳10カ月）語彙の理解 簡単な指示の理解
9．自己への気づき		鏡の自分に手を触れようとする	鏡の自分に話しかけ		身体部分の名称5カ所（1歳10カ月）

IX．発達検査から学ぶこと

表IX-F-3　新版K式発達検査とMCC乳幼児発達検査（3歳まで）

	姿勢・運動	認知・適応	社会・言語
1カ月			顔を注視
2カ月	うつ伏せで頭を上げる	動く人を追視 声のほうを向く **周囲を見渡す**	**クーイング**
3カ月	**On elbows 肢位**	注視点の移行 **固定視（スプーン，立方体）** 手を開く ものをつかむ **哺乳瓶の理解**	微笑みかけ 手をよく見る **指を見る**
4カ月	頭部の対称性 上肢の対称性	追視180° 身体に触れる **手を開く** **動くボール追視** **おもちゃの理解**	**音源定位**
5カ月		がらがらを振る **リーチ & グラスプ（前，上方への輪）**	
6カ月	寝返り	ハンカチテスト 両手でリーチ 両手で保持 **持ち替え** **リーチ & グラスプ（立方体）**	いない・いない・ばー 鏡の自分に話しかける
7カ月	座位	**小粒をとる** **両手にものを持つ** **いじる，調べる** **紐で遊ぶ** 片手でリーチ 持ち替え 打ちつける インデックス	鏡の自分に触る 払い落とす
8カ月		振る **紐を引いて輪を取る** **ペグを抜き取る** **ベルの内部を調べる** **スプーンで机を叩く**	人見知り 喃語
9カ月	座位から腹臥位へ	積み木を置く 鐘の柄を持つ 全体隠し（ものの永続性） **ベルを鳴らす** **なくしたスプーンを探す** **ハンカチからおもちゃを取り出す** **小粒をつまむ**	バイバイ，メンメ **身振りを真似る** **話しかけへの反応**
10カ月	伝い歩き	**スプーンでカップを叩く** **小粒をつまむ** **カップの下からおもちゃを取る**	ちょうだいで渡す
11カ月		コップに入れる ピンチ 円盤をはめる **なくなったサイコロを探す** **コップにサイコロを入れようとする**	指さしのほうを見る **ことばを話す** **人形を叩いて泣かせる**

※太字がMCC乳幼児発達検査

IX-F　発達検査の紹介

（表IX-F-3　つづき）

		姿勢・運動	認知・適応	社会・言語
12カ月		片手支え歩き	積み木を2個持つ ビンに入れる 紐で下げる なぐり描き **包みを開く** **カップに立方体を入れる** **スプーンの打ち合わせ** **スプーンでかき回す**	おとなとボール遊び
1歳3カ月			2個積み木を積む ペグ差し込み **なぐり描き** 位置記憶（左・右） **ガラス板の向こうのおもちゃを取る** **ペグのボードからの入れ出し** **箱に立方体を入れる**	指さし **3語以上のことば**
1歳6カ月		手すり昇降	**2個積み木を積む** 予期的追視 位置記憶（左・中・右） **ビンから小粒を取り出す** **円型→フォームボード** **ペグ→ペグボードへ** **縦描き** **人形の身体部分の指摘** **3個の積み木で塔を作る**	語彙3語 **語彙5語**
1歳9カ月			板差し込み 3種の型はめ 円錯画 入れ子3個 **長方形の箱の蓋をする** **位置記憶（おもちゃの入った箱）** **棒で引き寄せる** **ものの名前2個**	身体名称 絵の理解 **2語以上の言葉で要求** **簡単な命令に従う**
2歳		両足跳び	8個積み木を積む	**見慣れたものの名前**
2歳3カ月		飛び降り	見本合わせ（平面） 横線模写 縦線模写 折り紙二つ折り摸倣 **立方体で汽車を作る** **横線，縦線** **泡立て器を回す** **3種の木型→フォームボード**	2数復唱 絵の名称
2歳6カ月			見本合わせ（複雑な形） 入れ子5個	**見慣れたものの名前** **用途によりものを指摘**
3歳		交互に階段を昇る	円模写 十字模写	3数復唱 自分の名前が言える 性別の理解

※太字がMCC乳幼児発達検査

ことができる．1．姿勢・移動，2．環境の気づき，3．リーチ＋グラスプ，4．両側統合，5．手の操作，6．模倣，7．もの（と関係性）の理解，8．言語，9．自己の気づき．それらの検査項目で測定される能力から，その検査項目の配置を本書で述べる発達段階（Ⅰ期1段階〜Ⅱ期1段階）の5段階に即してみたものが**表Ⅸ-F-2**である．この検査は，2カ月から適応できる点と，採点が簡単である点から，特に中等度，重度の発達障害児にも適応できるため，作業療法の臨床において有用である．**表Ⅸ-F-3**は検査項目とその該当月齢についてMCC乳幼児発達検査と新版K式発達検査を比較したものであるが，内容が非常によく似ていることに気づかれるであろう．

Ⅸ-F-i
田中ビネー知能検査Ⅴ

　スタンフォード・ビネー版を下敷きにして，日本で標準化された検査には，鈴木ビネー式知能検査と田中ビネー知能検査の二つがある．両者は初版以来（田中ビネー 1954年，鈴木ビネー式1936年），定期的に幾度か改良を重ねてきたが，鈴木ビネー式のほうは第4版の1956年以来，半世紀近く改訂されていなかった．しかし21世紀に入り，改訂版鈴木ビネー式知能検査が出版され（2007年），現在はそれぞれの最新版が出そろっている（田中ビネー知能検査Ⅴ，2005年）．

　両者は改訂を経るにつれて，方向性の微妙な違いが次第に明瞭になってきた．鈴木ビネー式は，「一般知能」の測定という目標を堅持しつつもIQの算定方法などオリジナルの形式を維持しようとしているのに対して，田中ビネーは発達検査の現代的な動向に同調して，他の発達検査からさまざまな要素を取り入れつつ，自らを変えていこうとする方向性がうかがわれる．例えば，どちらも知能指数の平均値はIQ＝100であるが，IQの算出方法が異なっている．鈴木ビネー式検査におけるIQは，精神年齢を実年齢で割り算した商をIQとしているが（比例知能算出），精神年齢に上限があるため，その上限とされる年齢14〜15歳以上の対象者では，実態を反映しなくなる可能性がある．田中ビネー検査は，それの統計的補完をして，DIQを算出している[52]（偏差知能算出）[53]．

　鈴木ビネー式検査と田中ビネー検査では，その結果のIQが，鈴木ビネー式検査のほうが10程度高いといわれているが[54]，両者の違いは結果のIQの算出方法にあると思われる．多くの市町村の行政機関では，鈴木ビネー式知能検査が採用されているため，被検児が境界周辺の子どもの場合は，田中ビネー検査の結果で，療育手帳取得の対象となったとしても，実際に市町村からの手帳の交付がされない場合が出てくるという問題も起こり得る．

　本書では田中ビネー検査の最新版，田中ビネー知能検査Ⅴ（2005年）について紹介する．1〜3歳級では各12問，4〜13歳では各6問，全部で96問であり，それ以降の14歳〜成人級各6問もある．各検査項目の方法，能力は**別表Ⅸ-Ⅶ**（333頁）の通りである．

Ⅸ-F-j
新版K式発達検査2001

　知能検査の開発の過程で，2歳半以下の幼児も含めて測定できる検査の必要性が認識され，1930年代にゲゼル発達診断，ビューラーとヘッ

---

[52] 知能指数が正規分布すると仮定して，一般母集団の中での標準偏差値を元に統計処理したとすると，IQは55〜145の間（3標準偏差の範囲）でしか算出されなくなるので，IQは現実的な数字となる．

[53] 田中ビネー知能検査では，14歳以下を比例知能方式，それ以上は偏差知能方式をとっている．

[54] 田中ビネー知能検査の標準偏差は16である．2標準偏差以下（その範囲内に母集団の95％が入る）が障害と判定される基準になるので，100－32＝68，つまりIQ68の発達水準と鈴木ビネー式知能検査でのIQ70の判定が同等と考えられるからか．つまり鈴木ビネー式のほうが少し厳しく判定するからか．

ツァーの幼児テストが開発された．わが国でもビューラー C とヘッツァー Z の幼児テストを下敷きにした乳幼児精神発達検査（牛島義友，1939 年）が開発されたが，この K 式発達検査[55]はそれに続く，0 歳児から適用できる検査である．当然，ビネー知能検査，ゲゼル発達診断，ビューラー発達検査を下敷きに開発されたものである．

K 式発達検査も他の知能検査と同様，1951 年に開発されて以来，何度かの改訂を経て，現在第 4 版目に当たる新版 K 式発達検査 2001（2002 年発表）が普及している．この最新版の特徴の一つは，適用年齢がおとなにまで引き上げられたことである．一つの検査であらゆる年齢層に対応できることは，個人の加齢過程の中での，発達的変化をみるうえで便利である．しかし成人を対象にするビネー式検査の場合は，田中ビネー式知能検査と同様に，偏差知能指数を求めなければならない．新版 K 式発達検査 2001 でも，標準偏差値が 10 歳以下では 10 前後，10 歳以上では 15〜22，18 歳以上では 18 というように年齢によってカットオフ値を変えることで，加齢による誤差を統制しようと試みている．これによれば知的障害は 10 歳以下の場合 DQ80 以下と判定されるが，18 歳以上では，DQ64 以下にならなければ知的障害とは判定されなくなる．一般に 10 歳を超えると，指数表示ではなく，精神年齢をそのまま表示するほうが臨床的には使いやすく，有益である．

結果は全体の発達指数だけではなく，①姿勢・運動領域，②認知・適応領域，③社会・言語領域の領域ごとにも表示できるため，おおまかではあるが，発達の全般的な水準や傾向がわかる．

新版 K 式発達検査 2001 は，1. 姿勢・移動，2. 環境の気づき，3. リーチ＋グラスプ，4. 操作・協調，5. ものの理解，6. ことば，7. 対人行動，8. 自己の気づきという 8 の領域で構成さ

れる．**別表IX-Ⅷ**（章末に掲載）はこれらの領域を本書で述べる年齢区分に従って整理したものである．3 歳以上で姿勢・運動領域の項目がない理由は，3 歳以上の場合，運動機能は運動技能になってしまい，発達の指標となるようなプログラム化された活動が見当たらないからである．

IX-F-k
日本版デンバーⅡ（Denver Ⅱ）

デンバーⅡ（Denver Ⅱ）は，アメリカの Denver Developmental Screening Test（デンバー式発達スクリーニング検査，1967 年）の日本語版「日本版デンバー式発達スクリーニング検査」の改訂版（1980 年，1992 年）である．検査の名称に，発達，判定，検査などの語を廃したのは，不特定多数の幼児を対象とするスクリーニング・テストとしての配慮とのことである．実施が簡易であること，測定領域が発達の全領域にわたっているなど，Denver Ⅱは，スクリーニング・テストとしての条件をよく備えている[56]．

保護者の育児上の不安や心配の対象になっている子どもに対して，客観的な発達上の情報を提供することが，スクリーニング・テストの代表的な目的である．しかし外見上問題があるようにみえなくても，将来，発達上の遅れや逸脱が顕現化する可能性のある子どもたちを抽出することもまた，スクリーニング・テストの主要な任務である．そしてこれらの子どもたちを早期から支援に結びつけることが，スクリーニング・テストの最終目的となる．したがってこのテストでも，生後 16 日〜6 歳までのすべての就学前児を適用の対象としている．そのため母子保健法に基づいた乳幼児健診，保健所・保健センター，市区町村役場などの集団健診，巡回相談，小児科外来での診療など，医療・保健の臨

---

[55] K 式発達検査の K は製作者にあたる京都市児童院（現京都市児童福祉センター）を指す．主要な著者は生澤雅夫．
[56] 時間がない場合は，さらに短縮された予備判定票を用いる判定もある．

床場面で用いられることが多い[57]．デンバーⅡが日本小児保健学会によって標準化されたことも，そのことと関係すると思われる[58]．

スクリーニング・テストの特徴である簡便さは，検査用紙にも生かされている．横軸に月年齢を置き，縦軸に測定領域となる，①個人-社会，②微細運動-適応，③言語，④粗大運動の4領域の125の検査項目が，発達の順序に並べられ，視覚的に図示してあるため，結果の意味がたいへん理解しやすい．

各検査項目欄には，典型的発達児の通過率25％，50％，75％，90％の印がつけられ，5～90％の部分は，青色に塗られている．不合格とは，同年齢の子どもの90％が達成可能な発達課題を，被検者が達成できなかったことを意味する．各検査項目欄の大きさも一律ではなく，その動作・行動が完成するまでの時間に応じて長短が決められている．簡便さを旨としながらも，このような学問的な正確さに気を配っているところが，このテストの真骨頂といえる．

全検査項目がA4サイズ1枚の検査用紙にまとめられており，縦方向に引かれた暦年齢線より左にある検査項目の中で，不合格の項目がいくつあるかによって，発達に遅れがあるかどうかの総合的な判断ができるような仕組みになっている．

①個人-社会（25項目，その内報告項目18），②微細運動-適応（29項目，その内報告項目1），③言語（39項目，その内報告項目13），④粗大運動（39項目，その内報告項目5）の4領域[59]で132項目あるが，その3割近くが保護者からの報告であるため，20分程度の時間で実施することができる．

ⅨーFー1
KIDS 乳幼児発達スケール（Kinder Infant Development Scale）

1989年に開発されたKIDS乳幼児発達スケール（Kinder Infant Development Scale）もスクリーニング・テストの一つである．他のスクリーニング・テストでは，遊びや生活技能など家庭での様子だけが保護者からの報告を基に採点されるが，このKIDSでは，保護者がすべての検査項目を記入する形式となっている[60]（記述式発達検査）[61]．検査項目の総数は約130であり，15分程度で記述できるとされている．この検査は，形式，内容[62]とも1960年代から使われてきた津守式乳幼児精神発達診断検査に酷似しているが，それぞれの開発者は異なるため，KIDSは津守式の改良版ではないが，KIDSと津守式の両方を検査することは無意味である．

「しつけ」「食事」の領域では，生活技能の項目は，日常生活での動作・活動の発現が発達の

---

[57] 2003（平成15）年に発刊された『日本版デンバーⅡ発達判定法』を使用することが推奨されている．異常のスクリーニングの精度を高めるために，1カ月健診や3～4カ月健診，3歳児健診では超音波診断法（エコー検査）を導入しているところもある．

[58] 日本小児保健協会の発育委員会が翻訳し，日本人の健康小児を対象として標準化した．

[59] ゲゼル「発達診断学」では，乳幼児の発達プロセスを①運動行動（微細・粗大），②言語行動，③適応行動，④個人-社会行動の四つの観点から眺めている．DenverⅡはゲゼルの視点を継承している．

[60] 保護者による回答は当然，検査者の信頼性が問題になる．多くの文献は，親の評価のほうが，専門家の測定より高いことを指摘している．親はわが子をひいき目にみる傾向があるということか．

[61] 記述式発達検査に対して，新版K式発達検査，WISCなど検者が何らかのはたらきかけを実際にする発達検査を実施式発達検査という．

[62] 津守式検査，KIDSともに1～12カ月・1～3歳・3～7歳用に検査冊子が分かれている．検査項目に関しては，438項目から130項目へと大幅に削減されている．津守式は報告に基づく間接検査であるが，KIDSは保護者が記載する．検査領域としては，津守式検査①運動，②探索，③社会（おとなとの関係・子どもとの関係），④生活習慣（食事・排泄・生活習慣），⑤言語の5領域，KIDSでは①運動，②操作，③理解言語，④表出言語，⑤概念，⑥対子ども社会性，⑦対成人社会性，⑧しつけ，⑨食事で，基本的には同じ枠組みである．

IX-F　発達検査の紹介

表IX-F-4　遠城寺式乳幼児分析的発達検査表，KIDS，Denver II の領域の比較

検査名	遠城寺式	KIDS		Denver II
領域	①移動 ②手の運動	①運動 ②操作		④粗大運動 ②微細運動-適応
	③基本的習慣	⑧しつけ ⑨食事		①個人-社会
	④対人関係	⑥対成人社会性 ⑦対子ども社会性		
	⑤発語 ⑥言語理解	③理解言語 ④表出言語	⑤概念	③言語

表IX-F-5　遠城寺式乳幼児分析的発達検査表，KIDS，Denver II の内容の比較

	遠城寺式	KIDS	Denver II
記載方法	質問して回答を記載する項目が多い	保護者にすべて記載してもらう	1/3 の項目が質問して回答を記載する項目
時間	15 分	10〜15 分	20 分
適用年齢	0 カ月〜4 歳 7 カ月	1 カ月〜6 歳 11 カ月	0 カ月〜6 歳
項目数	156 項目 ①移動（26 項目） ②手の運動（26 項目） ③基本的習慣（26 項目） ④対人関係（26 項目） ⑤発語（26 項目） ⑥言語理解（26 項目）	385 項目 ①運動（63 項目） ②操作（66 項目） ③理解言語（41 項目） ④表出言語（41 項目） ⑤概念（29 項目） ⑥社会性（対成人）（55 項目） ⑦社会性（対子ども）（29 項目） ⑧食事（26 項目） ⑨しつけ（35 項目）	132 項目 ①個人-社会（25 項目） ②微細運動-適応（29 項目） ③言語（39 項目） ④粗大運動（39 項目）
実施密度	3 カ月に 1 項目	約 1.7 カ月に 1 項目	約 1.8 カ月に 1 項目

順序性に従って並べられている．ADL を含め総合的技能の測定する発達検査は，本書で紹介するものの中で，この KIDS 乳幼児発達スケールと SM 社会生活能力検査のみである．

　検査用紙は，スクリーニング目的のものは，生後 1 カ月〜7 歳未満までを 3 群に分割した 3 分冊になっている．タイプ T は，あらかじめ遅れが予想されている子どもに使用するものであり，前 3 冊の検査項目の抜粋からなっている．就学前のあらゆる年齢群に検査を実施することが可能であり，もし対象児が発達の初期段階に留まっている場合は，その年齢を超えて使用することも可能である．通常，作業療法士が勤務する療育・リハビリテーションの臨床現場でスクリーニング・テストが行われるケースは稀であるが，このタイプ T は例外で，療育現場でも

よく使用されている．

　検査の妥当性に関しては，津守式もそうであったように，同年齢のビネー式知能検査やウェクスラー式知能検査との相関性が報告されており，発達指数（DQ：Developmental Quotient）は計測しないことになっている．

　表IX-F-4，表IX-F-5 は，代表的なスクリーニング・テストの 3 者の形式，内容を比較したものである．検査領域は，KIDS が一番細かく，9 領域に分かれているが，運動，言語の要素的機能と，基本的習慣という複合技能の組み合わせという原則が三つの検査に共通している．つまり発達がまったく同じ視点から眺められている．最も簡便なものは遠城寺式乳幼児分析的発達検査表ではあるが，検査項目は，KIDS，Denver II より粗い．Denver II の表記の仕方に

IX．発達検査から学ぶこと

は信頼が置けるが，検査項目の幅，対象年齢，手間という点からは KIDS が最も幅広い．両者の検査項目を比較した表からわかるように，運動領域では，KIDS の検査項目が豊富で，使い勝手も加味すると，総合的には KIDS が一番使いやすいスクリーニング・テストといえる．

IX-F-m
日本語版 SDQ（Strength and Difficulties Questionnaire）

SDQ（Strength and Difficulties Questionnaire）は，保護者や保育士が 5 分で実施することができる対象者の行動上の問題をチェックするスクリーニング質問紙である（**別表IX-IX**）．SDQ は，イギリスを中心に北欧やドイツなどヨーロッパで広く用いられており，子どもの行動上の困難さ（difficulty）だけではなく，強み（strength）も評価できる点が他の質問紙とは異なっている．質問項目は，行為，多動，情緒，仲間関係，向社会性の 5 分野にわたっており，総計で 25 項目ある．幼児期から思春期に至る子どもの情緒や行動を包括的に評価する質問紙 CBCL（Child Behavior Checklist）[*63]との相関も高いが，SDQ は CBCL よりも不注意と多動の検出は有意に優れているというイギリスでの報告もある．

CBCL（質問項目 100 項目と 120 項目）よりもはるかに質問項目が少ない．子育て相談や乳幼児の一般健康診断などの場で，その後のケアのために保育士や保護者が実施するうえで有用なツールと思われる．適用年齢は 4～18 歳になっているが，別に 3～4 歳用のものもある．

すべての項目について，「あてはまる」「ややあてはまる」「あてはまらない」の 3 段階で評価

し，項目ごとに 0，1，2 点をつける．評価する領域は，①向社会性，②多動性，③情緒面，④行為面，⑤仲間関係であり，それぞれの領域ごとに合計得点を出し，その領域における支援の必要性を「ほとんどない（low need）」「ややある（some need）」「おおいにある（high need）」の 3 つに分けることができる．その上で「②多動性，③情緒面，④行為面，⑤仲間関係」の 4 合計で TDS（Total Difficulties Score）を算出し，全体的な支援の必要度を包括的に把握するという構造になっている．なお，カットオフ値[*64]（保護者評価による）は，イギリス規準を基にしているもので，日本で標準化されたものではないので，標準化が今後の課題となる．日本での基準値は，4～12 歳の保護者 2,899 名の調査（Matsuishi ら，2008）[9]を基にしたものである．

なおこの検査は，厚生労働省ホームページで入手が可能である[*65]．

IX-F-n
日本版 Vineland-II（Vineland Adaptive Behavior Scales, Second Edition）

Vineland-II は 0～92 歳までを対象とした適応行動を評価する検査（**別表IX-X**）である．尺度で個別に実施される検査であり，同年齢の典型的定型発達例の適応行動を基準に，発達障害や知的障害，あるいは精神障害の人たちの適応行動の水準を数値化し客観的にできるところが，本検査の大きな特徴といえる．支援の必要な行動を評価者の主観に頼りすぎることなく，客観的な形で示すことができる点で，有効な支援につなげることができる．また心理や福祉の専門家が簡単な事前の研修だけで，これを実施

[*63] CBCL（Child Behavior Checklist）：子どもの問題行動を測定する行動チェックリストであり，1 歳半～5 歳までを対象とした CBCL1.5-5（100 項目）と，6～18 歳までが対象の CBCL6-18（120 項目）の 2 種類がある．回答者は，子どもをよく知る保護者などである．別の尺度として教師用と自己評価用もある．
[*64] カットオフ値：検査結果などの陽性，陰性の境界値．
[*65] https://www.mhlw.go.jp/bunya/kodomo/boshi-hoken07/h7_04d.html

できることにも利点がある．支援が必要な人々の支援を考えるうえでは，現在どういう症状があるかだけではなく，周りにどのように適応しているかを把握することが重要になる．現在できている適応行動を知ることで，支援の質と量を判断することが可能になる．Vineland-Ⅱは医療分野だけではなく，教育や福祉分野での現在の支援程度の評価を補い，有効な個別支援計画を立案するうえでも，有用な情報を提供してくれるアセスメントツールである．アメリカ精神医学会刊行の DSM-5（2013 年）では，「知的能力障害は発達期における知的機能と適応機能両面の欠陥を含む障害」とその定義が変更されている．知的障害や発達障害を持つ人たちの支援を実効あるものにするためには，日本においても IQ による診断だけでなく，適応行動を的確に把握することが重要になる．

日本版 Vineland-Ⅱの面接様式は，①コミュニケーション，②日常生活スキル，③社会性，④運動スキルの 4 領域があり，①コミュニケーションには A. 受容言語，B. 表出言語，C. 読み書き，②日常生活スキルには D. 身辺自立，E. 家事，F. 地域生活，③社会性には G. 対人関係，H. 遊びと余暇，I. コーピングスキル，④運動スキルには，J. 粗大運動，K. 微細運動といった 11 の下位領域で構成されている．0〜6 歳および 50〜92 歳に相当する対象群については 4 領域で，7〜49 歳の間では④運動スキルを除く 3 領域で適応行動を評価する．評価は半構造化面接で実施されるが，対象者の行動を熟知しているものが回答すればよく，評価対象者の臨席を必ずしも必要としない．そうすることで，直接，課題を実施させることができ日常生活活動の妥当な評価が可能となる．また，教示に従わない，できない対象者の場合も，この面接によって評価が可能となる．この面接方法でより正確な情報が得られるようになり，評価がより深まるものと思われる．

下位領域において，それぞれ該当する年齢の項目から聴聞を開始し，通常習慣的に行う場合は 2 点，時々行う場合は 1 点，まったく行わない，またはほとんど行わない場合は 0 点と配点され，不明の場合は DK（don't know）と記述し，上限と下限を決定していく．粗点からはそれぞれの領域内の下位領域から v 評価点[66]と領域標準得点を算出することができ，その合計からは適応行動総得点を求めることができる．

一般的な尺度得点は平均が 10，標準偏差が 3 であるが，Vineland-Ⅱでは，v 評価点は平均 15，標準偏差が 3 になっている．

3 歳以上に任意で使用できる不適応行動指標もあり，不適応行動を内在化，外在化，その他の問題行動に分類することができる．内在化とは，「食事に困難がある」「社会的な関わりを避ける」といった，個人内の問題を指し，外在化は「うそをつく，だます，ぬすむ」「身体的な攻撃をする」など他者に向けた問題行動を指す．その他は「指しゃぶりをする」「学校や仕事をずる休みする」などといった問題行動を指す．

■ IX-F-o
適応行動尺度 ABS（Adaptive Behavior Scale）

適応行動尺度 ABS（Adaptive Behavior Scale）は米国精神薄弱学会（AAMD）から出版された Adaptive Behavior Scales（Nihira, 1967 年発表，1974 年改訂）の日本版である．AAMD は 1992 年，精神遅滞の定義を従来の知的水準を中心にした内容から，社会適応能力に重点を置いた内容に転換したが，適応行動尺度 ABS は，この知的障害者理解の動向と関連して生み出された．IQ の高低というより，社会適応にどの程度の支援が必要かに応じてその重篤度が決まるというのが，その定義の内容である．AAMD はその支援を，①コミュニケーション，

---

[66] 評価点：各下位領域および不適応行動尺度の粗点から換算した評価点．

②身辺処理，③家庭生活，④社会的スキル，⑤コミュニティ資源の利用，⑥自己抑制（自律性），⑦健康と安全，⑧アカデミックスキル，⑨余暇，⑩仕事の10領域で考えている．

このように適応行動尺度は，日本版Vineland-Ⅱと同様，要素的機能の他に作業レベルの活動を含め，他能力のすべて，それを社会への適応という観点から捉えている．ただし対象を6歳0カ月〜12歳11カ月としているため，新版SM社会生活能力検査の児童版といったところであろうか．年齢の下限が引き上げられている分，検査領域も細かく，日常生活場面での能力は，ADLだけに留まらず，経済的活動などIADL（Instrumental ADL；生活関連技能）までが含まれている．

社会生活能力（social competence）とは，身の回りのこと，自分が属する社会での生活に必要なことを自ら行えるようになるだけでなく，周囲の人々が，社会が，してほしくないと思っているようなこと，他人に迷惑をかけるような癖や行動をしないように自己を律する能力も意味する．適応行動尺度ABSの検査としての特徴は，この異なる二つの課題の測定を両方盛り込んだ，2部構成になっている点にある．

第1部の自立に重要な技能や習慣の測定では，10の検査領域は，AAMDの精神遅滞の定義に重なる部分が多い．10の検査領域は以下の通り〔（　）内の丸中数字はAAMDの領域〕．

Ⅰ．自立機能（A食事，B排泄，C清潔，D容姿，E衣服の手入れ，F衣服の着脱，G移動，H一般的自立機能）（②身辺処理），Ⅱ．身体的機能（A感覚，B運動機能），Ⅲ．経済的活動（Aお金の取り扱いおよび予算生活，B買い物），Ⅳ．言語（A話すことと書くこと，B理解，C一般的言語発達）（①コミュニケーション），Ⅴ．数と時間（⑧アカデミックスキル），Ⅵ．家事（A掃除と洗濯）（③家庭生活），Ⅶ．仕事（⑩仕事），Ⅷ．自己志向性（⑥自己抑制〈自律性〉），Ⅸ．責任感，Ⅹ．社会性（④社会的スキル）の10領域に分かれている．

検査項目は，児童用で67項目，成人用で69項目ある．結果の算出は，発達検査のように年齢ごとの行動の発現の順序通りに並べられた表と照合するのではなく，同性，同精神年齢の子どもとのデータの換算表を用いて行う．

問題行動やパーソナリティの歪みを測定するための第2部は，13の行動領域（児童用，成人用とも44項目）からなっている．それらは，①暴力，②破壊行為，③反社会的行動，④反抗的行動，⑤自閉性，⑥常同的行動と風変わりな癖，⑦適切でない応対の仕方，⑧不快な言語的習慣，⑨自傷行為，⑩過動傾向，⑪異常な性的行動，⑫心理的障害，⑬薬物の使用である．

■ Ⅸ-F-p
日本語版 M-CHAT（Modified Checklist for Autism in Toddlers）

M-CHATを日本で標準化した日本語版M-CHATは，乳幼児期の自閉症スクリーニング検査（**別表Ⅸ-Ⅺ**）である．乳幼児健康診断などまだ障害が特定されていない段階で，一次スクリーニングとして使用されるものである．何らかの障害を疑われた集団に対して弁別診断的に用いられるのが二次スクリーニングであり，自閉症スペクトラム障害（Autism Spectrum Disorder：ASD）の診断には，他に自閉症スペクトラム指数（Autism Spectrum Quotient：AQ），対人コミュニケーション質問紙（Social Communication Questionnaire：SCQ），小児自閉症評定尺度（Childhood Autism Rating Scale：CARS）などもある．

M-CHATはイギリスでバロン・コーエン（Baron-Cohen）らによって開発された乳幼児期自閉症チェックリスト（Checklist for Autism in Toddlers；CHAT）に，ロビンス（Robins DL，アメリカ）らが修正を加えて2歳前後の幼児を対象とした検査に発展させたものである．CHATでは，親に質問する9項目と，専門家が直接行動を観察する5項目からなるが，M-CHATでは23項目すべてが親への質問項目で

あり，「はい・いいえ」で答える親が記入する式の質問紙になっている．

質問の内容は，「他の子どもに興味がありますか？」「何か興味を持った時，指をさして伝えようにしますか？」といった2歳前後のASD児ではあまりみられないような社会行動に関する質問の16項目，「ある種の音に，特に過敏に反応して不機嫌になりますか？」「顔の近くで指をひらひら動かすなどの変わった癖がありますか？」などの特異的な知覚に対する反応や常同行動に関する質問4項目，言語理解に関する1項目と，運動に関する2項目の質問から構成されている．

スクリーニングの基準としては，全23項目中3項目以上の不通過項目があること，または重要6項目中2項目が不通過である場合の二つがある．手続きは二段階の手順があり，第一段階スクリーニングではM-CHATに回答をし，その中で基準値を超えた要注意群には，第二段階スクリーニングとして，1カ月後の電話面接で不通過項目であった項目の発達状況を再確認することになっている．

第二段階で陽性となった場合には，個別に面接し，詳細な発達歴を聴取し，行動観察や発達検査など他の複数の尺度を用いて包括的に発達評価を行うことになっている．M-CHATの第二段階スクリーニング後の陽性的中率は0.57と非常に高い．彼らの報告によると，非ASDと判定された子どもでも，言語発達や全般的な発達の遅れなど，発達上の問題を抱えていたとのことである．

日本語版M-CHAT（神尾・他，2006年）は，それを1歳6カ月健康診断に導入した結果，ASD児とその家族への早期介入に一定の成果を上げていると報告している[10]．アメリカでの対象2歳児に対して1歳6カ月と実施年齢が下がることを考慮して，第一段階スクリーニングの不通過基準を全3項目中1項目以上の不通過と基準を低くし，第二段階スクリーニングではその基準を全23項目中3項目以上の不通過または，重要10項目中2項目以上の不通過とした．また第一段階スクリーニングと第二段階スクリーニング実施の間隔を1〜2カ月と広げている．日本語版M-CHATの陽性的中率は0.79と非常に高くなっている．

日本語版M-CHATはその性質上，親が質問の内容を正しく理解し，また子どもの早期に芽生える社会行動への気づきが重要になってくる．親は言葉の数量には注目するが，指差しや遊びといった非言語的社会的行動の兆候には注意が向いていないということが少なくない．これを補うために，日本語版では絵を追加して文言の理解を補う工夫がなされている．

M-CHATは社会行動に関する項目を多く含んでいるため，社会的行動の発達状況を確認するのに役立つ尺度である．早期から，子どもの社会性の発達に注目し，支援すべきニーズをできるだけ早く汲み取り，子どもの特性に合った療育と家族への支援を提供することにより，ASD児に限らず社会的発達が十分ではない子どもに対しても，その発達を促し，家族の育児能力の質を維持・向上させることができるものと思われる．

日本語版M-CHATは入手も可能である（https://www.ncnp.go.jp/nimh/jidou/aboutus/mchat-j.pdf）[11]．

IX-G

発達検査からの学びの応用

IX-G-a
評価表作成のための基本情報

子どもの生活の質の向上を阻む数々の問題を明らかにし，それに取り組み解決していくうえで，子どもの生活の全容とそれを構成している部分の両方を十分に知ることが肝要である．子どもの生活全体の構造がわかるからこそ，部分の意味を理解することができる．部分同士の関係が全体のあり方を決めることもある．治療とは，部分それ自体と，部分同士の関係を変えることによって，子どもの生活の全容を変えようとする試みともいえる．それゆえ部分が全体に対して果たす役割を知ることは重要である．そのような意味では，測定すべき検査の全項目が，検査・測定の前に，あらかじめ評価者の頭の中に入っているかどうか（全体がわかっているかどうか），検査項目が，動作や行動に対して持つ意味を理解しているかどうかが，評価者の情報を収集する態度に影響を与える可能性がある．取り組むことの意味がわかっているとき，人はそれに納得がいくまで評価をやり遂げる情熱を生み出すことができる．努力を重ねて，丁寧に拾い集めた情報は，決して粗末にされることはない．

測定すべき項目を覚える最良の方法は，必要とされる項目は何であり，それらがどのような構成になっているのか，評価表を自ら作成してみることである．文献や他者のやり方を参考にしながら，必要な評価項目を自らの知識として蓄え，評価項目を案出し，整理・分類していくプロセスの中で，評価項目とその配置が自然に記憶に定着するはずである．既成の評価表の検査項目を暗記したとしても，自分で苦労して考

え，整理するという営みを経なければ，なかなか記憶としては定着せず，覚えてもすぐに忘れてしまう．測定項目を上手に記憶に留めるためには，自ら考えて苦労をするとよい．

本書に示す評価表（**表IX-G-1**，**表IX-G-2**）は作業活動レベルと要素的技能レベルの測定項目から構成されているが，これは先行する知能検査，発達検査，分析検査の検査領域のコンセプトから示唆を得て，筆者が評価項目を収集・整理したものである．本書の評価表では，作業活動レベルを5領域，要素的技能レベルを3領域に分類している．それより下位の大項目は，作業活動レベル，要素的技能レベルは，それぞれ17項目ずつある．さらに大項目より下位の中項目に，それぞれ47項目，64項目を配している．

作業活動レベルの技能（5領域，21項目）は，(1) 身辺処理活動（ADLs）6項目，(2) 生活関連活動（Instrumental ADLs）6項目，(3) 学校生活活動（School life activity）4項目，(4) 遊び活動（Play activity）3項目，(5) 社会参加活動（Social participation activity）2項目であるが，それらの下位項目を含めて，ビネー式発達検査，新版SM社会生活能力検査，適応行動尺度ABSなどの検査項目から多くの示唆を得ている（**表IX-G-3**）．

要素技能レベルの技能（3領域，17項目）は，(1) 運動技能（Motor skill）6項目，(2) 処理（感覚・認知・適応）技能（Process skill）7項目，(3) コミュニケーション技能（Communication skill）4項目に分類されているが，それらの下位項目を含めて，これらの分類には，①ITPA（10項目），②K-ABC心理・教育アセスメントバッテリー（14項目），③WISC-IV知能検査（15項目），④WPPSI-III（13項目），⑤DN-CAS（13項目），⑥JMAP日本版ミラー幼児発達スクリーニング検査（25項目），⑦JPAN感覚処理・行為機能検査（32項目）などの診断的発達検査の分類視点が参考になった．

この構成を頭に定着させるための教育的な取り組みをここに紹介しておく．本書の評価表では，中項目の数は全部で111項目になるが，こ

IX-G　発達検査からの学びの応用

表IX-G-1　作業療法評価表の構成（作業活動レベル）

作業活動レベル		
5領域	大項目	中項目
1．身辺処理活動	1．食事	1．食事方法と食べ物の形態 2．口腔内の食べ物の保持・処理 3．嚥下 4．食事動作 5．偏食，異食，食べられない食物 6．食事関連動作 7．食事マナー
	2．排泄	1．便の排出・蓄積状態 2．排泄動作 3．便器・関連用品の操作・マナー
	3．起居・移動	
	4．更衣	1．更衣姿勢 2．着衣動作（靴・衣服の種類） 3．脱衣動作 4．ボタン・ファスナーの操作 5．服の選択 6．左・右・裏・表，上・下の修正 7．装着具の操作
	5．整容	1．浴室・浴槽への出・入り 2．洗体 3．歯みがき・うがい 4．鼻かみ 5．整容道具の操作
	6．睡眠・休養	1．睡眠時間・睡眠の深さ 2．昼夜の分化 3．就寝行動
2．生活関連活動	1．安全・健康管理	1．安全・健康管理 2．飲食物・危険行為 3．交通規則の理解 4．電気・ガスの使用 5．服薬 6．食習慣
	2．コミュニケーション機器の操作	1．サインボード，点字，拡大鏡 2．電話，携帯，メールでの受・発信
	3．移動手段の利用	1．バス・電車の利用 2．道路・道順
	4．金銭管理	1．こづかいの管理 2．買い物
	5．家事・手伝い	1．掃除，整理，ペットの世話，植物・庭の手入れ 2．食事の準備，配膳，下膳，簡単な調理
	6．兄弟・仲間の世話	1．弟や妹の保護，配慮 2．仲間への配慮
3．学校生活活動	1．教育の形態，出席状況	訪問，特別支援学校，特別支援学級，普通学級など
	2．クラスでの様子	
	3．学業（得意，不得意教科）	
	4．学業外活動	
4．遊び活動	1．遊びの種類	
	2．好きな遊び	
	3．遊びの様子	1．おもちゃ・道具の操作性 2．対人的技能 3．遊び方：持続時間・遊びの種類，変化・発展，破壊行為 4．空間の使い方 5．模倣
5．社会参加活動	1．習いごと	
	2．子どもの地域活動	

301

IX．発達検査から学ぶこと

表IX-G-2　作業療法評価表の構成（要素的技能レベル）

要素的技能レベル		
3領域	大項目	中項目
1．運動技能	1．姿勢	1．保持できる姿勢 2．普段の姿勢 3．使用する姿勢保持具 4．姿勢の安定性
	2．移動技能	1．移動の種類 2．歩容 3．走行 4．階段昇降 5．遊び場遊具動作
	3．粗大運動	1．体幹の運動 2．全身動作
	4．目と手の協調技能	1．手伸ばしと把握 2．両側統合 3．リリース 4．把握の種類 5．手先での操作 6．肩からの動作　上肢粗大運動 7．両手の協調 8．更衣関連動作 9．食事関連動作 10．整容関連動作
	5．筋力	1．筋力活動 2．力の調節
	6．体力	1．睡眠時間・睡眠の深さ 2．昼夜の分化 3．就寝行動
2．処理（感覚・認知・適応）技能	1．感覚処理機能	1．視覚 2．聴覚 3．触覚 4．前庭覚 5．固有受容感覚
	2．身体の意識	1．身体図式 2．位置概念の理解 3．方位感覚 4．重量識別 5．運動企画 6．遊戯・動作模倣
	3．情報処理能力	1．注意・配慮 2．記憶
	4．空間処理技能	1．ものの識別 2．数字・文字の判別 3．ものの属性の識別（色など） 4．ものの理解 5．絵・図形の理解 6．クラス化 7．空間の理解と処理 8．造形・創作
	5．継次処理技能	1．時間の観念 2．動作の開始 3．動作の持続 4．動作の順番 5．動作の終了 6．音声・動作の操作
	6．数的関係処理技能	1．数の概念 2．配分 3．計算
	7．因果関係の理解	
3．コミュニケーション技能	1．対人的要素	1．対人認識 2．対人関係 3．愛着行動
	2．情緒的要素	1．感情表出
	3．言語的要素	1．言語理解 2．表出言語 3．文章理解・作文
	4．複合的要素	1．問題解決

302

表IX-G-3　ビネー式発達検査，分析検査の5検査領域

	検査領域							
新版K式発達検査	姿勢-運動		認知-適応		言語-社会			
KIDS 乳幼児発達スケール	運動	操作	概念	言語表出	言語理解	社会性対子ども	食事，しつけ	
遠城寺式乳幼児分析的発達検査法	移動運動	手の運動	発語		言語理解	対人関係	基本的習慣	
デンバーII	粗大運動	微細運動-適応	言語			個人・社会		
新版SM社会生活能力検査	移動	作業		意志交換		集団参加	身辺自立	自己統制
適応行動尺度ABS	身体的機能		数と時間		言語	社会性	自立機能	自己志向性責任感	経済的活動家事仕事問題行動

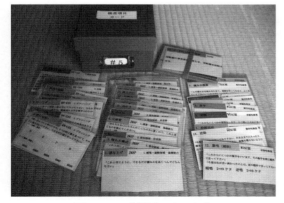

図IX-G-1　評価表のカード化

れを暗記ではなく，カードに写し，111枚のカードを操作するような形に変換することが有効な学習になる（**図IX-G-1**）．カードをシャッフルし，同類のカードを集めつつ，さらにそのカード群を表のように構成していくのである．カードの裏には，領域，大項目が記してあるので，それがヒントになる．これを2，3回繰り返し，自己学習すると評価表の構成がよく頭に入っていることに気づくはずである（**図IX-G-1**）．

IX-G-b
発達の道すじの学習

　評価とは，検査や観察で得られた情報を解釈することを含む．発達全般に関する知識を身につけることは，評価者がこの解釈を行ううえで欠かすことができない．特にビネー式発達検査の検査項目には，それぞれの機能，技能の発達の流れが示されている．**表IX-G-4**は，MCC乳幼児精神発達検査，新版K式発達検査の検査項目に挙げられたさまざまな技能，機能を発達的順序に着目して整理し直したものである．**表IX-G-5**は，それらを技能別に並べ直し，さらに発達の順序性，階層性および機能相互作用性を抽象したものである．この二つの表を軸に，簡略化，図式化したものが，基礎編第VII章「発達障害の作業療法の基礎となる知識」で紹介した"発達の筒"（156～159頁）に結晶している．

Ⅸ．発達検査から学ぶこと

表Ⅸ-G-4　ITPA の認知構造の枠組みから整理した MCC 乳幼児精神発達検査，新版 K 式発達検査の〈認知・適応〉〈言語・社会〉領域における内容（6 歳まで）

太字は MCC 乳幼児精神発達検査項目，他は新版 K 式発達検査

1	視知覚系・受容

1.1　眼球運動のコントロール（注視，追視，注視点の移行，手伸ばし）
顔に注視（1 カ月）➡**移動する赤い輪**（2 カ月）➡**動かないもの**（3 カ月）➡視覚定位（3〜4 カ月）➡180°追視（4〜5 カ月）➡小粒，小鈴（5 カ月）➡手が誘導される（両手➡片手）（5〜6 カ月）

1.2　もの・絵を理解する
哺乳瓶（3 カ月）➡母親がわかる（愛着），**おもちゃ**（4 カ月）➡未知の人がわかる（人見知り）（8 カ月）➡象徴がわかる（指差されたほうを見る）（11 カ月）➡〈傘，チューリップ，魚，靴，服，ハサミ〉の中から五つ言える（2 歳 3 カ月）➡〈電話，自転車，鉛筆，椅子，時計，ボール〉の中から五つ言える（3 歳）➡色が言える（赤，黄色，緑，青）（3 歳 6 カ月〜4 歳 6 カ月）➡欠損箇所の指摘（鼻，腕，口，目のうちの 3/4）（4 歳）➡人物画完成（耳，足，脚，腕，手，眉毛，眼，頭髪，首筋のうちの 6/9）（4 歳 6 カ月）➡硬貨がわかる（10，100，50，1 円のうちの 3/4）（5 歳）➡人物画完成〔8/9〕（5 歳 6 カ月）

1.3　形の識別
円盤をはめる（1 歳）➡丸棒をはめる（1 歳 3 カ月）➡角棒・○△□の 3 種類の形のはめ板（1 歳 9 カ月）➡角板をはめる（2 歳）➡○，半円，□，△，十字の五つの厚紙を紙の上に置く〔3/5〕（2 歳 3 カ月）➡10 種類のいろいろな形を指差す（2 歳 6 カ月）

2	聴知覚系・受容

2.1　ことばの理解
ベルの音で身動きが止まる（0 カ月）➡ベルの音で表情の変化（1 カ月）➡声のほうを向く（2 カ月）➡音声・微笑で反応（3 カ月）➡自分の名前に反応・いない・いない・ばー，聴覚定位（6 カ月）➡人見知り，自分の名前がわかる（7 カ月）➡バイバイ，禁止の理解（10 カ月）➡「ちょうだい」がわかる（11 カ月）➡（犬，車，人形，茶碗，ハサミ，魚）の中の四つがわかる，身体部位（目，鼻，口，耳の中の三つ）の理解（1 歳 9 カ月）

3	視知覚系・連合

3.1　自己についての認識
手に気づく（3 カ月）➡両手を合わす，他の身体部位に触れる（4 カ月）➡顔の覆いを取り除く（6 カ月）➡鏡の自像に気づく（1 歳 6 カ月）➡自分の身体の左右が言える（4 歳 6 カ月）

3.2　ものの表象化
Index：部分から全体を想定（7 カ月）➡ものの永続性（9 カ月）➡指さしをする（1 歳 3 カ月）➡ものが隠れても動きを予期して出口を見る（1 歳 6 カ月）

3.3　空間の理解と操作（位置の記憶，部分への分解，合成）
〔位置記憶〕2 個のコップの中で（1 歳 6 カ月）➡3 個のコップの中で（1 歳 9 カ月）➡9 の絵が描いてある記憶板の中から三つ（2〜2 歳 6 カ月）➡2 枚の三角形から四角を構成（1 歳 9 カ月）➡〔動きの中での位置記憶〕積み木叩き（3 歳 6 カ月〜6 歳）➡玉つなぎ模様（配列模様）（5 歳）➡構成 1/5（5 歳 6 カ月）➡模様構成（市松模様）3/5（6 歳）➡模様構成 4/5（斜め模様）（6 歳 6 カ月）

3.4　量・数的関係（量の比較，いくつあるか言える，言われた数を取れる）
大小の序列化（入れ子 3 個）（1 歳 9 カ月）➡大小の序列化（入れ子 5 個）（2 歳 6 カ月），○の大小比較（2 歳 6 カ月）➡線の長短比較（3 歳）➡積み木四つを数える，積み木を 3 個とれる（3 歳 6 カ月）➡○の絵を 10 数える，積み木を 4 個とれる，重さの比較（4 歳）➡丸の絵を 13 数える，指の数を数えずに言える，積み木を 6 個とれる（4 歳 6 カ月）➡両手の指の合計が言える，積み木を 8 個とれる（5 歳）➡重さの序列化 5 個（8 歳）

3.5　因果関係
輪に付いた紐をすぐに引っ張る（8 カ月）➡紐を持ってつり下げる（11 カ月）

3.6　美の比較
顔の美醜を理解する（3 歳 6 カ月）

4	聴知覚系・連合

4.1　音声の記憶
2 数復習（2 歳 3 カ月）➡3 数復習（3 歳）➡短文復習（3 歳 6 カ月）➡4 数復習（4 歳）➡長文復習（6 歳 6 カ月）

IX-G　発達検査からの学びの応用

（表IX-G-4　つづき）

4	聴知覚系・連合

4.2　数的関係（暗算ができる）
5以下の加算（5歳）→打数（7，5，8）の記憶（6歳6カ月）

4.3　問題解決（どう行動したらいいかわかる）
〈雨が降っていたらどうする，火事で燃えていたら，バスに乗り遅れたら〉2/3に正答できる（4歳6カ月）→〈人のものを壊したとき，遅刻するかもしれないと気づいたとき，人がうっかりしてあなたの足を踏んだとき〉2/3に正答できる（5歳6カ月）

5	視知覚系・表現

5.1　手の基本動作（手伸ばし，把握，操作，リリース）
両手を開く，5秒保持（3カ月）→自分でつかむ（5カ月）→**持ち替え**（6カ月）→振りならす・ものを払い落とす（5，6カ月）→**両手に持っていられる**（7カ月）→**抜く，叩きつける**（8カ月）→積み木を置く（9カ月）→**つまむ，スプーンでコップを叩く**（10カ月）→コップから飲める（10カ月）→瓶に入れる（11カ月）→積み木を2個積む，包まれたものを取り出す（1歳）→瓶から取り出す（1歳3カ月）

5.2　操作（積む）
積み木の塔2（1歳3カ月）→積み木の塔3（1歳6カ月）→積み木の塔5（1歳9カ月）→積み木の塔6（2歳）→積み木の塔8（2歳3カ月）

5.3　模倣（積む，折る）
積み木でトラックの模倣，折り紙を二つに折る（2歳6カ月）→家の模倣，二つ折りにした折り紙をさらに二つに折る（3歳）→門の模倣，四つ折の折り紙をさらに対角線で折る（3歳6カ月）→積み木で階段の再生（5歳6カ月）

5.4　描画
なぐり描き（1歳3カ月）→円錯画（1歳9カ月）→横線→縦線（2歳3カ月）→円（3歳）→十字模写（3歳6カ月）→正方形模写（4歳）→三角形模写（5歳）→人物画完成8/9（5歳6カ月）→菱形模写（6歳）

6	聴知覚系・表現

6.1　話せることば
声かけに対して声を出す（3カ月）→自分から人に向かって声を出す（6カ月）→喃語（9カ月）→**パパ・ママ**（9カ月）→**話せる語彙が2語以上**（9カ月）→3語（1歳6カ月）→**2語以上の言葉で要求**（1歳8カ月）→**2語文**（1歳10カ月）→自分の姓名・性別が言える（3歳）→色が言える（赤，黄色，緑，青）3/4（3歳6カ月）→〈机，鉛筆，ストーブ，電車，馬，人形〉4/6の定義→部屋，バス停，遊園地のボートの絵の説明2/3（6歳）

IX-G-c
治療的アイデアの創出

　発達検査，知能検査の検査項目は，多くの治療的アイデアを提供してくれる．各検査項目には，それぞれ測定すべき能力，機能，技能が明確に示されている．したがってそれらの能力を促進・発展・洗練させようと思えば，逆にそれらにヒントを求めようとすることは，あながち見当違いとはいえない．しかし，その検査の内容を子どもに課題として提供し，検査項目で使われる器具を使えば，治療や指導になるというわけでもない．検査道具自体は検査の目的に対

して，理論的な整合性と客観性を備えていれば十分であるが，治療課題，治療道具は，それに加えて，子どもの動機を維持するための"楽しさ"がなければいけない．子どもは"楽しく"なければ，自分からは行動しないのが普通である．したがって検査や治療を遂行するための説得や強制は，発達障害の臨床の場に似つかわしくないばかりでなく，まったく効果が期待できない．検査課題をどのように治療手段として応用していくか，具体的な課題や教材の紹介は，本書の実践編に譲るとして，ここでは発達検査，知能検査の検査項目から治療的アイデアを取り出していくための方法論を述べる．

IX. 発達検査から学ぶこと

表Ⅸ-G-5　発達検査から学ぶ発達の順序性，階層性および機能相互作用性

1　受容過程		
	順序・階層性	機能相互作用性
眼球運動	●random→reach/grasp→manipulation→release ●環境視→両眼視→固定視→全方向追視（4カ月）→輻輳・注視点の移行→往復運動（7カ月）→利き目 ●追視（水平→垂直→斜め）→移動しながら見る（1歳6カ月） ●動くもの→静止物→reach/grasp ●複合感覚→単一感覚	●反射の競合→眼球の分離運動 ●姿勢からの分離→手の誘導（姿勢の対称性と安定性に依存）（伸展→回旋→側性化） ●姿勢変換⇔上肢分離運動⇔同調 ●持ち替えと目の往復運動 ●移動⇔reach/grasp・release ●識別性↑→意図性↑
もの・絵の理解	●もの→絵→文字 ●身近なもの→身近でないもの ●ものの名称（2歳）→ものの属性（色）（4歳） ●同一物の同定（3歳）→違いや欠損箇所の同定（4歳） ●見る→見比べる（識別性↑） ●地の視覚刺激の抑制	●手と口→手と口＋目→目のみ（感覚間統合）
形の識別	●実物（○△□）（1歳9カ月）→絵（2歳6カ月） ●動作による回転→イメージの回転	●運動的手がかり→視覚 ●注視点の移行と図形の角数
ことばの理解	●ものの音→自分の名前（6カ月）→バイバイ，禁止（10カ月）→「ちょうだい」（11カ月）→身体部位，身近なもの（1歳9カ月）→理解語彙500，人の名前（～2歳6カ月）	●触覚＋視覚→音の記憶 ●動作→ことば

2　連合過程		
	順序・階層性	機能相互作用性
ものの表象化	●インデックス（7カ月）→永続性（9カ月）→予期的追視（1歳6カ月）→イメージ ●属性の比較→比較指標→属性の取捨選択→本質 ●単一概念の操作→複数概念の操作	●表象化，言語化→ごっこ遊び ●ものの永続性→目的と手段の分化 ●指差し
空間の理解と操作	●水平→垂直→斜め ●平面次元→立体次元 ●位置記憶（3個のコップの中で）（1歳9カ月）→9の絵から三つ（2歳6カ月）→動きの中（積み木叩き）（3歳6カ月）→玉つなぎ模様（配列模様）（5歳） ●2枚の三角形で四角を構成（1歳9カ月）→構成1/5（5歳6カ月）→模様構成（市松模様）（6歳）→（斜め模様）（6歳6カ月） ●動作での操作→絵の操作→頭での操作	●主観的な空間理解（身体中心の空間・距離の理解） ●移動と空間（ものにぶつからない） ●視覚イメージとしての保持（記憶），比較（操作）
数的関係の理解と操作	●大小の序列化（入れ子3個）（1歳9カ月）→（入れ子5個）（2歳6カ月） ●○の大小比較（2歳6カ月）→線の長短比較（3歳） ●〔数を数える〕4個（3歳6カ月）→10個（4歳） ●〔数の理解〕3個（3歳6カ月）→6個（4歳6カ月）→8個（5歳） ●5以下の加算（5歳）→打数（7，5，8）の記憶（6歳6カ月）→引き算 ●重さの比較（4歳）→序列化5個（8歳）	●量の理解（大小，長短）→空間構成→数的理解 ●実算→目算→暗算
時間の理解と操作	●聴覚的処理系→時間的系列化 ●あとで→過去形（2歳）→昨日，明日（4歳）→時間（5歳）→年（6歳）	●ものの理解→動作の完了→新たな目標の再生産（連続する動作）

306

（表IX-G-5　つづき）

	2　連合過程	
因果関係の理解	●第2次循環反応→身体→もの ●輪に付いた紐を引く（9カ月）	●目と手の協調→遊びの世界にものが入る→第2次循環反応 ●関係性の発見・再現→はたらきかけの動機 ●予測→スムーズな動作 ●意図性→ADL ●関係の発見→動機
自・他の認識	●自己の身体（手→足→顔）（6カ月）→鏡の自像（1歳6カ月）→身体の左右（4歳6カ月） ●自己の動作→第1次循環反応 ●もの→他者→自己→3項関係 ●得意と照れ（10カ月）→感情的立ち直り（1歳6カ月）→ことばに〈僕，わたし〉が入る，同調のきっかけとしての言語（3歳6カ月）	●手を視野内へ ●分離不安→自己と他 ●感情の分化と他人の要求の受け入れ ●言語と自我の発達 ●ことばで立ち直る
音声の記憶	●2数復習（2歳3カ月）→3数（3歳）→短文復習（3歳6カ月）→4数（4歳）→長文復習（6歳6カ月） ●記憶容量の拡大 ●映像（見えるもの）→抽象概念（音声） ●約束（3歳）→歌を覚える（4歳）	●音声のイメージ化
問題解決	●生理的レベル→社会的レベル（火事）（4歳6カ月）	●環境とその中の対象を構造化 ●不安の克服と手の動作 ●心の立ち直り

	3　表現過程	
	順序・階層性	機能相互作用性
手の操作	●つかむ（5カ月）→払い落とす（6カ月）→抜く，叩きつける（8カ月）→つまむ，スプーンでものを叩く（10カ月）→瓶に入れる（11カ月）→積み木2個（1歳）→瓶から取り出す（1歳3カ月）→積み木3個（1歳6カ月）→積み木5個（1歳9カ月）→積み木6個（2歳）→積み木8個（2歳3カ月）	●座位（中間）の獲得→始点と終点 ●姿勢変換→手掌内での体重移動 ●ものの形に合わせた手 ●感じながら動かす→ペグ ●身体全体の運動→上肢の動作→眼球運動＋上肢動作 ●自己の動作との関係の中での理解→自己の動作と離れたものの機能や用途の理解
描画	●なぐり描き（1歳3カ月）→円錯画（1歳9カ月）→横線→縦線（2歳3カ月）→円（3歳）→十字模写（3歳6カ月）→正方形模写（4歳）→三角形模写（5歳）→人物画完成（5歳6カ月）→菱形模写，書字（6歳） ●人物画（顔→人体）	●地面，背景（5歳6カ月）⇔ジャンプ ●身体図式
模倣	●積み木でトラックの模倣，折り紙を二つに折る（2歳6カ月）→家の模倣，折り紙を四つに折る（3歳）→門の模倣，四つ折を対角線で折る（3歳6カ月）→積み木で階段の再生（5歳6カ月） ●［姿勢模倣］バンザイ（10カ月）→手の開閉（2歳）→Vサイン（2歳6カ月）→腕組（3歳6カ月）	●全体→細部 ●対称的動作→正中線→左右非対称→上下肢協調
話しことば	●人に向かって声を出す（6カ月）→パパ・ママ（9カ月）→語彙3語（1歳6カ月）→2語文（1歳10カ月）→自分の姓名・性別（3歳）→対概念，色（3歳6カ月） ●自己中心的言語→人にわかることば ●語彙2,000（5歳）→3,000（6歳）	●座位で見ること→コミュニケーションの基盤 ●歩行⇔疑問（これ何）↑ ●能力と要求とのギャップを埋めることば

まずウェクスラー式7種類[67]の検査項目（120項目）で要求される能力を逐一カードに明記しておく．それら120枚のカードを，内容の点で類似あるいは同系列に属すると判断される

ものを一つにまとめ，そのカード群に，それぞれ代表する語句でラベルをつける（**表IX-G-6**）．これが第一段階でのラベル化である．第二段階のラベル化は，そのカード群をさらに上位の概

---

[67]　①ITPA（10項目），②K-ABC（14項目），③WISC-Ⅳ（13項目），④WPPSI（10項目），⑤DN-CAS（16項目），⑥日本版ミラー幼児発達スクリーニング検査（JMAP）（25項目），⑦JPAN（32項目）

念で統合するように整理し，その群を代表する語句をつける（**表Ⅸ-G-6 の最右列**）．第一段階では 34 のラベルにまとめられた．第二段階ではそれらはさらに 1．身体の意識と使い方，2．ものの理解，3．空間・時間の理解，4．造形，5．記憶，6．絵の理解，7．ことばの理解，8．数の理解の 8 領域にまとめられることになる．

第三段階は，この八つのジャンルの内容を具体的な動作（動詞）として表記する作業である（**表Ⅸ-G-7**）．評価では，ある子どもに関わる情報が総合的に網羅され，構造化される必要があるため，抽象名詞で整理するのが適切である．子どもの具体的な動作や行動を解釈するためには，発達に関連する膨大な情報を整理する必要がある．

治療・指導は子どもに対するセラピストの具体的なはたらきかけであるため，治療・指導の内容が具体的な動作で示されていれば，何をすべきかの判断に役立つ．動作は治療場面で観察することが可能である．観察できるからこそ，再現性があり，他者に治療・指導の内容や効果を伝達することが可能になる．「抗重力姿勢保持」「分離・協調運動」のような表現では具体性がないため，セラピストが何をすべきか明らかには示されない．しかし「抗重力姿勢保持」が 1．背伸びする，2．つま先立つ，3．反る，4．ひねる，5．支える，6．屈める，7．潜る，8．踏ん張る，9．ぶら下がる，10．回る・転がる，「分離・協調運動」を 16．揺する・漕ぐ，17．運ぶ，18．叩きつける，19．振る，20．引く，21．投げる・当てる，22．受ける，23．回す，24．同時にする，というように動詞で表記されれば，そこから具体的な治療的アイデアを得ることができる．英語を付記したのは，内容をより明確にするためである．同じ動詞でも「判断＋する」のような「抽象名詞＋する」という表記よりも，「判断する」という動詞を，「決める」「選ぶ」というような実生活になじみやすい表現にしておいたほうがより具体的である分，治療的アイデアも得られやすい．もともと特定の領域に固有に属する動詞があるわけではないため，領域ご

との動詞の数に制限はない．動作の数が少なければそこから得られる治療的アイデアは限られたものになり，数が多くなれば，動作の内容が複数の領域に重なるようになる．その領域を代表するような動詞を 10 以内くらいで思いつけるとよい．

これらの動作一つひとつに対して，3〜4 個の遊び課題，教材を考え出すことが，第四段階における課題である．「1．背伸びする」であれば，「棒で引っかける」「蝉取り，赤とんぼ狩り」「ハンギング・トイ」「スワン」「リンボーダンス」などである．第Ⅰ〜Ⅳ期の各発達段階に共通して使える課題，ある発達段階からしか使えない課題もあるが，まずは段階ごとに使える課題を考え出すとよい．一つの動作について 3〜4 くらいの課題を考え出していけば，全体で 600 前後の遊び課題や教材が生み出されることになる．

以上のように，発達検査の検査項目からヒントを得て考案した各遊び課題，教材は，基礎編第Ⅷ章-E「遊びの種類と遊具」のところで詳しく触れる．

最後に参考までに遠城寺式乳幼児分析的発達検査表，KIDS，津守式乳幼児精神発達診断の検査項目からみた発達の流れの表（**別表Ⅸ-Ⅻ**，350 頁）を挙げておく．

表IX-G-6　発達・知能検査項目にみる共通性，類似性

9の知能検査，発達検査の検査項目			第1段階ラベル	第2段階ラベル
JMAPの〈背臥位屈曲〉	JMAPの〈体軸の回旋〉	JPANの〈ひこうき パート1〉	⇒ 1．抗重力姿勢保持	⇒ 1．身体の意識と使い方
JPANの〈ひこうき パート2〉	JPANの〈ボールになろう〉	JPANの〈手足を伸ばしてエクササイズ〉		
JPANの〈こえてくぐってエクササイズ〉	JPANの〈クレーンゲーム〉			
JPANの〈島渡り〉	JMAPの〈片足立ち〉	JMAPの〈線上歩行〉	⇒ 2．立位・歩行バランス	
JPANの〈フラミンゴになろう　パート1〉	JPANの〈フラミンゴになろう　パート2〉	JPANの〈足跡をたどろう〉		
JPANの〈ケンパ〉				
JPANの〈コインをゲット〉	JPANの〈仲良くおひっこし　パート1〉	JPANの〈おっとっと〉	⇒ 3．分離運動・協調運動	
JPANの〈仲良くおひっこし　パート2〉	JPANの〈けがして大変〉			
JMAPの〈手指判別〉	JPANの〈指当てゲーム　パート1〉	JPANの〈指当てゲーム　パート2〉	⇒ 4．身体図式・運動企画	
JPANの〈蝶がとまったらおしえてね〉	JMAPの〈指-鼻テスト〉	TB-V（1～2歳）の〈身体各部の指示〉		
JPANの〈かっこよくまねしよう〉	JMAPの〈姿勢模倣〉	K-ABCの〈手の動作〉	⇒ 5．姿勢模倣	
ITPAの〈動作の表現〉	JPANの〈秘密サインをおぼえよう〉	JPANの〈顔まねゲーム〉		
JPANの〈秘密サインを見落とすな〉				
JPANの〈ヨットでピタッ〉	JMAPの〈足踏み〉		⇒ 6．空間（方位）感覚	
ITPAの〈動作での表現〉	K-ABCの〈文の理解〉	JPANの〈おっす！穴あけ〉	⇒ 7．動作・操作(運動企画)	
JPANの〈ヨットでゴー　パート1〉	JPANの〈ヨットでゴー　パート2〉	JMAPの〈舌運動〉	⇒ 8．口腔機能，呼気，排気	
JMAPの〈立体覚〉	JPANの〈お宝がさし〉	JPANの〈同じコインはどれ？〉	⇒ 9．形の識別（触覚による）	
JPANの〈さわりくらべ〉	JPANの〈握りくらべ〉			
TB-V（1歳）の〈3種型はめ〉	DN-CASの〈形と名前〉	K-ABCの〈顔探し〉	⇒ 10．形の識別（視覚による）	
フロスティッグの〈空間における位置〉			⇒ 11．形の識別（メンタルローテーション）	⇒ 2．ものの理解
ITPAの〈絵探し〉	フロスティッグの〈図形と素地〉	フロスティッグの〈図形の恒常性〉	⇒ 12．形の推測（図-地面判別）	
JMAPの〈図-地判別〉	JPANの〈恐竜のたまご〉			
DN-CASの〈数の対探し〉	DN-CASの〈数字探し〉		⇒ 13．数字，文字の識別	

Ⅸ．発達検査から学ぶこと

（表Ⅸ-G-6　つづき）

9の知能検査，発達検査の検査項目			第1段階ラベル	第2段階ラベル
TB-V（2歳）の〈色分け〉			⇒ 14. ものの属性の識別（色）	2．ものの理解
JPAN の〈ぶたさんの顔〉	フロスティッグの〈目と手の協応〉	JMAP の〈線引き〉	⇒ 15. 線のイメージ（鉛筆によるなぞり課題）	
JMAP の〈点線引き〉	TB-V（2歳）の〈縦線引き〉			
WPPSI の〈迷路〉	WISC Ⅲの〈迷路〉	JMAP の〈迷路〉	⇒ 16. 迷路（目による空間のなぞり課題）	
WPPSI の〈幾何学模様〉	フロスティッグの〈空間関係〉		⇒ 17. 図形模写（鉛筆によるイメージのなぞり課題）	⇒ 3．空間・時間の理解
TB-V（1～2歳）の〈簡単な指示〉	TB-V（2歳）の〈大きさの比較〉	JPAN の〈ねずみさんはどこ？　パート1〉	⇒ 18. 空間（位置，サイズ）の理解	
JPAN の〈ねずみさんはどこ？　パート2〉				
WISC の〈絵画配列〉	JMAP の〈順列〉	JPAN の〈指当てゲーム　パート3〉	⇒ 19. 時間（順序，タイミング）の理解	
JMAP の〈積み上げ〉	JPAN の〈大工のつよしくん〉	JPAN の〈磁石でつくろう〉	⇒ 20. 積み木つみ	⇒ 4．造形
JMAP の〈人物画〉	JPAN の〈公園で遊ぼう〉		⇒ 21. 描画	
K-ABC の〈位置探し〉	JMAP の〈ものの記憶〉	DN-CAS の〈図形の記憶〉	⇒ 22. もの・位置の記憶	
TB-V（1歳）の〈犬探し〉				
WISC Ⅲの〈符号〉	WPPSI の〈動物の家〉	DN-CAS の〈文字の変換〉	⇒ 23. コード化（セット記憶）	⇒ 5．記憶
WISC Ⅲの〈記号探し〉	ITPA の〈形の理解〉			
ITPA の〈数の記憶〉	K-ABC の〈数唱〉	DN-CAS の〈単語の記憶〉	⇒ 24. 音の記憶	
WISC Ⅲの〈数唱〉	WPPSI の〈数唱〉	JMAP の〈数の復唱〉		
K-ABC の〈数唱〉				
JMAP の〈文章の反復〉	ITPA の〈文の構成〉	WPPSI の〈文章〉	25. 語句・文章の記憶	
DN-CAS の〈文の記憶〉	K-ABC の〈語の配列〉	TB-V（2歳）2語文の復唱		
WPPSI の〈積み木模様〉	WISC Ⅲの〈積み木模様〉	JMAP の〈積み木構成〉	26. 絵・図形の理解（分離と結合）	
K-ABC の〈模様の構成〉	K-ABC の〈表現語彙〉	TB-V（1歳）の〈動物〉，（2歳）の〈語彙〉		⇒ 6．絵の理解
ITPA の〈絵の理解〉	K-ABC の〈魔法の窓〉			
K-ABC の〈絵の統合〉	WPPSI の〈絵画完成〉	WISC の〈絵画完成〉	⇒ 27. イメージの保持（絵の欠損発見）	
DN-CAS の〈図形の記憶〉				

IX-G　発達検査からの学びの応用

（表IX-G-6　つづき）

9の知能検査，発達検査の検査項目				第1段階ラベル	第2段階ラベル
WISC の〈組み合わせ〉	JMAP の〈パズル〉		⇒	28. パズル	
WPPSI の〈類似〉	WISC Ⅲの〈類似〉	K-ABC の〈視覚類推〉		29. 絵（図形，文字，数字）の関係性の理解	6. 絵の理解
ITPA の〈絵の類推〉	DN-CAS の〈図形の推理〉	DN-CAS の〈系列つなぎ〉	⇒		
DN-CAS の〈図形の推理〉					
DN-CAS の〈発音の速さ〉	JMAP の〈構音〉		⇒	30. 構音	
ITPA の〈言葉の理解〉	WPPSI，WISC の〈単語〉	WPPSI，WISC の〈知識〉	⇒	31. 論理・ことばの理解	
WPPSI，WISC の〈理解〉	DN-CAS の〈表出の制御〉	JMAP の〈一般的知識〉		32. 論理（ことばの関係性）の理解	7. ことばの理解
ITPA の〈言葉の類推〉	WPPSI の〈類似〉	DN-CAS の〈関係の理解〉	⇒		⇒
JMAP の〈指示の理解〉	K-ABC の〈なぞなぞ〉	K-ABC の〈文の理解〉			
DN-CAS の〈統語の理解〉					
ITPA の〈言葉の表現〉	K-ABC の〈表現語彙〉	K-ABC の〈読み〉	⇒	33. ことばによる描写	
WPPSI の〈算数〉	WISC Ⅲの〈算数〉	K-ABC の〈算数〉	⇒	34. 数量の理解，計算	⇒ 8. 数の理解

TB-V：田中ビネー検査V
※ここで使われた9つの知能検査，発達検査とは，JPAN，JMAP，WPPSI，WISC-Ⅲ，フロスティッグ，K-ABC，DN-CAS，ITPA，TB-V（田中ビネーV）である．

表IX-G-7　発達，知能検査の内容を表す97の動詞

1．身体の意識と使い方（29動詞）	C）分離・協調運動　9動詞
A）抗重力姿勢保持　10動詞	16. 揺する・漕ぐ（Swing）
1. 背伸びする（Stretch oneself）	17. 運ぶ（Carry）
2. つま先立つ（Stand on tiptoe）	18. 叩きつける（Bang）
3. 反る（Extend backward）	19. 振る（Shake, Wave）
4. ひねる（Rotate）	20. 引く（Pull out）
5. 支える（Push oneself）	21. 投げる・当てる（Throw）
6. 屈める（Bend oneself）	22. 受ける（Catch）
7. 潜る（Pass under）	23. 回す（Turn）
8. 踏ん張る（Brace oneself）	24. 同時にする（Move simultaneously）
9. ぶら下がる（Hang）	D）身体図式・運動企画　2動詞
10. 回る・転がる（Roll, Rotate）	25. 回る（Spin）
B）立位・歩行バランス　5動詞	26. 背負う（Shoulder）
11. 追う（Chase）	E）姿勢模倣　2動詞
12. 渡る（Wade, Cross）	27. まねる（Imitate）
13. 登る（Climb up）	28. 踊る（Dance）
14. 跳ぶ・弾む（Jump）	F）空間（方位）感覚　1動詞
15. 蹴る（Kick）	29. 向く（Turn, Toward）

311

Ⅸ．発達検査から学ぶこと

（表Ⅸ-G-7　つづき）

2．ものの理解（22動詞）
　　A）形の識別（触覚による）12動詞
　　　　30．手を伸ばす（Reach）
　　　　31．つかむ（Grasp）
　　　　32．取る（Take）
　　　　33．引く（Pull）
　　　　34．押す（Push）
　　　　35．押さえる（Press）
　　　　36．はずす（Take off）
　　　　37．くっつける（Combine）
　　　　38．手探る（Grope for）
　　　　39．つまむ（Pincer）
　　　　40．いじる（Finger）
　　　　41．刺す（Tack）
　　B）形の識別（視覚による）5動詞
　　　　42．じっと見る（Look at）
　　　　43．目で追う（Follow）
　　　　44．目を離す（Release）
　　　　45．置く（Place）
　　　　46．並べる（Line）
　　C）形の識別（メンタルローテーション）
　　　　2動詞
　　　　47．開ける（Open）
　　　　48．はずす（Remove）
　　D）形の推測　1動詞
　　　　49．見比べる（Discriminate）
　　E）数字，文字の識別　2動詞
　　　　50．読む（Read）
　　　　51．唱える（Speak，Chant）
　　F）ものの属性の識別　1動詞
　　　　52．見分ける（Recognize）
3．空間・時間の理解（19動詞）
　　A）なぞり（指）3動詞
　　　　53．指でなぞる（Trace by finger）
　　　　54．棒でなぞる（Trace by stick）
　　　　55．鉛筆でなぞる（Trace by pencil）
　　B）なぞり（目）1動詞
　　　　56．目でなぞる（Trace visually）
　　C）なぞり（イメージ）1動詞
　　　　57．イメージでなぞる（Imagine by an
　　　　　　image）
　　D）空間の理解　9動詞
　　　　58．入れる（Put in，Insert）
　　　　59．はめる（Set，Fit）
　　　　60．出す（Take out）
　　　　61．片づけ（Put back）
　　　　62．出し入れ（Put in & take out）
　　　　63．置く（Put on）
　　　　64．積む（Stack）
　　　　65．引っかける（Hook）
　　　　66．通す（Race）
　　E）時間（順序，タイミング）の理解　5動詞
　　　　67．し続ける（Continues）
　　　　68．順番にする（Sequences）
　　　　69．終わる（Terminates）

　　　　70．止める（Stop，Quit）
　　　　71．何もしないでいられる（Stay with-
　　　　　　out doing anything）
4．造形（4動詞）
　　A）積み木つみ　1動詞
　　　　72．積み合わす（Construct）
　　B）造形　1動詞
　　　　73．作る（Make，Create）
　　C）描画　1動詞
　　　　74．描く（Draw）
　　D）書字　1動詞
　　　　75．書く（Write）
5．記憶（4動詞）
　　A）もの・位置の記憶　1動詞
　　　　76．場所を覚える（Memorize）
　　B）コード化（セット記憶）1動詞
　　　　77．セットで覚える（Memorize）
　　C）音の記憶　1動詞
　　　　78．音を覚える（Memorize）
　　D）語句・文章の記憶　1動詞
　　　　79．文章を覚える（Memorize）
6．絵の理解（8動詞）
　　A）絵・図形の理解（分離と結合）2動詞
　　　　80．分離する（Separate）
　　　　81．連合する（Combine）
　　B）イメージの保持（絵の欠損発見）1動詞
　　　　82．見分ける（Discriminate）
　　C）パズル　1動詞
　　　　83．組み合わす（Combine）
　　D）絵（図形，文字，数字）の関係性の理解
　　　　4動詞
　　　　84．眺める（Look at）
　　　　85．思い描く（Imagine）
　　　　86．順に並べる（Line up）
　　　　87．そろえる（Matching）
7．ことばの理解（8動詞）
　　A）構音　1動詞
　　　　88．話す（Talk）
　　B）ことばの理解　1動詞
　　　　89．耳をすます（Listen to）
　　C）論理（ことばの関係性）の理解　2動詞
　　　　90．わかる（Comprehend）
　　　　91．理屈をつける（Reasoning）
　　D）ことばによる描写　2動詞
　　　　92．説明する（Explain）
　　　　93．選ぶ（Choose）
　　E）音・リズムの調整　2動詞
　　　　94．歌う（Sing）
　　　　95．弾く（Play）
8．数の理解（2動詞）
　　A）数量の理解　1動詞
　　　　96．数える（Count）
　　B）計算　1動詞
　　　　97．足す・引く（Add，Subtract）

312

文 献

1) 中村淳子, 他：田中ビネー知能検査開発の歴史. 立命館人間科学研究 **6**：94-95, 2003
2) 坂本竜生：障害児理解の方法—臨床観察と検査法. 学苑社, 1985
3) アーノルド・ルシアス ゲゼル（山下俊郎訳）：乳幼児の心理学—出生より5歳まで. 家政教育社（1952）, 5歳より10歳まで（山下俊郎訳）. 家政教育社（1983A）, 10歳より16歳まで（新井清三郎, 他訳）. 家政教育社（1972）
4) Reed K, et al：Concepts of occupational therapy. Williams & Wilkins, Baltimore, p18, 1980
5) 時実利彦：脳の話〈岩波新書〉. 岩波書店, p255, 1984
6) 藤田和弘, 他：KABC-Ⅱが依拠する二つの理論—ルリアモデルとCHCモデル. 指導と評価 **2**：38-41, 2011
7) 三好一英, 他：海外における知能研究とCHC理論. 筑波大学心理学研究 **40**：1-7, 2010
8) Ben-Sasson A, et al：A meta-analysis of sensory modulation symptoms in individuals with autism spectrum disorders. J Autism Dev Disord **39**：1-11, 2009
9) Matsuishi T：Scale properties of the Japanese version of the Strengths and Difficulties Questionnaire （SDQ）：a study of infant and school children in community samples. *Brain and Development* **30**：410-415, 2008
10) 神尾陽子, 他：1歳6カ月健診における広汎性発達障害の早期発見についての予備的研究. 精神医学 **48**：981-990, 2006
11) 日本語版M-CHAT（http://www.ncnp.go.jp/nimh/jidou/aboutus/mchat-j.pdf）

IX. 発達検査から学ぶこと

別表IX-I　K-ABC II検査項目一覧

検査名	K-ABC II （Kaufman Assessment Battery for Children） 心理・教育アセスメントバッテリー		
著者	Kaufman & Kaufman 2004 日本語改訂版（日本版 KABC-II 制作委員会 2013）	適用年齢	保育園児，小学生（2歳6カ月～18歳11カ月）
検査の種類	知能検査	結果の表示	認知尺度（同時処理，継次処理，計画，学習），習得尺度（語彙，読み，書き，算数），非言語性，プロフィール表示，年齢
構成	1．認知尺度　4項目　11下位検査 　（1）継次尺度　3項目 　　　数唱　語の配列　手の動作 　（2）同時尺度　4項目 　　　顔さがし　絵の統合　近道さがし　模様の構成 　（3）計画尺度　2項目 　　　物語の完成　パターン推理 　（4）学習尺度　2項目 　　　語の学習　語の学習遅延 2．習得尺度　4項目　9下位検査 　（1）語彙尺度　3項目 　　　表現語彙　なぞなぞ　理解語彙 　（2）読み尺度　2項目 　　　ことばの読み　文の理解 　（3）書き尺度　2項目 　　　ことばの書き　文の構成 　（4）算数尺度　2項目 　　　数的推論　計算		
備考	実施時間 30-120 分		

各検査項目の実施可能，終了年齢

下位検査	認知尺度	習得尺度	2歳6カ月	3歳	4歳	5歳	6歳	7～8歳
1．語の学習	学習			■	■	■	■	■
2．顔さがし	同時		■	■	■			
3．物語の完成	計画						■	■
4．数唱	継次		■	■	■	■	■	■
5．絵の統合	同時		■	■	■	■	■	■
6．語の学習遅延	学習					■	■	■
7．近道さがし	同時						■	■
8．模様の構成	同時			■	■	■	■	■
9．語の配列	継次		■	■	■	■	■	■
10．パターン推理	計画						■	■
11．手の動作	継次		■	■	■	■	■	■
12．表現語彙		語彙	■	■	■	■	■	■
13．数的推論		算数				■	■	■
14．なぞなぞ		語彙	■	■	■	■	■	■
15．計算		算数					■	■
16．ことばの読み		読み				■	■	■
17．ことばの書き		書き						■
18．文の理解		読み						■
19．文の構成		書き						■
20．理解語彙		語彙		■	■	■	■	■
			7	10	10	12	16	19

IX-G　発達検査からの学びの応用

（別表IX-I　つづき）

下位検査の実施方法

項目名	1．語の学習	学習尺度
内容	絵（魚，草，貝）に無意味な名前をつけそれを覚えさせ，それらの絵を見せながら，覚えた名前を言わせる．	
能力	新しい情報を学ぶ能力，連合記憶，長期記憶	
備考	つける名前は連想するヒントが少ない無意味な音のつづりになっている． 被検者に誤学習させないために，誤答の場合はその都度正答をフィードバックする．年齢群によって開始問題が異なる． ITPA での位置づけ→視覚系，表象水準，受容過程	

項目名	2．顔さがし	同時尺度
内容	5秒間1人または2人の顔の写真をよく見せ，別の集合写真の中から違ったポーズで写っているその人（たち）を見出し，指差しさせる．	
能力	顔の特徴の理解（部分の形状，大きさ，相対的位置関係）⇒（短期記憶との照合），同時処理	
備考	非言語性課題，JMAP〈ものの記憶〉，ITPA での位置づけ→視覚系，自動水準	

項目名	3．物語の完成	計画尺度
内容	ストーリー性がある一連の絵を見せる．何枚かが欠けており空欄になっている．それらを埋めるために必要なカードを選び出させる．	
能力	計画性，流動性知能，ワーキングメモリー，一般知識，系列の推理	
備考	制限時間がある．選択カードの中に不適切なカードもあり，妨害刺激が加えられている．	

項目名	4．数唱	継次尺度
内容	1秒間に1つの速度で一連の数字を言い，同じ順序でその数字を復唱させる．	
能力	音声の記憶とその音声的再生（短期記憶）	
備考	順唱だけで，逆唱はない（逆唱は一度記憶したものを反対の時間的順序に並べることが求められるのでさらに高度なイメージを操作する能力が必要となる）． ITPA〈数の記憶〉，WISC-Ⅲ〈数唱〉，DN-CAS〈単語の記憶〉，ITPA での位置づけ→聴覚系，自動水準	

項目名	5．絵の統合	同時尺度
内容	部分的に欠けた絵を見せ，子どもにその絵の名前を言わせるか，説明させる．	
能力	不完全な視覚情報からのある具体物全体像の推定	
備考	ITPA での位置づけ→視覚系，表象水準，受容過程	

項目名	6．語の学習遅延	学習尺度
内容	すでに1．語の学習で行った絵（魚，草，貝）につけられた無意味な名前を思い出させ，それを言わせる．	
能力	延滞想起（ある程度時間が過ぎてから思い出す），長期記憶 ⇒お遊戯の振りの学習で求められる能力，継次処理	
備考	1．語の学習の施行が前提となっている．20分後くらいに予告なしに行われる．「1．語の学習」と「6．語の学習遅延」の間に他の種類の検査課題が入っている必要がある． それらは記憶の長期保持へ妨害的にはたらく．	

項目名	7．近道さがし	同時尺度
内容	16，25，36分割された庭の絵で，スタート地点（イヌ）から最短距離で，イヌの骨がある枡までを移動させる．薮の枡が妨害刺激として描かれている．	
能力	空間走査（目によるなぞり），系列推理，計算	
備考	ハノイの塔に類似．斜めに進めるということを理解していない場合があるので，それをよく理解しているか確認する必要がある． ITPA での位置づけ→視覚系，表象水準，連合（表出）過程	

Ⅸ．発達検査から学ぶこと

（別表Ⅸ-Ⅰ　つづき）

項目名	8．模様の構成　　　　　　　　　　　　　　　　　　　　　　同時尺度
内容	数個の同じ形のラバーフォームを使って，見本通りの模様を構成させる．
能力	形の識別と構成（ある形を分解・結合することによって別の形になることの理解） 模様の中に補助線を推定する能力
備考	WISC-Ⅳの積み木模様，コース立方体検査その他の積み木模様検査に類似． ITPA での位置づけ→視覚系，表象水準，連合（表出）過程

項目名	9．語の配列　　　　　　　　　　　　　　　　　　　　　　　継次尺度
内容	影絵の中にある物の名前をいくつか連続的に言い（5個以内），言った通りの順序で絵を指さしさせる．
能力	継次的処理．聴覚と音声の連合．音声（的順序）の記憶→順序通りの再生
備考	子どもの音声記憶は単語で最大6〜8個といわれており，5個以内だと天井効果を示す可能性があるが，途中で色を言わせると，それが妨害刺激になり難しい課題となる． 類似；新版K式〈積み木叩き〉，ITPA での位置づけ→聴覚系，自動水準

項目名	10．パターン推理　　　　　　　　　　　　　　　　　　　　　計画尺度
内容	ある規則性に沿って配列されている数個の記号，文字を見せ，欠損している箇所の記号，文字を選ばせる．対応している関係性を推測させて，その関係を完成させるのに適切な絵や模様を選ばせる．
能力	法則性の帰納（抽象）（いくつかのものに共通する法則性を見出す），流動性推理
備考	一つあるいは数個の数字や形を扱う．縦や横の連続性にも留意． 対象が抽象的なデザインやシンボルになると難しくなる． ITPA での位置づけ→視覚系，表象水準

項目名	11．手の動作　　　　　　　　　　　　　　　　　　　　　　　継次尺度
内容	3種類の手の形（拳骨，手刀，掌）を一連の動作で見せ，同じ順序でその動作を再現させる．
能力	短期記憶，動作の模倣（連続視覚刺激の形と順序の記憶とそれの再生）
備考	ITPA での位置づけ→視知覚系，自動水準 お遊戯の振りを覚えるときに求められる能力

項目名	12．表現語彙　　　　　　　　　　　　　　　　　　　　　　　語彙尺度
内容	絵や写真を見せ，それの名前を言わせる．
能力	命名（音声による名称の再生），知識，習得度
備考	そのものの特徴や機能を言うだけでは不十分で，そのものの名前を言う必要がある． 習得度尺度，結晶性知能． 類似項目；WPPSI，WISC Ⅲの〈単語〉，ITPA の〈言葉の理解〉 ITPA での位置づけ→視覚系，表象水準，受容過程

項目名	13．数的推論　　　　　　　　　　　　　　　　　　　　　　　算数尺度
内容	数の問題を口頭で出して，暗算をさせて口頭で答えさせる．足し算・引き算⇒掛け算⇒割り算⇒分数⇒分数の加減乗除
能力	算数の文章問題の構造の理解（対象から，数的次元だけを抽象する能力）．計数，数字の識別，数量の比較，1対1対応，足し算（繰り上がりのある），半分の概念（割り算），2倍の概念（掛け算），割り算，全体と部分の関係，分数の計算，割り算と掛け算，分数，分数の掛け算，四捨五入，分数の割り算，計算能力（文章からの数的関係性を抽象し，操作する）．
備考	習得尺度，ITPA での位置づけ→聴覚系，表象水準，連合過程

項目名	14．なぞなぞ　　　　　　　　　　　　　　　　　　　　　　　語彙尺度
内容	ものの属性，機能，特徴など三つのヒントを与え，具体物または抽象的概念（身近なもの⇒一般的なもの）の絵を指さしさせたり，口で言わせる．
能力	音声言語理解，推論（帰納），分類，習得度 結晶的知能
備考	WPPSI，WISC Ⅲの〈知識〉 ITPA での位置づけ→聴覚系，表象水準，連合過程

IX-G　発達検査からの学びの応用

（別表IX-I　つづき）

項目名	15. 計算	算数尺度
内容	計算問題を出し，子どもはそれらの問題を解く．	
能力	数的知識，形数スキル	
備考	小中学校の算数，数学の指導要領〈数と式〉に対応した加減乗除問題． ITPA での位置づけ→聴覚系，表象水準，連合過程	
項目名	16. ことばの読み	読み尺度
内容	ひらがな，カタカナ，漢字を見せ，子どもにそれを声に出して読ませる．	
能力	日本語の文字の読みの知識，習得尺度．5歳から：ひらがな⇒カタカナ⇒漢字	
備考	習得尺度．漢字の読みの出題は小学生までは旧版の課題に沿い，中学生以降については，教研式全国標準学力検査，漢字検定試験参考に配列されている．	
項目名	17. ことばの書き	書き尺度
内容	ひらがな，カタカナ，漢字を正しく書かせる．	
能力	線の方向と長さの調節，文字の構成と配置能力	
備考	しばしば読みの障害と並列して，書きの障害が出現している．漢字の書きの出題は小学生までは旧版の課題に沿い，中学生以降については，教研式全国標準学力検査，漢字検定試験参考に配列されている．	
項目名	18. 文の理解	読み尺度
内容	動作を指示する文章を子どもに見せ，それを子どもに動作によって表現させる．後半は長文読解問題．助詞の正しい使用を含めた文章．	
能力	文章の読解，動作による表現（運動企画）	
備考	ITPA での位置づけ→視知覚系，表象水準，連合（表出）過程	
項目名	19. 文の構成	書き尺度
内容	描かれている絵（くつ，うさぎ，にんじん）をことばに置き換える．指示された2〜4のことばを使って文を作らせる．	
能力	作文能力（構成，文章化，見直し），ワーキングメモリー．文章の読解，動作による表現（運動企画）習得度	
備考	ITPA での位置づけ→聴覚系，表象水準，表出過程	
項目名	20. 理解語彙	語彙尺度
内容	検査者が読み上げた単語が意味する絵を，被検者に6つの中から選ばせる．	
能力	語彙の知識	
備考	習得尺度，結晶性知能 不正解の選択肢に，反対の意味，音だけが似ているものなどを配置している．	

IX. 発達検査から学ぶこと

別表IX-Ⅱ　WISC-Ⅳ検査項目一覧

検査名	WISC-Ⅳ Wechsler Intelligence Scale for Children-Fourth Edition		
著者	David Wechsler 2010	適用年齢	5〜16 歳
検査の種類	知能検査	結果の表示	偏差値 IQ 表示　全検査 IQ＋4 群指数（言語理解，知覚推理，ワーキング・メモリー，処理速度） プロセス得点
構成	言語理解指標 　　2．類似　6．単語　9．理解　13．知識※　15．語の推理※ 知覚推理指標 　　1．積木模様　4．絵の概念　8．行列推理　11．絵の完成※ ワーキング・メモリー指標 　　3．数唱　7．語音整列　14．算数※ 処理速度指標 　　5．符号　10．記号探し　12．絵の抹消※ ※は補助検査 「積木模様」「数唱」「絵の抹消」の 3 下位項目からプロセス得点を算出		
備考	5 歳未満の場合は，WPPSI，17 歳以上は WAIS，動作性，言語性知能→4 群指数（言語理解，知覚統合，注意記憶，処理速度）　解析ソフト		

項目名	1．積木模様　Block design	基本検査
内容	モデルの模様を提示し，同じ模様を積み木で作らせる．	
能力	全体を部分に分解し，図形の結合と分離によって形を構成する能力．模様の中に補助線を推定する能力	
備考	視知覚系，表象水準，表出過程，⇒算数の図形，工作	

項目名	2．類似　Similarities	基本検査
内容	「1．ちょうちょ—ハチ，22．最初—最後」のセットなどから，類似する点を抽出させる．	
能力	異なる二つのものから共通点を抽象する能力，上位概念の想定，概念の階層化，帰納	
備考	ITPA の〈絵の類推〉〈言葉の類推〉，WPPSI の〈類似〉，K-ABC の〈視覚類推〉，DN-CAS の〈図形の推理〉，聴知覚系，表象水準，連合過程，概念の構造化	

項目名	3．数唱　Digit span forward and backward	基本検査
内容	決められた数系列を読んで聞かせ，同じ順番と逆の順序でその数字を言わせる．	
能力	継次処理能力；無意味聴覚刺激の順番記憶と再生，逆唱の場合は逆にする操作，聴覚的短期記憶	
備考	WPPSI の〈数唱〉，ITPA の〈数の記憶〉，K-ABC の〈数唱〉，DN-CAS の〈単語の記憶〉，聴知覚系，自動水準	

項目名	4．絵の概念　Picture concept	基本検査
内容	複数の絵から共通する特徴を抽象し，その概念のもとに特定の絵を選択させる．	
能力	複数のデータから共通点を抽象する能力，上位概念の想定，概念の階層化，帰納，グループ化	
備考	視知覚系，表象水準，連合過程	

項目名	5．符号　Coding	基本検査
内容	幾何図形，または数字に，対になっている簡単な記号を入れさせる．	
能力	ワーキング・メモリー（視覚的短期記憶）；任意のセットの記憶を使って課題を遂行する能力．見比べる；視点の移行，コード化，動作の機敏さ，戦略のプランニング	
備考	WPPSI の〈動物の家〉，DN-CAS の〈文字の変換〉，視知覚系，自動水準	

項目名	6．単語　Vocabulary	基本検査
内容	1．車（絵），2．花〜34．とりとめがない．35．かんまん（絵）など，絵や単語を口頭で提示し，その意味を答えさせる．	
能力	ことばや文字の意味や本質を理解し，言語化する能力	
備考	聴知覚系，視知覚系，表象水準，受容過程	

IX-G　発達検査からの学びの応用

（別表IX-II　つづき）

項目名	7．語音整列　Letter-number sequencing	基本検査
内容	5〜7歳は，5までの数を数唱させ，ひらがなを連呼させる． 8〜16歳は，「あ―1」，「3―6―7―9―あ―う―え」など，数とひらがなの組み合わせを言わせる．	
能力	音声の記憶→①音と数に分ける（前後），②順序を整える，継次処理能力，音の記憶	
備考	聴知覚系，自動水準	

項目名	8．行列推理　Matrix reasoning	基本検査
内容	いくつか図を見せて質問をし，その質問に答えさせる．	
能力	四つの図に読み取れる関係性を抽出し，その関係性からものを推論する．	
備考	視覚系，表象水準，連合過程	

項目名	9．理解　Comprehension	基本検査
内容	「1. 火に触ったらどうなるか？」，「17. 選挙で無記名投票がいい理由は？」など日常生活における問題と社会的ルールについての一連の質問をし，口頭で答えさせる．	
能力	日常生活の行動，習慣，ルール，倫理において，期待される行動とその理由を理解できる能力．	
備考	聴知覚系，表象水準，表出過程	

項目名	10．記号探し　Symbol search	基本検査
内容	左側の刺激記号が右側の記号グループにあるかどうかを判断させ，回答欄に○をつけさせる．	
能力	視覚的探索の速さ（注視点の移行，ワーキング・メモリー），記憶した素材を複数の刺激の中から取り出す能力．	
備考	DN-CAS の〈数の対探し〉，視知覚系，自動水準	

項目名	11．絵の完成　Picture completion	補助検査
内容	「5. 椅子の脚」〜「34. 靴紐のはとめ」までいろいろな絵を見せ，欠落しているところを指摘させる．	
能力	もののイメージを細部にわたり思い浮かべ，それに照らし合わせて現前の図を照合し差異を見出す能力，視覚的長期記憶	
備考	視知覚系，表象水準，受容過程	

項目名	12．絵の抹消　Cancellation	補助検査
内容	さまざまな絵の中から特定の絵を探して線を引かせる．	
能力	上位概念の理解，図と地の弁別，処理速度	
備考	視知覚系，連合過程，表象水準	

項目名	13．知識　Information	補助検査
内容	「2.（鼻を指して）これを何と言いますか」〜「32. ヘレン・ケラーはどういうことで有名ですか」など一般的な知識に関する質問をして答えさせる．	
能力	ものごとの本質およびそのものごとの属性の理解	
備考	表出過程，聴知覚系，表象水準	

項目名	14．算数　Arithmetic	補助検査
内容	「9. ひろしさんは蜜柑を4個持っていました．おかあさんが2個くれました．全部で何個ありますか．」〜「34. 1万分の1の縮尺の地図で1辺が2センチ平方メートルの土地があります．実際の面積は何平方メートル？」まで，数的関係の質問をして答えさせる．	
能力	数的関係の頭の中での操作，計算	
備考	表出過程，聴知覚系，表象水準	

項目名	15．語の推理　Word reasoning	補助検査
内容	5〜8歳「それは風呂の後，体を拭くものです」から，12〜16歳「それはたくさんの色があって，塗るものです」など一語の名称を言わせる．	
能力	複数のものに共通する概念の抽出とその表出	
備考	聴知覚系，表出過程，表象水準	

Ⅸ．発達検査から学ぶこと

別表Ⅸ-Ⅲ　DN-CAS 検査項目一覧

検査名	DN-CAS Das-Naglieri Cognitive Assessment System		
著者	Naglieri JA and Das JP 1983, 2007 前川久男, 中山　健，岡崎慎治	適用年齢	5〜17 歳
検査の種類	知能検査　13 項目	結果の表示	全検査 IQ，群 IQ
構成	1．プランニング（目的を遂行するための効率的方法の選択能力）3 項目 　　（1）数の対探し　　（2）文字の変換　　（3）系列つなぎ 2．同時処理（非言語的-空間的活動，言語的-文法的活動を行う能力）3 項目 　　（4）図形の推理　　（5）関係の理解　　（6）図形の記憶 3．注意（標的刺激への集中と非標的刺激の抑制を行う能力）3 項目 　　（7）表出の制御　　（8）数字探し　　（9）形と名前 4．継次処理（系列的順序で刺激を統合する能力）4 項目 　　（10）単語の記憶　　（11）文の記憶　　（12）発語の速さ 　　（13）統語の理解		
備考	軽度発達障害児の診断　PASS 理論，ルリアの高次脳認知理論		

項目名	（1）数の対探し　　　　　　　　　　　　　　　　　　　　　プランニング
内容	6 つの数からなる列の中で，対の数字を選ばせる．使用した方略を観察する．子どもに課題終了後に採った方略を聞く．
能力	数（形）を見比べ，同一のものを識別する能力，組織的組み合わせ能力．
備考	WISC Ⅲ の〈記号探し〉に類似，視知覚系，自動水準⇒形式的操作，組織的組み合わせの方法に気づく

項目名	（2）文字の変換　　　　　　　　　　　　　　　　　　　　　プランニング
内容	4 つの文字からなる 56 文字をそれぞれ決められた○×の組み合わせへ変換させる．使用した方略を観察する．子どもに課題終了後に採った方略を聞く．
能力	ワーキング・メモリー；セットとして記憶し，それを再生する中で最も速い方略を模索する．問題の順序から，答えの順序の出し方をセットする．
備考	WPPSI の〈動物の家〉，WISC-Ⅲ の〈符号〉，視知覚系，自動水準

項目名	（3）系列つなぎ　　　　　　　　　　　　　　　　　　　　　プランニング
内容	文字や数字を正しい順番でつながせる．
能力	数や文字の系統化された集合の操作(保持，二つの集合の切り替えと統合)，系列化された語群に沿って手を誘導する能力，系統を口に出してみる．
備考	視知覚系，自動水準

項目名	（4）図形の推理　　　　　　　　　　　　　　　　　　　　　同時処理
内容	ある模様から構成されているフォーマットを完成させる最良の選択肢を選ばせる．
能力	提示された刺激の中で異なる各部分を統合し，そこに存在する法則性を抽出する帰納能力．
備考	K-ABC の〈視覚類推〉，WPPSI，WISC-Ⅲ の〈類似〉，ITPA の〈絵の類推〉〈言葉の類推〉，視知覚系，表象水準，連合過程

項目名	（5）関係の理解　　　　　　　　　　　　　　　　　　　　　同時処理
内容	5〜7 歳群「問題 1；ボールがテーブルの下にある絵はどれですか」〜8〜17 歳群「問題 24；三角の下で，四角の下の丸の右にある四角の絵はどれですか？」まで空間的位置関係を指摘した質問に対して，適切な絵を六つの中から指差しで答えさせる．
能力	もの同士とその位置関係などを総合して，すべての条件を網羅している絵をイメージする．言語の空間的視覚化
備考	一部 K-ABC の〈文の理解〉に類似，聴知覚系，表象水準，連合過程

項目名	（6）図形の記憶　　　　　　　　　　　　　　　　　　　　　同時処理
内容	見た図形を，刺激図の中の必要な線を赤鉛筆でなぞり，再生させる．
能力	図形のイメージの保持，余分な線の抑制（地から図を浮き上がらせる），構造の理解
備考	図形の模写⇒内部構造の理解⇒模写，視知覚系，表象水準，表現過程

IX-G　発達検査からの学びの応用

（別表IX-Ⅲ　つづき）

項目名	(7) 表出の制御	注意
内容	5～7歳群「問題1～3；熊，ネズミの意味」～「問題6；意味ではなく，印刷された色を問う」まで，知覚的な要素を排除して，問われていることの本質を答えさせる．	
能力	知覚の抑制と焦点とされている対象への集中能力．	
備考	視知覚系，自動水準	

項目名	(8) 数字探し	注意
内容	見本の数字三つを数字群の中から探す．	
能力	ワーキング・メモリー；記憶対象のイメージの保持能力．	
備考	(1) 数字の対探しとの違い，2要素の保持，視知覚系，自動水準	

項目名	(9) 形と名前	注意
内容	絵や文字の組み合わせの中から，同じ形のもの同士のセットを選ばせる．	
能力	視覚情報の保持，比較．視覚情報⇒音声への変換，視覚情報（文字）の抑制．	
備考	同一のものの識別．視知覚系，自動水準	

項目名	(10) 単語の記憶	継次処理
内容	「1. バス-いえ」～「28. いえ-はな-ねこ-とり-ほん-バス-くつ-うし（単語8個）」まで，単語を言った順序で言わせる．	
能力	音声が出現した時間的順序の記憶	
備考	WISC Ⅲの〈数唱〉，ITPAの〈数の記憶〉，K-ABCの〈数唱〉，聴知覚系，自動水準	

項目名	(11) 文の記憶	継次処理
内容	「1. 白は青い」～「16. 青を茶色にして黒くした赤は，ピンクが灰色になる前に緑になった」まで，言われた内容の正誤とは無関係に，言われた通りに復唱させる．	
能力	音声の保持，音声の意味の抑制⇒音声と意味の分化，復唱する課題が文であり，時間的要素が含まれている．	
備考	聴知覚系，表象水準，連合過程	

項目名	(12) 発語の速さ	継次処理
内容	「1. はな-くつ-ねこ」など，一連の三つの単語を10回繰り返させる．	
能力	音声の順番の保持．	
備考	聴知覚系，自動水準	

項目名	(13) 統語の理解	継次処理
内容	「5. 黄色と緑は紫を茶色にする．紫を茶色にするのは何ですか」など，無意味文章の内容に対する質問．読まれた内容の回答を言う．	
能力	内容と形式の分離，事実に反していても設定された論理にのみ従って答えることができる．因果関係，主観の抑制，形式的操作．	
備考	命題論理，聴知覚系，表象水準，連合過程	

IX-G 発達検査からの学びの応用

Ⅸ．発達検査から学ぶこと

別表Ⅸ-Ⅳ　JMAP 検査項目一覧

検査名	日本版ミラー幼児発達スクリーニング検査 JMAP（Japanese version of Miller Assessment for Preschoolers）		
著者	Lucy J Miller，日本感覚統合障害研究会 1989	適用年齢	2 歳 9 カ月～6 歳 2 カ月
検査の種類	発達検査，スクリーニング	結果の表示	下位 5％以下，下位 25％以下，それ 以上の 3 段階に分類．色分け 26 項目
構成	感覚-運動領域 　基礎能力 10 項目 　　（4）立体覚　（5）手指判別　（11）点線引き　（12）指-鼻テスト　（13）片足立ち 　　（14）足踏み　（15）線上歩行　（16）背臥位屈曲　（17）体軸回旋　（20）足交互反復 　協応性 7 項目 　　（1）積み上げ　（10）線引き　（11）点線引き　（15）線上歩行　（19）舌運動 　　（20）足交互反復　（24）構音 認知領域 　言語 4 項目 　　（22）一般的知識　（23）指示の理解　（25）文章の反復　（26）数の復唱 　非言語 4 項目 　　（3）順列　（6）ものの記憶　（7）パズル　（8）図-地判別 複合領域 　複合能力 4 項目 　　（2）積み木構成　（9）人物画　（18）肢位模倣　（21）迷路 ※（11），（15），（20）は 2 つの領域にまたがっている．		
備考	軽度発達障害のリスク児の早期発見，幅広い評価領域（行動，認知，運動）体性感覚，平衡感 覚の初めての標準化されたテスト，典型的発達範囲がわかる採点用紙		

項目名	1．積み上げ（Tower）　　　　　　　　　　　　　　　感覚-運動領域（協応性）
内容	2.5 cm の積み木をできるだけ高く積み上げさせる．
能力	視覚-運動のコントロール・巧緻性（プレーシング，そっとリリースする能力，積み木の中心軸，基 底面のイメージ化），分離運動
備考	新版 K 式発達検査にもある．

項目名	2．積み木構成（Block Designs）　　　　　　　　　　　複合領域（複合能力）
内容	「これと同じように○○を作ってください」と言って，検者が作った積み木のモデルを正確に複製さ せる．
能力	見本の積み木の空間的位置関係の理解と再生（分離と結合），見えないところの構造の理解
備考	新版 K 式，WISC-Ⅲ，WPPSI の〈積み木模様〉，K-ABC の〈模様の構成〉，結合と分離による制作． 視知覚系，表象水準，連合過程

項目名	3．順列（Sequencing，Tapping） 　　　　　　　　　　　　　　　　　　　　　　　　　認知領域（非言語）
内容	A．積み木整理：6 個の積み木を左端の積み木から順に箱の中に片づけさせる． B．タッピング：見本の順番通りに積み木を叩かせる．
能力	A．積み木整理：順番通りに積み木を選択できる．空間認識 B．タッピング：動作の順序を記憶し，順番通りに再生できる．継次処理尺度
備考	類似課題；新版 K 式発達検査の〈積み木叩き〉，K-ABC の〈語の配列〉，視知覚系，自動水準

項目名	4．立体覚（Stereognosis）　　　　　　　　　　　　感覚-運動領域（基礎能力）
内容	子どもに見えないように片手掌に触れさせたおもちゃと，同じものを 4 つの中から示させる．
能力	触索（立体覚・触覚でものを識別する力）
備考	SCSIT の〈図形操作知覚テスト〉，知覚（運動覚）

（別表Ⅸ-Ⅳ　つづき）

項目名	5．手指判別（Finger Localization）　　　感覚-運動領域（基礎能力）		
内容	シールドで隠して，子どもに見えないように指の基節骨に触れ，どこに触ったかを答えさせる．		
能力	触覚，身体図式（触れられた個所の同定）		
備考	SCSIT の〈手指判別〉，知覚		

項目名	6．ものの記憶（Object Memory）　　　認知領域（非言語）		
内容	机上に必要なものを置き，子どもにシールドで目隠しをして何か一つを隠し，何がなくなったか言わせる．		
能力	視覚的短期記憶・再認能力		
備考	SCSIT の〈手指判別〉，K-ABC の〈位置探し〉，〈顔探し〉，視知覚系，自動水準		

項目名	7．パズル（Puzzles）　　　認知領域（非言語）		
内容	60秒以内に一つのパズルを並べ，指示された二つの絵柄を完成させる．		
能力	イメージに沿ってピースを結合させ，像を完成する力（ピースの形と絵の識別）		
備考	WPPSI の〈組み合わせ〉，視知覚系，表象水準，連合過程		

項目名	8．図-地判別（Figure-Ground）　　　認知領域（非言語）		
内容	60秒以内で，絵の中の"星"をできるだけたくさん見つけてもらう．		
能力	背景と図形を区別して認識する能力（対象図形イメージの保持と背景刺激の抑制）		
備考	WPPSI の〈組み合わせ〉，フロスティグの〈図-地弁別〉，ITPA の〈絵探し〉，視知覚系，自動水準		

項目名	9．人物画（Drawing A Man）　　　複合領域（複合能力）		
内容	180秒以内に検査用紙に人間の全身像を描いてもらう．		
能力	身体の構成をイメージし（身体像），それを再現する能力		
備考	新版Ｋ式発達検査の〈人物画〉，視知覚系，表象水準，表現過程		

項目名	10．線引き（Motor Accuracy）　　　感覚-運動領域（協応性）		
内容	2本の平行線の間を垂直に結ぶように，できるだけ多く線分を引かせる．		
能力	目が手を誘導する能力，直線のイメージの保持		
備考	SCSIT の〈運動正確度テスト〉，フロスティグの〈視覚と運動の協応〉，〈運動〉		

項目名	11．点線引き（Vertical Writing）　　　感覚-運動領域（基礎能力，協応性）		
内容	肘を机から上げさせ，2点間を結ぶ直線を引かせる．		
能力	視覚が手を誘導する能力，直線のイメージの保持		
備考	フロスティグの〈視覚と運動の協応〉，運動		

項目名	12．指-鼻テスト（Hand to Nose）　　　感覚-運動領域（基礎能力）		
内容	閉眼で，検者の手と，子どもの鼻との間を交互に3回触れさせる．		
能力	身体図式，運動覚		
備考	SCSIT の〈運動覚〉，知覚，運動		

項目名	13．片足立ち（Romberg）　　　感覚-運動領域（基礎能力）		
内容	子どもの右足を支持足にして片足立ちを維持してもらう．		
能力	平衡反応（固有覚，視覚，前庭覚）		
備考	SCSIT の〈立位バランス─開眼，閉眼〉，〈運動〉		

項目名	14．足踏み（Stepping）　　　感覚-運動領域（基礎能力）		
内容	シートの上で，閉眼でその場で足踏みを20回繰り返し，開始位置と終了位置の差をみる．		
能力	両足を均一にステップする能力（空間定位・固有覚・位置覚・運動覚），対称的交互運動，バランス		
備考	この検査のみにある運動課題		

IX．発達検査から学ぶこと

（別表IX-IV　つづき）

項目名	15. 線上歩行（Walks line）　　　　　感覚-運動領域（基礎能力）
内容	4mの線からはずれないようにできるだけ早く歩いてもらい，時間と線からはずれた回数を計測する．
能力	動作時の平衡反応 上肢，上半身の屈曲など連合運動，代償動作を観察する．
備考	第I～IV群　標準姿勢，第V～VII群　タンデム歩行

項目名	16. 背臥位屈曲（Supine Flexion）　　　　　感覚-運動領域（基礎能力）
内容	全身屈曲姿勢をとらせて，どれだけ長く維持できるか測定する．時間は最大15秒．
能力	反射抑制肢位，TLRの抑制，抗重力姿勢
備考	運動

項目名	17. 体軸回旋（Kneel Stand）　　　　　感覚-運動領域（基礎能力）
内容	シートの中心に正座させ，正座の状態から，膝を動かさず身体の外側に置かれた紙風船を取り上げる．紙風船を置く位置は4段階ある．
能力	体幹の回旋能力
備考	分離運動

項目名	18. 肢位模倣（Imitation of Postures）　　　　　複合領域（複合能力）
内容	検者のいろいろな肢位を模倣させる．
能力	身体図式，運動企画
備考	SCSITの〈姿勢模倣〉，視知覚系，表象水準，表現過程

項目名	19. 舌運動（Tongue Movements）　　　　　感覚-運動領域（協応性）
内容	検者の4種類の舌の動きを模倣させる．
能力	身体像，舌の分離運動，筋緊張
備考	分離運動

項目名	20. 足交互反復（Walks line）
内容	目隠しをして，その場足踏みをさせる．
能力	両股関節を左右均等に動かす能力
備考	他のテストではあまりみられず，両側の機能の対称性をみるいい下位検査

項目名	21. 迷路（Maze）　　　　　複合領域（複合能力）
内容	中央から出口まで鉛筆でなぞって脱出させる．
能力	注視点の移行，目による手の誘導，開放空間の認識と出口と自分の位置との通路をトレースする能力（視覚的なぞり），両手の協調
備考	WPPSI，WISC-IIIの〈迷路〉⇒遊び　ビーズ送り，開放空間のイメージ，両手動作

項目名	22. 一般的知識（General Information）　　　　　認知領域（言語）
内容	「○○ちゃんのお膝はどこですか？」（年齢群I），「綿はやわらかい，石は？」（年齢群VI，VII）など，検者が絵カードを見せながら，いろいろな質問をし，子どもに答えてもらう．
能力	言語の理解・抽象→具体化，語彙の意味の構造化
備考	WISC-IIIの〈知識〉，〈理解〉，聴知覚系，表象水準，連合過程

項目名	23. 指示の理解（Follow Direction）　　　　　認知領域（言語）
内容	「お金を箱の中に入れてください」（年齢群I），「先生が手を叩いたらボールを取って，そのボールを頭の上に乗せてください」（年齢群VII）など，検者の指示通りに，身振り手振りで示してもらう．
能力	言語理解・空間関係の理解，行動の系列化，運動企画
備考	K-ABCの〈文の理解〉，ITPAの〈動作の表現〉，聴知覚系，表象水準，表現過程

324

IX-G　発達検査からの学びの応用

（別表IX-IV　つづき）

項目名	24.　構音（Articulation）	感覚−運動領域（協応性）
内容	検者の言った単語をそのまま復唱させる．	
能力	構音・口腔運動	
備考	聴知覚系，自動水準	

項目名	25.　文章の反復（Sentence Repetition）	認知領域（言語）
内容	「おなかがすいた」（年齢群 I ），「おひさまは朝出て，夜沈みます」（年齢群 V ～VII）など，検者の言った文章をそのまま復唱させる．	
能力	聴覚的短期記憶⇒言語表現	
備考	聴知覚系，自動水準	

項目名	26.　数の復唱（Digit Repetition）	認知領域（言語）
内容	検者の言った数をそのまま復唱させる．	
能力	聴覚的短期記憶⇒言語表現	
備考	WISC-IIIの〈数唱〉，ITPA の〈数の記憶〉，K-ABC の〈数唱〉，聴知覚系，自動水準	

※SCSIT：Southern California Sensory Integration Test

Ⅸ．発達検査から学ぶこと

別表Ⅸ-Ⅴ　感覚プロファイル（Sensory Profile：SP）検査項目一覧

検査名	感覚プロファイル（Sensory Profile：SP）		
著者	Winnie Dunn，辻井正次，萩原拓，岩永竜一郎ほか	適用年齢	3〜82歳，青年・成人感覚プロファイル（AASP）：11歳以上，乳幼児感覚プロファイル（ITPS）0〜36カ月
検査の種類	感覚処理特性の測定	検査の結果	セクション別，因子別，象限別で平均的，高い，非常に高いで表される
構成	1．セクション別 　①感覚処理 　②調整 　③行動や情動反応	2．因子別 　①感覚探求 　②情動的反応 　③耐久性の低さ・筋緊張 　④口腔感覚過敏 　⑤不注意・散漫性 　⑥低登録 　⑦感覚過敏 　⑧寡動 　⑨微細運動・知覚	3．象限別 　①低登録 　②感覚探求 　③感覚過敏 　④感覚回避

セクション別

1．感覚処理（基本的な感覚システムに対する反応）	
A．聴覚	8項目
B．視覚	9項目
C．前庭覚	11項目
D．触覚	18項目
E．複合感覚	7項目
F．口腔感覚	12項目
2．調整（種々の反応の促進または抑制から子どもの神経伝達の制御を反映）	
G．耐久性・筋緊張に関する感覚処理	9項目
H．身体の位置や動きに関する調整機能	10項目
I．活動レベルに影響する運動の調整機能	7項目
J．情動反応に影響する感覚入力の調整機能	4項目
K．情動反応や活動レベルに影響する視覚の調整機能	4項目
3．行動や情動反応（感覚処理の行動に表れる結果を反映）	
L．情動的・社会的反応	17項目
M．感覚処理による行動のあらわれ	6項目
N．反応の閾を示す項目	3項目
合計	125項目

因子別

1．感覚探求	
2．情動的反応	
3．耐久性の低さ・筋緊張	
4．口腔感覚過敏	
5．不注意・散漫性	
6．低登録	
7．感覚過敏	
8．寡動	
9．微細運動・知覚	

326

IX-G　発達検査からの学びの応用

（別表IX-V　つづき）

象限

1．低登録（高閾値＋受動的）	多くの刺激がないと反応しないために，刺激に気づきにくく，無関心・無気力のように見える傾向がある．
2．感覚探求（高閾値＋能動的）	感覚入力を増やそうとする傾向があり，頻繁に動いたり触ったりする行動や興奮しやすいように見える傾向がある．
3．感覚過敏（低閾値＋受動的）	必要以上の刺激に気づいてしまう．注意散漫な傾向にあり，多動となることもある．新しく現れた刺激に注意を向ける傾向があり，課題遂行が滞ってしまう傾向がある．
4．感覚回避（低閾値＋能動的）	刺激に圧迫され，刺激を避けるための能動的行動が見られる．破壊的行動をとることがある．日常生活の中で起こる変化を，なじみのない刺激の攻撃と捉え，抵抗を示す．

IX. 発達検査から学ぶこと

別表IX-VI　JPAN 感覚処理・行為機能検査項目一覧

検査名	JPAN 感覚処理・行為機能検査 (Japanese Playful Assessment for Neuropsychological Abilities)		
著者	日本感覚統合学会検査開発委員会，2010	適用年齢	4〜10 歳 11 カ月
検査の種類	感覚入力の処理能力	結果の表示	%タイル
構成	3 セット（全 32 項目）各セット 40 分　ABC の順序で行う A セット 12 項目 （1）ヨットでゴー！　（2）ヨットでピタッ！　（3）コインをゲット！　（4）指あてゲーム　（5）島わたり　（6）フラミンゴになろう　（7）ひこうき　（8）ボールになろう　（9）かっこよくまねしよう　（10）おっとっと　（11）お宝さがし　（12）ぶたさんの顔 B セット 11 項目 （1）足跡をたどろう　（2）蝶がとまったら教えてね　（3）にぎりくらべ　（4）仲良くおひっこし　（5）手足をのばしてエクササイズ　（6）こえてくぐってエクササイズ　（7）ケンパ　（8）公園で遊ぼう　（9）おっす！　穴あけ　（10）恐竜のたまご　（11）大工のつよしくん C セット 9 項目 （1）ねずみさんはどこ？　（2）秘密サインをおぼえよう　（3）さわりくらべ　（4）同じコインはどれ？　（5）けがして大変　（6）クレーンゲーム　（7）顔まねゲーム　（8）秘密サインを見落とすな　（9）磁石でつくろう		
備考	知覚，運動領域（姿勢，体性，視知覚，行為） A セット；基本的感覚処理・行為過程		

項目名	A セット	（1）ヨットでゴー！　パート 1（どこまで走るか）	行為
内容	ストローを吹かせて，レールの上をヨットに見立てたプラスティック片を移動させる．		
能力	排気力（唇のコントロール）		
備考			

項目名	A セット	（2）ヨットでゴー！　パート 2（港に止めよう）	行為
内容	「パート 1　どこまで走るか」課題で，到達した位置の半分のところに目印を置いて，その場所にぴたりと入れるようにヨットをストローで吹かせる．		
能力	排気力の調節，輻輳視，視覚と呼気の協調		
備考	3 回の実施→呼気と距離の調整の過程をみる．		

項目名	A セット	（3）ヨットでピタッ！	体性
内容	目標の位置まで，手でヨットを持って行かせ，その場所を覚えさせる．それから遮断板で見えないようにしてから，再びそこへ持って行かせる．右，左，両手でやらせる．		
能力	運動覚，位置覚，（両側上肢の固有受容覚），両側統合，姿勢・運動の対称性，身体調節，視覚で誘導された位置へ，視覚的手がかりなしに手を持っていく．腕の移動の再現		
備考	SCSIT の運動覚テスト Kinesthesia		

項目名	A セット	（4）コインをゲット！	行為
内容	コインの穴から，隣のコインの穴に，定規を使って真っすぐ線を引かせる．必ず順番に隣接したコインに向かわせる．全部で 8 本の線になるが，左右，上下が組み合わされて，線はさまざまな方向へ引かれる．		
能力	定規，ボールペンの操作（一方を固定し，一方を動かす），さまざまな方向での上肢の両側統合，姿勢背景運動，目の手の誘導		
備考	5 歳〜		

項目名	A セット	（5）指あてゲーム　パート 1	体性
内容	手の絵の指を指差しながら．自分の指をもう一方の手の指で指差しさせる．練習の後，本番は遮断板を使って見えないようにして指定した指を当てさせる．2 本の指を差す項目もある．		
能力	身体図式；視覚による確認→身体部分，位置の同定		
備考	4 歳〜　SCSIT の手指判別（FI：Finger Identification）		

IX-G　発達検査からの学びの応用

（別表IX-VI　つづき）

項目名	Aセット	(6) 指あてゲーム　パート2	体性
内容	子どもの指を検者の示指で触り，子どもの右手の指で触られた個所を指差しできるように教える．2本の指を同時に触るときもある．本検査では手シールド板を用いる．		
能力	触知覚＋身体図式；触覚に身体部分の同定，passive touch		
備考	4歳〜　SCSITの手指判別（FI：Finger Identification）		

項目名	Aセット	(7) 指あてゲーム　パート3	体性
内容	遮断板で視覚を遮断して，子どもの指を順番に触り，その順番通りに子どもに指を差させる．		
能力	継次的処理，順序の記憶；複数の触圧刺激の順番の記憶　passive touch		
備考	4歳〜　SCSITの手指判別（FI：Finger Identification）		

項目名	Aセット	(8) 島わたり	行為
内容	3mの距離を，島に見立てたマットを動かしながら移動させる．検者はデモンストレーションで島を4枚動かす．島1枚が完全にゴールに入るまでの時間を計測する．		
能力	運動企画，体幹の回旋，姿勢コントロール，バランス，島の動かし方，島を置く距離の判断，運動のスムーズさ，戦略の構築と修正		
備考	4歳〜　JMAPの〈体軸回旋〉		

項目名	Aセット	(9) フラミンゴになろう　パート1（開眼）	姿勢
内容	腕を胸のところで交叉させ，一本足で立たせる．上げていた足が床に着いたり，軸足がずれたり，上げている足が軸足に着いたり，交差させた腕を解いたらそこで終了する．		
能力	静的，立位バランス，抗重力姿勢運動，代償動作		
備考	4歳〜　SCSIT，JMAPの〈片足バランス〉閉眼　上限60秒（両足施行）		

項目名	Aセット	(10) フラミンゴになろう　パート2（閉眼）	姿勢
内容	腕を胸のところで交叉させ，閉眼させて一本足で立たせる．上げていた足が床に着いたり，軸足がずれたり，上げている足が軸足に着いたり，交差させた腕を解いたらそこで終了する．		
能力	静的，立位バランス，抗重力姿勢運動，代償動作		
備考	4歳〜　SCSIT，JMAPの〈片足バランス〉閉眼　上限60秒（両足施行）		

項目名	Aセット	(11) ひこうき　パート1（足を押さえる）	姿勢
内容	子どもが腹臥位伸展位をとっている写真を見せて，そのようにさせる．足を押さえてやってよい．持続時間を計る．		
能力	抗重力姿勢（腹臥位伸展，姿勢の対称性），静的バランス		
備考	4歳〜		

項目名	Aセット	(12) ひこうき　パート2（下肢も床から離す）	姿勢
内容	子どもが腹臥位伸展位をとっている写真を見せて，そのようにさせる．顎，上肢，大腿部のいずれかが床に着くまでの時間を計る．		
能力	抗重力姿勢（腹臥位伸展，姿勢の対称性），静的バランス		
備考	6歳以上　上限60秒		

項目名	Aセット	(13) ボールになろう	姿勢
内容	子どもを背臥位に寝かせ，上半身を起こさせる．子どもの額に手を置いて，その手から頭を離さないように上半身を起こしておかせる．足は腹部へ引き込ませる．頭部または足部が床につくまでの持続時間を計測する．		
能力	抗重力姿勢（背臥位屈曲姿勢），静的バランス		
備考	4歳〜　JMAP背臥位屈曲姿勢　上限60秒		

項目名	Aセット	(14) かっこよくまねしよう	行為
内容	子どもに，10の姿勢の写真を見せて，それをまねさせる．1〜7→長座位，8→膝立ち9.10→立位でのポーズである．		
能力	写真を見て姿勢模倣，矢状面・前額面での判断，上肢正中線交叉		
備考	4歳〜　SCSITの〈肢位模倣〉		

Ⅸ．発達検査から学ぶこと

（別表Ⅸ-Ⅵ　つづき）

項目名	Aセット	（15）おっとっと	行為
内容	筒の中のボールを，筒を傾けることによって移動させる．できるだけ多く中心部を交差させる．30秒間に行き来した回数を測定する．		
能力	眼と手の協調，上肢運動の切り替え，ゆっくりとした運動の微調整 学習効果		
備考	4歳〜		

項目名	Aセット	（16）お宝さがし	体性
内容	中が見えないような位置に，宝ボックスを置き，シートの小さな突起を触診で感知させる．		
能力	触識別，指先の使い方，active touch		
備考	4歳〜		

項目名	Aセット	（17）ぶたさんの顔	視知覚
内容	線を飛ばしたり，止まらせたりしないで，ぶたの顔を枠からはみ出ないように線を引かせる．8本の線引きになる．反対の手でもやらせる．		
能力	目による手の誘導，注意，筆圧		
備考	4歳〜　SCSITの〈運動正確度テスト〉		

項目名	Bセット	（18）足跡をたどろう	姿勢
内容	足跡シートの上をはみださないように歩かせる．10歩のうち，成功した歩数・秒数の2つを測定する．		
能力	動的，歩行バランス　代償運動（体幹回旋より側屈をより使う，ハイガード，膝の過伸展），姿勢背景運動		
備考	4歳〜　JMAPの〈線上歩行〉		

項目名	Bセット	（19）蝶がとまったら教えてね	体性
内容	遮断板で目を覆う．太い線2回，細い線3回の計5回を指，手掌，前腕に押し，感知したら報告させる．		
能力	触知覚，passive touch		
備考	4歳〜　SCSITの〈局徴〉		

項目名	Bセット	（20）にぎりくらべ	体性
内容	シールドボックスの中で，提示スポンジを手渡し，同じ硬さのものをフレームから探させる．		
能力	触知覚，両側上肢の固有受容感覚の統合，能動的タッチ，haptic perception，硬さの識別		
備考	4歳〜		

項目名	Bセット	（21）仲良くおひっこし　パート1（ストレート引っ越し）	行為
内容	7個重ねられた緑と赤のタワーを一緒に別な場所で同じ色のところに移動させる．できるだけ速く移動させる．7個目のタワーを重ね終わった時間を記録する．		
能力	両側協調，目と手の協調		
備考	4歳〜		

項目名	Bセット	（22）仲良くおひっこし　パート2（クロス引っ越し）	行為
内容	7個重ねられた緑と赤のタワーを一緒に別な場所で同じ色のところに移動させる．今度は移動先が，手がクロスするような位置になっている．		
能力	両側協調，目と手の協調，正中線交叉		
備考	4歳〜　SCSITの〈正中線交叉運動〉		

項目名	Bセット	（23）手足をのばしてエクササイズ	姿勢
内容	右手と左膝をマットに着き，その他の手足は空中に伸ばして保持させるような姿勢と，左手と右膝をマットに着き，その他の手足は空中に伸ばして保持させるような二つの姿勢をとらせる．上限60秒で持続時間を計る．		
能力	抗重力姿勢運動（四つ這い姿勢），反射抑制肢位，姿勢背景運動，バランス		
備考	4歳〜		

330

IX-G　発達検査からの学びの応用

（別表IX-VI　つづき）

項目名	Bセット	（24）こえてくぐってエクササイズ	行為
内容	ゴム紐を飛び越え，越えたらすぐそのゴム紐をくぐる．そのやり方を見せて，子どもにできるだけ速く5回やらせ，その時間を計る．		
能力	運動の順序，運動の切り替え，滑らかさ，身体図式		
備考	4歳〜		

項目名	Bセット	（25）ケンパ	行為
内容	丸マットを中心に，その左右に四角マットを並べる．検者が丸マットから四角マットへ足を運んでみせる（ケンパをしてみせる）．10秒間で何回できるか計る．		
能力	下肢運動の切り替え，スピードのコントロール，運動の対称性		
備考	4歳〜		

項目名	Bセット	（26）公園で遊ぼう	行為
内容	立位（すべての年齢で実施），ぶら下がる（5歳以上），椅子座位（7歳以上），四つ這い（9歳以上）の姿勢状態の全身を鉛筆で子どもに描かせる．		
能力	描き方（一次元，二次元），身体部位の有無，位置，サイズの相対的関係，因果関係，メカニズムなどの認識		
備考	5歳〜		

項目名	Bセット	（27）おっす！穴あけ	視知覚
内容	検者は練習で穴の中に人差し指を入れて，穴を順番にジグザグにあけていくのを子どもに見せる．その通りにできるだけ速く，穴をあけさせる．全部穴をあけるまでに要した時間を計る．		
能力	目による手の誘導，順番，指す動作の正確性，リズム		
備考	4歳〜		

項目名	Bセット	（28）恐竜のたまご	視知覚
内容	恐竜の卵提示図版を見せ，恐竜のたまごは20個隠れていることを告げ，検査用紙の中から同じ形のもの（たまご形）を指摘させる．子どもが指さしたらマーカーでチェックする．60秒以内に見つけた個数が得点．		
能力	形の同定，図-地弁別，ポインティング順序，探索戦略，図版の見方（全体を見ているか）		
備考	4歳〜		

項目名	Bセット	（29）大工のつよしくん	行為
内容	四角と三角二つの積木でいろいろなモデル積み木を見て，その通りに作らせる．1〜12へと進むにつれて，三角を結合するケースが増える．モデル積木は手にとってみてもよい．		
能力	模倣（順序，位置），四角と三角の結合，分離		
備考	4歳〜　WISC，K-ABCの〈積み木構成〉		

項目名	Cセット	（30）ねずみさんはどこ？　パート1（まっすぐなテーブル）	視知覚
内容	正面から見た写真を見せながら，ねずみが机の上，真ん中にいることを指摘する．次に横から見た写真を示し，ねずみが机の前のほうにいることを指摘する．本試験では，そのように2枚の写真を見て，ねずみが立っているところを当てさせる．ねずみを図版に置かせる．		
能力	空間情報（イメージ）の統合による位置の同定，視覚情報の統合と推論		
備考	4歳〜		

項目名	Cセット	（31）ねずみさんはどこ？　パート2（斜めのテーブル）	視知覚
内容	今度はテーブルが斜めに置かれている設定になる．正面から見た写真を見せながら，ねずみが机の上，真ん中にいることを指摘する．次に横から見た写真を示し，ねずみが机の前のほうにいることを指摘する．本試験では，そのように2枚の写真を見て，ねずみが立っているところを当てさせる．ねずみを図版に置かせる．		
能力	空間情報（イメージ）の統合による位置の同定，視覚情報の統合と推論		
備考	4歳〜		

Ⅸ．発達検査から学ぶこと

（別表Ⅸ-Ⅵ　つづき）

項目名	Ｃセット	（32）秘密サインをおぼえよう	行為
内容	検査者が子どもの後ろに立って子どもの腕を動かし，その動きを覚えさせ，子どもひとりでその動きを再生させる．		
能力	動作の方向，順序など運動記憶保持と再生能力．動かされることへの順応．運動の滑らかさ．触覚刺激への耐性．		
備考	4歳以上　6歳以上は項目が異なる．		

項目名	Ｃセット	（33）さわりくらべ	体性
内容	提示用感触板スポンジをシールドボックスに入れて触らせる．それと同じ感触のものを反応用感触板から選ばせる．		
能力	能動的タッチ，haptic perception，触索（手触りの識別）		
備考	4，5歳〜		

項目名	Ｃセット	（34）同じコインはどれ？	体性
内容	シールドボックスにサイズの異なるいろいろなお金を入れ，それを触らせて，それと同じ大きさのものを応用コイン板から選ばせる．10項目		
能力	能動的タッチ，haptic perception，触索（大きさの識別），3種類の大きさの識別		
備考	4歳〜		

項目名	Ｃセット	（35）けがして大変	行為
内容	非利き手にロープをつけ，外巻きで（内巻きでも，外巻きでもいいが，利き手でロープを前腕に巻きつけさせる）ロープの赤い端が巻けたところでストップ，その時間を計る．		
能力	両手の協調，統合		
備考	4歳〜		

項目名	Ｃセット	（36）クレーンゲーム	姿勢
内容	クレーンシートの上に子どもを正座させる．クレーンにビー玉を入れ，体幹を回旋させて，その玉を横のコップの位置A，B，C，D，Eと移動させて入れさせる．姿勢が崩れたり，両膝が離れたり，床から浮き上がったりすると不可．		
能力	姿勢背景運動，動的バランス（座位バランス），体幹の回旋		
備考	4歳〜　JMAPの〈体軸回旋〉		

項目名	Ｃセット	（37）顔まねゲーム	行為
内容	いろいろな口の表情の写真を見せて，子どもにその口の形を真似させる．10項目		
能力	表情模倣（特に口）		
備考	4歳〜		

項目名	Ｃセット	（38）秘密サインを見落とすな	行為
内容	いろいろな両手の動きを見せて，それを真似させる．12項目．だんだんと動きの数が増える．最初は3動作から，最後は8動作		
能力	延滞模倣，身体図式，運動企画		
備考	4歳〜		

項目名	Ｃセット	（39）磁石でつくろう	行為
内容	提示図版を見せて，子どもにその形をマグネット片で作らせる．10項目		
能力	模倣，構成，組み合わせ		
備考	4歳〜		

IX-G　発達検査からの学びの応用

別表IX-VII　田中・ビネー知能検査項目一覧

検査名	田中・ビネー知能検査V		
著者	田中教育研究所 2005	適用年齢	2歳～成人
検査の種類	知能検査	結果の表示	結晶性，流動性，記憶，論理推理の4分野のDIQ 偏差知能指数
構成	全部で96問（13歳まで） 　　①1～3歳級　各12問 　　②4～13歳級　各6問 14～成人級（普通成人，優秀成人1-3）各6問 知能の定義 　　①新しい場面へ適応する能力（過去の経験を応用しうる能力） 　　②学習する能力 　　③抽象的思考をする能力 　　④操作―問題解決のための能力		

1歳台の検査項目　全12問	
①チップ差し	内容；1分間にできるだけ多くのチップを差し棒にはめさせる（最高12個）．合格基準1個 能力；穴とさし棒の位置関係の理解
②犬探し	内容；3つの箱の一つに入れ，覆いをし，5数えた後，どこにあるか当てさせる．合格基準2/3 能力；位置の記憶（左，真中，右）―ものの永続性
③身体各部の指示	内容；子どもの全身図を見せ，目，足，鼻，髪の毛を問い子どもに指差しさせる．合格基準2/4 能力；絵が実際の身体部分を象徴していることの理解．身体像
④語彙	内容；時計，飛行機，スプーン，バナナ，自動車，帽子の6種のミニチュアの名を言わせる．合格基準1/6 能力；語彙の理解，表象化能力
⑤積み木つみ	内容；積み木を子どもに5個を積ませる．合格基準5個以上 能力；リリース，目による手の誘導，垂直軸のイメージ
⑥名称によるものの指示	内容；犬，ボール，自動車，茶碗，人形，ハサミの六つが描かれたカード1枚を見せ，言われたものを指さしさせる．合格基準1/6 能力；語彙の理解，表象化能力
⑦簡単な指図に従う	内容；積み木，ボタン，犬，円形チップの箱，ハサミのミニチュアの配置を操作させる．合格基準1/3 能力；空間概念（そば，上）とその名称の理解
⑧3種の型のはめ込み	内容；四角，円，三角の木片（赤）をそれぞれの木型（緑）にはめ込ませる．合格基準2/2 能力；形の識別
⑨用途によるものの指示	内容；コップ，椅子，ハサミ，箸，色鉛筆，タオル，歯ブラシの七つの絵のカード1枚を示し，物の用途に関する質問をして子どもにその絵を指差しさせる．合格率1/7 能力；知識；物の属性（機能）の理解，運動企画
⑩ものの名称	内容；18枚のカード（飛行機，手，家，傘，靴，風船，椅子，ハサミ，時計，葉，りんご，馬，メガネ，机，にんじん，木，猫，きゅうり）を見せ，それが何か尋ねる．合格基準1/18 能力；言葉の表出，表象化能力
⑪チップ差し	内容；1分間にできるだけ多くのチップを差し棒にはめさせる（最高12個）．合格基準8個以上 能力；穴とさし棒の位置関係の理解

333

IX．発達検査から学ぶこと

（別表IX-VII　つづき）

1歳台の検査項目　全12問		
⑫名称によるものの指示	内容；犬，ボール，自動車，茶碗，人形，ハサミの六つが描かれたカード1枚を見せ，言われたものを指差しさせる．合格基準3/6	
	能力；語彙の理解，表象化能力	
2歳台の検査項目　全12問		
⑬動物の見分け	内容；動物ピース10枚（ニワトリ，ゾウ，猫，犬，馬，猿，キリン，ウサギ，豚，牛）を1枚ずつ見せて，それらが一緒に描かれている1枚のカードから，同じ絵を指差しさせる．合格基準8/10	
	能力；図の同定	
⑭語彙	内容；時計，飛行機，スプーン，バナナ，自動車，帽子の6種のミニチュアの名を言わせる．合格基準5/6	
	能力；語彙の理解，表象化能力	
⑮大きさの比較	内容；同形の大小の図形が描かれたカード4枚を見せ，どちらが大きいか問い，指差しさせる．合格基準4/4	
	能力；量の比較・判断，大小の語彙の理解，見比べる能力（注視点の移行）	
⑯2語文の復唱	内容；「赤いリンゴ」「大きいクマ」と言って，子どもに復唱させる．合格基準3/6	
	能力；語彙の発声，音声記憶	
⑰色分け	内容；黄色と赤のチップ各10個を混ぜたものを色によって弁別させる．合格基準全部	
	能力；色の識別・分類	
⑱身体各部の指示	内容；子どもの身体部分（目，鼻，口，手，おなか）を言い，子どもに指差しさせる．合格基準5/5	
	能力；語彙の理解，身体図式	
⑲簡単な指示に従う	内容；積み木，ボタン，犬，円形チップの箱，ハサミのミニチュアの配置を操作させる．合格基準2/3	
	能力；空間概念（そば，上）とその名称の理解	
⑳縦の線を引く	内容；描く手本を見せてクレヨンで10cmの垂直線を引かせる．合格基準1/2	
	能力；目による手の誘導　3指握り　空間（方向）認識	
㉑用途別ものの指示	内容；コップ，椅子，ハサミ，箸，色鉛筆，タオル，歯ブラシの七つの絵が描いてあるカード1枚を示し，ものの用途に関する質問をして子どもにその絵を指差しさせる．合格率6/7	
	能力；知識；ものの属性（機能）の理解，運動企画	
㉒トンネル作り	内容；立方体12個，直方体4個の積み木を示し．これを使って見本通りのものを作らせる．	
	能力；空間，形状の識別，プレイス，リリース	
㉓絵の組み合わせ	内容；子ども，ぶどう（2ピース），キリン（3ピース）を並べ直し，絵にさせる．合格基準2/3	
	能力；図の合成，分離，回旋，もののイメージ	
㉔語彙	内容；日常なじみのあるものの絵18枚（飛行機，手，家，傘，靴，風船，椅子，ハサミ，時計，葉っぱ，りんご，馬，メガネ，机，にんじん，木，猫，きゅうり）を順次見てその名を問う．合格基準14/18	
	能力；語彙の理解，表象化能力	
3歳台の検査項目　（全12問）		
㉕語彙	内容；日常なじみのあるものの絵18枚（飛行機，手，家，傘，靴，風船，椅子，ハサミ，時計，葉っぱ，りんご，馬，メガネ，机，にんじん，木，猫，きゅうり）を順次見てその名を問う．合格基準16/18	
	能力；語彙の理解，表象化能力	
㉖小鳥の絵の完成	内容；小鳥の絵の欠けた部分を書き足せる．合格基準全部　正答基準4mm以内で腹部が描ける．	
	能力；イメージ（欠けた部分の形状の想起），3指握り	

IX-G　発達検査からの学びの応用

(別表IX-VII　つづき)

3歳台の検査項目　（全12問）	
㉗短文の復唱	内容；「さかなが泳いでいます」「お母さんがせんたくをしています」．合格基準 1/2 能力；音声記憶，言語の理解
㉘属性によるものの指示	内容；鳥，魚，タンポポ，本，時計，卵の六つの絵が描いてあるカード1枚を示し，ものの属性に関する質問をして子どもにその絵を指差しさせる．合格基準 5/6 能力；知識（ものの属性の理解）
㉙位置の記憶	内容；二つのものの図の中の位置を覚えさせ，その位置を再生させる．30秒．合格基準両方の位置 能力；位置記憶
㉚数概念	内容；二つまでの積み木やチップの数を数えさせる．合格基準 4/4 能力；数の概念（ものとものとの数的関係の抽象）．
㉛ものの定義	内容；「帽子とは何ですか？」などと聞いて，そのものの本質を語らせる．合格基準 2/3 能力；ものの本質の理解
㉜絵の異同弁別	内容；ペアの絵が描いてある絵カードを使って，同じか違うかを答えさせる．①ニワトリとツバメ，②コイと金魚，③ヘリコプター，④女の子，⑤山羊と牛，⑥トラックと乗用車，⑦カエル，⑧花，⑨男の子と女の子．合格基準 9/9 能力；図の弁別
㉝理解	内容；日常生活の中での問題の解決の仕方を口頭で答えさせる．①「喉が乾いたら」②「おしっこがしたくなったら」 能力；問題の対処内容の理解（生理的問題の起こる原因の理解）
㉞円を描く	内容；クレヨンで直径6cmの円を模倣させる．合格基準 1/2 能力；円，曲線の模倣，3指握り
㉟反対類推	内容；「お父さんは男です．お母さんは…」などと言いながら，反対の概念を推論させて言わせる．合格基準 2/4 能力；知識（対概念の理解）
㊱数概念	内容；三つまでの積み木の数を数えさせる．合格基準 2/2 能力；数の概念（ものとものとの数的関係の抽象）．加算
4歳台の検査項目　（全6問）	
㊲語彙	内容；日常なじみのあるものの絵18枚（飛行機，手，家，傘，靴，風船，椅子，ハサミ，時計，葉っぱ，りんご，馬，メガネ，机，にんじん，木，猫，きゅうり）を順次見てその名を問う．合格基準 18/18 能力；語彙の理解，表象化能力
㊳順序の記憶	内容；「いちばん最初は犬，2番目はボタン，最後は積み木ですね」などと言いながら，トンネルの中に入れたものを順番に言わせる．合格基準 2/2 能力；継次処理能力，順番の記憶，位置記憶
㊴理解（身体機能）	内容；①「目は何をするものですか」など，身体部分の機能に関する質問を二つして，子どもに答えさせる．合格基準 1/2 能力；身体部分の機能の理解．自己の理解
㊵数概念	内容；チップを一列に並べ指で1対1対応させ数を数えさせる（13個用意）．合格基準 2/2 能力；数の概念（ものとものとの数的関係の抽象）．1対1対応，数唱
㊶長方形の組み合わせ	内容；直角三角形2枚のカードで長方形を作らせる．3通りのカードの置き方で試す．合格基準 3/3 能力；図形の結合，分離
㊷反対類推	内容；「①野原は明るい，森の中は…」など，反対の概念を推論させて言わせる．非日常的なことの知識．合格基準 2/4 能力；知識（対概念の理解）

Ⅸ．発達検査から学ぶこと

（別表Ⅸ-Ⅶ　つづき）

5歳台の検査項目　（全6問）	
㊸数概念	内容；10までの数を，積み木を使って数えさせる．合格基準6/6 能力；10までの数の概念（ものとものとの数的関係の抽象）．半分の概念
㊹絵の不合理	内容；スプーンの持ち方，靴とサンダル，雨とバーベキュー，水道のホースなどの絵の中の不合理な点を指摘させる．合格基準2/4 能力；日常場面での因果関係（乱置）・機能，構造の理解
㊺三角形模写	内容；正三角形の見本を見させて，鉛筆で模写させる．合格基準1/3 能力；図形の模写．角，辺の長さ，特に斜線などの空間関係の認識
㊻絵の欠所発見	内容；シャツ，机，馬，男の子の顔，自転車の五つの絵が描かれているカードを見せて，欠損個所を指摘させる．合格基準5/5 能力；もののイメージとの照合によって欠所を発見
㊼模倣による紐通し	内容；円柱，立方体，球各16個，計48個のビーズを2種類の見本通りに紐に通させる．合格基準2/2 能力；見比べ（注視点の移動），見本のビーズの位置から順序を推測する能力
㊽左右の弁別	内容；①左手を挙げる．②右の耳を触る．③右手を机の上に出すの三つの動作を子どもにさせる．合格基準3/3 能力；自己の身体図式における左右の概念
6歳台の検査項目　（全7問）	
㊾絵の不合理	内容；絵の中の不合理な点を指摘させる．合格基準3/4 能力；日常場面での因果関係（乱置）・機能，構造の理解
㊿曜日	内容；「②火曜の前，③木曜の前は？」など，「前」という概念を使って曜日を理解しているかどうかを調べる．合格基準3/3 能力；前という概念，曜日の認識（小学校では曜日の認識が必要となる）
51ひし形模写	内容；見本を見せて，ひし形を描かせる．合格基準1/3 能力；斜め線，線の切り返し，角度の理解
52理解	内容；「家族と遊園地に遊びに行きましたが，迷ってしまいました．どうしますか」など，日常生活の中での問題解決の仕方を口頭で答えさせる．合格基準2/3 能力；問題の対処内容の理解（自己への期待の内容の認識）
53数の比較	内容；①「白い蝶々が4匹，黄色い蝶々が6匹，全部で何匹？」など，算数の問題を四つ出して，暗算で答えさせる．合格基準2/4 能力；足し算，引き算，1対1対応
54打数数え	内容；机を叩いた数を言わせる．①7回，②5回，③8回　合格基準3/3 能力；音の回数の記憶，継次処理能力
55関係類推	内容；「①魚は水の中を泳ぐ，飛行機は，など」，験者が文章を言い，子どもにそこでの関係性を抽象し，新たな設定でのその関係性から導き出したことばを言わせる．3文章　合格基準3/3 能力；属性の抽象⇒個別への適応
7歳台の検査項目　（全5問）	
56記憶による紐通し	内容；円柱，立方体，球（各16個，計48個）のビーズの見本（2種類）を見て，その順番を覚えておいて再生する．合格基準1/2 能力；見比べ（注視点の移動），見本のビーズの位置から順序を推測する能力
57共通点A	内容；①パンといちご，②太陽と月など，験者が二つの単語を言い，その共通点を言わせる．合格基準2/3 能力；共通点の抽象，上位概念，概念の階層性の理解
58数の比較	内容；①「白い蝶々が4匹，黄色い蝶々が6匹，全部で何匹？」など，算数の問題を四つ出して，暗算で答えさせる．合格基準4/4 能力；足し算，引き算，1対1対応，6歳台の同じ課題では半分で合格
59頭文字の同じ単語	内容；"あ""さ""ま""や"が頭につく単語を言わせる．各音2語以上　合格基準12以上 能力；語彙力

（別表Ⅸ-Ⅶ　つづき）

	7歳台の検査項目　（全5問）
⑥話の不合理A	内容；「①一人の人が両手をポケットに入れて，傘をさしながら歩いています」など，話の内容で不合理な点を指摘させる（話は二つ）．合格基準1/2 能力；語られたこと（動作，風景）のイメージ化と矛盾点の気づき

	8歳台の検査項目　（全6問）
⑥短文の復唱	内容；「一郎は長い橋を渡って海のほうへ行きました」「わたしと弟は，夕方涼しくなってから花火をしました」など，文章を二つ読んでそれを復唱させる．合格基準1/2 能力；音声記憶と再生
⑥語順並べ替えA	内容；「① 白い きました 犬を わたしは もらって 」など，語句の順序を違えて置いてあるカードを見せて，全部のことばを使って意味が通るような話にして言わせる．合格基準3/3 能力；単語の文法的な並べ替え，語彙の理解
⑥数的思考B	内容；「①たくやさんは，1時30分から図書館で本を読んでいました．しかしお母さんと5時には帰る約束をしていたので，3時間10分経ったところで図書館を出ました．出た時刻は何時何分？」など，算数の問題に答えさせる．合格基準1/2 能力；時間のよみ方の理解，加算の暗算，乗・除算
⑥短文作り	内容；「①犬，大きい，馬」など，験者が三つのことばを言って，それを話になるように並べ替えて言わせる．合格基準1/2 能力；関係性の抽象，語の合理的な結合
⑥垂直と水平の推理	内容；水平な状態でのつり下がった糸，水面のコップを傾けたときの状態を描かせる．合格基準1/2 能力；ビンの外の床面を参照点として，それに垂直に重力がはたらくという理解
⑥共通点B	内容；「①靴下，シャツ，手袋」など，三つのことばを言って，その共通点を言わせる．合格基準1/2 能力；属性の抽象⇒上位概念，概念の階層化の理解，違いの理解は知覚レベル，共通点の理解は概念レベル

	9歳台の検査項目　（全6問）
⑥絵の解釈A	内容；交通事故の場面が描いてある絵を見せて，それが何の絵であるか説明させる．合格基準　3つすべての要素 能力；絵に描かれていることを分析し，その要素に関して説明する．
⑥数的思考B	内容；「①ある町では，駅から遊園地行きのバスが走っています．まず駅で大勢の人が乗りました．途中のバス停で7人が降りて，11人が乗ってきました．終点の遊園地に着いて全員が降りましたが，その人数は30人でした．最初に駅で乗った人数は何人だったのでしょう」など，問題が描いてあるカードの問題を読み聞かせ（子どもが見ることもできる），暗算させる．合格基準　1/2 能力；文章からの数的関係だけの抽象．引き算，足し算⇒全体と部分の関係（可逆関係の理解），割り算，掛け算
⑥差異点と共通点	内容；「バナナとミカンではどこがどのように違いますか」など，二つのことばを言って差異点と共通点を言わせる．合格基準1/2 能力；概念を階層化する能力
⑦図形の記憶A	内容；二つの幾何学模様の図形を見せて，それを見本を見ずに再生させる．合格基準2/2 能力；図形の記憶
⑦話の不合理B	内容；馬の荷物を下ろしてやって，自分が担ぎまた馬に乗る話，掘った穴の残土を捨てるための穴掘りの話の二つの話をして，話の不合理さを指摘させる． 能力；論理の不合理さの理解，重さの保存，量の保存，具体的操作
⑦単語の列挙	内容；1分間に知っている語彙をなるべく多く言わせる．合格基準18語以上 能力；語彙数

Ⅸ．発達検査から学ぶこと

（別表Ⅸ-Ⅶ　つづき）

10 歳台の検査項目　（全 6 問）	
㊼絵の解釈 B	内容；子どもが外を眺めている絵を見せて，何が描かれているのか説明させる．合格基準 3/3 能力；情報の統合（リュック，地図⇒遠足，雨⇒中止，遠足，中止⇒見えない感情の推測）
㊽話の記憶 A	内容；運動会の話を音読と絵で聞かせ，見せ，その内容をことばで聞き，答えさせる．合格基準 3/4　プログラム内容は 4/5 でよい． 能力；印象に残ったところだけではなく話の全部を記憶（話そのものの中に妨害要素が混在）
㊾ボール探し	内容；丸い円の中をくまなくチェックする方略を線で描かせる． 能力；空間全体を視野に置いた組織的な方略
㊿数的思考 C	内容；「①えりかさんは，さくらんぼを 30 個もらったのでお兄さんに半分あげました．その後，えりかさんは，自分のさくらんぼを 1/3 だけ食べたとすると今何個残っているでしょう」など，文章問題をことばで言って，暗算をさせる．合格基準 1/2 能力；話から数式の構成，半分の概念，割り算，分数の理解
⑦文の完成	内容；「①正夫さんは勉強もよくできる○，運動も上手です」など，抜けている文字を言わせる．合格基準 2/3 能力；文脈から文章の意味を想定⇒接続詞の再生
⑦積み木の数 A	内容；積み木を積んだいろいろな形の乗ったカードを見せ，いくつの積み木から構成されているか言わせる．合格基準 10/14 能力；3 次元空間のイメージ，掛け算＋加算の暗算
11 歳台の検査項目　（全 6 問）	
⑦話の意味	内容；「①有名，②強力」など言葉の意味を言わせる．合格基準 3/5 能力；ことばの意味すること，概念の理解の程度
⑧形と位置の推理	内容；紙を 2 回折り，正方形を作り，その一部を切り取り（2 種類），それの広げたときの形を描かせる．合格基準 1/2 能力；部分から全体を想定する想像力
⑧話の記憶 B	内容；話を聞かせて，（見せて）内容を覚えさせてから，質問をして話の内容を再生させる．合格基準 3/5 能力；短期記憶，記憶容量の拡大，妨害刺激（4 回目を聞いてから，3 回目の内容に戻る）
⑧数的思考 D	内容；「①のり子さんの組では，選挙で学級委員を選びます．のり子さんには組全体の 60％の人が投票しました．組全体の人数は 35 人です．のり子さんに投票したのは何人ですか」など，文章問題をことばで言って暗算をさせる．合格基準 1/2 能力；パーセント，最小公倍数の理解
⑧漢字書き	内容；漢字の偏を言い，それを持つ字をなるべく多く書かせる．合格基準 1/2 能力；理解漢字の数
⑧話の不合理 C	内容；「①おばあちゃんが孫に手紙を書きました．そこにはこの手紙と一緒に，この前遊びに来たときの写真を入れておきます．もしこの手紙がつかなかったら，すぐにそのことを知らせてちょうだいねと書いてありました」など，二つの話をして，話の不合理さを指摘させる．合格基準 1/2 能力；論理の不合理さの理解，概念の理解
12 歳台の検査項目　（全 6 問）	
⑧話の意味	内容；「①有名，②強力，③往復，④重要，⑤発達」などのことばの意味を言わせる．合格基準 4/5 能力；ことばの意味すること，概念の理解の程度．11 歳と同じ問題で合格基準が上がる

IX-G　発達検査からの学びの応用

（別表IX-VII　つづき）

	12歳台の検査項目　（全6問）	
⑧分類	内容；いくつに分けるかだけを言い（分類基準を考えさせて），色，形など18種類のチップを分けさせる．合格基準①②合計で4パターン以上 能力；分類基準の発見	
⑧数的思考E	内容；「①寛子さんはお父さんの誕生日にケーキを作ることにしました．おいしいケーキを作るためには，卵とバターの割合を3対2，卵と小麦の割合を2対5にしなければなりません．始めにバターを40g用意しました．卵，小麦粉それぞれ何g用意する必要がありますか」など，文章問題をことばで言って，暗算をさせる（2問）．合格基準1/2 能力；比の理解，速度，距離と時間の関係の理解（二つの概念の統合）	
⑧図形の記憶B	内容；図形を見せて，それを見本を見ずに再生させる． 能力；図形の記憶，奥行配置，階層性（3次元）	
⑧語順の並べ替えB	内容；「① かえると から 太郎は 宿題を 学校 ともだちの いった すませた 遊びに 家へ 」など，語句の順序を違えて置いてあるカードを見せて，全部のことばを使って意味が通るような話にして言わせる．合格基準2/2 能力；部分から全体の意味の想像，単語の文法的な並べ替え，語彙の理解	
⑨形と位置の推理	内容；紙を2回折り，正方形を作り，その一部を切り取り（2種類 ①折った線の重なった角を三角に切り取る，②2回目の線から三角形に切り取る），それの広げたときの形を描かせる．合格基準2/2 能力；部分から全体を想定する想像力．11歳台と同じ問題	
	13歳台の検査項目　（全6問）	
⑨共通点C	内容；「①クジラ，イルカ，アザラシ」など，3つのことばを言って，その共通点を言わせる．合格基準1/3 能力；属性の抽象⇒上位概念の理解，概念の階層化，知識ベース	
⑨暗号	内容；ある文字がある文字に対応する見本を示し，そこからある規則性を発見させて，文を暗号化させる．合格基準2/2 能力；見本から字群間のきまりを抽象する能力，両方ともカタカナであるところが妨害的にはたらく，セット記憶	
⑨方角	内容；三つの方角を示した文章を言って，最後に方角を尋ねる．合格基準2/3 能力；左右と方角（二つの独立した概念）の観念を相互変換	
⑨積み木の数B	内容；積み木を積んだいろいろな形の乗ったカードを見せ，いくつの積み木から構成されているか言わせる．合格基準2/4，言語指示 能力；3次元空間のイメージ，2立方体が直方体という操作．10歳台の課題では立方体，割り算⇒掛け算	
⑨話の不合理D	内容；「①ある博物館で，豊臣秀吉展が開かれました．会場には秀吉が7歳の頃の頭蓋骨と成人してから身につけたといわれる鎧，兜，刀が展示されていました」など，2つの話をして，それぞれに話の不合理さを指摘させる．合格基準1/2 能力；論理の不合理さの理解，時間の理解（時間と時計の針）	
⑨3段論法	内容；「②チューリップ，スミレ，カーネーションが花壇にさいています．チューリップはスミレより本数が少ない．カーネーションはスミレより本数が多くない．さて一番本数の少ないのは？」など，二つの命題から第3番目の結論を導き出すような話を三つ聞かせて，3段論法的推論を行わせる．合格基準3/3 能力；論理命題，命題間の関係性，基準の統一（速くない⇒遅い，多くない⇒少ない）形式的操作	

Ⅸ. 発達検査から学ぶこと

別表Ⅸ-Ⅷ　新版K式発達検査項目一覧

検査名	新版K式発達検査				
著者	嶋津峯眞・他；京都国際社会福祉センター 2002		適用年齢	新生児～14歳超	
検査の種類	発達検査		結果の表示	DQ，プロフィール	
構成	「問題」の構成				
	第Ⅰ期	第Ⅱ期	第Ⅲ期	第Ⅳ期	児童期
	1．姿勢・移動	1．姿勢・移動			
	2．眼球運動　環境の気づき				
	3．Reach, grasp	2．Reach, grasp			
	4．操作，協調	3．操作，協調	1．情報処理	1．情報処理	1．情報処理
	5．ものの理解	4．ものの理解	2．ものの関係性理解	2．ものの関係性理解	2．ものの関係性理解
	6．ことば	5．ことば	3．ことば	3．ことば	3．ことば
			4．問題解決	4．問題解決	4．問題解決
	7．対人行動				
	8．自己の気づき	6．自己の気づき	5．自己の気づき		

第Ⅰ期　第1段階				
	1カ月	2カ月	3カ月	4カ月
1．姿勢・移動			頭の中央優位	
2．眼球運動　環境の気づき	人の顔を注視	動く人を追視	注視点の移行	追視180°
3．Reach, grasp		手を開く	ものつかみ	玩具へリーチ
4．操作，協調			自己の体に触れる　両手が触れ合う	
5．ものの理解				
6．ことば	人の声のほうに向く			
7．対人行動				はたらきかけ中断で不機嫌
8．自己の気づき			手をよく見る	自像を注視

第Ⅰ期　第2段階			
	5カ月	6カ月	7カ月
1．姿勢・移動	寝返り，足あげ		座位，つかまり立ち
2．眼球運動　環境の気づき	車の追視　鐘のほうに向く	車の部分を隠しても，それをとる	車の全体を隠しても，それをとる
3．Reach, grasp		小鈴　熊手つかみ　かき寄せる，両手で手伸ばし	片手で手伸ばし
4．操作，協調	ラトル　振る	鐘　机に打ちつけ　持ち替え，両手に積み木	鐘　振り鳴らす　払い落とす
5．ものの理解		いない・いない・ばーを喜ぶ	インデックス
6．ことば			
7．対人行動			
8．自己の気づき	自分の名前に反応	顔の布を取る　鏡の自像に触る	

IX-G　発達検査からの学びの応用

（別表IX-VIII　つづき）

第I期　第3段階			
	8カ月	9カ月	10カ月
1．姿勢・移動	片手立ち	ピボット, つかまり立ち, 座る, 四つ這い	伝い歩き
2．眼球運動 環境の気づき			
3．Reach, grasp, release		積み木を机に置く	
4．操作, 協調	振る	鐘の柄を持つ	
5．ものの理解		全体隠し（ものの永続性）	
6．ことば	喃語	「バイバイ」を真似する	「ちょうだい」で渡す
7．対人行動	人見知り		
8．自己の気づき			

第I期　第4段階			
	11カ月	12カ月〜1歳2カ月	1歳3〜5カ月
1．姿勢・移動		這い登り, 支え歩き	片手支持登り, 降り
2．環境の気づき		車の予期的追視	
3．Reach, grasp		積み木の塔2つ積む	積み木の塔3
4．操作, 協調			
5．ものの理解		○△□の中の円板はめる（台を回転させても）	隠しコップ2/3※1
6．ことば		指さし	語彙3語以上※2
7．自己の気づき			
備考			※1；2個のコップのいずれかにものを隠して当てさせる ※2；ものと対応したことばの数

第II期　第1段階, 第2段階				
	1歳6〜8カ月	1歳9〜11カ月	2歳〜2カ月	2歳3〜5カ月
1．姿勢・移動	手すりで昇降	両足跳び（その場）	飛び降り（15〜20cm）	
2．Reach, grasp	積み木5	積み木6	積み木8	
3．操作, 協調	円索画		横線・縦線模倣	折り紙1回折り
4．ものの理解	入れ子3 ○△□羽目板1/4 3個のコップ2/3	角板入れ 形の弁別I　1/5※	形の弁別I　3/5※	積み木でトラック模倣 形の弁別II　8/10※
5．ことば	絵の理解4/5※	絵の名称I 3/6※	絵の名称I 5/6※	
6．自己の気づき	身体部分3/4※			
備考	絵の理解※犬, 自動車, 人形, 茶碗, ハサミ, 魚 身体部分※鼻, 口, 耳, 目	※絵の名称I；傘, 花, 魚, 靴, 服, ハサミ	※形の弁別I；□, ○, 十字, △, 半円	※形の弁別II；角棒, ○, △, □, 半円, 十字など10種類

IX-G
発達検査からの学びの応用

IX. 発達検査から学ぶこと

（別表IX-Ⅷ　つづき）

第Ⅱ期　第2段階，第Ⅲ期　第1，2段階			
2歳6～11カ月	3歳～5カ月	3歳6～11カ月	4歳～5カ月
1．姿勢・移動 階段（足交互）	けんけん		
2．操作，協調 折り紙Ⅱ※，円模写 十字模写	折り紙Ⅲ	正方形模写	模様構成Ⅰ 1/5※
3．ものの関係性理解 家の模倣※，四角構成　例後 長短比較※	形の弁別Ⅱ 10/10 重さの比較 2/2※ 積み木数え4 数選び3	門模倣，四角構成 例前 積み木叩き 2/12※ 数数え 10まで 1/2 脱落発見 3/4	積み木叩き 3/12 指の数，数数え13 数選び6 色の名称，左右弁別
4．ことば 3数復唱 絵の名称Ⅱ 5/6	短文復唱Ⅰ 1/3 色の名称 3/4	4数復唱	
5．問題解決	了解Ⅰ（空腹，眠い，寒いときどうする？）		了解Ⅱ（雨降り） 2/3※
6．自己の気づき 性の区別 姓名	人物完成 3/9※		人物完成 6/9
備考 折り紙Ⅱ※2回 家の模倣※積み木3 長短比較※2本の線の長短を指摘	重さの比較※2個 人物完成 3/9※耳，脚，足，腕，手，眉，目，頭髪，頸筋	積み木叩き※4個	模様構成Ⅰ※斜め□まで 了解Ⅱ※雨，火事，乗り遅れ
第Ⅲ期　第2段階，第Ⅳ期　第1段階			
4歳6～11カ月	5歳～5カ月	5歳6～11カ月	6歳～5カ月
1．情報処理 積み木叩き 4/12	積み木叩き 5/12	積み木叩き 6/12	打数数え 3/3 短文復唱Ⅱ 1/3※
2．ものの関係性理解 玉つなぎ 1/2，三角形模写 指の数，5以下の加算 2/3，数選び8，脱落発見 4/4	階段再生 模様構成Ⅰ 2/5 人物画完成 8/9 5以下の加算 3/3	模様構成Ⅰ 3/5（斜め線が登場）	模様構成Ⅰ 4/5 ひし形模写 2/3
3．ことば 硬貨の名称 3/4 語の定義 4/6※		絵の叙述 2/3	
4．問題解決	了解Ⅲ 2/3※		
5．自己の気づき	左右弁別　全正解		
備考 語の定義※机，ストーブ，電車，馬	了解Ⅲ※他人のものを壊す，遅刻，足を踏まれたときの対応		※短文復唱Ⅱ 11語

IX-G 発達検査からの学びの応用

IX-G　発達検査からの学びの応用

（別表IX-Ⅷ　つづき）

第Ⅳ期　第2段階，児童期			
6歳6〜11カ月	7歳〜11カ月	8歳〜11カ月	9歳〜11カ月
1．情報処理 積み木叩き7/12 5数復唱1/3, 20からの逆唱	4数逆唱1/3 5個のおもり2/3 書きとり	積み木叩き8/12 図形記憶1/2	記憶玉つなぎ1/2 6数復唱
2．ものの関係性理解 模様構成Ⅱ1/3	模様構成Ⅱ2/3		模様構成Ⅱ3/3 財布探しⅠ
3．ことば 日時3/4 語の差異2/3※	釣銭2/3※ 日時4/4※ 文章整理1/2※	名詞列挙 三語一文2/3 語の類似	文章整理2/2
4．問題解決			
備考 語の差異※卵と石，蝶と蠅，木の板とガラス	釣銭※最高20円まで引き算の暗算 日時※曜日，月，日，年 文章整理※図版で語の順を正す		

第Ⅳ期　第2段階，児童期			
10歳〜11カ月	11歳〜11カ月	12〜14歳	14歳超
1．情報処理 図形記憶 積み木叩き9/12 8つの記憶※	図形記憶2/2 5数逆唱	記憶玉つなぎ2/2	積み木叩き10/12 7数復唱，6数逆唱 方位2/2
2．ものの関係性理解 帰納紙切り※ 財布探し，算数的推理※，時計の針2/3	紙切りⅠ※	紙切り	三角形置換※
3．ことば	60語列挙，反対語3/5，3語類似2/4	反対語4/5，3語類似3/4	
4．問題解決	閉ざされた箱※		
備考 8つの記憶※8語以上の記憶 帰納紙切り※倍々に増える穴の数の原理の発見 算数的推理※ 乗除の暗算 ※時計の針，6時20分，8時10分，2時45分，針の位置，針の取り換えの時間	紙切りⅠ※紙を開いたときの想像図 閉ざされた箱※箱の中の箱⇒全部の箱の数を暗算		一つの三角形を逆にして置かせて全体の形を描かせる

前操作期におけるK式，MCCの機能系列の発達的方向のまとめ	
1．眼球運動のコントロール	顔に注視（1カ月）→移動する赤い輪（2カ月）→動かないもの（3カ月）→視覚定位（3〜4カ月）→180°追視（4〜5カ月）→小粒，小鈴（5カ月）→手が誘導される（両手→片手）（5〜6カ月）
2．ものの理解	哺乳瓶（3カ月）→母親がわかる（愛着），おもちゃ（4カ月）→未知の人がわかる（人見知り）（8カ月）→象徴がわかる（指差されたほうを見る）（11カ月）→〈傘，チューリップ，魚，靴，服，ハサミ〉の中から五つ言える（2歳3カ月）→〈電話，自転車，鉛筆，椅子，時計，ボール〉の中から五つ言える（3歳）→色が言える（赤，黄色，緑，青）（3歳6カ月〜4歳6カ月）→欠損箇所の指摘（鼻，腕，口，目）3/4（4歳）→人物画完成（耳，足，脚，腕，手，眉毛，眼，頭髪，首筋）の中6/9（4歳6カ月）→硬貨がわかる（10，100，50，1円）3/4（5歳）→人物画完成8/9（5歳6カ月）

343

IX．発達検査から学ぶこと

（別表IX-VIII　つづき）

前操作期におけるK式，MCCの機能系列の発達的方向のまとめ	
3．形の識別	円盤をはめる（1歳）→丸棒をはめる（1歳3カ月）→角棒・○△□の3種類の形の羽目板（1歳9カ月）→角板をはめる（2歳）→○，半円，□，△，十字の5の厚紙を紙の上に置く3/5（2歳3カ月）→10種類のいろいろな形を指差す（2歳6カ月）
4．ことばの理解	ベルの音で身動きが止まる（0カ月）→ベルの音で表情の変化（1カ月）→声のほうを向く（2カ月）→音声・微笑で反応（3カ月）→自分の名前に反応・いない・いない・ばー，聴覚定位（6カ月）→人見知り，自分の名前がわかる（7カ月）→バイバイ，禁止の理解（10カ月）→「チョウダイ」がわかる（11カ月）→（犬，車，人形，茶碗，ハサミ，魚）の中の四つがわかる，身体部位（目，鼻，口，耳の中の3つ）の理解（1歳9カ月）
5．自己についての認識	手に気づく（3カ月）→両手を合わす，他の身体部位に触れる（4カ月）→顔の覆いを取り除く（6カ月）→鏡の自像に気づく（1歳6カ月）→自分の身体の左右が言える（4歳6カ月）
6．ものの表象化	index：部分から全体を想定（7カ月）→ものの永続性（9カ月）→指差しをする（1歳3カ月）→ものが隠れても動きを予期して出口を見る（1歳6カ月）
7．空間の理解と操作（位置の記憶，形の分解，合成）	位置記憶（2個のコップの中で）（1歳6カ月）→3個のコップの中で（1歳9カ月）→9の絵が描いてある記憶板の中から3つ（2歳〜2歳6カ月）→2枚の三角形から四角を構成（4歳9カ月）→動きの中での位置記憶（積み木叩き）（3歳6カ月〜6歳）→玉つなぎ模様（配列模様）（5歳）→構成1/5（5歳6カ月）→模様構成（市松模様）3/5（6歳）→模様構成4/5（斜め模様）（6歳6カ月）
8．量・数的関係	大小の序列化（入れ子3個）（1歳9カ月）→大小の序列化（入れ子5個）（2歳6カ月），○の大小比較（2歳6カ月）→線の長短比較（3歳）→積み木四つを数える，積み木を3個とれる（3歳6カ月）→○の絵を10数える，積み木を4個とれる，重さの比較（4歳）→丸の絵を13数える，指の数を数えずに言える，積み木を6個とれる（4歳6カ月）→両手の指の合計が言える，積み木を8個とれる（5歳）→重さの序列化5個（8歳）
9．因果関係	輪に付いた紐をすぐに引っ張る（8カ月）⇒紐を持って吊り下げる（11カ月）
10．音声の記憶	2数復唱（2歳3カ月）→3数復唱（3歳）→短文復唱（3歳6カ月）→4数復唱（4歳）→長文復唱（6歳6カ月）
11．数的関係	5以下の加算（5歳）→打数（7，5，8）の記憶（6歳6カ月）
12．問題解決	〈雨が降っていたらどうする，火事で燃えていたら，バスに乗り遅れた〉2/3に正答できる（4歳6カ月）→（人のものを壊したとき，遅刻するかもしれないと気づいたとき，人がうっかりしてあなたの足を踏んだとき）2/3に正答できる（5歳6カ月）
13．手の基本動作	両手を開く，5秒保持（3カ月）→つかむ（5カ月）→持ち替え（6カ月）→振りならす・払い落とす（5，6カ月）→両手に持っていられる（7カ月）→抜く，叩きつける（8カ月）→積み木を置く（9カ月）→つまむ，スプーンでコップを叩く（10カ月）→コップから飲める（10カ月）→瓶に入れる（11カ月）→積み木を2個積む，包みからものを取り出す（1歳）→瓶から取り出す（1歳3カ月）
14．操作	積み木の塔2（1歳3カ月）→積み木の塔3（1歳6カ月）→積み木の塔5（1歳9カ月）→積み木の塔6（2歳）→積み木の塔8（2歳3カ月）
15．模倣（積む，折る）	積み木でトラックの模倣，折り紙を二つに折る（2歳6カ月）→家の模倣，折り紙二つ折をさらに二つに折る（3歳）→門の模倣，四つ折の折り紙をさらに対角線で折る（3歳6カ月）→積み木で階段の再生（5歳6カ月）
16．描画	なぐり描き（1歳3カ月）→円錯画（1歳9カ月）→横線→縦線（2歳3カ月）→円（3歳）→十字模写（3歳6カ月）→正方形模写（4歳）→三角形模写（5歳）→人物画完成8/9（5歳6カ月）→ひし形模写（6歳）
17．話せることば	声かけに対して声を出す（3カ月）→自分から人に向かって声を出す（6カ月）→喃語（9カ月）→パパ・ママ（9カ月）→話せる語彙が2語以上（9カ月）→3語（1歳6カ月）→2語以上の言葉で要求（1歳8カ月）→2語文（1歳10カ月）→自分の姓名・性別が言える（3歳）→色が言える（赤，黄色，緑，青）3/4（3歳6カ月）→〈机，鉛筆，ストーブ，電車，馬，人形〉4/6の定義→部屋，バス停，遊園地のボートの絵の説明2/3（6歳）

別表Ⅸ-Ⅸ　日本語版 SDQ 検査一覧

検査名	日本語版 SDQ		
著者		適用年齢	4〜16 歳（3〜4 歳用もある）
検査の種類	行動上の問題を評価	結果の表示	「Low need：ほとんどない」「Some need：ややある」「High need：おおいにある」
構成	検査領域（5 領域） 　1．行為 　2．多動 　3．情緒 　4．仲間関係 　5．向社会性		

質問項目
1．他人の気持ちをよく気づかう
2．おちつきがなく，長い間じっとしていられない
3．頭がいたい，お腹がいたい，気持ちが悪いなどと，よくうったえる
4．他の子どもたちと，よく分け合う（おやつ・おもちゃ・鉛筆など）
5．カッとなったり，かんしゃくをおこしたりすることがよくある
6．一人でいるのが好きで，一人で遊ぶことが多い
7．素直で，だいたいは大人のいうことをよくきく
8．心配ごとが多く，いつも不安なようだ
9．誰かが心を痛めていたり，落ち込んでいたり，嫌な思いをしているときなど，すすんで助ける
10．いつもそわそわしたり，もじもじしている
11．仲の良い友だちが少なくとも一人はいる
12．よく他の子とけんかをしたり，いじめたりする
13．おちこんでしずんでいたり，涙ぐんでいたりすることがよくある
14．他の子どもたちから，だいたいは好かれているようだ
15．すぐに気が散りやすく，注意を集中できない
16．目新しい場面に直面すると不安ですがりついたり，すぐに自信をなくす
17．年下の子どもたちに対してやさしい
18．よく大人に対して口答えする
19．他の子から，いじめの対象にされたり，からかわれたりする
20．自分からすすんでよく他人を手伝う（親・先生・子どもたちなど）
21．よく考えてから行動することができる
22．他の人に対していじわるをする
23．他の子どもたちより，大人といるほうがうまくいくようだ
24．こわがりで，すぐにおびえたりする
25．ものごとを最後までやりとげ，集中力もある

サブスケール	SDQ の番号
行為	5，7，12，18，22
多動	2，10，15，21，25
情緒	3，8，13，16，24
仲間関係	6，11，14，19，23
向社会性	1，4，9，17，20

IX. 発達検査から学ぶこと

（別表IX-IX　つづき）
　　日本における SDQ（保護者評価）の標準値（4〜12 歳，2,899 名のデータから分析）

	Low Need スコア	Some Need スコア	High Need スコア
Total Difficulties スコア	0-12	13-15	16-40
行為	0-3	4	5-10
多動	0-3	4	5-10
情緒	0-5	6	7-10
仲間関係	0-3	4	5-10
向社会性	6-10	5	0-4

IX-G　発達検査からの学びの応用

別表IX-X　日本語版 Vineland-Ⅱ検査一覧

検査名	日本版 Vineland-Ⅱ（Vineland Adaptive Behavior Scales, Second Edition）		
著者	Sara S. Sparrow　Domenic V. Cicchetti　David A. Balla 日本版監修：辻井正次　村上隆	適用年齢	0〜92 歳
検査の種類	適応行動尺度	結果の表示	v 評価点，領域標準得点，標準得点，パーセンタイル順位，適応水準，相当年齢
構成	1．コミュニケーション 2．日常生活スキル 3．社会性 4．運動スキル 5．不適応行動指標		
備考	実施時間 30〜60 分，半構造化面接法，採点：0.1.2 点，粗点⇒v 評価点		

領域	下位領域	内容	項目数
コミュニケーション	受容言語	音源定位，理解，傾聴態度	20 項目
	表出言語	要求，発話，語彙数，会話	54 項目
	読み書き	文字・文章の読み書き	25 項目
日常生活スキル	身辺自立	食事，更衣，排泄，安全管理	43 項目
	家事	手伝い，刃物，家電利用，調理	24 項目
	地域生活	社会的ルール，時間管理，金銭管理など	44 項目
社会性	対人関係	コミュニケーション，異性関係	38 項目
	遊びと余暇	遊び，集団遊び	31 項目
	コーピングスキル	気づかい，マナー	30 項目
運動スキル	粗大運動	歩く・走るなど	40 項目
	微細運動	上肢機能，道具の操作など	36 項目

	指標	内容	項目数
不適応行動指標	内在化問題	偏食，睡眠障害，不安など	11 項目
	外在化問題	癇癪，他害など	10 項目

IX. 発達検査から学ぶこと

別表IX-XI　日本語版 M-CHAT 検査一覧

検査名	日本語版 M-CHAT（Modified Checklist for Autism in Toddlers）		
著者	Baron-Cohen ら，神尾陽子ら	適用年齢	18 カ月児
検査の種類	自閉症スペクトラム障害児の一次スクリーニング	結果の表示	陽性，陰性
構成	質問項目 23 項目 重要項目 10 項目 質問項目の文言理解を絵で補う		

日本語版 M-CHAT（The Japanese version of the M-CHAT）

　お子さんの日頃のご様子について，もっとも質問にあてはまるものを○で囲んでください．すべての質問にご回答くださるようにお願いいたします．もし，質問の行動をめったにしないと思われる場合は（たとえば，1，2 度しか見た覚えがないなど），お子さんはそのような行動をしない（「いいえ」を選ぶように）とご回答ください．項目 7，9，17，23 については絵をご参考ください．

1．お子さんをブランコのように揺らしたり，ひざの上で揺すると喜びますか？	はい・いいえ
2．他の子どもに興味がありますか？	はい・いいえ
3．階段など，何かの上に這い上がることが好きですか？	はい・いいえ
4．イナイイナイバーをすると喜びますか？	はい・いいえ
5．電話の受話器を耳にあててしゃべるまねをしたり，人形やその他のモノを使ってごっこ遊びをしますか？	はい・いいえ
6．何かほしいモノがある時，指をさして要求しますか？	はい・いいえ
7．何かに興味を持った時，指をさして伝えようとしますか？	はい・いいえ
8．クルマや積木などのオモチャを，口に入れたり，さわったり，落としたりする遊びではなく，オモチャに合った遊び方をしますか？	はい・いいえ
9．あなたに見てほしいモノがある時，それを見せに持ってきますか？	はい・いいえ
10．1，2 秒より長く，あなたの目を見つめますか？	はい・いいえ
11．ある種の音に，とくに過敏に反応して不機嫌になりますか？　（耳をふさぐなど）	はい・いいえ
12．あなたがお子さんの顔をみたり，笑いかけると，笑顔を返してきますか？	はい・いいえ
13．あなたのすることをまねしますか？　（たとえば，口をとがらせてみせると，顔まねをしようとしますか？）	はい・いいえ
14．あなたが名前を呼ぶと，反応しますか？	はい・いいえ
15．あなたが部屋の中の離れたところにあるオモチャを指でさすと，お子さんはその方向を見ますか？	はい・いいえ
16．お子さんは歩きますか？	はい・いいえ
17．あなたが見ているモノを，お子さんも一緒に見ますか？	はい・いいえ
18．顔の近くで指をひらひら動かすなどの変わった癖がありますか？	はい・いいえ
19．あなたの注意を，自分の方にひこうとしますか？	はい・いいえ
20．お子さんの耳が聞こえないのではないかと心配されたことがありますか？	はい・いいえ
21．言われたことばをわかっていますか？	はい・いいえ
22．何もない宙をじぃーっと見つめたり，目的なくひたすらうろうろすることがありますか？	はい・いいえ

23. いつもと違うことがある時，あなたの顔を見て反応を確かめますか？　　　はい・いいえ

M-CHAT copy right (c) 1999 by Diana Robins, Deborah Fein, & Marianne Barton. Authorized translation by Yoko Kamio, National Institute of Mental Health, NCNP, Japan.
M-CHATの著作権はDiana Robins, Deborah Fein, Marianne Bartonにあります．この日本語訳は，国立精神・神経センター精神保健研究所児童・思春期精神保健部部長の神尾陽子が著作権所有者から正式に使用許可を得たものです．

7．何かに興味を持った時，指をさして伝えようとしますか？

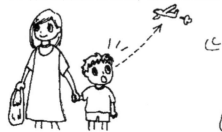
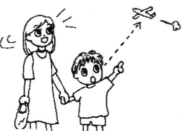

9．あなたに見てほしいモノがある時，それを見せに持ってきますか？

正しい例　○

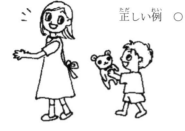
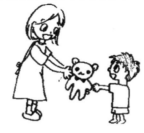

違う例　×

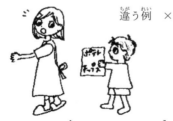
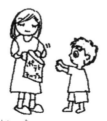

17．あなたが見ているモノを，お子さんも一緒に見ますか？

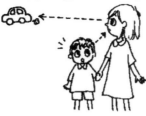
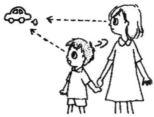

23．いつもと違うことがある時，あなたの顔を見て反応を確かめますか？

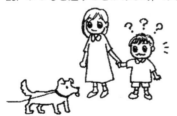
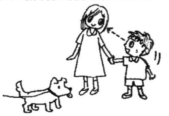

IX. 発達検査から学ぶこと

別表IX-XII　遠城寺式乳幼児分析的発達検査表，KIDS，津守式乳幼児精神発達診断の検査項目からみた発達の流れ

（遠）；遠城寺式乳幼児分析的発達検査表（0カ月〜4歳8カ月）
（KI）；KIDS（1カ月〜6歳11カ月）
（津）；津守式乳幼児精神発達質問紙（0カ月〜7歳）

第I期第1段階（0〜4カ月）

○首のすわり（遠）（KI）（津）（＋体幹，下肢の進展）（KI）（津）⇒視覚定位，聴覚定位，追視（きょろきょろ見る，じっと見る，追う）（KI）（津）⇒ものと人との区別，人の識別（人の声，母親の声の識別）（遠）（KI）（津）⇒人との関わりを喜ぶ〈あやされると喜ぶ，いない・いない・ばー（KI）（津）〉⇒人に向けられた感情（遠）（KI）（津）（泣き声⇒音声）微笑，気に入らないと怒る（KI）（津）

○表情の理解〈親しみの顔，怒りの顔（遠）〉（KI），感情の分化〈不快，喜び，要求を声と表情に出す〉（遠）（津）（KI）

○反射的シェーマ（把握反射，吸啜反射）⇒獲得性シェーマ（満腹で顔をそむける，手を添える）（遠）（津）（KI）

○握っていられる（遠）（KI）（津）⇒リーチ＆グラスプ⇒変化（引っ張る，振る）（遠）（KI）（津）

第I期第2段階（5〜7カ月）

○寝返り（遠）（KI）・座位（体幹の伸展）（KI）（津）・ピボット（遠）（津）⇒両側統合（打ち合わせ⇒持ち替え）（遠）（KI）（津）

○四肢・体幹の伸展⇒体を触る⇒身体図式⇒顔のハンカチを取る（KI）

○⇒リーチ＆グラスプ（遠）（KI）（津）⇒口もとへ（津）〈手に持って食べられる，口へのリリース（津）〉⇒変化（引っ張る，振る）（遠）（KI）（津）

○⇒哺乳瓶，お菓子を理解〈食べようと口をつきだす，食べているのを見て食べたがる（KI）〉．⇒おもちゃの理解（ものの世界の出現⇒身体遊びからもの遊びへの移行）動作レベルでのものの理解

○よく聞き，よく見る⇒小さいものに注視（KI）（津），歌に聞き入る，名前を呼ばれると喜ぶ（KI）

第I期第3段階（8〜10カ月）

○姿勢変換（立ち上がり）（遠）（KI）（津），四つ這い（KI）（津）⇒手指の分離（つまみ）⇒もの調べ⇒ものの機能的使用（遠）〈コップを持って飲む，バチ，ハンマーでたたく動作（遠）（KI）〉，哺乳瓶を持って飲む（KI），おもちゃの車を走らせる（遠）⇒お気に入りのものの出現（KI）⇒イメージの形（ものの永続性，インデックス）引き出し，箱の中に興味（KI）

○移動能力（バイバイ，伝い歩き）⇒探索行動⇒社会的参照⇒愛着行動⇔人見知り（KI）

○探索＋愛着〈好きな人，後追い（KI）〉⇒3項関係←喃語発声，おとなの要求・禁止の理解（KI）（津），おとなの感情の聞き分け（KI），声での遊び（KI）⇒ことば（まんま）での要求（津）

○模倣（KI）⇒受動，能動的役割⇒延滞模倣の準備

○ものを落とす・拾う（KI）（津）

○自我の萌芽〈かきまわす，スプーンを取る（KI）〉

第I期第4段階（11カ月〜1歳6カ月）

○歩行の完成（ものを持って，しゃがむ，後ろ歩き，またぐ，靴）（遠）（KI）（津）⇒歩行バランス↑⇒走行（遠）⇒高低差のある空間，階段（KI）（津）

○安定する体幹⇒プレーシング〈積み木，水をコップ間で移す（遠）（津）〉，なぐり描き⇒円錯画（KI）（津），ボタン押し（KI）

○⇒出し入れ〈戸・ふたの開け閉め（遠）（KI）（津）〉，試行錯誤（ものを落とす）（KI）（津），3次循環反応（自己の動作の修正）⇒感情的立ち直り

○イメージの形成（ものの機能的使用）⇒見立て遊び（自動車を手で押す）（遠）（KI）（津）⇒もの（くし，鉛筆）の使い方（KI）（津），動作の模倣（バイバイ）（遠）（津）

○⇒自我の萌芽⇒拡大〈口元をふく（KI）（津），さじで食べようとする（KI）〉，自分で食べると言う（津），鏡に映る自分に興味（KI）（津），手の汚れを気にする（KI），自己の名前（津）

○親との愛着関係を土台に⇒子どもとの世界がひらかれる；子どもたちの中で遊べる（KI）（津），おもちゃを貸せる（KI）

○介助に協力〈おむつ交換で股を開く（KI），助けを求める〉，〈飴の紙（KI）（津）〉，〈後追い（KI）〉⇒ほめられるとする（KI）．

○⇒2，3語〈まんまで要求（KI）（津）〉，〈要求を理解，簡単な命令に従える（遠）（KI）（津）〉，〈ちょうだいで，ものをくれる（遠）（KI）〉，絵本を見る（津），〈本を読んでもらいたがる（遠）（KI）（津）〉，〈身体部分の理解（KI）（津），対概念（KI）〉，「あちち」と言って止まる（津）

○模倣⇒人に食べさせる真似，掃除の真似（津）

(別表IX-XII つづき)

第II期第1段階（1歳7カ月〜2歳6カ月）第2段階（2歳7カ月〜3歳）

○片足バランス↑〈ボール蹴り（遠）〉⇒つま先立ち（KI）⇒ジャンプ（遠）（津）⇒階段交互（遠）（津）（KI）＋鉄棒からぶら下がる（KI）（津）⇒3輪車，鉄棒，ブランコ（KI）（津）⇒オーバーハンド投げ（KI）

○⇒描画のコントロール〈なぐり描き⇒直線⇒○（KI）（遠）（津）〉，ハサミ使用（遠）（KI）⇒道具の使用〈スコップ（KI），紙，のり，ハサミ（KI）（津），折り紙（KI）

○言語（ことばの爆発期）；2語文⇒3語文（KI），言語理解；もう一つ，もう少し（遠）⇒身体部分（遠）（KI）⇒簡単な対概念（遠）（KI），色（遠）（KI）（津），簡単な指示（KI）⇒本を読んでもらいたがる（KI）（津），ぼく，わたし（津）

○⇒せがむ，がまんができる．言いつけが守れる，言いつける（KI）（津）．自分の作ったものを見せたがる（KI）

○⇒ADL　食事；こぼさない（KI），道具の所有者を知っている（津）
　　排泄；排尿予告（KI）⇒排便も失禁なし（KI）（津）
　　更衣；パンツ，上着をぬぐ，靴をはく（KI）（津）

○⇒遊び；子どもとの遊びが展開；友だち（津）とごっこ遊び（KI）（津）ができる．

第III期第1段階（3歳1カ月〜6カ月）第2段階（3歳7カ月〜5歳）

○四肢の協調；〈ブランコ（遠），座り⇒立ち乗り（KI）〉，でんぐりがえし（遠）（KI）（津），スキップ・ケンケン（遠）（KI）⇒遊びに応用〈ジャングルジム（KI）（津），ボール遊び（遠）（KI），ロープ遊び（KI）〉，運動のためをつくる（津）⇒相手に合わせた動作

○素材，道具の操作；ボタンはめ，十字描く（遠）（KI）⇒人の絵，飛行機を折る，ハサミで形を切る（KI）

○⇒対概念（KI），数（KI），左右の概念，10曲歌える，字が読める（KI）

○⇒実践知能（おなかがすいたら）（KI），おとなの指示に従う（KI）

○ADL；⇒＋整容動作〈洗体（KI）（津），鼻かみ，うがい（KI）（津），洗顔（KI）〉，歯みがき（津）＋信号（社会性の要素が強いADL）⇒手伝い（KI）
　遊び；⇒友だちと協力する創作遊び〈ハサミ，糊，砂，絵の具，木（津）〉，収集遊び（津），（砂場で山，許可を乞う），友だちと競争する遊び（津）（ルール）⇒くやしがる，自慢する（津）
　けんか抑制の方法〈ジャンケン（KI），順番（KI）（津）〉⇒仲直り（社会性の要素が強い遊び），涙ぐむ（KI）（津）

○⇒子ども同士で会話ができる（KI）（津）（社会性）⇒一緒に遊ぶ手助けになる．

○⇒会話（経験したこと，テレビの話題，依頼），自分の名前を読む（KI）

第IV期第1段階（5歳1カ月〜6カ月）第2段階（5歳7カ月〜7歳）

○遊び；⇒友だちとルールのある競争遊び（津）⇒他の子どもに注意（KI）⇒スポーツ（野球，サッカー）⇒四肢の協調を求める遊び〈ボール（ドリブル）（KI）（津），ロープ（KI）（津），自転車（KI）（津）〉⇒20Pジグソーパズル（KI），描画（津），ひし形（KI），書字，プラモデル（津），折り紙（KI）⇒ことば遊び〈なぞなぞ（KI），しりとり（KI），早口ことば（KI）〉

○⇒概念；時間〈曜日，誕生日（KI），日付（KI），何時（KI）〉，数概念，数の操作（5以下の）足し算（KI）⇒概念；抽象名詞〈親切，成功，無駄，勇気，生活，冒険（KI）〉

○読字（KI）（津），道順の説明（津）（KI）
　⇒実践知能（道を聞く，挨拶，自動販売機，買い物，信号，注意を受けるとしない，涙ぐむ）（KI）（津），他の子どもに注意（KI）⇒ADLの習慣化，洗髪（KI），掃除，待てる（津）（KI）

索 引

【欧文】

ABC-J（異常行動チェックリスト日本版）　277

adaptive behavior scale（ABS）　264,297

Alain W　217

asymmetrical tonic neck reflex（ATNR）　164

Binet A　258

calendar age（CA）　262

Canadian occupational performance measure（COPM）　71

Carroll JB　275

Cattell RB　274

CHC 理論　275

check list for autistic child（CLAC-Ⅱ）　277

child behavior checklist（CBCL）　296

circular response　166

Denver Ⅱ　295

developmental disabilities　2

developmental quotient（DQ）　295

Disability（能力低下）　35

disabled people's international（DPI）　35,62

DN-CAS　264

Elkonin DB　216

Esquirol D　16

Freud S　160

Gesell A　160

Handicap（社会的不利益）　35

Heck AO　13

heel strike　200

Henriot J　216

Horn JL　275

ICF　35

ICIDH　35

Impairment（機能障害）　35

intelligent quotient（IQ）　262

Itard JM　16

ITPA（言語学習能力診断検査）　264

JMAP（日本版ミラー幼児発達スクリーニング検査）　264,271

JPAN 感覚処理・行為機能検査　264,286

K-ABC　264

KIDS 乳幼児発達スケール　264,271,295

Kielhofner G　45,220

Lévinas E　7

Mack W　232

mental age（MA）　262

modified checklist for autism in toddlers（M-CHAT）　277

mother-child-counseling（MCC）ベビーテスト　264,288

NAUDS（名大式自閉児発達スケール）　277

object play　234

PASS　284

PEP Ⅲ（自閉児・発達障害児教育診断検査）　277

Piaget J　160,216

Pinel P　16

Portmann A　90

practice play　234

primary circular response　166

receptive play　234

Reilly M　220,232

Séguin EO　16

secondary circular response　171

sensory profile（SP）　271

Simone Weil　116

special educational needs specialist（S. E. N. S）　78

strength and difficulties questionnaire（SDQ）　296

sucking　164

suckling　164

symbolic play　235

symmetrical tonic neck reflex（STNR）　175

tertiary circular response　183

the children autism rating scale（CARS）　277

the pupil rating scale revised（PRS-R）　277

toe off　200

tonic labyrinthine reflex（TLR）　162

traitement moral　15

Vineland adaptive behavior scales, second edition（Vineland-Ⅱ）　277,296

Vygotsky LS　216

Willard and Spackman's occupational therapy　44

WISC-Ⅳ知能検査法　264

world federation of occupational therapy（WFOT）　44

WPPSI 知能診断検査法　264

【あ】

アーノルド・ゲゼル　160

秋津療育園　32

旭出学園教育研究所　30

アラインメント　175

アラン　217

安心基地　177

アンリオ　216

【い】

池田太郎　60

石井亮一　19

イタール　16

一体運動　164

一般知能検査　262

糸賀一雄　29,60

意図的動作　172

いない・いない・ばー　173

イマヌエル・カント　112

インデックス　178

【う】

ヴィゴツキー　216

ウィニコット　218

ウェクスラー式知能検査　260

嘘泣き　212

内なる他者　110
恨み　203

【え】

エドワード・セガン　16
エマニュエル・レヴィナス　7
エリコニン　216
エレノア・クラーク・スレイグル　42
嚥下反射　164
遠城寺式乳幼児分析的発達検査法　271

【お】

応益負担　135
応能負担　135
近江学園　61
大江健三郎　7
オーバーハンド　195
おばこ天使　58
親子関係　93

【か】

介護保険制度　136
開散　170
改正児童福祉法　129
快楽原則　219
踊歩き　201
柏倉松蔵　19
カタルシス　220
川田貞治郎　19
感覚-反射レベル　267
感覚プロファイル　271
環境視　164

【き】

競う　229
機能的遊び　234
機能的使用　177
ギャーリー・キルホフナー　45, 220
キャッテル　274
ギャロップ　201
キャロル　275
吸啜反射　164
旧皮質系回路　267

共生社会の実現　128
共同注視　178
共鳴動作　166
緊張性迷路反射　162
緊張と緩和の落差　228

【く】

クレーン現象　178

【け】

継次的処理　267, 284
ケイデンス　186
月額制　136
権威関係　184
現実原則　219
原始反射　162

【こ】

公園遊具　199
口腔反射　164
咬合反射　164
口唇探索　166
構成遊び　235
行動援護　130
行動援護基準項目（新版）　277
国際障害者年　35
こころのバリアフリー宣言　62
ごっこ遊び　226
固定視　164, 165
小林提樹　4
古皮質系回路　267
コンピタンシー行動　232

【さ】

サイン　178
相模原障害者施設殺傷事件　64
作業記憶　267, 268
サッキング　164
サックリング　164
3項関係　176
　　──の成立　178
3ブロック神経心理学的理論　274

【し】

ジークムント・フロイト　160
支援　104
四角構成　197
視覚的リリース　171, 176
試行錯誤　187
自己決定　137
自己責任　137
自己有能感　193
姿勢の対称性　164
姿勢背景運動　170, 181
姿勢変換　173
姿勢模倣　202
肢体不自由児施設　29
嫉妬　203
実年齢　262
失立　175
児童発達支援事業　130
児童発達支援センター　130
自閉児・発達障害児教育診断検査（PEP Ⅲ）　277
自閉児の発達尺度　277
自閉症の行動評定　277
四方（ルーティング）反射　164
島田療育園　32
自慢　203
シモーヌ・ヴェイユ　116
社会的参照　177
社会的微笑　166
社会保険　136
尺度評定　258
ジャン・ピアジェ　160, 216
重症児を守る会　32
重症心身障害児施設　32
習得処理尺度　281
手掌支持姿勢　167
受容遊び　234
循環反応　166
順列化　193
障害支援区分　133
障害者権利条約　126
障害者総合支援法　126
障害程度区分　133
浄化作用　220
象徴　178
象徴遊び　232, 235
情緒系処理回路　266
情緒障害短期治療施設　54

353

小児自閉症評定尺度　277
触覚的リリース　176
自立　128
新型出生診断　64
新自由主義　136
身体遊び　166,234
身体図式　171
診断検査　272
診断性知能検査　262
新版 SM 社会生活能力検査　264
新版 K 式発達検査　264
新皮質系回路　267

【す】

スキップ　201
スクリーニング・テスト　271
鈴木ビネー式知能検査　260
スタンフォード・ビネー版　259
ストライド　195
スピリチュアル　71
スプーン操作　204
ズボンの上げ下げ　204

【せ】

整肢療護園　29
精神年齢　262
整容動作　209
生理的屈曲姿勢　162
前腕支持姿勢　164

【そ】

相補性　211
十亀史郎　92

【た】

ターミナル・ケア　71
第 1 次循環反応　166
対概念　202
体幹の立ち直り　167
第 3 次循環反応　183
対称性緊張性頸反射　175
対追視　170
第 2 次循環反応　171
対把握　171,176
対物遊び　234
対立運動　176

高木憲次　20,29
田研・田中ビネー知能検査法
　264
田中ビネー式知能検査　260
田村一二　60
段階的動作　173
単眼視　165
探索行動　232
タンデム歩行　201

【ち】

チェック・リスト　258
知覚-自発的運動レベル　267
知的障害　7
知能検査　257
知能指数　262
注意渇望状態　123
中間位の姿勢保持　173
注視点の移行　170
聴覚定位　166
長期記憶　268
超動物性　107
貯尿　173

【つ】

追視　165
津守式乳幼児精神発達診断検査
　271

【て】

啼泣感染　166
手がかり抜き　182
適応行動尺度 ABS　297
手島精一　22
テスト・バッテリー　264
手の交互開閉運動　205
照れ　203

【と】

道具的微笑　172
同時的処理　284
動的 3 指握り　201,202
道徳療法　15
動物性　107
特殊学級　29
特別支援教育　37,77

特別支援教育コーディネーター
　77
特別支援教育士　78
ドミニク・エスキロル　16

【に】

日額制　136
日本語版 M-CHAT　277,298
日本語版 SDQ（strength and dif-
　ficulties questionnaire）　271
日本版 Vineland-Ⅱ　277,296,297
日本版デンバーⅡ　264,271
日本版ミラー幼児発達スクリーニ
　ング検査　271
乳幼児発達検査　288
認識-随意運動レベル　267
認知系処理回路　266
認知処理尺度　281

【の】

ノーマライゼーション　34

【は】

把握反射　164
ハイガード　179
拝啓池田総理大臣殿　58
配分課題　208
発達検査　257
発達指数　295
発達障害　2
発達保障　61
反応微笑　166

【ひ】

非対称性緊張性頸反射　164
人見知り　172
ビネー　258,264
ピボット移動　169
ビューラー　235
標識　178
　──で予測　178
びわこ学園　32
ピンチ　176

【ふ】

フィリップ・ピネル　16
輻輳　170
輻輳運動　176
父性原理　100
ふり　246
ブレーシング　165,176,181

【へ】

平衡反応　175

【ほ】

放課後等デイサービス　130
ホーン　274
保護伸展反応　169
母性原理　100
ホッピング反応　175

【ま】

負け惜しみ　203
松村康平　230
マンチング　172

【み】

三木安正　29
ミドルガード　179
水上勉　58

【も】

ものの因果関係　172
ものの永続性　178
ものの関係性　192
模様構成　211

【や】

山田洋次　223

【ゆ】

優生学思想　11

【よ】

養育態度　94
陽性支持反応　175
四つ這い移動　173

【ら】

よろめき反応　175
4点支持座位　169

ライリー　220,232

【り】

療育　29
両眼視　165
両棲類反応　169

【る】

累犯障害者　54,79
ルール遊び　232
ルリア　274

【れ】

練習遊び　232,234

【わ】

ワーキング・メモリー　282

〈著者略歴〉

岩﨑清隆（いわさき きよたか）

1971 年，上智大学文学部哲学科卒業．1973 年，同大学院哲学研究科修士課程修了．1985 年，アメリカ・ワシントン州，プジェットサウンド大学大学院作業療法学科修士課程卒業．2006 年，国際医療福祉大学保健医療学専攻博士課程修了．

1978 年，重症心身障害児施設「希望の家」療育病院勤務．

1992 年，群馬大学医療技術短期大学部作業療法学科助教授．2007 年，群馬大学医学部保健学科准教授．

2013 年，発達障害児療育支援を推進する非営利特定活動法人「ぷねうま群馬」を立ち上げ現在，代表を務める．

著作に『発達障害と作業療法（基礎編・実践編）』（三輪書店，2001）『人間発達学 第 2 版』（医学書院，2017）など共著書多数．

鴨下賢一（かもした けんいち）

1989 年，静岡医療福祉センター入職．2019 年 3 月まで静岡県立こども病院で 27 年間勤務．未熟児，発達障害，肢体不自由児，重症心身障害児，整形外科疾患などを対象に，福祉用具の開発，特別支援教育支援に取り組んできた．その経験を生かし，2019 年 7 月，株式会社児童発達支援協会を設立，「リハビリ発達支援ルームかもん」でのサービスを開始し，地域での発達支援に取り組んでいる．

著書に『今日何してあそぶ？ 脳と体をそだてる感覚あそびカード 144：11 の感覚・機能を発達させる』（監修），『発達が気になる子へのスモールステップではじめる生活動作の教え方』（中央法規出版，2017）など多数．専門作業療法士（福祉用具・特別支援教育・摂食嚥下）．日本発達系作業療法学会副会長．

発達障害の作業療法 [基礎編] 第3版

発　行	2001 年　6 月 20 日　第 1 版第 1 刷
	2013 年 12 月　1 日　第 1 版第 14 刷
	2015 年　2 月 15 日　第 2 版第 1 刷
	2016 年　4 月 15 日　第 2 版第 2 刷
	2019 年 11 月 30 日　第 3 版第 1 刷
	2024 年　6 月 20 日　第 3 版第 2 刷Ⓒ

著　者　岩﨑清隆・鴨下賢一

発行者　青山　智

発行所　株式会社 三輪書店

　　　　〒 113-0033 東京都文京区本郷 6-17-9　本郷綱ビル

　　　　☎ 03-3816-7796　FAX：03-3816-7756

　　　　http://www.miwapubl.com/

装　丁　(株)イオック

印刷所　三報社印刷 株式会社

第 2 版から，初版『発達障害と作業療法 基礎編』を改題しています.

本書の内容の無断複写・複製・転載は，著作権・出版権の侵害となることがありますのでご注意ください.

ISBN 978-4-89590-670-8　C 3047

JCOPY　＜出版者著作権管理機構 委託出版物＞
本書の無断複製は著作権法上での例外を除き禁じられています.
複製される場合は，そのつど事前に，出版者著作権管理機構（電話 03-5244-5088，FAX 03-5244-5089，e-mail：info@jcopy.or.jp）の許諾を得てください.

■ 作業療法士のこれからの働き方！ コンサルテーションスキル必須の時代へ！

地域で働く作業療法士に役立つ
発達分野のコンサルテーションスキル

監修　岡田　貴富（相模原市立療育センター陽光園　作業療法士）

編集　松本　政悦（よこはま港南地域療育センター　作業療法士）
　　　酒井　康年（うめだ・あけぼの学園 副園長　作業療法士）
　　　本間　嗣崇（神奈川県立座間養護学校　作業療法士）

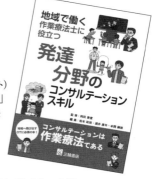

2018年のトリプル改訂の内容やOT協会が推進するMTDLP（生活行為向上マネジメント）に鑑みても、これからの作業療法士には地域で活躍するための「マネジメントの観点」と「コンサルテーションスキル」が必須の時代が、すぐそこまできている。直接作業療法の提供だけでは、地域でニーズを抱える子どもたちへ作業療法のエッセンスを届けることは難しい。直接作業療法のスキルとは異なるスキルを学び、身につける必要がある。
本書では執筆者たちの失敗事例とその解説を通して、わかりやすくコンサルスキルの理論と実践のノウハウを伝えている。また先達による座談会は実践者ならではの臨場感が伝わり、読みごたえ抜群である。作業療法士が、今後地域で求められる職種となるためにも読んでおきたい1冊。

※ 本書におけるコンサルテーションスキルとは
　対象となる子どもの困難な問題に直面している先生等をクライアントとして、OTが評価した内容に基づき、課題を評価・整理し、解決に向けて相談者をエンパワメントする間接的作業療法のスキル

■ 主な内容 ■

第1章　事例―失敗編
- 事例1 『強がりな担任と弱気なコンサルタント！』
- 事例2 『一方的なコンサルテーション』
- 事例3 『相談対象者はひとりではない！』
- 事例4 『認めてほしい担任と駆け出しコンサルタント』
- 事例5 『学習指導要領に忠実な担任』
- 事例6 『提案がまったく採用されない！』
- 事例7 『保護者と担任の方針が全然違う！』
- 事例8 『ルールがわからなかった！』
- 事例9 『作業療法士が、何も言わずに帰って行った』
- 事例10 『やさしい偏食指導』
- 事例11 『虐待を受けていた子どものコンサルテーション』
- 事例12 『子どもへの関わりが乱暴にみえた担任』
- 事例13 『ほかの子もみてほしいんですけど…』
- 事例14 『使っている言葉が違う！』

第2章　『セラピストのためのコンサルテーション』
- 2-1 セラピストモデルとコンサルテーションモデル
  1. はじめに
  2. セラピストモデル
  3. 機関同士の連携・協働モデル
  4. コンサルテーションモデル
  5. メッセンジャーモデル
  6. 健診参加モデル
- 2-2 コンサルテーションの目的、クライアントの定義づけ
  1. コンサルテーションモデルにおける対象者とは誰か
  2. コンサルテーションの目的
- 2-3 リハビリテーションにおけるコンサルテーションモデルの進め方
  1. 訪問する前に確認すること
  2. 訪問した時に把握すること
  3. 主訴を聞き取る
  4. コンサルテーションとして行う行動観察
  5. 行動観察するうえで観察する際の自分の価値観を知る―主観と客観
  6. 行動観察後に確認をする
  7. 対応策を検討する
  8. 検討した具体案を提案する
- 2-4 コンサルテーションを提供するうえでの現実
  1. 使っている言葉が違う！！
  2. 自分の感覚で話を聞かない
  3. 「いつも」「必ず」「絶対」という言葉に気をつける

- 4 クライアントの風土
- 5 『苦労をわかってほしい』『育ってきたことを認めてほしい』
- 6 『ほかの子も見てほしいんですけど、だめですか？』
- 7 『ほかにもっとすべきことはないですか？』
- 8 『今日はすこぶる調子がよかった。別な日に来てほしい』
- 9 病院・施設で担当しているケース

第3章　事例―解決編
- 事例1 『強がりな担任と弱気なコンサルタント！』
- 事例2 『一方的なコンサルテーション』
- 事例3 『相談対象者はひとりではない！』
- 事例4 『認めてほしい担任と駆け出しコンサルタント』
- 事例5 『学習指導要領に忠実な担任』
- 事例6 『提案がまったく採用されない！』
- 事例7 『保護者と担任の方針が全然違う！』
- 事例8 『ルールがわからなかった！』
- 事例9 『作業療法士が、何も言わずに帰って行った』
- 事例10 『やさしい偏食指導』
- 事例11 『虐待を受けていた子どものコンサルテーション』
- 事例12 『子どもへの関わりが乱暴にみえた担任』
- 事例13 『ほかの子もみてほしいんですけど…』
- 事例14 『使っている言葉が違う！』

付録
巡回相談までのフローチャート
OTがコンサルテーションに持参する秘密の7つ道具

座談会
「いまなぜ、コンサルテーションなのか～作業療法士に求められる資質～」

コラム
①『どうしたら呼んでもらえますか？』
②『コンサルテーションとスーパーバイズ』
③『診断と生活支援』
④『急がば回れ』
⑤『指導観に寄り添う』
⑥『現場での表情やしぐさの出し方』
⑦『地域の学校で働くOT』
⑧『ノンフィクション』

● 定価（本体 2,800円+税）　A5　164頁　2018年　ISBN 978-4-89590-633-3

お求めの三輪書店の出版物が小売書店にない場合は，その書店にご注文ください．お急ぎの場合は直接小社に．

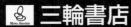
三輪書店

〒113-0033 東京都文京区本郷6-17-9 本郷綱ビル
編集 ☎03-3816-7796　FAX 03-3816-7756　　販売 ☎03-6801-8357　FAX 03-6801-8352
ホームページ：https://www.miwapubl.com